2018 개정판

해부·병태생리로 이해하는

SN 성인간호학

STEPS TO ADULT HEALTHY NURSING

의학 편저 연세대학교 의과대학 교수 차 봉 수

간호 감수 분당서울대학교병원 조 문 숙

9 Endocrinology 내분비

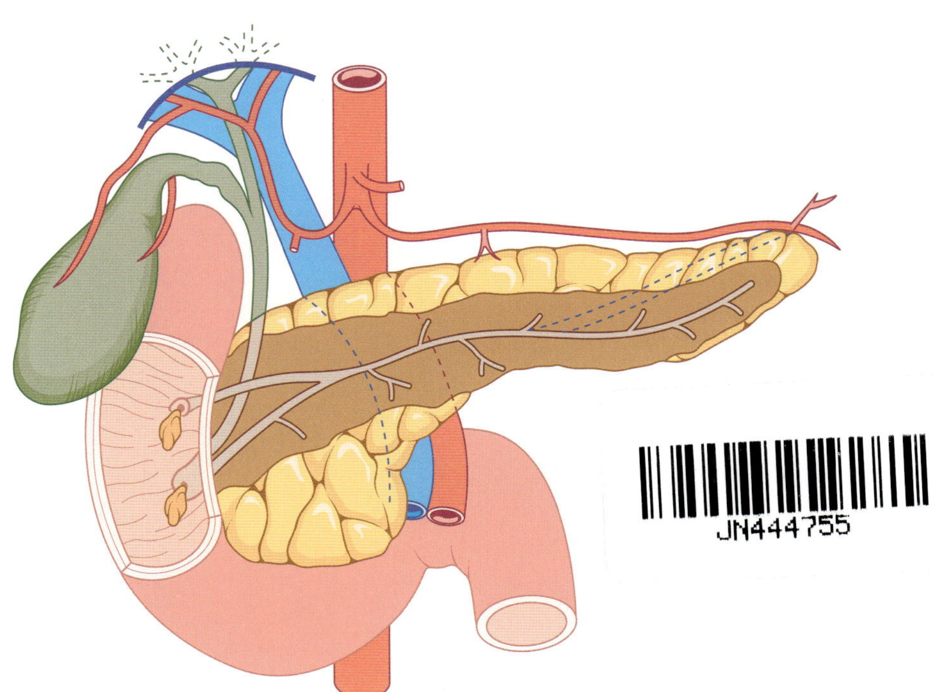

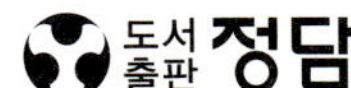

해부·병태생리로 이해하는

SN 성인간호학 9 내분비

1판 발행 / 2009년 9월 9일
2판 발행 / 2018년 1월 30일

발행인 김정찬
편집기획 손지현
편집디자인 최민수

발행처 도서출판 정담
주소 서울특별시 송파구 송이로17길 50-27
(가락동 13-10) 2층
전화 02-443-2791
팩스 02-430-7370
홈페이지 www.jdb.co.kr
등록 제 22-135호

정가 30,000원
ISBN 978-89-8085-844-6
978-89-8085-835-4(set)

의학편저자 머리글

의학이라는 험산준령에서도 그 본령을 이루는 것이 내과학이라고 할 수 있다.

내과학은 거대한 퍼즐이다. 양적으로나 내용적으로도 결코 만만치 않은 분야이다. 여러분들이 그동안 배워온 해부학, 조직학, 생리학, 생화학, 약리학, 병리학 등의 각종 기초학 지식들을 머릿속에서 퍼즐처럼 맞추어 임상현장에서 적용하기 위해서는 암기보다 질환에 대한 이해가 우선시되어야 한다.

결국 임상현장에서의 적용은 단순한 암기만으로 도달할 수 있는 경지가 아니다. 인체와 질병에 대한 기초의학에서 배웠던 모든 지식을 임상적인 지식에 접목시키고 그것을 다시 환자에 적용시킬 수 있는 수준으로 끌어올리기 위해서는 질병을 종합적으로 이해해야만 한다.

의과대학 본과생들 가운데는 참고서의 모든 것을 달달 외우려 했던 학생들도 더러 있었다. 그러나 아무리 기억력이 우수하다고 해도 암기만으로는 모든 내용을 기억할 수도 없으며, 아무런 연관성도 없는 의학용어의 나열만 암기한다고 해서 그 노력만큼 성적이 따라주지도 않았다.

이렇게 된 가장 큰 원인은 그들이 기초의학을 제대로 이해하지 못하였고 이를 임상의학과도 융합시키지 못했기 때문이다. 정상적인 인체의 구조, 생리, 병리에 대해서 잘 알지 못하면 각종 질환이 어떻게 초래되는지도 이해하기 힘들기 때문에 결국에는 책 속의 모든 내용을 외우려고 하는 악순환에 빠져버리는 것이다.

그렇다면 어떻게 해야 할까?

현실적으로 학교에서 임상의학을 공부하면서 다시 기초의학을 처음부터 공부한다는 것은 너무 어려운 일이다. 그렇기 때문에 기본으로 돌아가 그동안 공부했던 기초의학인 해부생리와 병태생리를 질환과 연계하여 다시 정리할 수 있도록 공부해야 한다.

이 책은 그동안 공부해왔던 인체의 해부학, 조직학, 생리학, 병리학 등의 각종 지식들을 리뷰할 수 있도록 간결하면서도 꼼꼼하게 서술하고 있다.

인체의 어떤 부위에서 어떠한 원인과 기전에 의해 질환이 발생하는지 이해하기 쉽도록, 또한 다양한 질환의 진단·증상·검사·치료 등에 대한 각각의 핵심내용을 명확하게 파악할 수 있도록 그림과 사진을 적절하게 활용하여 요점을 간결하게 서술하였다.

그렇기 때문에 이 책으로 공부하면 질환에 따른 병태생리와 증상, 치료 및 간호 모든 부분이 저절로 퍼즐이 맞춰지듯이 이해될 것이며, 따라서 자연스레 암기할 내용도 확연히 줄어들 것이다. 그리고 당연히 임상실습과 국시에도 반드시 필요한 지침서가 될 것이다.

2018년 편저자 일동

간호감수자 머리글

병원간호사회는 미래의 간호사인 학생들의 학습에 도움을 주기 위하여 정담 출판사에서 요청한 <성인간호학>의 간호관리와 포인트 리뷰 부분을 감수하기로 결정하였다. 감수과정에서 간호 파트 내용의 오류를 정정하였고 또한 간호 과정에서 누락된 핵심내용을 보충하여 감수하였다.

간호 과정(Nursing Process)의 목적은 환자의 질병을 올바르게 이해하고 질병의 치유 및 회복 과정에 따라 환자의 신체적·정신적·사회적 문제를 해결하는 과정에 초점을 맞추는 것이다.

학생들이 교재를 통해 학습된 간호 과정을 임상 현장에서 실제로 어떻게 적용하면 좋을지 판단하는 것은 매우 어려운 일이다. 이 교재에서는 학생들이 체계적으로 간호과정을 적용하기 위하여 간호 과정의 흐름을 한눈에 파악할 수 있도록 간호문제, 간호진단, 간호목표, 간호수행 항목을 일목요연하게 정리하여 실었다.

또한 포인트 리뷰의 '셀프 복습문제'를 통해 스스로 리뷰할 수 있도록 하였고, 이 리뷰가 끝난 뒤 '핵심 정리 문제'를 풀면서 향후 국시를 위한 확실한 길라잡이가 될 수 있도록 하였다. 뿐만 아니라 임상실습에서도 학생들은 환자 개개인의 간호문제에 따른 간호과정을 쉽게 적용할 수 있게 되어 학습효과를 더욱 실감할 수 있을 것이다.

이 교재가 성인간호학의 주요 참고도서로 폭넓게 사용할 수 있을 것으로 생각하며 감수 글을 마감한다.

2018년 감수자 일동

편저·감수 명단 (가나다순)

의학편저

김 세 규
연세대학교 의과대학 호흡기내과

김 준 명
연세대학교 의과대학 감염내과

문 영 명
연세대학교 의과대학 소화기내과

이 꽃 실
관동대학교 의과대학 감염내과

이 수 곤
연세대학교 의과대학 결합조직내과

정 남 식
연세대학교 의과대학 심장내과

고 윤 웅
연세대학교 의과대학 혈액내과

차 봉 수
연세대학교 의과대학 내분비내과

최 규 헌
연세대학교 의과대학 신장내과

최 일 생
연세대학교 의과대학 신경내과

홍 천 수
연세대학교 의과대학 면역·알레르기내과

간호감수

김 연 희
서울아산병원 간호부원장

박 희 라
경희대병원 간호팀장

오 경 환
세브란스병원 간호수석부장

이 명 해
경희대병원 간호본부장

이 순 행
서울아산병원 간호팀장

이 창 숙
단국대병원 UM

장 창 섭
서울대병원 수간호사

조 문 숙
분당서울대병원

최 경 옥
서울성모병원 간호부장

일러두기

공부를 시작하기 전에 우선 이 책이 어떤 방식으로 구성되어 있는지 알아보도록 하자.

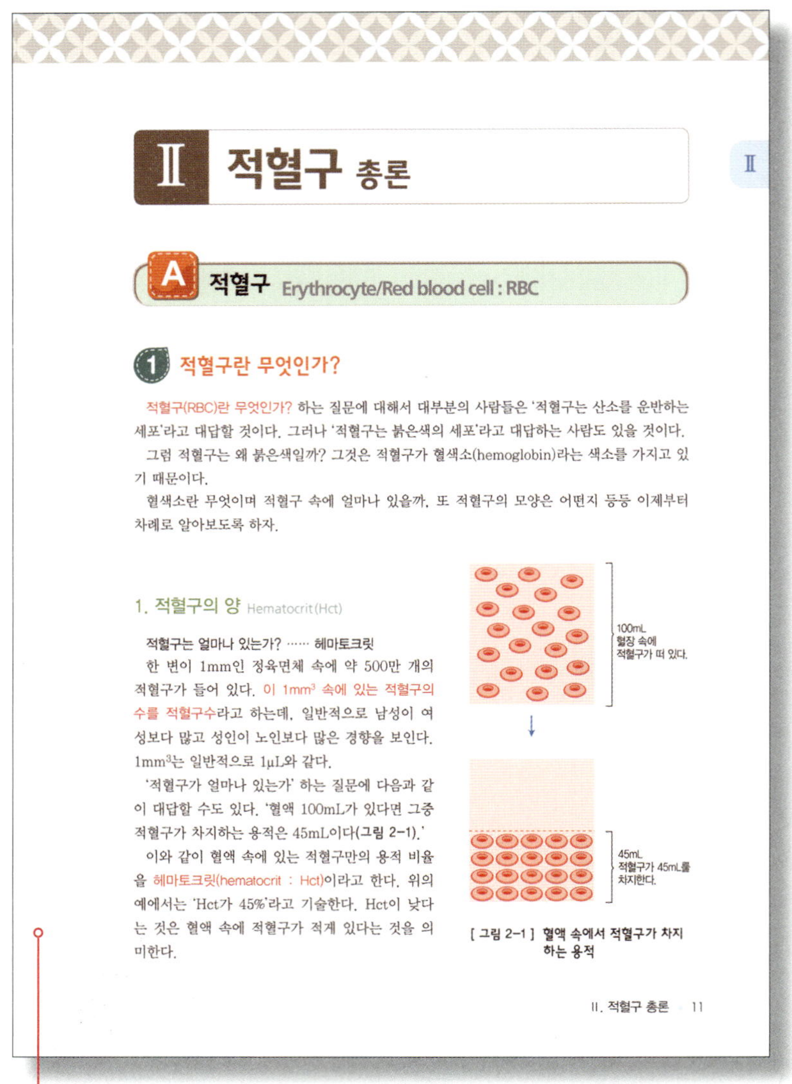

Ⅱ 적혈구 총론

A 적혈구 Erythrocyte/Red blood cell : RBC

1 적혈구란 무엇인가?

적혈구(RBC)란 무엇인가? 하는 질문에 대해서 대부분의 사람들은 '적혈구는 산소를 운반하는 세포'라고 대답할 것이다. 그러나 '적혈구는 붉은색의 세포'라고 대답하는 사람도 있을 것이다.

그럼 적혈구는 왜 붉은색일까? 그것은 적혈구가 혈색소(hemoglobin)라는 색소를 가지고 있기 때문이다.

혈색소란 무엇이며 적혈구 속에 얼마나 있을까, 또 적혈구의 모양은 어떤지 등등 이제부터 차례로 알아보도록 하자.

1. 적혈구의 양 Hematocrit(Hct)

적혈구는 얼마나 있는가? …… 헤마토크릿

한 변이 1mm인 정육면체 속에 약 500만 개의 적혈구가 들어 있다. 이 1mm³ 속에 있는 적혈구의 수를 적혈구수라고 하는데, 일반적으로 남성이 여성보다 많고 성인이 노인보다 많은 경향을 보인다. 1mm³는 일반적으로 1μL와 같다.

'적혈구가 얼마나 있는가' 하는 질문에 다음과 같이 대답할 수도 있다. '혈액 100mL가 있다면 그중 적혈구가 차지하는 용적은 45mL이다(그림 2-1).'

이와 같이 혈액 속에 있는 적혈구만의 용적 비율을 헤마토크릿(hematocrit : Hct)이라고 한다. 위의 예에서는 'Hct가 45%'라고 기술한다. Hct이 낮다는 것은 혈액 속에 적혈구가 적게 있다는 것을 의미한다.

[그림 2-1] 혈액 속에서 적혈구가 차지하는 용적

Ⅱ. 적혈구 총론 11

총론

각론에서 질환을 배우기 전에 그동안 기초학에서 공부했던 해부, 생리, 병리를 리뷰할 수 있도록 그림과 함께 간결하게 서술하였다. 이를 통해 각 질환의 이해가 더욱 빨라질 수 있다.

각론

총론의 해부, 생리, 병리를 토대로 각 질환의 병태생리에 대해 자세히 설명하고 있다.
질환에 대한 이해를 돕기 위해 그림과 표를 추가하여 쉽고 자세하게 설명함으로써
더욱 이해하기 쉽도록 하였다.

B 빈혈의 형태적 분류

1 철결핍빈혈 Iron deficiency anemia : IDA

소적혈구성저색소성빈혈의 대표적인 IDA는 임상에서 가장 많이 접하는 빈혈이다.

1. 철결핍의 원인

IDA의 2가지 중요한 원인은 ①체내에 들어오는 철이 감소하거나 또는 ②체내에서 밖으로 나가는 철이 증가하는 것이다. 또 정상적으로 일정량이 흡수되고 있어도 체내에서 수요가 증가하는 경우에는 상대적으로 철부족 상태가 되어 버린다. 좀 더 구체적으로 체내의 철이 결핍되는 원인을 살펴보자(표 3-2).

① 철의 섭취부족	
• 과도한 다이어트	• 위, 소장 절제
• 무산증(anacidity)	• 소화불량증후군
② 철의 수요증가	
• 성장기	• 임신
③ 철의 배설증가	
• 생리과다	• 위장관의 출혈(암이나 궤양)
• 구충병(hookworm disease)	

[표 3-2] 철결핍의 원인

1) 몸에 들어오는 철이 감소하는 경우

급격한 다이어트 등으로 인해 철의 섭취량이 감소하는 경우를 생각해 볼 수 있다. 그러나 철의 섭취량이 정상이었다고 하더라도 철의 흡수에 문제가 있어 철이 부족해지는 경우가 있다. 예를 들면, 수술로 위를 절제한 경우와 소장을 절제한 경우이다.

- 위가 없다.
  - → 위산이 없다.
  - → Fe^{3+}를 유리형으로 바꿀 수 없다.
  - → 철을 환원할 수 없다.
  - → 흡수할 수 없다.
    (특히 전체위절제술(total gastrectomy) 후에 발생한다. 위부분절제술(subtotal gast-rectomy)에서는 잘 발생하지 않는다)
- 소장을 너무 많이 잘라냈다.
  - → 철은 소장(십이지장~공장 상부)에서 흡수되기 때문에 흡수가 불가능해진다.

2) 철의 수요증가

성장기에는 골격근이 빠르게 발달함에 따라, 근육내의 미오글로빈(myoglobin)도 증가한다.

22 적혈구

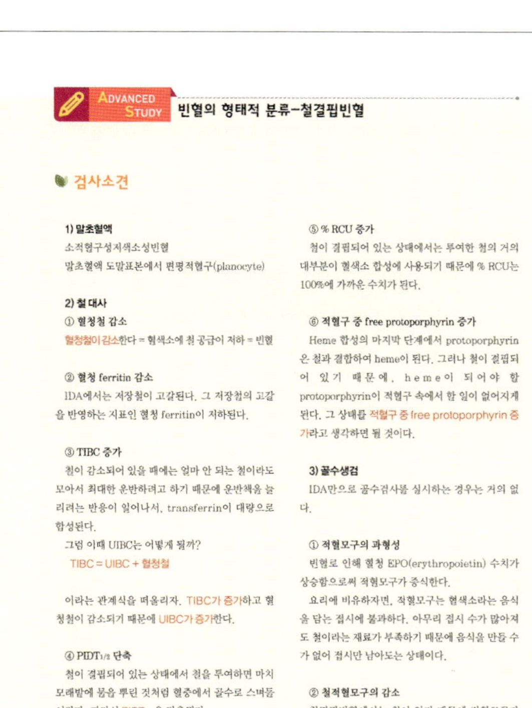

ADVANCED STUDY 빈혈의 형태적 분류-철결핍빈혈

검사소견

1) 말초혈액
소적혈구성저색소성빈혈
말초혈액 도말표본에서 편평적혈구(planocyte)

2) 철 대사

① 혈청철 감소
혈청철이 감소한다 = 혈색소에 철 공급이 저하 = 빈혈

② 혈청 ferritin 감소
IDA에서는 저장철이 고갈된다. 그 저장철의 고갈을 반영하는 지표인 혈청 ferritin이 저하된다.

③ TIBC 증가
철이 감소되어 있을 때에는 얼마 안 되는 철이라도 모아서 최대한 운반하려고 하기 때문에 운반체을 늘리려는 반응이 일어나서, transferrin이 대량으로 합성된다.
그럼 이때 UIBC는 어떻게 될까?
TIBC = UIBC + 혈청철
이라는 관계식을 떠올리자. TIBC가 증가하고 혈청철이 감소되기 때문에 UIBC가 증가한다.

④ $PIDT_{1/2}$ 단축
철이 결핍되어 있는 상태에서 철을 투여하면 마치 모래밭에 물을 뿌린 것처럼 혈중에서 골수로 스며들어간다. 따라서 $PIDT_{1/2}$은 단축된다.

⑤ % RCU 증가
철이 결핍되어 있는 상태에서는 투여한 철의 거의 대부분이 혈색소 합성에 사용되기 때문에 % RCU는 100%에 가까운 수치가 된다.

⑥ 적혈구 중 free protoporphyrin 증가
Heme 합성의 마지막 단계에서 protoporphyrin은 철과 결합하여 heme이 된다. 그러나 철이 결핍되어 있기 때문에, heme이 되어야 할 protoporphyrin이 적혈구 속에서 할 일이 없어지게 된다. 그 상태를 적혈구 중 free protoporphyrin 증가라고 생각하면 될 것이다.

3) 골수생검
IDA만으로 골수검사를 실시하는 경우는 거의 없다.

① 적혈모구의 과형성
빈혈로 인해 혈청 EPO(erythropoietin) 수치가 상승함으로써 적혈모구가 증식한다.
요리에 비유하자면, 적혈모구는 혈색소라는 음식을 담는 접시에 불과하다. 아무리 접시 수가 많아져도 철이라는 재료가 부족하기 때문에 음식을 만들 수가 없어 접시만 남아도는 상태이다.

② 철적혈모구의 감소
철결핍빈혈에서는 철이 없기 때문에 적혈모구가 흡수할 철도 감소하여 철적혈모구가 감소하게 된다.

Ⅲ. 적혈구 각론 25

Advanced Study

질환에 대한 기본적인 설명 이외에도 전문 간호사로서의 깊은 지식을 쌓을 수 있는 Advanced study 코너를 만들었다. 이를 통해 질환별 병태생리와 검사 및 치료법에 대해 더욱 깊게 알 수 있는 심화내용을 보충하였다.

플러스 코너와 Tip

총론 및 각론의 본문 내용과 연계되면서도 흥미롭게 읽을 수 있는 배경지식들을 선별하여 별도로 편집하였다.

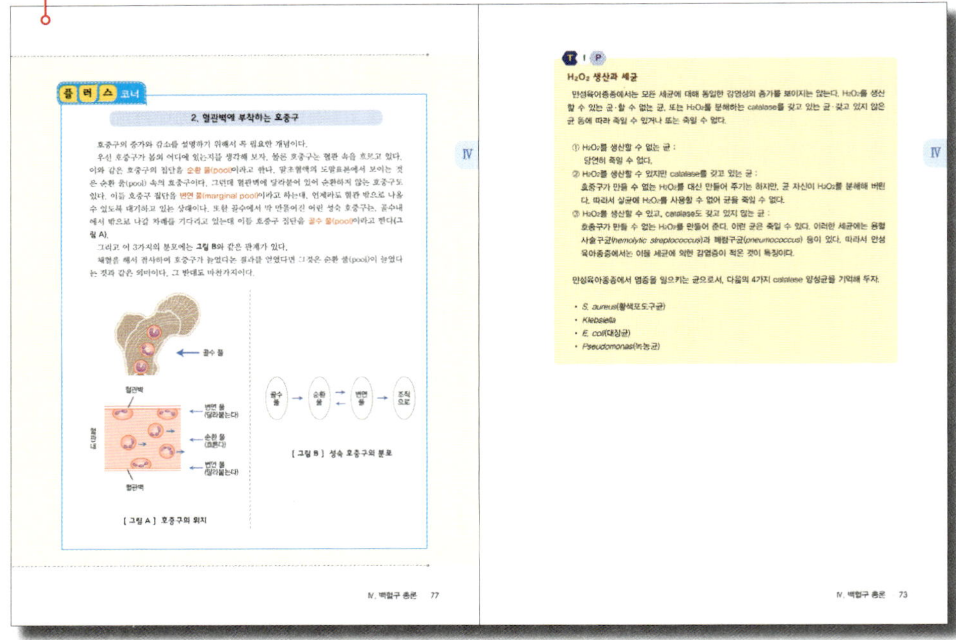

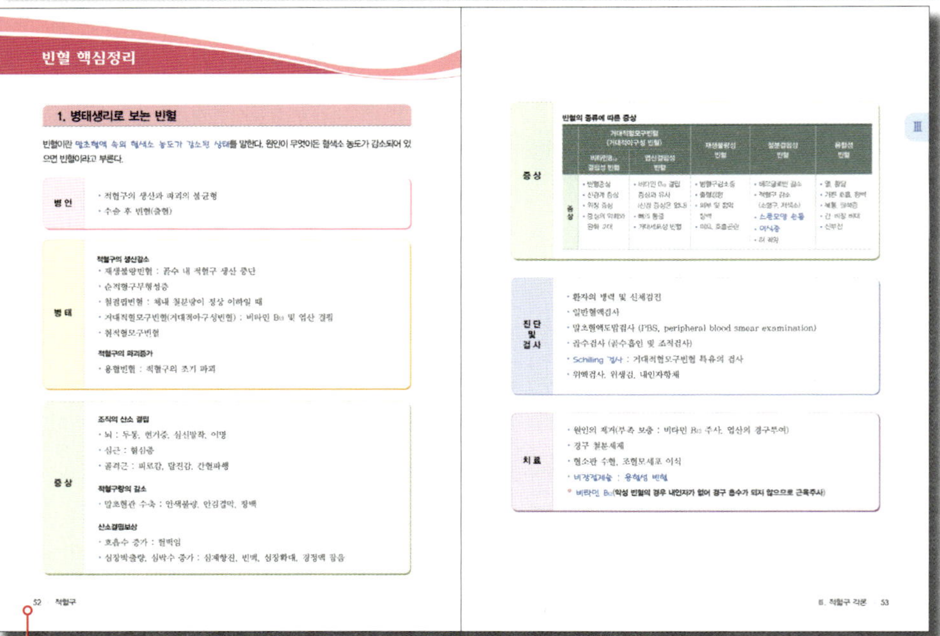

질환별 핵심정리

앞서 공부했던 질환의 핵심내용을 정리하여 한눈에 살펴볼 수 있도록 간결하게 서술하였다.

차례 내분비

내분비

Ⅳ. 갑상선

Ⅸ. 기타 내분비질환

Ⅹ. 생식선

내분비

I 내분비와 호르몬

내분비란 분비세포에서 분비된 물질의 작용양식의 하나이다. 분비되는 물질의 작용양식에는 다음과 같은 것이 있다(표 1-1).

① 내분비(endocrine)

분비세포에서 분비된 물질이 혈중으로 들어가 혈류를 통해서 표적세포에 도달하여 작용한다. 이러한 작용양식의 물질을 호르몬이라고 한다.

② 외분비(exocrine)

분비세포에서 분비된 물질이 직접 외부로 분비된다. 땀, 모유, 타액, 위액, 췌액, 담즙 등이 그것이다(소화관내강은 외부로 간주된다).

③ 주변분비(paracrine)

분비세포에서 분비된 물질이 주위의 세포에 작용한다.

④ 자가분비(autocrine)

분비세포에서 일단 세포 밖으로 분비된 물질이 자신에게 작용한다.

⑤ 세포내분비(intracrine)

분비세포 내에서 합성된 물질이 자기 세포 내에서 작용한다.

	내분비(endocrine)		주변분비 (paracrine)	자가분비 (autocrine)	세포내분비 (intracrine)
	협의의 내분비	신경내분비			
작용기전	분비세포에서 분비된 호르몬은 혈류를 통해 표적세포에 도달하고, 수용체와 결합해 작용한다.	신경세포에서 생산된 호르몬은 축삭돌기에서 혈중으로 방출되고 혈류를 통해 표적세포에 도달하여 작용한다.	호르몬은 혈류를 통하지 않고 근처의 세포에 작용한다.	일단 세포 밖으로 분비된 호르몬은 분비세포 자체에 작용한다.	분비세포 안에서 생산된 호르몬은 세포 내에서 작용한다.
예	• 일반적인 호르몬	• 시상하부호르몬 • 뇌하수체후엽호르몬	• 소마토스타틴	• 엔도텔린 (endothelin)	• 일부 펩티드호르몬

[표 1-1] 분비물질의 작용기전

넓은 의미에서의 내분비학은 위에서 말한 것들 가운데, ②의 외분비를 뺀 모든 작용양식의 물질을 대상으로 하지만 이 책에서는 ①의 호르몬에 대해서 살펴보기로 하겠다.

호르몬이란 일종의 정보전달인자이다. 생체 속에 있는 이 "정보"는 호르몬이 아니다. 생체 속의 정보는 DNA 즉, 유전자뿐이다. 인간의 몸을 만들고 있는 모든 정보는 유전자 속에 기억되어 있다.

그러나 이 정보는 그 상태로는 아무런 기능도 할 수 없다.

이 정보를 기능시키기 위해 필요한 인자는 매우 많다. 아직까지 발견되지 않은 기전도 많다.

이러한 다양한 기능과 기전을 통해서 DNA에 기록되어 있는 우리들의 정보가 해독되고 기능을 가지게 되어 생체로서 활동할 수 있는 것이다. 호르몬은 그러한 생체의 기능에 있어서 중요한 기전의 한 가지이다.

호르몬 그 자체는 정보가 아니며 정보를 전달하기 위한 전달인자에 불과하다. 그러나 호르몬이 유전자의 정보를 다른 상대에게 정확하게 전달하지 않으면, 그 정보는 이용되지 못해 생체가 올바른 기능을 발휘할 수 없게 된다. 이러한 호르몬의 이상이 내분비질환에서 다룰 주제이다. 이를 위해서는 호르몬이 어떻게 작용하는지에 대해 대략적으로 알아둘 필요가 있다.

Ⅱ 호르몬의 조절과 이상

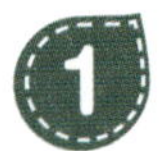

1 호르몬의 종류

호르몬은 화학구조에 따라 펩티드호르몬, 스테로이드호르몬, 아민 · 아미노산 유도체 호르몬의 3가지로 분류된다. 호르몬의 종류와 구조는 **표 2-1**과 같다.

종류	구조
펩티드호르몬	• 아미노산이 단백질의 일종인 폴리펩티드로 이루어진다.
스테로이드호르몬	• 콜레스테롤에서 합성되며 스테로이드 골격을 가진다.
아민·아미노산 유도체 호르몬	• 소수의 아미노산으로 구성된다.

[표 2-1] 호르몬의 종류와 구조

2 호르몬의 작용기전

정보의 행선지는 세포내의 핵이다. 핵 속에는 DNA로 구성된 유전자군(gene cluster)이 있다. 그곳에 정보가 도달하면 세포는 그 정보의 지시에 따라 새로운 기능을 발휘한다. 호르몬은 정보전달인자의 하나이기 때문에 직접 핵에 작용하는 경우도 있고, 또 별개의 전달인자를 통해서 핵에 정보를 전달하는 경우도 있다.

이러한 인자가 상대에게 전달되는 경우에는 그것을 받아들이는 쪽에 수용체(receptor)라 불리는 받침접시가 필요하다. 이 받침접시는 각 인자에 특이적으로 결합하는 기능을 갖고 있으며, 또한 다음의 인자와 정보를 주고받는 작용을 한다. 호르몬의 작용은 수용체에 결합함으로써 비로소 발생하는 것이다. 대부분의 호르몬은 수용체를 세포막의 표면에 가지고 있지만 일부 호르몬은 세포질내와 핵내에 수용체를 가지고 있다(**그림 2-1**).

일반적으로 수용체가 세포막에 있는 경우에는 세포막에서 핵까지의 사이에 second messenger라 불리는 2차전달자가 관여한다.

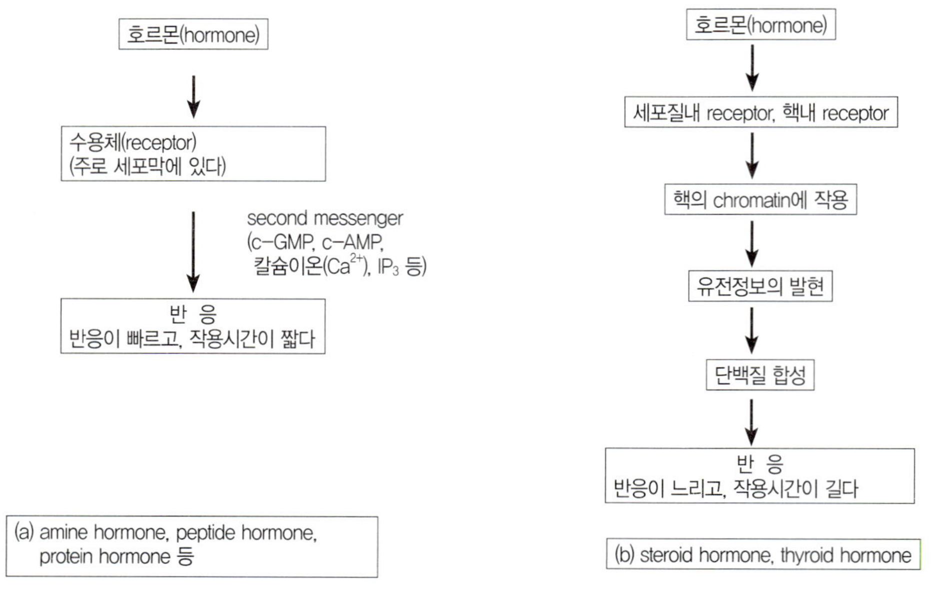

[그림 2-1] 호르몬의 작용기전

Second messenger에는 cyclic AMP와 cyclic GMP, 칼슘이온(Ca^{2+}), 이노시톨 인산(IP_3) 등이 있다. Second messenger는 A-kinase, G-kinase, C-kinase 등의 효소를 활성화시켜 다음 단계로 반응을 연결시킨다. 일반적으로 이러한 반응은 수초 이내에 완료되어 매우 빠르지만 작용 시간이 짧다는 특징이 있다.

반면, 호르몬수용체가 세포질내의 핵 안에 존재하는 경우에는 호르몬과 수용체의 복합체가 직접 핵의 염색질(chromatin)에 작용하여 유전 정보를 발현시킴으로써 단백질의 합성을 유도한다. 이러한 일련의 반응은 상당히 느려 수 시간 이상 걸리며, 작용 시간도 길다는 특징이 있다.

이와 같이 호르몬이 운반하는 정보는 수용체(receptor)를 통해 상대 세포로 전달된다. 따라서 호르몬에 반응하는 세포는 반드시 그 호르몬에만 특이적으로 반응하는 수용체를 가지고 있다.

수용체가 없는 세포는 아무리 많은 호르몬이 있어도 반응할 수 없다. 이것은 내분비질환을 이해하는 데 있어 중요한 개념이 된다.

즉, 호르몬이 지나치게 많이 분비되거나 또는 전혀 분비되지 않음으로써 병이 생긴다고 생각할 수 있지만, 한편으로 수용체 쪽에도 문제가 있을 수 있는 것이다. 본래 있어야 할 곳에 수용체가 존재하지 않으면, 아무리 호르몬이 정상적으로 분비된다고 해도 그 호르몬은 어떠한 작용도 발휘할 수 없다. 내분비질환은 반드시 내분비장기의 장애만으로 일어나는 것이 아니라 호르몬이 작용하는 쪽의 장기에 수용체가 없어도 일어난다는 것을 알아두어야 한다.

다시 말해서 호르몬은 지나치게 많이 분비되거나 적게 분비되어도 안 되며, 적당한 양이 꾸준히 분비되도록 조절되어야 한다.

그러면, 호르몬의 분비조절에 대해서 살펴보기로 하자.

호르몬의 분비조절

실제로 호르몬의 분비조절은 개개의 호르몬에서 모두 다르기 때문에 상세한 내용은 뒤에서 다루기로 하겠다.

호르몬의 분비조절에서 중요한 개념은 대부분의 호르몬이 음성되먹임(negative feedback)으로 조절되고 있다는 사실이다. 음성되먹임(negative feedback)이란 어떤 호르몬 분비계가 있다고 했을 때, 그 계의 특정 최종산물(대부분의 경우 호르몬 활성이 강한 호르몬)이 그 자체 생산계의 속도결정단계(rate-determining step)를 억제하는 시스템이다. 시상하부-뇌하수체-부신피질계를 예로 들어 설명하겠다**(그림 2-2)**.

이 시스템에서는 시상하부에서 분비되는 부신피질자극호르몬 방출호르몬(CRH)이 뇌하수체에 작용하여 부신피질자극호르몬(ACTH)을 분비시킨다. 이 ACTH는 부신피질에 작용해서 몇 가지 호르몬 생산의 분비를 촉진하지만, 그 가운데 하나인 코르티솔(cortisol)이 혈중에 증가하면 CRH 및 ACTH의 분비가 억제된다. 또 거꾸로 코르티솔의 혈중 농도가 감소하면 CRH 및 ACTH의 분비가 증가한다(negative feedback 해제)는 조절계이다. 이 시스템에 의해 코르티솔의 혈중 농도가 일정하게 유지된다고 하는 이치이다.

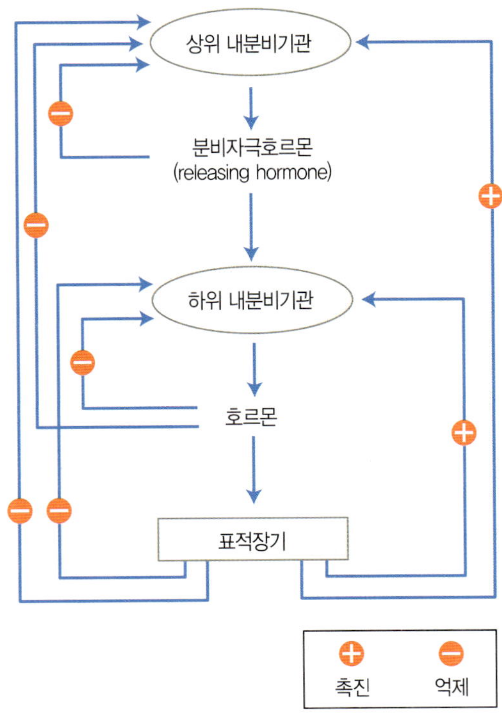

[그림 2-2] 호르몬 분비를 자극하는 호르몬

이번에는 양성되먹임(positive feedback)에 대하여 살펴보겠다. Positive feedback이란 혈중에 최종 호르몬이 증가하면 그 계의 속도결정단계를 자극하여 호르몬을 무한대로 증가시키기 때문에 일반적인 조절기전이 될 수 없다.

그러나 생체는 이러한 예외적인 기전도 잘 사용한다. 한 가지 예가 배란의 경우이다. 시상하부에서 나온 황체형성호르몬 방출호르몬(LHRH)은 뇌하수체의 황체형성호르몬(LH) 분비를 촉진한다. 혈중에 분비된 LH는 난소에 작용하여 난소로부터 에스트로겐을 생산 · 분비하게 한다.

 내분비기와 호르몬

호르몬의 일반적인 개념에 대해서는 앞에서 언급하였다. 지금부터는 구체적인 호르몬의 이름에 대해서 살펴보기로 하자(**그림 2-3**).

 조절계

그림 2-3에서 보았듯이 호르몬의 종류가 상당히 많아 기억하기 힘들다. 그러나 이들 호르몬은 서로 밀접한 관계를 가지고 조절계 속에서 기능하고 있다.

호르몬은 대부분의 경우 음성되먹임(negative feedback)으로 분비가 조절되고 있는데, 각 호르몬은 실제로 호르몬인 동시에 분비조절인자가 되고 있다. 따라서 각 호르몬의 관계도를 파악하면 호르몬의 이름도 쉽게 기억할 수 있을 것이다.

그림 2-3에서 열거한 호르몬에 대해서 분비조절기능을 모식도로 나타내었다(**그림 2-4~10**). 각론에서 나오는 분비자극시험과 억제시험, 그리고 치료제의 작용기전 등을 생각하는 데에도 상당한 도움이 될 것이다.

PTH, Calcitonin, 비타민 D, 이 3가지는 칼슘과 인의 대사에 깊게 관여하는 호르몬이다. 비타민 D는 호르몬은 아니지만, 원료인 calciferol은 외부로부터 공급되어 간과 신장에서 수산화되어 활성형 비타민 D가 된다(**그림 2-9**).

신장의 혈류량이 감소되면 사구체방세포/토리곁세포(JG Cell)에서 레닌이 분비되어 안지오텐시노겐으로부터 안지오텐신 II가 형성된다. 안지오텐신 II는 혈관수축과 알도스테론분비를 촉진하고 그 결과 혈압이 상승하고, 신장의 혈류량이 증가하면 레닌분비가 억제된다(**그림 2-10**).

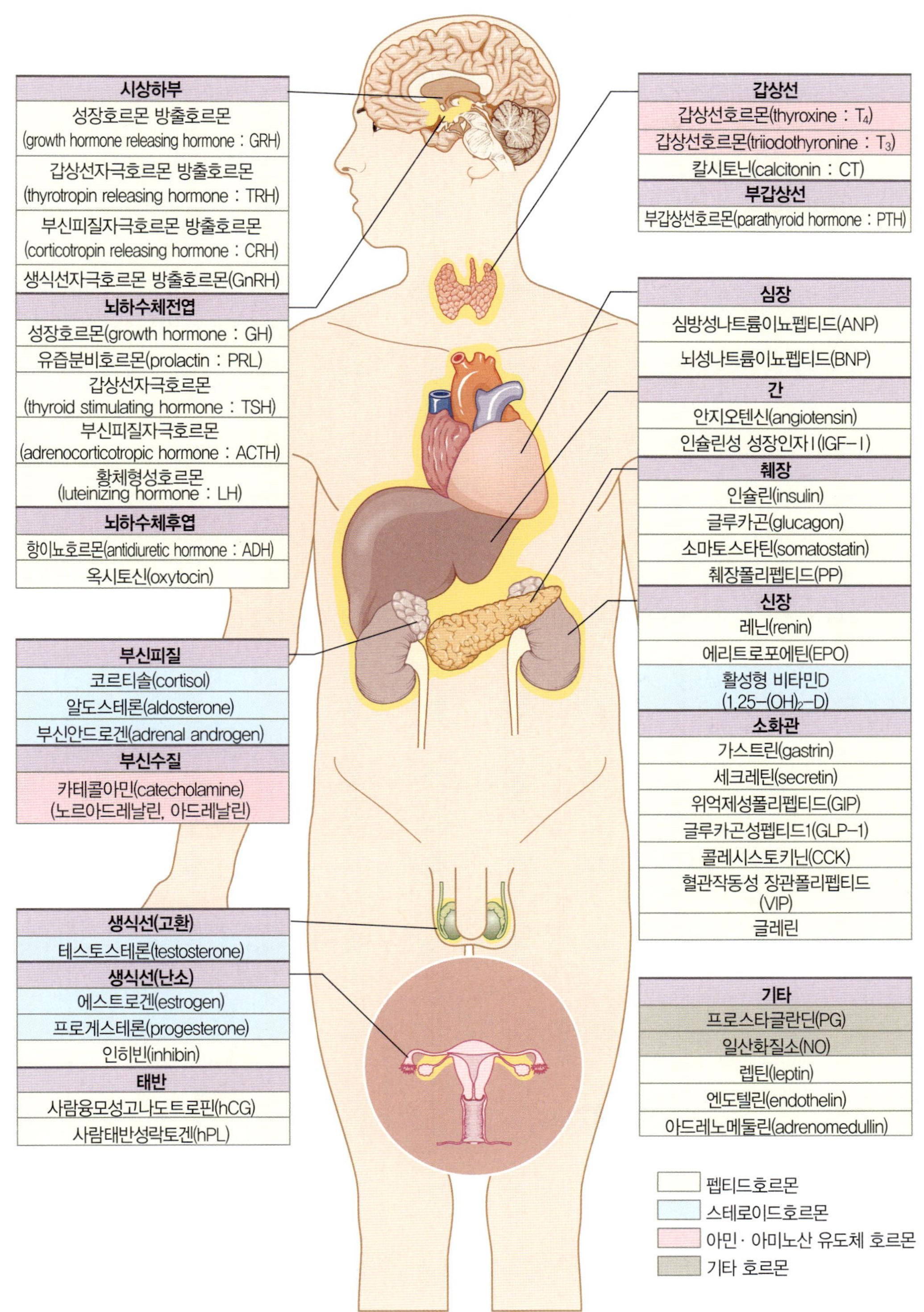

[그림 2-3] 호르몬 분비장기와 대표적 호르몬

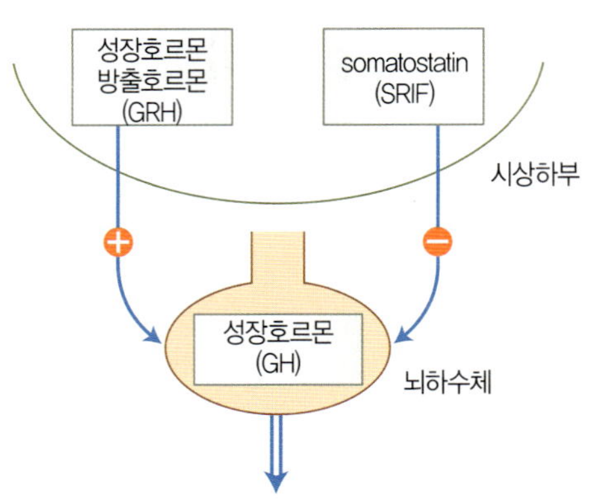

[그림 2-4] 성장호르몬의 분비조절

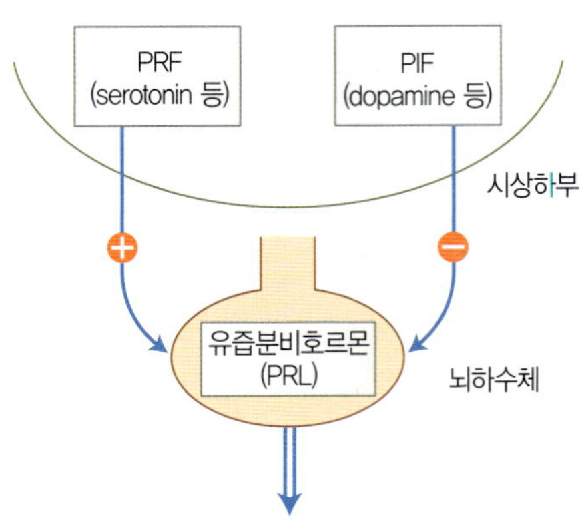

[그림 2-5] 유즙분비호르몬의 분비조절

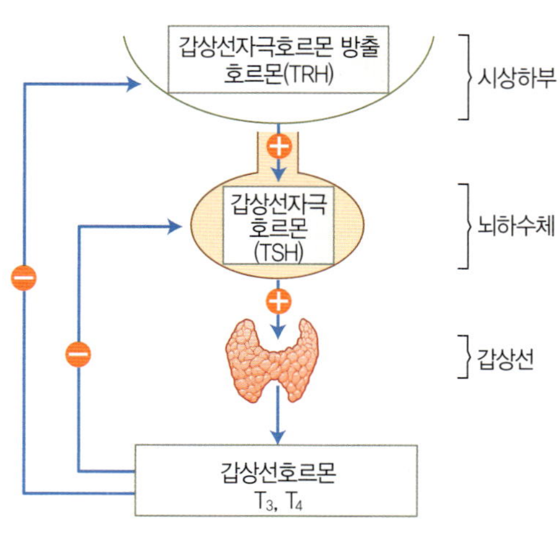

[그림 2-6] 갑상선호르몬의 분비조절

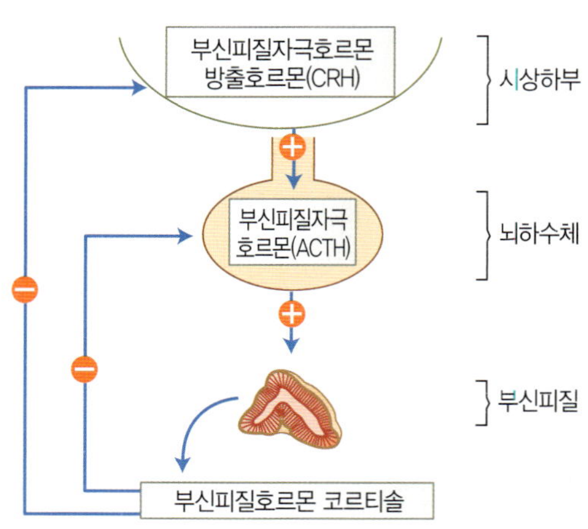

[그림 2-7] 부신피질자극호르몬의 분비조절

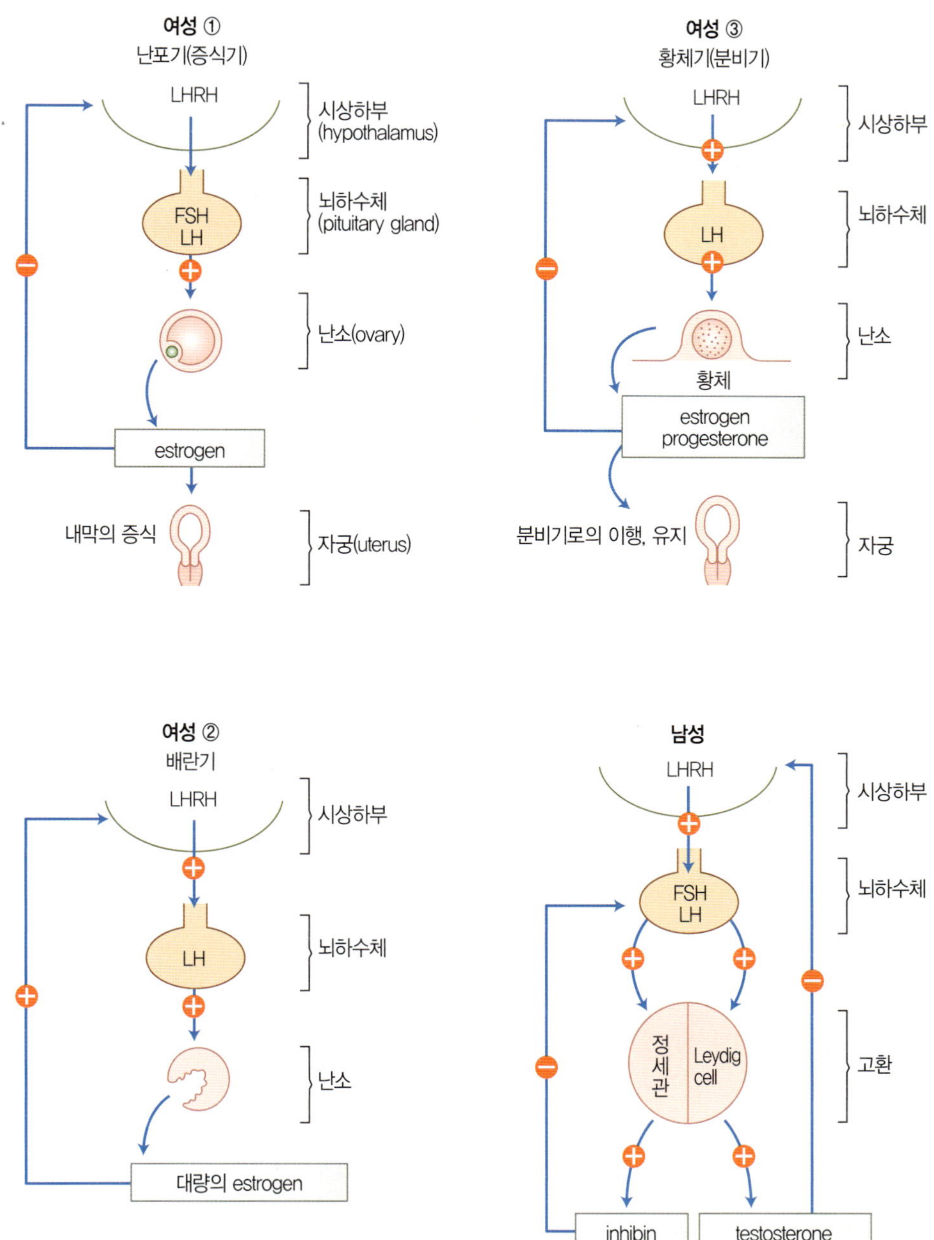

[그림 2-8] 황체형성호르몬(LH), 난포자극호르몬(FSH)의 분비조절

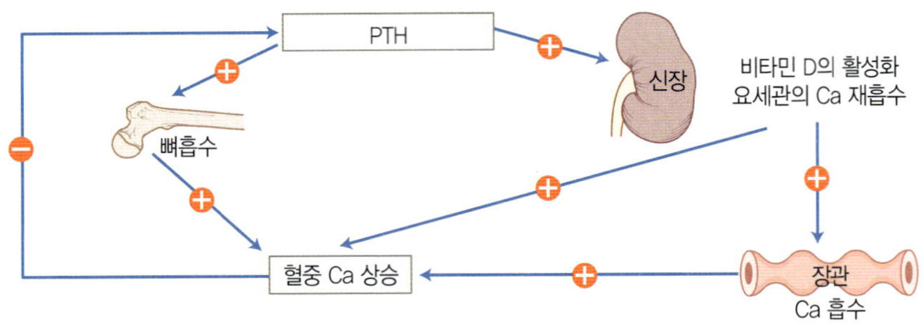

[그림 2-9] 부갑상선호르몬의 분비조절

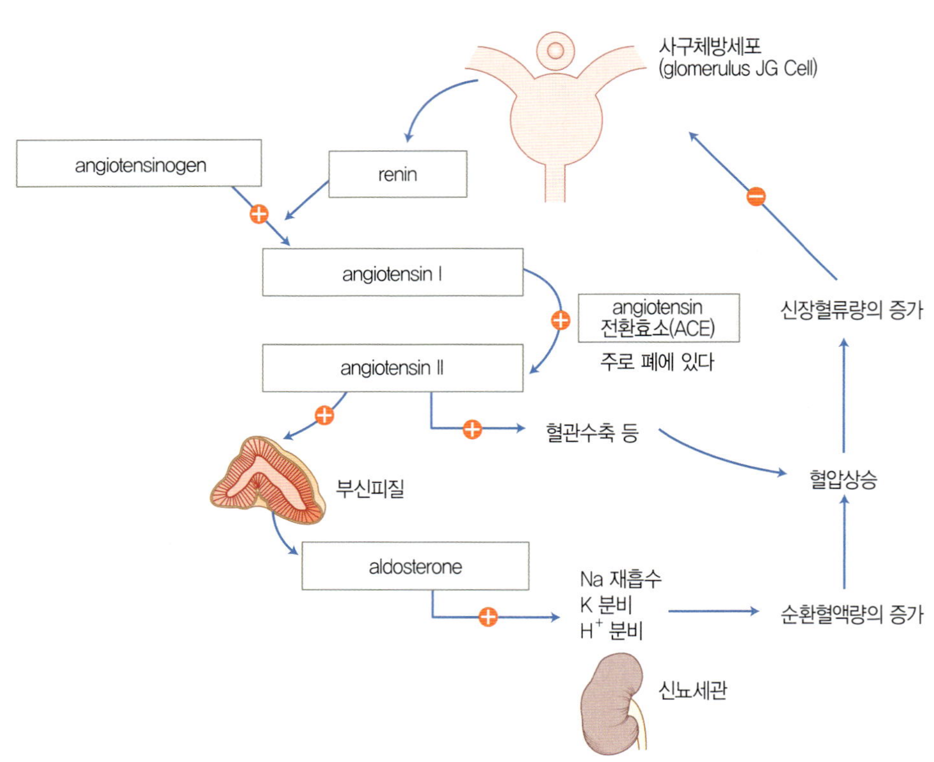

[그림 2-10] 레닌-안지오텐신-알도스테론의 분비조절

6 증상과 내분비이상

내분비 질환을 공부하다 보면, "ㅇㅇ호르몬이 상승하므로 ㅇㅇ항진증이다"라는 식으로 호르몬의 작용만 보게 된다. 그러나 임상현장에서 실제로 중요한 것은 "환자가 호소하는 증상"을 정확하게 파악하는 것이다. 의사는 환자가 호소하는 증상으로부터 유추하여 어떠한 호르몬이 이상을 일으켰는지 확인하기 위하여 검사하고 진단한다. 따라서 어떤 증상을 보았을 때에는 가장 먼저 어떠한 호르몬에 이상이 있는가를 생각해야 한다. 이러한 증상과 호르몬의 관계를 표로 나타내었다(표 2-2).

	뇌하수체		갑상선	부갑상선	췌장		부신		생식선	
	전엽	후엽			α-cell	β-cell	피질	수질	남	녀
short stature 저신장	GH ↓		↓	↓		↓	↓			①
gigantism 거인증	GH ↑									
obesity 비만			↓	↓		↑↓	↑			②
weight loss 체중감소			↑	↑	↑	↓	↓	↑		
edema 부종			↓			↓				
hirsutism 다모증	GH ↑						④ ↑			②
loss of hair 탈모	↓		↑↓				↓		③	①
hyper-pigmentation 색소침착	ACTH ↑		↑↓			↓	↓			
excessive sweating 발한 과다	GH ↑		↑			↑		↑		
eye sign 눈의 변화			↑							
goiter 갑상선종	GH ↑		↑↓							
hypertension 고혈압	GH ↑		↑↓	↑		↓	↑	↑		
hypotension 저혈압	↓						↓			

	뇌하수체		갑상선	부갑상선	췌장		부신		생식선	
	전엽	후엽			α-cell	β-cell	피질	수질	남	녀
bradycardia 서맥	↓		↓							
tachycardia 빈맥			↑			↑		↑		
polyuria 다뇨		ADH ↓		↑		↓	↑			
renal stone 신장결석				↑						
amenorrhea 무월경	↑GH ↓PRL		↑↓				↑↓			②
impotence 발기부전	↑GH ↓PRL		↑↓			↓	↑↓		③	
galactorrhea 유즙분비과다	PRL ↑		↓							
muscle weakness 근력저하	ACTH ↓		↑↓	↑			↑↓			
gynecomastia 여성형 유방	PRL ↑		↑						③	
convulsion 경련			↓	↓		↑				
disturbance of conscio-usness 의식장애	ACTH ↓		↑↓	↑↓		↑	↑↓			
depression 우울	↓		↓				↑↓			

↑ …기능항진
↓ …기능저하
↑↓…항진되어 발생하는 경우도 있고, 저하되어 발생하는 경우도 있다

① Turner 증후군
② Stein－Leventhal 증후군
③ Kleinfelter 증후군
④ 부신성기 증후군

[표 2-2] 호르몬과 증상의 관계

7 일반적인 검사소견과 내분비이상

검사소견도 호르몬의 작용과 매우 밀접하게 변동하는 경우가 있으므로 중요하다. 예를 들어, "Ca 수치가 정상치보다 높으면 부갑상선호르몬의 분비가 증가하고 있다는 것이 아닌가"라고 깨달을 수 있어야 한다.

호르몬 분비와 각종 검사치의 관계는 **표 2-3**을 참고하라.

8 내분비질환의 원인

「호르몬의 분비조절」 부분에서도 설명했지만, 호르몬의 분비가 항진되고 있다고 해서 반드시 그 호르몬의 작용이 증가되고 있다고 할 수 없다.

예를 들어, 부갑상선으로부터 PTH가 대량으로 분비되고 있으면 부갑상선 기능항진증이 될 것이다. 그러나 PTH의 수용체가 결손되어 있는 경우에도 음성되먹임(negative feedback)이 없어져 2차성으로 PTH의 분비가 항진된다. 그러나 나타나는 증상은 부갑상선 기능저하증이다. 왜냐하면, 아무리 PTH가 분비되고 있다고 해도 수용체가 없으면 PTH가 없는 것과 같기 때문이다. 즉, 반응하는 상대가 없으면 PTH의 기능은 전혀 발휘될 수 없는 것이다.

중요한 것은 호르몬의 작용이 증가하고 있는가(= 기능항진), 또는 저하되고 있는가(= 기능저하) 하는 점이다. 여기에 따라 내분비질환을 대략적으로 분류할 수가 있다. 흔히 다음과 같이 원인을 분류한다.

1) 1차성(원발성) 기능이상

내분비선 자체에 원인이 있는 것이다.

① 호르몬의 생산과잉

② 표적기관의 감수성 증가

③ 호르몬의 생산저하

④ 표적기관의 감수성 저하

2) 2차성(속발성) 기능이상

① 과잉 자극에 의한 생산과잉

② 정상 자극의 결핍에 의한 생산저하

다만, 원인분류 그 자체보다 원인분류의 이치를 깨닫기 바란다. 그 유형만 기억하고 있으면 명칭은 쉽게 외울 수 있다. 뒤에 나올 "가성 부갑상선기능저하(pseudohypoparathyroidism)"와 같은 복잡한 질환명도 그 질환의 내용과 의미를 이해하려고 노력한다면 질환명은 저절로 외워지게 될 것이다.

항목			뇌하수체 전엽	뇌하수체 후엽	갑상선	부갑상선	췌장 α-cell	췌장 β-cell	부신 피질	부신 수질	생식선 남	생식선 녀	정상치
Na		high		ADH ↓				↓	↑				140~145mEq/ℓ
		low	ACTH ↓	ADH ↑	↓				↓				
K		high							↓				3.8~4.5mEq/ℓ
		low							↑				
Ca		high			↑	↑							8.2~9.6mg/dL
		low				↓							
P		high	GH ↑			↓							2.5~4.2mg/dL
		low				↑							
Chol.		high			↓								160~230mg/dL
		low			↑								
FPG		high	ACTH, GH ↑		↑			↓	↑	↑			70~100mg/dL
		low	ACTH ↓		↓			↑	↓				
LDH		high			↓				↑				150~320IU/ℓ
AST		high			↑↓								6~25IU/ℓ
ALP		high			↑	↑							80~290IU/ℓ
CK		high			↓								21~115IU/ℓ
CBC	Eo	low							↑				2~4%
	Ly	low							↑				30~40%
	Ht	high								↑			♂42~54% ♀36~46%
	Hb	low	↓		↓				↓				♂14~17g/dL ♀11.5~15g/dL
	RBC	low	↓		↓				↓				♂430~570만 ♀370~480만

FPG ············ fasting plasma glucose 밤~아침까지 식사하지 않았을 때의 혈당치

LDH ············ lactate dehydrogenase

ALP··············· alkaline phosphatase

CBC ············ complete blood count

Ly ··············· lymphocyte

Hb ··············· hemoglobin

AST ············ aspartate aminotransferase

CK ············ creatine kinase

Eo··············· eosinophil

Ht ··············· hematocrit

[표 2-3] 호르몬분비와 각종 검사치의 관계

시상하부 - 뇌하수체계

Hypothalamus and pituitary

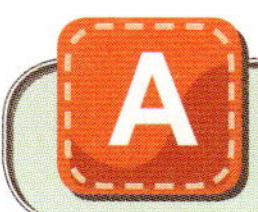

시상하부-뇌하수체계 총론

시상하부-뇌하수체의 구조(그림 3-1)

시상하부는 간뇌의 일부로 제3뇌실의 측벽에서 하벽까지 형성하는 신경핵군이다.

시상하부는 자율신경의 중추로서 다양한 생명활동을 조절하는 데 중심적인 역할을 할 뿐만 아니라 시상하부호르몬, 뇌하수체후엽호르몬을 생산한다.

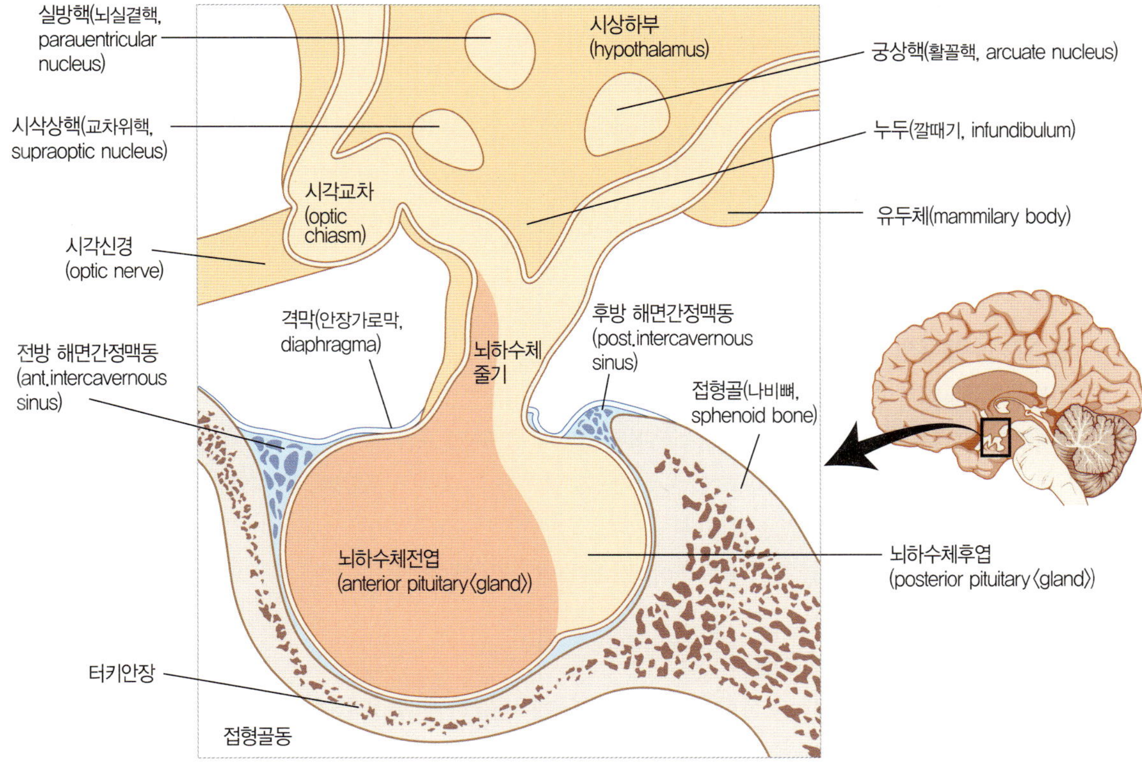

[그림 3-1] 시상하부-뇌하수체의 구조

뇌하수체는 접형골/나비뼈의 터키안장 내에 존재하며 시상하부와는 뇌하수체줄기를 통해 연결되어 있다. 뇌하수체줄기는 뇌하수체문맥, 시상하부에서 뇌하수체후엽으로 이어지는 신경섬유와 뇌하수체전엽의 융기부분을 포함한다.

뇌하수체는 전엽, 중엽, 후엽으로 구성되어 있는데 사람은 중엽이 퇴화되어 흔적만 남아있다.

시상하부와 뇌하수체 사이에는 밀접한 관계가 있다. 뇌하수체전엽은 뇌하수체문맥에 의해 시상하부와 혈관으로 연결되어 있고, 뇌하수체후엽에는 시삭상핵/교차위핵(supraoptic nucleus)과 실방핵/뇌실결핵(paraventricular nucleus)으로부터 신경섬유가 나와 있다.

1) 뇌하수체전엽 Anterior pituitary

뇌하수체전엽에는 혐색소세포, 호산세포, 호염기세포의 3종류의 호르몬 분비세포가 있다. 이들은 병리조직학적 차이에 따라 나누어진다. 뇌하수체전엽호르몬은 시상하부호르몬의 자극을 받아 분비된다.

(1) 시상하부–뇌하수체전엽호르몬의 조절기전

시상하부 – 뇌하수체전엽 – 표적내 분비선에서는 상위의 호르몬이 하위의 호르몬 분비를 자극하는 계층적인 관계에 있다.

한편, 상위 호르몬은 하위 호르몬에 의해 음성되먹임(negative feedback)을 받는다.

2) 뇌하수체후엽 Posterior pituitary

뇌하수체후엽에서는 바소프레신(vasopressin, ADH)과 옥시토신(oxytocin)의 2종류의 호르몬이 분비된다. 뇌하수체전엽과는 달리 뇌하수체후엽에는 이들을 합성하는 세포가 없다. 뇌하수체후엽호르몬은 시상하부의 시삭상핵/교차위핵(supraoptic nucleus)과 실방핵/뇌실결핵(paraventricular nucleus)에 있는 신경세포에서 합성되어, 축삭 안을 통과해 뇌하수체후엽으로 운반된 후 그곳에서 저장, 분비된다.

(1) 뇌하수체후엽호르몬의 조절기전

① 옥시토신(OT)의 작용과 분비조절

옥시토신(OT)은 젖샘꽈리(유선선방)의 평활근/민무늬근육 세포를 수축시키고, 유즙을 젖샘꽈리에서 유선관으로 분출시킨다. 자궁에서는 자궁평활근을 수축시킴으로써 분만의 진행을 촉진시키고 태반만출 후의 출혈을 최소화한다.

OT의 조절에는 말초의 감각신경자극이 중요한 역할을 한다.

② 바소프레신(ADH)의 분비조절

시상하부의 삼투압수용체는 혈장삼투압의 변화에 민감하게 반응한다. 혈장삼투압이 1~2%만 상승해도 ADH의 분비는 증가한다.

성장호르몬 Growth Hormone : GH

성장호르몬(GH)은 성장을 촉진하는 데 필요한 호르몬이다. 성장에 관여하는 호르몬은 직접적으로 작용하는 것이 아니라, 성장호르몬촉진인자(somatomedin)를 매개로 하는 간접작용이다. 성장호르몬이 성장만을 위해 작용하는 호르몬이라고 한다면, 이미 성장이 끝난 어른들에게는 전혀 필요 없는 호르몬이라고 할 수 있을 것이다.

그러나 실제로 성장호르몬은 정상인(성인이라면 거인증이나 소인증에 걸리지 않은)의 혈장 속에 1.0ng/mL 이하의 아주 적은 양으로 존재하고 있다. 더구나 이 호르몬은 취침 시에는 상승하고, REM 수면(꿈을 꿀 때)시에는 오히려 억제가 되는 등 하루 중에도 변화를 보인다.

1. 성장호르몬의 작용

성장호르몬은 직접작용과 IGF-1(인슐린성 성장인자, insulin-like growth factor-1 : somatomedin C라고 불린다)을 매개로 하는 간접작용이 있다. IGF-1은 간에서 생산되어 골격의 성장이나 단백질의 합성 및 세포의 증식을 촉진시킨다.

2. 성장호르몬의 분비를 증가시키는 자극

(1) 에너지 대사를 위한 재료가 없어졌을 때

예 : 저혈당, 운동, 금식

(2) 어떤 종류의 아미노산 농도가 증가했을 때

예 : arginine 등

(3) 스트레스

예 : 심리적 스트레스, 감염, vasopressin, 외상 등

(4) 도파민 작용제

예 : L-dopa, apomorphine, bromocriptine

(5) 기타

Testosterone

노르에피네프린 α 작용

이상과 같이 성장호르몬은 매우 다양한 자극에 의해 분비가 촉진된다. 저혈당이나 운동, 스트레스 등으로 분비가 항진되는 것은 성장호르몬에 항인슐린 작용 즉, 인슐린에 길항하여 혈당을 높이는 작용이 있기 때문이다.

앞의 항목 중에서 성장호르몬의 분비자극 시험으로서 사용할 수 있는 것이 선별되어 있다. 예를 들면, 심리적 스트레스 부하시험 등은 조절하기 어렵기 때문에 시험으로서는 부적절하다. 다음의 9가지가 성장호르몬의 분비자극 시험으로서 많이 이용된다.

① 인슐린 부하시험(저혈당을 일으키기 때문에)
② Arginine 부하시험
③ L-dopa 부하시험
④ Glucagon* 부하시험
⑤ 운동부하 시험
⑥ Bromocriptine 부하시험
⑦ Vasopressin 부하시험
⑧ GRH 부하시험
⑨ 수면 부하시험

* Glucagon은 일시적으로 고혈당을 유발하지만 그 후 저혈당이 되기 때문이다

이 가운데서 특히 ⑧ **GRH**, ① **인슐린**, ② **arginine**, ③ **L-dopa**, ⑥ **bromocriptine**의 5가지는 중요하다.

이 5가지는 말단비대증의 검사에도 사용된다. 말단비대증은 GH가 과잉으로 분비되어 일어나는 병이다.

그러므로 분비과잉인 상태에 왜 분비자극시험을 실시하는지에 대한 의문이 생기는 것은 당연하다. 그러나 말단비대증 환자에게는 인슐린이나 arginine을 부하해도 약 50%의 환자에게서 GH의 상승이 나타나지 않는다. 또한 L-dopa나 bromocriptine 부하시험에서는 상승하기는 커녕 반대로 감소해 버린다(이 역시 약 50%의 환자에게서 나타난다).

이처럼 말단비대증에서는 이 5가지의 부하시험에 대해 정상일 때와는 다른 반응을 보이기 때문에 진단을 위해 필요한 검사가 된다.

3. 성장호르몬의 분비를 감소시키는 자극

대표적인 것은 다음 5가지이다.

- **성장호르몬**
- **REM 수면**
- **포도당**
- **코르티솔**
- **유리지방산(free fatty acid)**

이 중에서 반드시 알아두어야 하는 것은 포도당이다. 포도당 부하시험은 성장호르몬의 분비억제시험에도 이용되기 때문이다. 따라서 성장호르몬의 분비억제시험으로서는 포도당 부하시험 한 가지만 기억해두면 된다.

4. 그 밖의 분비조절인자

성장호르몬은 에피네프린 수용체의 α자극으로 분비가 촉진되고, β작용으로 분비가 억제된다. Clonidine (α_2-수용체자극제)은 분비촉진에, isoproterenol(β-수용체자극제)은 억제에 작용한다(그림 3-2).

	GH의 작용	분비과잉증상	분비저하증상
대사작용	• 항인슐린작용(혈당상승)	• 고혈당, 당뇨병	• 저혈당(소아)
	• 지방분해작용	• 지질이상증	• 체지방의 증가
	• 전해질의 재흡수 촉진	• 고혈압, 고인(P)혈증	
성장촉진작용	• 골단/뼈끝연골 형성촉진	• 고신장(소아) • 사지말단비대(성인)	• 저신장, 뼈연령 지연
	• 단백질 합성촉진	• 연부조직 비대	• 근력저하

과잉증상이 보이는 대표적인 질환	저하증상이 보이는 대표적인 질환
• 말단비대증 • 뇌하수체성 거인증	• 성장호르몬결핍성 저신장증

[그림 3-2] 성장호르몬(GH)의 분비조절

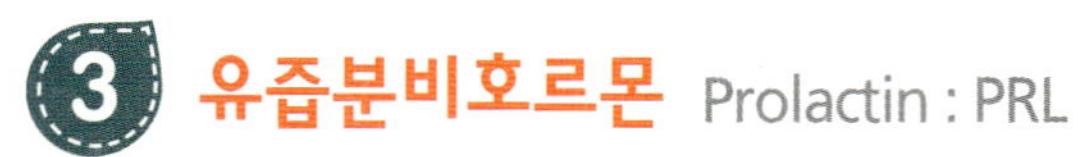

3 유즙분비호르몬 Prolactin : PRL

유즙분비호르몬(PRL)은 다음과 같은 3가지 기능을 가지고 있는 호르몬이다.

- **유선의 발육과 성장**
- **유즙분비**
- **생식선 억제작용**

유즙분비호르몬은 임신을 하면 증가하기 시작하여(이것은 에스트로겐이 증가하기 때문이다), 출산 시에 최고치에 달하고, 분만 후에는 8일 만에 본래의 상태로 돌아온다. 또 수유를 할 때에는 일과성으로 급격하게 증가한다.

생리적으로는 수유에 대비하기 위해 증가한다고 해석할 수 있지만, 그렇다면 생식선을 억제하는 이유는 무엇일까?

그것은 출산한 여성이 바로 다음 임신을 하지 않는다는 것과 관계가 있다. 즉, 분만 후 얼마 동안 생식선을 억제해 두면 배란과 월경이 일어나지 않기 때문에 다음 임신이 되지 않는 것이다. 이렇게 함으로써 임신, 출산에 의한 모체의 손상을 회복시키는 데 도움이 되는 것이다.

그런데 유즙분비호르몬은 남성과 전혀 무관하지는 않다. 남성의 경우에도 유즙분비호르몬 수치가 높아지면 유즙분비가 일어나거나, 발기부전 또는 사정장애가 일어난다. 유즙분비호르몬은 도파민에 의해 억제되기 때문에, 도파민 수용체를 자극하는 약제는 유즙분비호르몬을 감소시키고, 반대로 억제하는 약은 유즙분비호르몬을 증가시킨다. 따라서 남성도 도파민 수용체를 억제하는 약제를 복용하면 유즙분비호르몬이 상승하여 유즙분비나 사정장애를 초래하게 된다.

1. 유즙분비호르몬의 작용

앞에서 설명한 바와 같이 유즙분비호르몬은 다음의 3가지 작용을 한다.

- **유선의 발육과 성장**
- **유즙분비**
- **생식선 억제작용**

이 가운데 특히 생식선의 억제작용은 질환과 관계가 깊다고 할 수 있다. 고프로락틴혈증(hyperprolactinemia)이 되면 젖이 분비되거나(남성에게도 일어나는 경우가 있다), 생식선기능부전(여성에게는 무월경, 남성에게는 성욕저하, 발기부전)이 일어난다. 유즙분비에 관해서는 유즙분비호르몬뿐만 아니라, cortisol, EGF(epidermal growth factor : 표피(상피)성장

인자), prostaglandin 등 다른 인자가 복잡하게 관여하고 있으므로 성숙한 여성이 고프로락틴 혈증이라고 해서 반드시 젖이 분비되지는 않는다.

한편, 생식선기능부전은 비교적 뚜렷하게 나타난다. 여성의 경우에는 무월경 내지 생리불순이라는 현상으로 나타나기 때문에, 규칙적으로 생리를 했던 여성들은 이상을 느끼게 된다. 또한 남성의 경우에는 주로 발기부전(impotence)이나 사정불능을 호소한다.

Ⅲ

2. 유즙분비호르몬의 분비 증가 자극

1) 유즙분비호르몬의 분비 증가 자극

- 수면(자는 것과 동시에 상승해서 REM이나 non-REM 관계없이 수면 중에 최고치를 유지한다)
- 수유(갓난아이가 젖꼭지를 입에 무는 자극)
- 스트레스
- 저혈당
- 성교(단, 여성에만 해당)
- 임신
- Estrogen

또한, 분비자극시험에 사용하는 경우에는 도파민 수용체 억제작용을 하는 약을 투여한다. 분비자극 시험으로서는 다음과 같은 것들이 있다.

① TRH 시험
② Sulpiride 시험
③ Chlorpromazine 시험
④ Metoclopramide 시험

②~④는 모두 도파민 수용체 억제작용이 있는 약제이다. ①의 TRH는 TSH의 분비를 촉진하는 호르몬이지만, 어떤 이유인지 유즙분비호르몬의 분비도 함께 높인다. TRH로 유즙분비호르몬이 상승한다는 사실은, 예를 들어 원발성 갑상선기능저하증(Hashimoto병) 등에서 **고프로락틴혈증(hyperprolactinemia)**이 일어나는 기전을 이해하기 위해 알아두어야 한다.

2) 유즙분비호르몬의 분비 증가 약제

다음과 같이 정리해 보자. 굵은 글씨로 표시된 약제는 기억해 두면 편리하다.

- 도파민 생산 억제제(시상하부에서 효력을 발휘한다)
  reserpine, α-methyldopa : 혈압강하제

- 도파민 수용체 억제제
  Chlorpromazine, haloperidol, imipramine, sulpiride : 정신신경용제, metoclopramide : 항궤양제, 식욕증진약(구토억제)
- Serotonin 전구체 물질
  Tryptophan은 대사되어 serotonin이 되고 serotonin은 PRL의 분비를 촉진한다.
- Estrogen
  시상하부에서 도파민 분비를 억제하며 뇌하수체를 직접 자극한다.
- 인슐린
  저혈당을 일으키기 때문이다.
- 기타
  Arginine

3. 유즙분비호르몬의 분비 억제 인자

도파민 lactotroph(프로락틴 생산세포)의 도파민 수용체를 자극하면 PRL의 생성이 억제된다. 따라서 도파민을 투여하면 유즙분비호르몬의 분비는 억제된다. 그러나 도파민을 그대로 말초혈관에 투여해도 뇌 속으로 이동해가기는 어렵기 때문에 그 전구체인 L-dopa의 형태로 투여한다. L-dopa는 뇌 속으로 쉽게 이동하여 그곳에서 대사를 거쳐 도파민으로 바뀐다. 또한 도파민 수용체의 agonist(자극약)인 bromocriptine을 투여해도 유즙분비호르몬의 분비는 저하된다. 유즙분비호르몬 분비억제시험을 다음과 같이 정리한다.

① L - dopa 부하시험
② Bromocriptine 부하시험
③ Water 부하시험

③의 water 부하시험에 대해서는 그 기전이 명확하게 밝혀지지 않았지만, 물을 대량으로 마신 후에는 유즙분비호르몬의 분비가 억제되는 것으로 밝혀졌다(**그림 3-3**).

PRL의 작용	분비과잉증상	분비저하증상
• 유선 발육촉진	• 유방비대	• 유방위축
• 젖생산 및 분비촉진	• 젖 누출	• 유즙분비부전
• 생식선 기능억제	• 무배란, 무월경, 정자생산 장애	
	과잉증상의 대표적인 질환	저하증상의 대표적인 질환
	• PRL생산 뇌하수체 선종(prolactinoma)	• Sheehan 증후군

PRL분비를 증가시키는 것

• 수면 • 레세르핀
• 스트레스 • TRH
• 임신 • 에스트로겐
• 수유 • 흉통(흉벽질환)
• 도파민수용체차단제(항정신병약 등)

PRL분비를 저하시키는 것

• 도파민
• 브로모크립틴(bromocriptine)
• 카베르골린(cabergoline)

[그림 3-3] PRL의 작용과 분비조절

 TSH, gonadotropin(FSH, LH), ACTH

TSH, gonadotropin, ACTH의 세 가지 호르몬에 공통적인 것은 뇌하수체의 호염기세포로부터 분비된다는 점과 이들 호르몬이 모두 각각의 내분비기관(각각 갑상선, 생식선, 부신피질)에 작용한다는 점이다.

TSH, gonadotropin, ACTH는 자기자신이 어떤 작용을 하는 것이 아니라, 표적장기에서 호르몬 분비를 항진시킴으로써 기능을 발휘하는 호르몬이다. 따라서 이들 호르몬의 이상이나 질환 등을 포함하는 상세한 해설은 각각 갑상선, 생식선, 부신피질을 설명한 항목을 참조하기 바란다. 여기에서는 분비조절 등에 대해서 간단하게 살펴보기로 하자.

1. TSH(갑상선자극호르몬) Thyroid stimulating hormone

TSH는 갑상선에 있어서 I(요오드)의 섭취, thyroglobulin의 합성, iodothyronine-iodotyrosine의 합성, thyroglobulin의 단백분해, T_3, T_4의 방출증가 등의 작용을 하는 호르몬이다**(그림 3-4)**. 간단히 말하면, T_3, T_4를 생산하는 갑상선이라는 공장에 스위치를 넣는 역할을 하는 것이 TSH이다.

TSH의 작용

- 갑상선호르몬($T_4 \cdot T_3$)의 합성 촉진
- 갑상선의 형태와 중량 유지

TSH 분비를 증가시키는 것

- 한랭자극
- TRH

TSH 분비를 저하시키는 것

- 갑상선호르몬($T_4 \cdot T_3$)
- 도파민
- 글루코코르티코이드

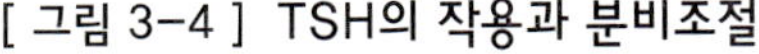

[그림 3-4] TSH의 작용과 분비조절

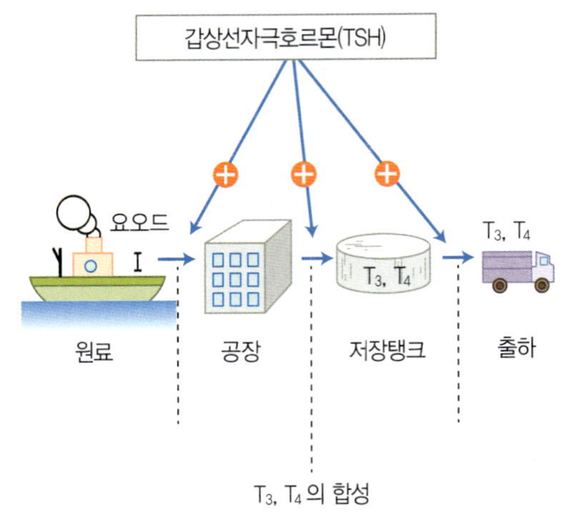

[그림 3-5] 갑상선자극호르몬의 작용

TSH가 갑상선에 작용하면 갑상선은 원료가 되는 I를 많이 흡수하여, 제품인 T_3, T_4 등 이른바 갑상선호르몬을 생산해 낸다(**그림 3-5**).

또 TSH가 지속적으로 작용하면 그 요구에 맞추어 갑상선도 점점 커지게 된다(갑상선 종대).

TSH는 정상 혈장농도가 0.5~5μU/mL로서 (정상치를 기억할 필요는 없다), 오후 9시경에 상승하기 시작하여 한밤중에 최고수치에 달하며 낮에는 하강하는 일중변동(diurnal variation)을 나타낸다.

TSH의 분비조절은 갑상선으로부터 유리된 T_3, T_4(뒤에서 설명하겠지만, T_3, T_4의 대부분은 혈중에서 단백질과 결합한다. 결합하지 않은 유리 T_3, T_4만이 작용을 한다.)에 의해 음성되먹임(negative feedback)으로 이루어진다.

또한 시상하부에서 분비되는 TRH (thyrotropin releasing hormone)가 TSH의 분비를 자극한다. TRH는 3개의 아미노산으로 구성된 시상하부 호르몬으로, 앞에서도 설명한 것처럼 TSH 외에 PRL의 분비도 촉진한다(p.23).

1) 분비자극시험

•TRH 시험

TRH 시험은 **그림 2-6(p.10)**과 같이 TRH가 TSH의 분비촉진에 작용하기 때문이다(TRH 시험에 관한 것은 유즙분비호르몬의 분비자극시험에서도 이미 나왔었다. TRH가 PRL의 분비도 촉진한다는 것을 이용한 검사이다).

2) 분비억제시험

• T_3 억제시험

음성되먹임(negative feedback)을 이용해서 TSH의 분비를 억제하려는 시험이다. TSH 분비억제시험에서는 혈중 TSH농도를 측정하는 것만이 아니라 갑상선^{123}I 섭취율도 측정한다.

갑상선^{123}I의 섭취율은 명칭 그대로 ^{123}I가 갑상선으로 유입된 양을 측정하는 검사인데, I의 유입은 **그림 3-5**에 나타낸 것처럼 TSH에 의해 조절되고 있으므로 TSH가 줄어들면 I의 섭취도 줄고, 반대로 늘어나면 섭취도 늘어난다는 관계가 형성된다. 따라서 TSH의 증감을 잘 반영한다고 할 수 있다.

Ⅲ

2. 생식선자극호르몬 (그림 3-6)

FSH(난포자극호르몬)와 LH(황체형성호르몬)를 합쳐서 생식선자극호르몬이라고 한다.
FSH와 LH는 그 작용과 분비조절 등에서 남녀 차이가 크다.
남성의 경우 정상 혈장농도는 다음과 같다.

FSH : 2.0 ~ 8.0mIU/mL
LH : 1.2 ~ 7.0mIU/mL

사춘기 이전의 어린이들은 낮은 수치이지만, 점차 증가하기 시작하여 60세 무렵에 최고 수치를 나타낸다. 분비조절은 시상하부에서 나오는 GnRH에 의해 분비가 촉진되는 외에, FSH는 인히빈(inhibin), LH는 테스토스테론(testosterone)에 의해 음성되먹임을 받는다.
작용은 다음과 같다.

FSH : 정세관 상피 발달과 유지, **정자 형성**
LH : Leydig cell을 자극하여, **테스토스테론의 분비 촉진**

	LH · FSH의 작용	분비과잉증상	분비저하증상
여성	· 에스트로겐, 프로게스테론 분비의 촉진 · 난포발육, 배란, 황체형성의 촉진	· 사춘기의 조기발현 (소아) · 성장판 조기폐쇄 (소아)	· 무월경 · 불임 · 성기, 유방 위축
남성	· 테스토스테론의 분비촉진 · 고환발육, 정자형성 촉진	· 사춘기의 조기발현 (소아) · 성장판 조기폐쇄 (소아)	· 남성불임 · 성욕저하 · 고환위축

[그림 3-6] 생식선자극호르몬(LH · FSH)의 작용

여성의 경우 정상 혈장농도는 **표 3-1**과 같다.

	난포기	배란기	황체기	폐경기
FSH	3.0~15.0	3.0~16.0	1.5~8.5	160 이하
LH	2.3~17.0	3.0~51.0	1.0~19.0	87 이하

(mIU/mL)

[표 3-1] FSH, LH의 정상 혈장농도(여성)

물론 이러한 수치는 외우지 않아도 좋지만, FSH, LH가 성 주기 또는 폐경 후의 변화에 따라서 증가하는지 또는 감소하는지 정도는 파악해 두자.

GnRH가 분비를 촉진하는 것은 남성과 마찬가지이다. 에스트로겐(estrogen)과 프로게스테론(progesterone)에 의해 음성되먹임을 받는다. 단, 배란전 등 급격한 에스트로겐의 상승은 양성되먹임(positive feedback)으로 작용해 LH surge를 초래한다.

작용은 아래와 같다.

FSH : 난포 초기 형성, 에스트로겐의 분비

LH : 난포의 성숙, 에스트로겐의 분비, 배란, 황체 초기 형성, 프로게스테론의 분비

1) 분비자극시험

① GnRH 시험

② Clomiphene 시험

③ Premarin 시험

①은 특별히 설명할 필요가 없다. ②는 clomiphene이라는 약에 대해서 모르면 이해하기 어려울 것이다. 이 약은 에스트로겐과 매우 유사한 구조를 가지고 있다.

시상하부에 있는 에스트로겐 수용체에도 쉽게 결합하여 에스트로겐이 결합하는 것을 방해한다. 그러나 에스트로겐과 같은 작용은 없기 때문에 clomiphene에 많이 결합된 시상하부는 '에스트로겐이 없어졌다'고 인식한다. 그래서 GnRH가 분비되어 FSH, LH의 분비도 증가하는 것이다(그림 3-7).

③의 premarin®은 결합형 에스트로겐으로, 요컨대 에스트로겐과 똑같은 작용을 갖는 약제이지만, 20mg 정도로 대량으로 정맥주사하면 배란 전과 마찬가지로 양성되먹임이 작동하여 LH, FSH가 상승하게 된다.

2) 분비억제시험

① Estrogen 부하시험

② Testosterone 부하시험

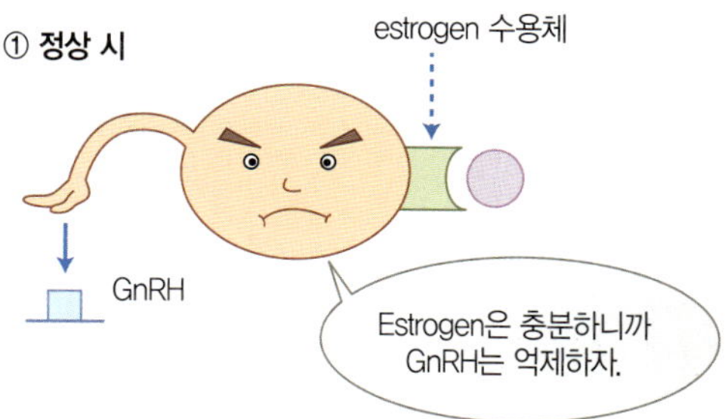

② Clomiphene 투여 시

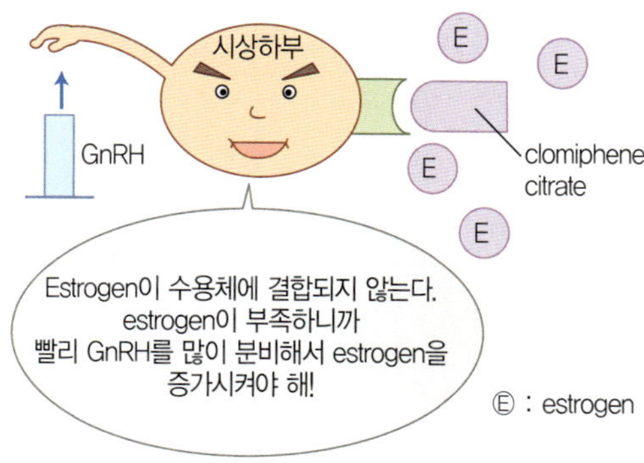

clomiphene은 시상하부에 estrogen이 감소했다고
착각하게 함으로써 GnRH의 분비를 촉진한다

[그림 3-7] Clomiphene의 작용기전

①, ②는 여성과 남성을 구분해서 실시해야 한다. ①의 에스트로겐 부하시험은 앞에서 언급한 premarin 시험과는 달리 1mg의 소량을 사용한다. 소량의 에스트로겐은 시상하부에 음성되먹임을 작동시킨다.

3. ACTH(부신피질자극호르몬) Adrenocorticotropic hormone

ACTH는 부신피질에 작용하여 다양한 스테로이드 호르몬의 합성을 촉진한다. 스테로이드 합성의 도표는 부신을 설명하는 부분에서 나오므로(p.195) 상세한 설명은 생략하겠다. 여러 가지 스테로이드는 모든 콜레스테롤을 원료로 하여 만들어지지만, 그 중에 가장 먼저 일어나는 반응은 콜레스테롤의 측쇄(side chain)를 절단하는 반응이다. 이 반응은 측쇄절단효소(20 · 22-desmolase)라는 효소에 의해 이루어진다. ACTH는 이 효소의 활성화를 촉진함으로써 부신피질스테로이드호르몬의 합성을 항진시킨다(그림 3-8).

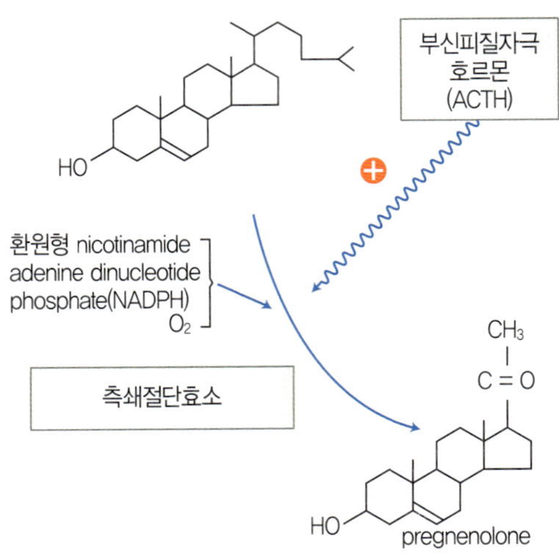

[그림 3-8] 부신피질자극호르몬(ACTH)의 작용부위

ACTH의 작용	분비과잉증상	분비저하증상
• 부신피질호르몬의 합성촉진 • 부신피질의 형태, 중량의 유지, 혈류증가	• 코르티솔 과잉증상 • 중심성 비만, 달덩이 얼굴(moon face), 고혈압, 당뇨병, 이감염성, 근력저하(근위축) • 부신안드로겐 과잉증상 • 생식선기능저하 등	• 코르티솔 결핍증상 • 피로감 증가, 저혈당, 저혈압, 수분이뇨부전 등 • 부신안드로겐결핍증상 • 액모, 치모의 탈락 등
• 멜라닌세포 자극작용(고농도)	• 색소침착	

[그림 3-9] ACTH의 작용

또한 ACTH가 대량으로 생산되면 피부의 색소침착을 촉진시키기(MSH〈melanocyte stimulating hormon, 멜라닌세포 자극호르몬〉 작용) 때문에 ACTH가 많이 분비되는 질환에서는 피부가 거무칙칙하게 변하는(특히, 대퇴, 목 밑과 액와 등) 것이 특징이다.

ACTH의 정상 혈장농도는 60pg/mL 이하이다. TSH 등과는 반대로 아침 일찍 상승하기 시작하여 오전 6~8시에 최고에 달한다. 그 다음부터 내려가 한밤중에 최저가 된다.

시상하부로부터의 부신피질자극호르몬 방출호르몬(CRH)에 의해 분비가 촉진되지만, 그 외에도 노르에피네프린(norepinephrine), 에피네프린(epinephrine, 바소프레신(vasopressin), 인슐린(insulin), VIP (vasoactive intestinal polypeptide, 혈관활성장관 펩티드) 등에 의해서도 분비가 촉진된다.

저혈당, 통증자극, 불안, 발열물질 등 이른바 외부의 스트레스는 모두 CRH를 상승시키는 요인이 되기 때문에, ACTH 역시 상승된다. 한편 부신피질로부터 나오는 코르티솔은 CRH, ACTH에 음성되먹임을 걸어 분비를 억제시킨다(그림 3-9).

1) 분비자극시험

① CRH 부하시험
② Metyrapone 시험
③ 인슐린 부하시험
④ Vasopressin 시험

②의 metyrapone은 부신피질에서 11β-hydroxylase를 억제하는 약제이다. 「VI. **부신**」에서 상세히 설명하겠지만, 여기에서는 코르티솔을 만드는 데 중요한 효소 중의 하나가 11β-hydroxylase라고 기억해 두기 바란다. Metyrapone은 이 효소를 억제하므로 혈장 코르티솔은 저하된다. 코르티솔은 **그림 2-7**에 나타난 것처럼, CRH, ACTH의 분비에 대해 negative feedback을 걸기 때문에, 코르티솔 농도가 저하되면 반대로 negative feedback이 사라져 ACTH의 분비가 상승되는 것이다. ③의 인슐린 부하시험은 저혈당에 의한 스트레스가 시상하부에서 CRH 분비를 상승시킨다는 것을 이용한 것이다.

④의 vasopressin 시험과 ①의 CRH 시험은 위의 ②, ③과는 달리, 직접 뇌하수체를 자극함으로써 ACTH의 분비를 촉진하는 시험이다. Vasopressin은 스트레스에 의해서도 시상하부로부터 분비되므로 CRH와 비슷한 부분이 있다. 이 2가지는 모두 시상하부로부터 분비되는 호르몬이기 때문에 직접 뇌하수체를 자극함으로써 ACTH의 분비를 증가시킨다.

2) 분비억제시험

• Dexamethasone 억제시험

덱사메타손(dexamethasone)은 합성된 글루코코르티코이드(glucocorticoid)로서 코르티솔에 비해 시상하부, 뇌하수체에서 CRH, ACTH 분비에 대한 억제작용이 매우 강한 약제이다. 따라서 덱사메타손은 ACTH의 분비억제에 사용된다.

바소프레신과 옥시토신 뇌하수체후엽 호르몬

뇌하수체후엽에서 분비되는 호르몬에는 바소프레신과 옥시토신의 두 가지가 있다.

1. 바소프레신

바소프레신은 ADH(항이뇨호르몬)로도 불린다. 바소프레신(Vasopressin)에서 vaso란 혈관을 말하고 pressin은 press하는 물질을 의미하므로 '혈관을 press하는 물질'이라는 의미이다. 바소프레신은 주로 세동맥 수준의 혈관 평활근에 작용하여 동맥의 수축을 촉진하고 동맥압을 상승시키는 작용을 한다.

ADH란 antidiuretic hormone의 약자이다. 즉 항이뇨호르몬이라는 의미이다. '항이뇨'라는 말은 이뇨에 길항한다는 의미이므로, '소변을 배출하지 못하게 한다'는 것이다.

사실, 이 두 가지 작용의 차이는 수용체의 차이에서 유래한다. 혈관에는 1형 바소프레신 수용체(V1 receptor)가 존재하며 신장요세관에는 2형 수용체가 존재한다.

그러면, ADH는 어떠한 기전으로 '소변이 나오지 못하게' 하는 것일까?

이미 설명한 바와 같이, 물의 재흡수는 신장의 집합관에서 이루어지고 있다. ADH는 이 집합관에 작용하여 물의 삼투성을 강화시킴으로써 물의 재흡수를 증가시킨다. 주의해야 할 것은 ADH는 집합관 속의 물을 능동적으로 관 밖으로 퍼내는 것이 아니라, 집합관의 벽에 물을 통과시킬 구멍을 만들어 물이 자동적으로 관의 안쪽에서 바깥쪽으로 흘러 나가게 한다. 이것은 신수질/콩팥속질의 간질/사이질 부분이 고장성(hypertonic)이므로 삼투압의 차이에 의해 물이 빨아올려져, 혈관쪽으로 들어가는 구조로 되어 있기 때문이다**(그림 3-10)**.

최근에 이 구멍의 정체가 아쿠아포린 2(aquaporin 2:AQP 2)라는 단백질이라는 것이 밝혀졌다. ADH는 2형 바소프렌신 수용체(V2 receptor)를 통해서 AQP 2의 생산을 항진시킴으로써 집합관의 물 투과성을 높이는 것이다. ADH는 시상하부의 시삭상핵(supraoptic nucleus)과 실방핵(paraventricular nucleus)에 존재하는 신경세포의 세포체에서 생산되고, 축삭 안을 통해 뇌하수체후엽으로 운반되어 분비된다**(그림 3-11)**.

ADH의 분비조절은 실제로는 매우 복잡하다. 항이뇨 작용의 결과 소변은 진해지지만, 물은 혈중으로 되돌아가므로 혈장삼투압은 저하된다. 그래서 ADH를 분비하는 시상하부는 그 혈장삼투압의 변화를 감지하여 ADH의 양을 조절하는 것이다. 시상하부의 앞부분에 삼투압수용체(osmoreceptor)가 존재하여, 그곳의 혈장삼투압이 290mOsm/kg 이상이 되면 ADH가 분비된다**(그림 3-12)**.

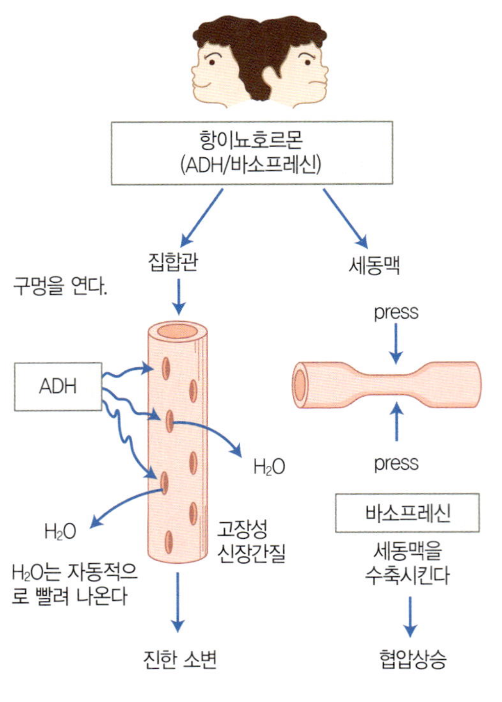

[그림 3-10] 두 얼굴의 호르몬

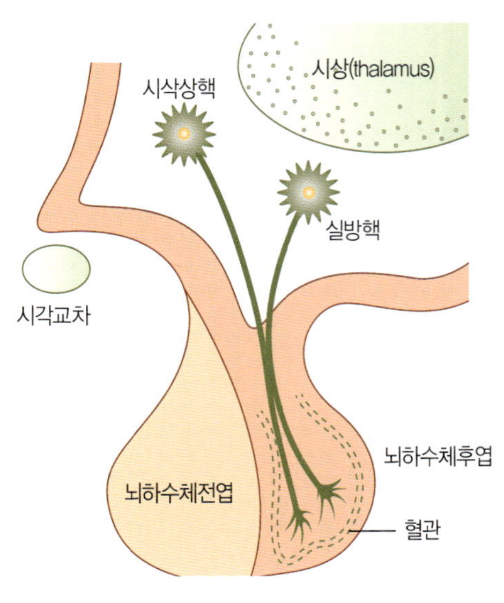

[그림 3-11] 항이뇨호르몬(ADH)의 분비

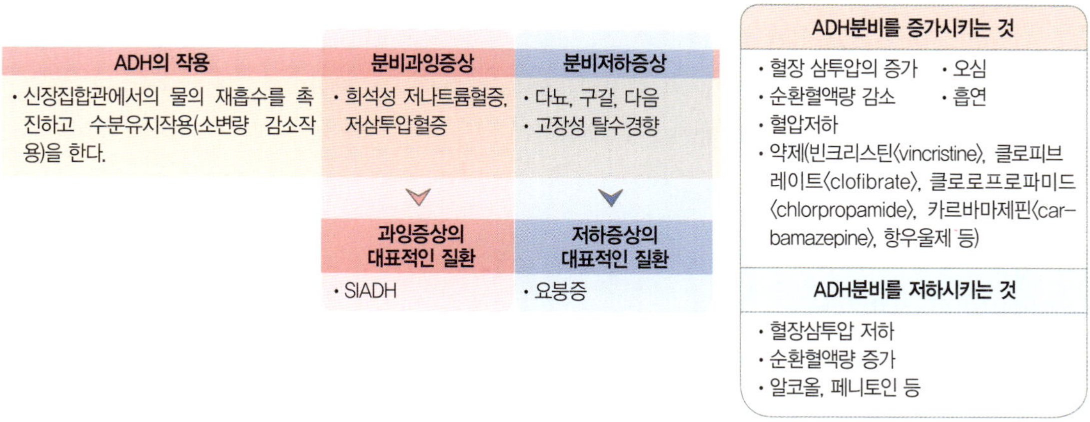

ADH의 작용	분비과잉증상	분비저하증상
• 신장집합관에서의 물의 재흡수를 촉진하고 수분유지작용(소변량 감소작용)을 한다.	• 희석성 저나트륨혈증, 저삼투압혈증	• 다뇨, 구갈, 다음 • 고장성 탈수경향
	과잉증상의 대표적인 질환	저하증상의 대표적인 질환
	• SIADH	• 요붕증

ADH분비를 증가시키는 것

- 혈장 삼투압의 증가
- 오심
- 순환혈액량 감소
- 흡연
- 혈압저하
- 약제(빈크리스틴〈vincristine〉, 클로피브레이트〈clofibrate〉, 클로로프로파미드〈chlorpropamide〉, 카르바마제핀〈carbamazepine〉, 항우울제 등)

ADH분비를 저하시키는 것

- 혈장삼투압 저하
- 순환혈액량 증가
- 알코올, 페니토인 등

[그림 3-12] ADH의 작용

그 외에도 다음과 같은 다양한 인자들이 분비증가에 작용하고 있다.

- 유효순환 혈액량 감소
- 통증
- 정동(affect)
- 스트레스
- 신체운동
- Morphine
- Nicotine
- Barbiturate(수면제)
- Carbamazepine(항간질약)
- Angiotensin II

반대로, 분비를 감소시키는 것으로서는 다음과 같은 것들이 있다.

- 혈장삼투압 감소(혈액이 묽어진다.)
- 유효 순환혈액량 감소
- 알코올

술을 마시면 화장실에 자주 가게 되는 것은 ADH의 분비가 저하되어 그 결과 이뇨가 촉진되기 때문이다.

마지막으로 ADH의 정상 혈장농도이다. ADH는 주로 혈장삼투압에 의해 조절이 된다.

삼투압이 올라가면 ADH도 증가한다.

1) 분비자극시험

① 고장 식염수 부하시험

5%의 식염수를 정맥주사함으로써 혈장삼투압을 상승시키는 시험이다. 생리식염수인 0.9%의 식염수는 삼투압이 300mOsm/kg이다. 따라서 약 5배나 진한 액을 정맥주사하는 것이다.

② 수분 제한시험(금수시험)

배뇨시킨 후에 식수를 금지시키는 시험이다. 순환혈액량도 줄고 혈장삼투압도 상승하기 때문에 분비가 촉진된다.

2) 분비억제시험

① 수분 부하시험

20ml/kg·체중의 물을 마시게 한다(이것은 실제로는 상당히 괴롭다). 세포외액량의 증가와 혈장삼투압의 저하를 초래하며 ADH의 분비는 억제된다.

② 에탄올 부하시험

에탄올(ethanol)은 시상하부에 직접 작용함으로써 ADH의 분비를 억제한다.

2. 옥시토신(OT)

옥시토신은 ADH와 유사한 구조를 가지고 있으며 뇌하수체후엽에서 분비되지만, **자궁수축작용**과 **모유분비작용**이 강하고 항이뇨작용은 약한 것이 특징이다. 수유기 유두나 여성생식기에 대한 기계적 자극 등이 옥시토신의 분비를 촉진한다. 반대로 **정동 스트레스**와 **알코올은 분비를 억제**한다.

옥시토신의 분비이상을 초래하는 질환에 대해서는 아직 자세하게 밝혀지지 않았다.

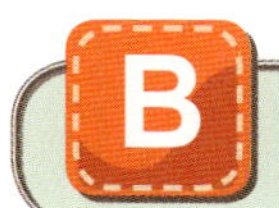

시상하부-뇌하수체계 각론

뇌하수체선종 Pituitary adenoma

III

1. 개념

뇌하수체선종은 뇌하수체전엽세포에서 발생하는 양성 종양이다. 전체 뇌종양의 약 18%를 차지하며 성인에게 많이 발생한다.

뇌하수체선종은 기능성 선종과 비기능성 선종으로 분류되는데, 기능성 선종은 선종세포가 호르몬을 생산하고 분비하며 비기능성 선종은 선종세포가 호르몬을 분비하지 않는다.

2. 증상

뇌하수체선종의 기능성 선종과 비기능성 선종은 증상이 **표 3-2**와 같이 다르다.

뇌하수체선종이 어느 정도 커지면 다음과 같은 국소증상이 나타나는데, 비기능성 선종은 국소증상에 의해 인식되는 경우가 많다.

① 시야장애 및 시력저하

시각교차가 압박을 받으면 시각신경의 일부가 장애를 받아 양이측반맹/양귀쪽반맹이 된다.

② 두통

안격막이나 주위의 경막이 자극을 받으면 이마나 안와/눈확부분의 둔통, 두중감이 나타난다.

분류	기능성 선종	비기능성 선종
증상	초기부터 호르몬 분비과잉증상이 나타나기 때문에 미세선종(microadenoma, 직경 1cm 이하)으로 발견되는 경우가 많다. 그러나 선종이 커지면 뇌하수체전엽기능저하증, 국소증상 등의 압박증상이 나타나게 된다.	호르몬분비 과잉증상은 나타나지 않는다. 종양이 커지고 뇌하수체전엽기능저하증이나 국소증상이 나타난 후 알게 되기 때문에 대선종/큰샘종(macroadenoma, 직경 1cm 이상)으로 발견되는 경우가 많다. 부하시험, 방사선 치료 등을 계기로 뇌하수체졸중을 일으키는 경우가 있다.

[표 3-2] 뇌하수체선종의 증상

③ 안근마비

종양이 해면정맥굴로 진행되면 동안신경/눈돌림신경(III), 활차신경/도르래신경(IV), 외전신경/갓돌림신경(VI) 기능이 장애를 받아 안근마비/눈근육마비가 일어난다.

터키안장에서 가까운 부위를 병소로 하는 질환(두개인두종, 배세포종양, 라트케낭포 등)에서도 동일한 국소증상을 나타내는 경우가 있어 감별이 필요하다.

3. 분류

기능성 선종은 생산 호르몬에 따라 다시 분류되어 각기 다른 질환을 일으킨다(**표 3-3**).

뇌하수체선종		호르몬분비 과잉에 의한 질환
기능성 선종	GH 생산선종	성인 – 말단거대증 소아 – 뇌하수체성 거인증
	PRL 생산선종(프로락틴분비종양)	고프로락틴혈증
	ACTH 생산선종	쿠싱병
	TSH 생산선종	이차성 갑상선기능항진증
비기능성 선종 (대부분 LH, FSH생산세포에서 유래)		

* GH,PRL은 구조면이나 작용면에서 비슷한 점이 많아 동일한 분자에서 진화된 것으로 추측된다. 따라서 GH, PRL을 동시에 생산하는 뇌하수체선종도 종종 나타난다.

[표 3-3] 뇌하수체선종의 분류

4. 영상검사

1) 두부 MRI 검사

① 뇌하수체선종(macroadenoma)

두부 MRI상에서는 선종의 확대나 주변조직과의 관계를 알 수 있다. 터키안장 상부로의 신전, 시각교차의 압박, 접형골동으로의 침윤이 나타나는 경우가 많다. 선종 내부는 T_1강조영상에서 저신호~등신호, T_2강조영상에서 등신호~고신호를 보이지만, 낭포화, 괴사 등으로 균일하지 않은 경우도 있다.

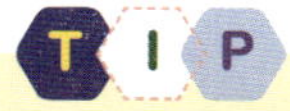

뇌하수체졸중 Pituitary apoplexy

뇌하수체선종 내의 출혈성 경색에 의해 선종 용적이 급격하게 증가하기 때문에 갑작스런 두통 및 시력저하가 나타난다. 시력저하에 대해서는 긴급수술이 필요하다.

② 뇌하수체미세선종(microadenoma)

두부 MRI상에서 정상 뇌하수체조직과 구별할 수 있어 특히 유용하다. 정상 뇌하수체전엽조직은 조영에 의해 고신호를 보인다. 미세선종은 정상 조직만큼 강하게 증가하지 않고 저신호~등신호를 보인다.

2) 두부 CT 검사(그림 3-13)

MRI검사를 시행할 수 없는 증례에서 실시한다. 단순CT에서는 시각교차에서 저신호~등신호 흡수역을 나타내 조영CT에서 조영된다(↓).

CT에서는 직경 5mm 이하 미세선종의 구분은 어렵다.

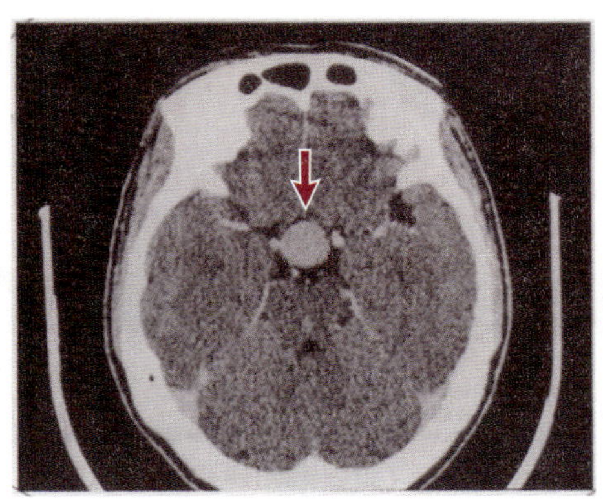

[그림 3-13] 두부 CT상

3) 두부 단순 X-선 검사

증가된 뇌하수체선종에 의해 터키안장이 풍선모양으로 확대(ballooning)된다. 동시에 터키안장바닥, 안배/안장등, 후상돌기 등의 뼈가 얇아지거나 파괴된다.

뇌하수체선종이 존재하는 쪽의 터키안장바닥 부분이 아래쪽으로 압박된 결과, 측면상에서 좌우 안장바닥이 이중(double floor)으로 보인다.

5. 치료 및 간호

뇌하수체선종의 치료는 기본적으로 수술을 실시하며 그 외에 방사선요법, 약물요법이 있다. 호르몬 과잉증상, 선종에 의한 국소증상을 제거함과 동시에 뇌하수체전엽 기능저하 증상의 개선을 목표로 한다.

약물요법에 효과를 나타내는 프로락틴분비종양(prolactinoma)을 제외하고 기능성 및 비기능성 선종에서는 수술이 제1선택이 된다(**표 3-4**).

1) 정위방사선 조사

정위방사선 조사란 병변부에 여러 방향에서 저선량의 방사선 빔을 고도의 정밀도로 집중시킴으로써 정상 조직의 피폭을 최소한으로 억제하고 병소에만 고선량을 조사하는 치료법이다.

정위방사선 조사에는 감마선을 이용한 감마나이프에 의한 것과 엑스선을 이용한 정위적 선형가속기(linear accelerator)에 의한 것이 있다.

치료법		특징
수술요법	경접형골동수술 (TSS[Hardy수술])	• 미세선종이나 안장 상부로의 신전이 적은 선종에 유용하다. 최근에는 내시경하에서 코를 통해 이루어지는 경우가 많다.
	전두개두법	• 안장 상부로의 신전이 뚜렷한 선종에 대해서 실시한다.
방사선요법	정위방사선조사 (감마나이프 등)	• 제한된 부위에 고선량의 방사선을 조사할 수 있다. 수술 후의 잔존 종양에 대해 실시하는 경우도 있다.
약물요법	소마토스타틴 유도체 (옥트레오티드 〈octreotide〉)	• GH생산선종에 사용되며 GH분비억제효과가 높다. 선종축소효과도 기대할 수 있다.
	도파민수용체작용제 (브로모크립틴 〈bromocriptine〉 / 카베르골린 〈cabergolin〉)	• 프로락틴분비종양, GH생산선종에 대해 사용되는데, 도파민 수용체를 자극하고, GH, PRL의 분비를 억제한다. 프로락틴분비종양에서는 유효율이 높고 경구투여가 가능하며 간편하다.

[표 3-4] 뇌하수체선종의 치료

성장호르몬결핍성 저신장증
Growth hormone deficiency : GHD

1. 개념

선천적으로 또는 소아기에 다양한 원인으로 뇌하수체에서의 성장호르몬(GH) 분비가 저하됨으로 인해 IGF-1의 합성이 저하되어 발육에 장애를 일으켜 그 결과 저신장이 되는 병태를 말한다.

특발성인 것과 원질환이 존재하는 기질적인 것으로 나누어지는데, 특발성은 유아기와 소아기에 뚜렷해지는 경우가 많다.

여기서는 GH가 단독으로 결손되는 경우와 GH 이외의 뇌하수체전엽 호르몬도 함께 결손되는 경우의 2가지를 생각할 수 있다. 빈도가 높은 것은 후자로서, 전자처럼 단독으로 GH만 결손되는 경우는 가족성으로 발병하는 것이 많아 유전성이 강하게 반영된다.

후자쪽은 원인불명이지만, 주산기에서의 시상하부-뇌하수체계 장애가 관계한다고 알려져 있으며, 골반위분만(breech delivery) 등에서 많이 나타난다.

2. 신체소견

주된 증상은 저신장이지만, 출생시점에서는 신장, 체중이 모두 정상이었다가 유아기에 성장장애가 시작된다. 그러나 상하반신의 비율은 정상으로 균형잡힌 체형을 보인다(그림 3-14).

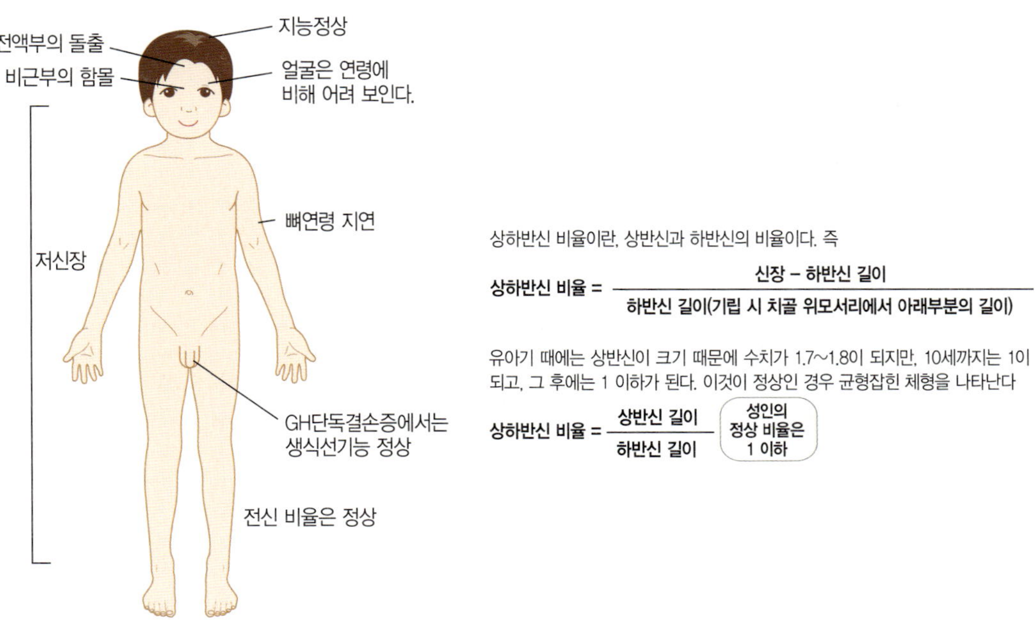

[그림 3-14] GHD의 신체소견

저신장은 신장이 평균 신장의 −2.0SD 이하 또는 성장속도가 2년 이상에 걸쳐 평균치의 −1.5SD 이하이고 영유아에서 GH분비부전이 원인으로 생각되는 저혈당이 나타나거나, 두개내 기질성 질환이나 다른 뇌하수체호르몬 분비부전이 나타난다.

뼈 연령은 실제 나이의 80% 이하로 지연된다(이러한 지연증상은 반드시 나타나는 것은 아니며, 기질성에서는 발병하고 시간이 경과해야 명확해진다).

GH단독결손증에서는 정상보다 약간 느리지만 이차성징이 나타난다.

중증의 예에서는 근긴장 저하도 나타난다.

3. 원인

성장호르몬결핍성 저신장증은 원인이 명확하지 않은 특발성과 원인질환이 명확한 기질성으로 분류된다. 대부분의 경우는 특발성이고, 기질성에서는 복합형 뇌하수체호르몬결손증으로서 다른 뇌하수체호르몬의 분비에도 장애가 있는 경우가 많다**(그림 3-15)**.

드물지만 유전성인 것도 있는데, GH분비만 장애를 받는 GH단독결손증이나 특정 조합의 뇌하수체호르몬의 분비만 저하되는 것이 있다.

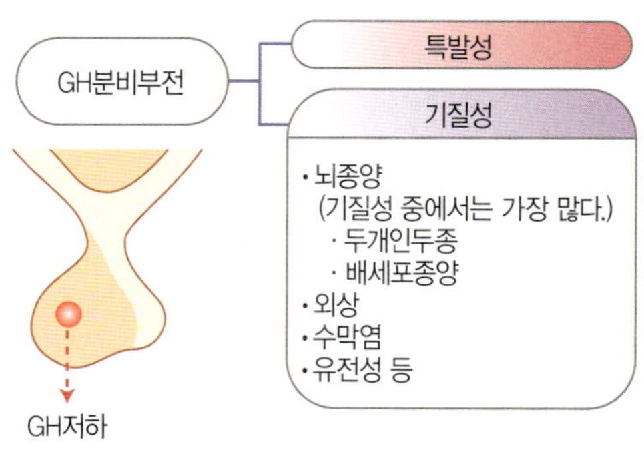

[그림 3-15] GHD의 원인

4. 치료 및 간호

치료는 골단선/뼈끝선이 닫히기 전이라면 가능하며, 성장호르몬을 투여하는 것이 좋다. 부족한 호르몬을 보충하고 신장의 증가를 촉진시켜 성인 신장을 정상화하는 것이 목표이다.

- GH보충요법 : 개시기준, 계속기준을 충족시키는 증례에 적응된다.
- 원질환의 치료 : 치료가 가능한 기질적 원인에 의한 GH분비부전인 경우에는 기질적 원인을 치료한다.
- 다른 뇌하수체호르몬 분비부전을 동반하는 경우에는 그에 대한 치료를 실시한다.

5. 기타 소인증을 초래하는 질환

소인증 또는 저신장을 일으키는 질환은 상당히 많다.

내분비질환에서 그 외에 저신장을 초래하는 질환에는 다음과 같은 것이 있다.

III

1) Laron형 소인증

간에서 IGF－1이 생산되지 않아 발생한다. 간세포 표면에 있는 성장호르몬 수용체의 이상으로 발생한다.

2) Pygmy형 소인증

아프리카의 피그미족에게 나타나는 형태의 소인증이다. 그들의 IGF－1의 혈중농도는 정상이지만 IGF－1 수용체가 이상을 일으켜 발생하는 것으로 생각된다.

3) 성조숙증(사춘기 조발증)

정상인보다 조기에 성호르몬의 분비가 증가하는 병이다. 호르몬이 나오기 시작하는 시기가 다른 사람보다 빨라 신장의 성장이 빠르지만, 골단선도 빨리 닫혀버리기 때문에 발육이 도중에서 멈추어 반대로 성인이 될 무렵에는 저신장이 된다.

4) 갑상선 기능저하증 Cretinism

신체의 균형이 유아와 같은 모양으로, 몸통은 길고 다리는 짧은 소인증이다.

5) Cushing 증후군과 부신피질스테로이드제 투여

코르티솔(cortisol)은 성장호르몬의 분비를 저하시키거나 IGF－1의 작용을 억제하는 작용 등이 있다. 따라서 발육기에 Cushing 증후군이 시작되거나 또는 스테로이드(steroid)제가 대량으로 투여되면 저신장이 된다.

내분비질환 이외에 저신장을 초래하는 질환은 다음과 같다.

① Turner 증후군

② Down 증후군

③ 18세염색체증후군(18 trisomy syndrome, Edwards syndrome)

④ 고양이울음증후군(cri du chat syndrome)

⑤ Hutchinson－Gilford 증후군

⑥ Cockayne－Neill 증후군

⑦ Werner 증후군

사춘기 이후 조기에 노화 증상을 보인다.

⑧ Prader－Willi 증후군

비만, 지능장애, 성기능장애

⑨ 가성 부갑상선 기능저하증
⑩ 가성가성 부갑상선 기능저하증
⑪ Noonan 증후군
⑫ 정신사회성 소인증

①~④가 많으며, ⑤, ⑥은 소아기에 노화증상을 보인다. 마지막의 "정신사회성 소인증"은 최근 문제가 되고 있는 질환이다. 양친이 이혼하였거나 알코올중독자 또는 정신병자와 같은 불행한 가정환경에서 자라 어머니와의 사이에 정상적인 정서관계가 성립되지 않은 소아의 상태를 모성상실(maternal deprivation)이라 하며, 이러한 상황에서 일어나는 발육장애를 정신사회성 소인증이라고 한다. 가정 내에 있으면 GH 분비자극을 해도 반응이 나쁘지만 가정과 격리하여 입원치료를 하면 증상이 개선되는 질환이다.

플 러 스 코너

1. 뇌하수체 소인증 진단기준

1. 주증상

- 상하반신비가 정상
- 신장이 연령에 해당하는 평균신장의 -2.5SD 이하
- 과거 2년의 성장이 정상인의 20% 이하

2. 검사소견

두 가지 이상의 성장호르몬 자극시험에서 아래의 수치가 나타나는 경우

a. 인슐린 부하, arginine 부하, L-dopa 부하, 글루카곤(glucagon) 부하 등에서 혈장 성장호르몬의 반응이 7ng/ml 이하

b. propranolol을 병용하는 성장호르몬 자극시험에서 반응이 10ng/ml 이하

3. 참고소견

- somatomedin의 낮은 수치
- 골 연령(Greulich and Pyle의 기준에 의한) 이 실제 연령의 80% 이하일 것

확실한 예 : 1과 2의 사항을 충족할 것

의심스러운 예 : 1과 3의 사항을 충족하고, 임상소견(주산기장애, 저혈당 발작, 뇌의 기질적장애 등)으로부터 뇌하수체계 이상이 예상되는 것

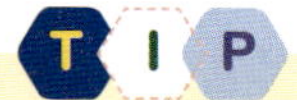

GH보충요법

GH는 펩티드호르몬이기 때문에 경구섭취하면 소화관에서 소화되고 효과가 없어진다. 따라서 피하에 주사한다.

1주일에 6~7회, 취침 전에 대퇴부, 둔부 등에 환자 자신 또는 보호자가 주사한다. 부족한 GH를 가능한 조기에 보충하면 정상적인 신장으로 조기에 회복을 기대할 수 있다.

Ⅲ

말단비대증 및 뇌하수체거인증
Acromegaly, Pituitary gigantism

1. 정의

뇌하수체로부터의 성장호르몬 분비가 지나치게 증가하여 일어나는 질환이다. 이 질환은 발병 연령에 따라 크게 두 가지로 분류된다.

- 골단선이 폐쇄되기 전에 발병하는 것
  → 뇌하수체거인증
- 골단선이 폐쇄된 후에 발병하는 것
  → 말단비대증(acromegaly)

즉, 골단선이 폐쇄되기 전이라면 점점 커져 거인이 되지만, 폐쇄된 후에는 더 이상은 커지지 않기 때문에 뼈의 말단만이 크게 비대해진다.

양쪽 모두 뇌하수체로부터의 성장호르몬 과잉분비가 원인이고, 병리학적으로는 대부분의 환자에게서 성장호르몬을 생산하는 뇌하수체선종이 발견된다. 즉, 대부분의 원인은 GH생산 뇌하수체선종(pituitary adenoma)이며, 동시에 PRL도 생산하는 경우가 많다.

2. 신체소견

GH 과잉에 의한 뼈, 연골 및 연부조직의 증식비대는 전신에서 나타나며 특징적인 신체소견을 띤다(**그림 3-16**).

말단비대증(acromegaly)의 증상은 서서히 시작되기 때문에 발견하기 힘들지만, 이 질환이 의심되는 경우를 몇 가지 열거하면 다음과 같다.

- 신발의 크기가 점점 맞지 않는다.
- 장갑이 작아져 손에 맞지 않는다.
- 반지가 빠지지 않는다.
- 치아 사이에 틈이 생겼다.
- 성대의 비후로 인해 목소리가 변한다(저음화).

또한, 뇌하수체선종에 의한 증상으로 발견하는 경우도 있는데, 그러한 경우 환자는 다음과 같은 증상을 주로 호소한다.

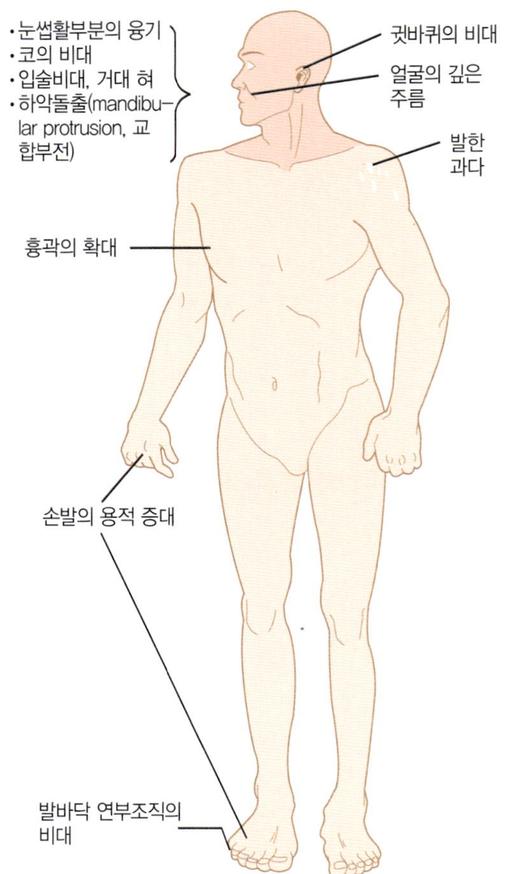

[그림 3-16] 말단비대증 · 뇌하수체거인증에서 나타나는 신체소견

- 두통
- 사물이 잘 보이지 않는다. **양이측반맹으로**, 시야에 이상을 일으키기 때문이다.
- 성욕저하, 무월경
  정상 뇌하수체 부분이 압박을 받아, 뇌하수체 기능저하, 특히, 성기능의 저하가 일어난다. 또한 내분비적인 증상이 중심이 되는 경우도 있는데, 이러한 때에는 다음과 같은 증상이 검사를 통해서 발견된다.
- 고지혈증과 동맥경화
  지방을 동원하기 때문이다.
- 당뇨병
  당 대사에 대한 작용 때문이다.
- 고혈압
  전해질 대사에 대한 작용 때문이다.

그림 3-17은 말단비대증의 X-선 소견을 나타낸 것이다.

말단비대증에서의 두부 X-선 소견의 특징

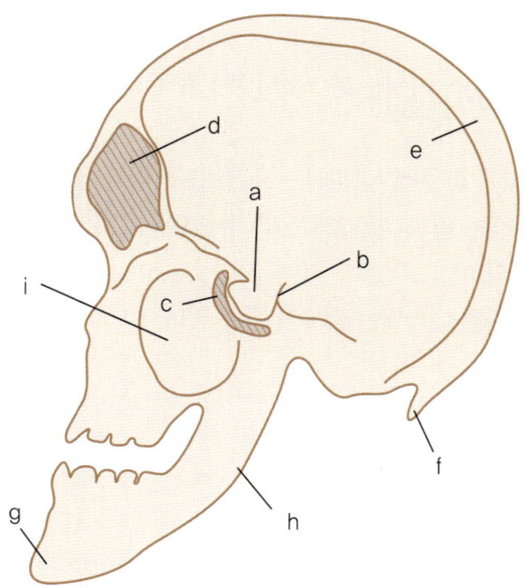

a. 안장의 확대
b. 안배/안장등(dorsum sellae)이 얇아짐
c. 접형골동/나비뼈동굴의 편평화
d. 전두동/이마굴의 확대
e. 머리뇌고랑의 비후
f. 후두/뒤통수결절의 돌출
g. 하악/아래턱의 돌출
h. 하악각/턱뼈각(ramus와 shaft를 형성하는 각)의 둔화
i. 함기봉소의 확대

※ g는 p.47 진단기준의 I의 2, a는 II의 4에 해당한다

말단비대증에서의 손의 X-선상의 특징

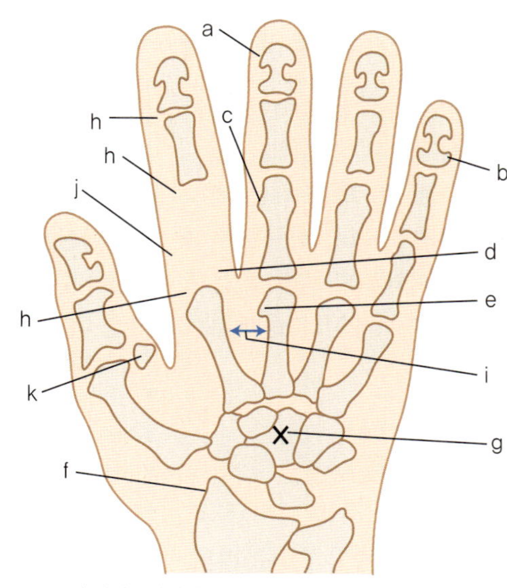

a. 손가락끝마디뼈의 콜리플라워성 비대병변
b. 손가락끝마디뼈 근위단(proximal end)의 폭 증대
c.
d. } 손가락뼈, 손허리뼈의 exostosis
e.
f. 요골경상돌기/노뼈붓돌기의 돌출
g. 밀도가 감소된 부분
h. 관절사이공간의 확대
i. 중수(장골)골간극/손허리뼈사이공간의 확대
j. 연부조직의 비후
k. 종자골의 비대

※ a는 p.47의 진단기준 III의 7에 해당된다

Heel pad(발바닥 연부조직)의 두께 측정

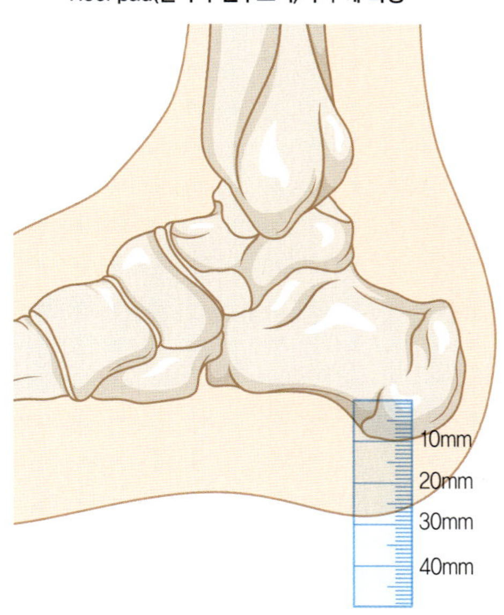

heel pad란 발뒤꿈치 부분의 연부조직 두께를 말한다

말단비대증에서의 안장의 변화

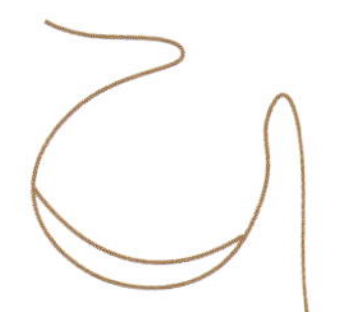

이중바닥(double floor)

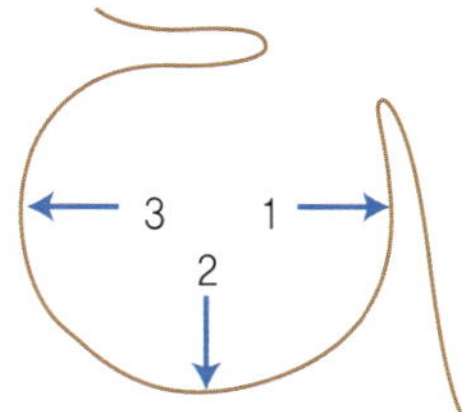

풍선모양 확대(balooning)
보통 1, 2, 3의 순서로 확대된다

p.47의 진단기준 II의 4.에 해당하는 것으로 뇌하수체선종에서 일반적으로 볼 수 있는 소견이고, 말단비대증에 특이적인 것은 아니다. 흔히 볼 수 있는 소견이기는 하나, 특이성이 없기 때문에 참고소견일 뿐이다

[그림 3-17] 말단비대증의 X-선 소견

TIP

성장호르몬(GH)과 유즙분비호르몬(PRL)

말단비대증(acromegaly)의 대부분은 뇌하수체선종에 의해 일어나는데, 이 뇌하수체선종에 대해서 좀 더 자세히 살펴보자.

성장호르몬을 생산하는 세포는 호산세포(acidophil cell)이기 때문에, 이전에는 호산세포선종이 많았다. 그러나 최근에는 이들 선종이 성장호르몬만을 생산하는 것과 성장호르몬과 유즙분비호르몬 두 가지를 모두 생산하는 것, 두 종류가 있다는 것이 밝혀졌다.

따라서 말단비대증에서는 GH뿐만 아니라, PRL도 높은 수치를 나타내는 경우가 종종 있다.

3. 검사 및 진단

말단비대증은 GH분비의 과잉(포도당 부하시험에서 혈중 GH값이 정상 영역까지 억제되지 않는다. 요중 GH의 높은 수치)과 IGF-I 상승이 나타나고 CT 또는 MRI에서 뇌하수체선종의 소견이 보인다.

두개골 단순 X-선 영상에서는 터키안장의 확대 및 파괴(ballooning, double floor), 부비강/코곁동굴의 확대, 하악 돌출 등이 나타나며, 손부분의 X-선 영상에서는 손가락끝마디뼈의 콜리플라워성(cauliflower) 비대병변, 종자골의 비대, 발바닥 X-선 영상에서는 발바닥 연부조직의 비대(heel pad thickness) 등의 소견이 보인다.

또한 대장폴립과 대장암을 합병하는 경우가 있으므로 하부소화관 내시경 검사도 실시한다.

표 3-5는 말단비대증 진단지침을 나타낸 것이다. 여기에서 중요한 것은 말단비대증의 확진을 위해서는 **말단부 비대증상과 성장호르몬이 높은 수치**(분비과다)로 나타나고, 뇌하수체선종을 증명할 수 있으면 된다.

4. 치료 및 간호

대부분의 증례에서 뇌하수체선종이 발견되기 때문에 치료에서도 선종의 완전적출을 목표로 하며 다음과 같은 방법이 있다.

1) 외과적 치료

Hardy 수술(경접형골동수술, trans-sphenoidal adenomectomy)

2) 약물 치료

① Bromocriptine이나 카벨골린 등의 도파민 작용제 투여

「분비 자극시험」에서도 설명한 바와 같이 L-dopa와 bromocriptine은 본래 성장호르몬 분비자극을 일으키지만, 말단비대증 환자에 대해서는 그것을 억제하도록 작용하기 때문이다.

진단기준	확실한 증례 : I 중에서 하나, 그리고 II를 충족시키는 것 의심스러운 증례 : I 중에서 하나를 충족시키고 동시에 III 중에서 2항목 이상을 충족시키는 것
I. 주 징후[주1)]	1. 손발 용적의 증대 2. 말단비대증 모양의 얼굴(눈썹활 팽륭, 코와 입술 비대, 아래턱 돌출 등) 3. 거대혀
II. 검사소견	1. 성장호르몬(GH) 분비의 과잉 1) 혈중 GH수치가 포도당 75g 경구투여로 정상 영역까지 억제되지 않는다.[주2)] 2) 요중 GH의 높은 수치(다만 신장장애가 없는 경우) 2. 혈중 IGH-I(somatomedin C)의 높은 수치[주3)] 3. CT 또는 MRI에서 뇌하수체선종의 소견이 나타난다.[주4)] 4. (참고) 두개골 및 손발의 단순 X－선 이상[주5)]
III. 부 징후	1. 발한 과다 2. 두통 3. 시야장애 4. 여성의 월경이상 5. 수면시 무호흡증후군 6. 내당능 이상 7. 고혈압 8. 교합부전

주1) 발병 초기 증례와 비정형 증례에서는 증후가 현저하지 않은 경우가 있다.
주2) 정상 범위는 혈중 GH의 낮은 수치로 1ng/ml(immunometric assay) 미만이다. 당뇨병, 간질환, 신장질환, 청년에서는 거짓 음성을 나타내는 경우가 있다. 또 이 질환에서는 혈중 GH수치가 TRH나 LHRH자극으로 증가(기이성 상승)하거나, bromocriptine 등의 도파민 작용제 투여로 혈중 GH수치가 증가하지 않고 변화하지 않거나 거꾸로 감소(기이성 저하)하는 경우가 있다.
주3) 정상인의 연령, 성별 정상치를 참조한다. 영양장애, 간질환, 신장질환, 갑상선 기능저하증, 조절 불량의 당뇨병 등이 동반되면 거짓 음성이 되는 경우가 있다.
주4) 분명한 뇌하수체선종 소견이 나타나지 않거나, 매우 드물게 GRH 생산종양인 경우가 있다.
주5) 두개골 단순 X-선에서 안장의 확대 및 파괴, 부비강의 확대와 돌출, 바깥뒤통수뼈융기의 돌출, 하악각의 증가와 하악의 돌출, 손 X-선에서 손가락끝마디뼈의 콜리플라워모양 비대 변형, 발 X-선에서 발바닥 부위 연부조직 비후, 즉 heel pad의 증가 = 22mm 이상(단, 이것은 서양인에게서 나온 정상치)이 나타난다.

[표 3-5] 말단비대증 진단지침(2003년)

② Octreotide 등 somatostatin analog 주사

somatostatin(somatotoropin release inhibiting factor : SRIF)은 GH 분비를 억제한다.

3) 방사선 치료

뇌하수체 X-선 외부 조사(linac법), 중입자(heavy particle) 조사법, 감마나이프 등으로 수술이 불가능한 경우에 실시하며, 수술 후 조사는 재발된 경우에 실시한다.

완전히 치유되었는지 판정하려면 다음과 같은 소견을 지표로 한다.

- 75g OGTT(oral glucose tolerance test)의 GH저치가 1ug/L 미만
- IGF – I의 정상화
- 임상적 활동성을 나타내는 징후가 전혀 없다.

뇌하수체기능항진증 핵심정리

병태생리로 보는 뇌하수체기능항진증(거인증, 말단비대증)

뇌하수체기능항진증이란 뇌하수체 선종이나 증식으로 인해 호르몬 회환조절기전이 정상적으로 이루어지지 않는 상태를 말한다. 뇌하수체 전엽에서 분비되는 한 가지 이상의 호르몬이 과잉 분비된다.

병 인	• 뇌하수체 전엽으로부터의 성장호르몬 과잉 분비 • 뇌하수체 선종
병 태	• 골단선(뼈끝선)이 폐쇄되기 전 발병 → 뇌하수체거인증(어린이에게 발병) • 골단선(뼈끝선)이 폐쇄된 후에 발병 → 말단비대증(성인에게 발병)
증 상	**성장호르몬 과잉으로 인한 증상(말단비대증·거인증)** • 뼈 형성 촉진 : 하악/아래턱 돌출, 고신장, 흉곽 확대 • 연부조직 비후 : 사지말단비대, 거대혀, 입술비대, 내장비대, 수면무호흡증 • 고혈당, 당뇨병, 지질이상증, 발한과다 **뇌하수체 선종으로 인한 증상** • 두통, 시야 장애 • 당뇨병, 고혈압 • 고프로락틴혈증 • 식욕부진, 수면장애 • 고지혈증, 동맥경화 • 쿠싱 증후군 • 성욕저하, 무월경 • 갑상선 기능저하
진 단 및 검 사	• 성장호르몬 억제 검사 • 포도당 부하시험 : 혈중 GH값이 정상 영역까지 억제되지 않음 • CT, MRI : 뇌하수체 선종의 소견이 나타남 • X-선 영상 검사 : 두개골 및 손발의 이상
치 료	• 수술요법 : 뇌하수체 절제술(경접형골동 수술) • 약물요법 – 도파민 작용제(L-dopa, bromocriptine) 투여 : 도파민은 본래 성장호르몬 분비자극을 일으키지만 말단비대증 환자에게서는 분비를 억제하도록 작용한다. – Somatostatin analog 주사 • 방사선요법

4 고프로락틴혈증 Hyperprolactinemia

1. 개념

다른 이름으로 유즙분비과다, 무월경증후군이라고도 한다. 옛날에는 지금처럼 진단기술이 발달하지 않았기 때문에, 무월경과 유즙분비를 초래하는 질환으로 분류하여 증후군으로 취급했던 것이다. 이 증후군을 다시 아래의 세 가지로 분류하였다.

- Forbes-Albright 증후군
  뇌하수체선종의 징후가 있는 것
- Chiari-Frommel 증후군
  분만 후에 일어나는 것
- Argonz-Del Castillo 증후군
  분만과 관계가 없는 것

그러나 지금은 CT와 MRI의 출현에 의해 작은 미세선종(microadenoma)도 발견할 수 있게 되어, 대부분이 뇌하수체선종(adenoma)에 의한 것이라는 사실이 밝혀졌기 때문에 이런 호칭은 쓰지 않게 되었다.

2. 병태생리

다른 뇌하수체전엽호르몬과는 달리, PRL의 분비조절에서는 방출인자(PRF)에 의한 분비촉진작용보다 억제인자(PIF), 즉 도파민에 의한 억제작용이 훨씬 강하다. 따라서 임신을 하지 않았을 때는 PRL이 낮은 수치에 머물고 젖은 분비되지 않는다. 그러나 PRL이 종양성으로 분비되거나 도파민에 의한 PRL의 분비억제가 작동하지 않게 되면 다음의 ①~④와 같은 기전으로 유즙누출이나 생식선 기능저하가 발생한다.

① 뇌하수체에서 PRL이 과잉 분비되면 유선/젖샘에서 젖생산을 자극해 유즙누출이 일어난다.
② 혈중 PRL농도의 상승은 시상하부에서 PRL억제인자인 도파민의 생산을 촉진한다.
③ 도파민은 GnRH(고나도트로핀방출호르몬)의 박동성(pulsatile) 분비를 억제한다.
④ LH · FSH의 분비가 저하되어 생식선기능의 저하가 일어난다.

3. 원인

고프로락틴혈증의 원인 중 가장 많은 것은 뇌하수체 PRL 생산종양이다.

1) 뇌하수체 PRL 생산종양 Prolactinoma

혐색소세포선종 2/3의 증례에서, 고프로락틴혈증을 볼 수 있다는 보고가 있다. 호르몬을 생산하는 뇌하수체선종 중에서 유즙분비호르몬(prolactin)의 생산이 가장 많다. 유즙분비호르몬을 분비하는 세포는 호산세포이기 때문에 혐색소세포선종에서 유즙분비호르몬이 높다는 것은 이상하다고 생각할 수 있다. 그러나 다음과 같은 경우에는 혈색소세포선종에서도 유즙분비호르몬 분비가 상승한다(**그림 3-18**).

① 혐색소세포가 몇 가지의 변이를 발생시킴으로써 실제로 유즙분비호르몬을 분비하는 경우
② 종양이 시상하부와 뇌하수체의 연락을 차단함으로써, PIF(prolactin inhibiting factor, 유즙분비호르몬방출 억제인자 = 도파민)가 시상하부에서 뇌하수체로 유입하는 것을 감소시켜, 뇌하수체에서 유즙분비호르몬의 분비를 상승시키는 경우

2) 말단비대증 Acromegaly

말단비대증의 20~25%에서 고프로락틴혈증이 나타난다. 이것은 GH · PRL 생산세포 혼합성 뇌하수체선종에 의해 발생하는 것으로 생각된다.

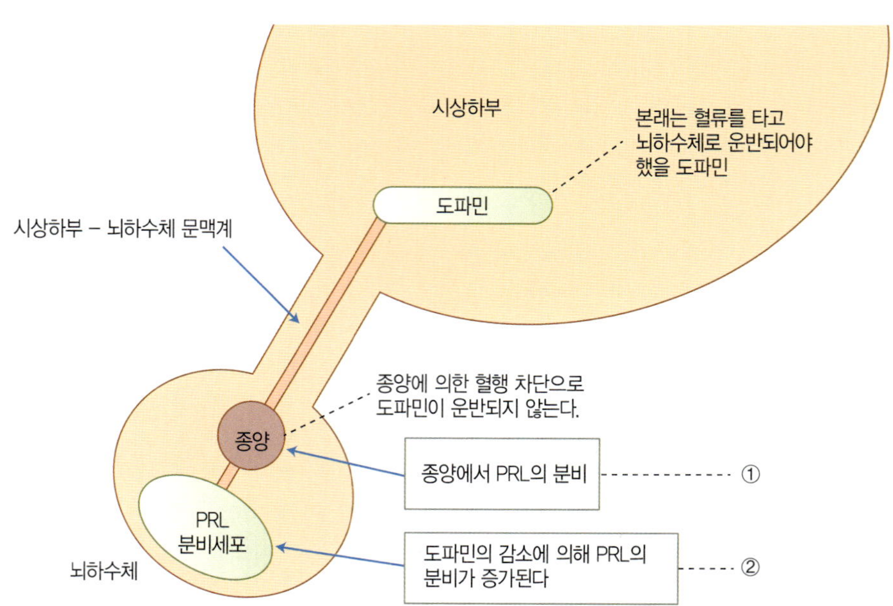

[그림 3-18] 뇌하수체 유즙분비호르몬 생산종양

3) 이소성 PRL 생산종양

폐의 소세포암과 신장암 등이 원인이다.

4) 시상하부의 질환

몇 가지의 시상하부 질환에 의해 도파민의 생산이 감소되거나 뇌하수체에 대한 도파민의 작용이 억제되면 고프로락틴혈증이 나타난다. 그 원인으로는 다음과 같은 것들이 있다.

Ⅲ

- 두개인두종(craniopharyngioma)
- 수막종(meningioma)
- 사르코이드증(sarcoidosis)
- 랑게르한스조직구증
- 수막염, 바이러스성 뇌염
- 방사선 조사(irradiation)
- 두부 외상
- 수술

5) 원발성 갑상선 기능저하증 Primary hypothyroidism

「유즙분비호르몬의 분비 증가 자극」(p.23)에서도 언급한 바와 같이, TRH는 뇌하수체로부터 유즙분비호르몬의 분비를 항진시킨다. 원발성 갑상선 기능저하증(Hashimoto병)에서는 T_3, T_4가 저하되기 때문에 시상하부에 feedback이 걸려 TRH의 분비가 높아진다. 그 때문에 고프로락틴혈증을 일으킨다.

6) 약인성 고프로락틴혈증

「유즙분비호르몬의 분비 증가 자극」에서 열거한 약제(p.23~24)는 고프로락틴혈증을 일으키는 경우가 있기 때문에 주의가 필요하다. 특히 혈압강하제, 항정신병제, 항궤양제 등을 사용하고 있는 사람이 월경이 나오지 않을 때에는 즉시 알아차려야 한다.

7) 기타

특별히 원인을 모르는 것은 기능성(특발성) 고프로락틴 혈증으로 취급한다.

4. 증상

여성에서는 종양의 크기가 작은 시기부터 내분비이상에 기초한 임상증상이 나타나기 쉽기 때문에 미세선종(직경 1cm 미만)으로 발견되는 경우가 많은 반면, 남성이나 폐경 후의 여성에서는 눈에 띄는 증상이 없이 종양이 커지고 주위조직의 압박증상(시야장애, 두통 등)이 나타나야 알 수 있기 때문에 대선종/큰샘종(직경 1cm 이상)으로 발견되는 경우가 많다.

증상으로는 여성의 경우 유즙누출과 생식선기능저하(월경불순, 무월경, 불임)가 나타나고 남성의 경우, 성욕저하, 음경위축 등이 나타나는데 남녀 비율은 1 : 3.6이다.

뇌하수체선종에 의한 압박증상 때문에 간혹 두통, 시력 및 시야장애가 나타나고, 혈중 PRL 기초 값의 상승이 있다.

5. 진단

무월경과 유즙분비과다가 나타나는(무월경 · 유즙분비과다 증후군) 경우에는 유즙분비호르몬을 측정한다. 고프로락틴혈증이 있으면 약제 복용을 확인하고, 약제를 복용하고 있지 않으면 갑상선기능저하증 유무를 검토한다. 갑상선기능에 이상이 없는 경우에는 안장의 MRI 검사를 하여 시상하부 · 뇌하수체 병변의 유무를 검토한다. 프로락틴분비종양(prolactinoma)의 경우는 혈중 유즙분비호르몬이 높고 TRH 부하시험에 반응하지 않는 경우가 많다.

6. 치료 및 간호

프로락틴분비종양은 bromocriptine 등의 도파민 작용제가 효과적이므로 우선 약물치료를 한다(이것이 다른 뇌하수체선종과 다른 점이다). 약물로 효과가 없는 경우에는 외과적으로 적출하는 경접형골동 뇌하수체선종 적출술(Hardy 수술)을 시행한다. 또 시상하부에 원인이 있을 때에는 원인질환을 밝혀 치료한다.

원인에 따라 치료법은 다음과 같이 달라진다.

(1) PRL생산 뇌하수체선종(prolactinoma)이 원인인 경우

① 약물요법

(카베르골린, 브로모크립틴, 테그리드〈Terguride〉)

② 약제저항성이 있거나 선종이 큰 경우 수술요법(Hardy 수술)

(2) 시상하부 및 뇌하수체 병변이 원인인 경우

① 특발성: 카베르골린, 브로모크립틴

② 속발성: 수술요법, 방사선요법

(3) 약인성인 경우

복용 중인 약제를 중단한다.

(4) 원발성 갑상선기능저하증에 동반된 경우

갑상선호르몬 보충요법을 실시한다.

5 쿠싱병 Cushing's disease

1. 정의

코르티솔(cortisol)의 만성적인 과잉분비에 의해 특유의 증상을 나타내는 병태를 총칭해서 쿠싱증후군이라고 하며, 이 중에서 뇌하수체선종(ACTH 생산 선종)에 기인한 것을 쿠싱병이라고 한다.

2. 원인

뇌하수체선종으로 ACTH 분비가 지나치게 많아져 2차적으로 코르티솔의 만성적 분비과잉 상태를 일으킴으로써 발생한다.

3. 증상

체형이나 피부소견이 중요하며, 중심성 비만(central obesity), 달덩이 얼굴(moon face), 들소모양 어깨(buffalo hump)가 나타난다. 몸통 부분에 지방이 축적되고, 사지의 근육은 위축되어 가늘어진다. 또 피하조직이 찢어져 생기는 적갈색 피부선(skin line)도 많이 나타난다.

그 밖의 피부증상으로는 피하의 모세혈관이 약해짐으로써 피하출혈이 일어나고 피부가 얇아진다. 이 외에도 ACTH가 높아짐으로써 색소침착 등이 나타난다.

신체증상 이외의 소견에는 다음과 같은 것이 있다.

1) 고혈압

확실한 기전은 밝혀지지 않았지만 대표적인 내분비성 고혈압증의 하나이다.

2) 당뇨병

코르티솔이 지방을 분해해서 혈당치를 높인다.

3) 생식선기능 이상 : 월경이상, 성욕저하, 남성화 징후(다모) 등

지나치게 분비되는 코르티솔은 고나도트로핀의 분비를 억제한다.

4) 골다공증/뼈엉성증

코르티솔은 장관으로부터 Ca 흡수를 억제함과 동시에 신장으로부터 Ca 배설을 촉진한다.

5) 요로결석

신장으로부터 Ca 배설이 많아짐에 따라 요로결석이 생기기 쉬워진다.

6) 고지혈증

7) 정신장애 : 우울증

상세한 기전은 밝혀지지 않았지만, 때때로 중증의 우울증을 나타내는 경우가 있다.

4. 검사

1) 일반검사

백혈구 증가(주로 호중구 증가이며, 반대로 호산구와 림프구는 감소하는 것에 주의), 요당 양성, 나트륨 증가, 저칼륨혈증, 혈청 콜레스테롤 증가, 대사알칼리증(alkalosis), 백혈구 증가(호중구↑, 림프구↓, 호산구↓)

2) 내분비학적 검사

(1) 기초수치

- 요중 17-OHCS의 높은 수치, 유리 코르티솔 배설량의 높은 수치(100μg/m^2/일 이상)
- 혈중 코르티솔(심야 코르티솔이 5μg/dL 이상)
- 혈중 ACTH(10pg/mL 이상)

(2) 부하시험

① Dexamethasone 억제시험

- Nugent법(rapid법)
  0.5mg 또는 1mg을 밤 11시에 복용하면 아침의 혈중 코르티솔이 억제되지 않고 5μg/dL 이상을 나타낸다.
- 대량, 간편법
  8mg을 밤 11시에 복용하고 다음날 아침 코르티솔을 측정하면 이전 수치의 1/2 이하로 억제되지 않는다.

② 메토피론 부하시험 : 과잉 반응

③ CRH 시험 : ACTH가 이전 수치의 1.5배 이상 나타낸다.

④ Desmopressin(DDAVP) 부하시험 : 정맥주사용 DDAVP 4μg을 투여하면 코르티솔이 이전 수치의 1.5배 이상을 나타낸다.

(3) 해면정맥동굴 샘플링

카테터(catheter)를 해면정맥동굴(carvenous sinus)까지 삽입해서 채혈하여 ACTH를 측정하여, 말초(팔꿈치정맥)에서 채혈한 수치와 비교한다.

3) 영상진단 : 안장(sella turcica)부분 MRI

Cushing병에서는 종양의 크기가 작은 경우가 많으므로 MRI가 적절하다.

Ⅲ

5. 진단

신체적 특징을 보고 Cushing 증후군이 의심되면, ACTH, 코르티솔을 측정한다. ACTH가 억제되어 있지 않으면 Cushing병이나 이소성 ACTH 생산종양을 생각하여 감별시험을 한다. 일중변동/하루변이(diurnal variation)이나 부하시험에서 Cushing병으로 판정되어도 뇌하수체 종양이 확실하지 않은 경우에는 해면정맥동굴 샘플링을 실시한다.

6. 치료 및 간호

먼저, 접형골동/나비뼈동굴을 통과해 뇌하수체선종 적출술(Hardy수술)을 적용한다. 수술로 완전하게 제거되지 않은 경우에는 감마나이프 등의 방사선 치료를 실시한다. 합병증 등으로 수술을 할 수 없는 경우에는 내과적 약물요법을 실시하지만 이때에는 효과가 낮다. 약제로는 다음과 같은 것들을 사용한다.

- 레세르핀 (reserpine)
- Cyproheptadine (항세로토닌제)
- Bromocriptine (도파민 작용제)
- 기타 : mitotane(op'-DDD), trilostane, metyrapone

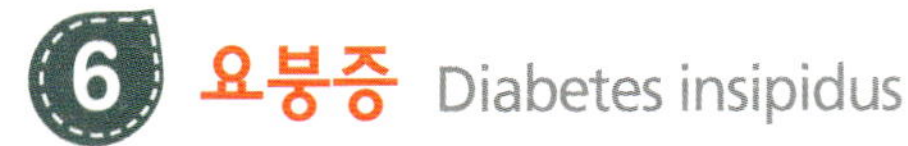

6 요붕증 Diabetes insipidus

1. 정의

ADH 합성 · 분비장애(중추성 요붕증) 또는 신장의 ADH에 대한 반응성 저하(신장기원요붕증) 때문에 신장 집합관에서 물의 재흡수가 장애를 받아 다뇨(희석뇨)를 일으키는 질환이다.

중추성 요붕증은 간단히 말해서 ADH(항이뇨호르몬)의 분비가 저하되기 때문에 다뇨 및 탈수상태를 초래하는 병이다. 뇌하수체후엽으로부터 혈중으로 분비되는 ADH가 감소되기 때문에 신장의 집합관에서 물을 흡수하는 데 장애가 초래되어 다뇨를 일으킨다.

일반적으로 뇌하수체후엽만의 장애에서는 요붕증이 일어나도 일과성인 경우가 많다. 이것은 뇌하수체줄기 부근의 신경세포가 남기 때문에 일과성 요붕증이라고 한다. 한편 시상하부내에 있는 시삭상핵(supraoptic nucleus)이나 실방핵(paraventricular nucleus)까지를 포함하는 대부분의 신경세포가 장애를 받으면 지속적인 요붕증이 일어난다.

2. 분류 및 원인

1) 중추성 요붕증

ADH의 분비는 저하되고 있지만 기질적 변화는 나타나지 않는다.

① 특발성 요붕증(idiopathic DI)

원인불명인 것으로서 전체의 40~50%를 차지한다. 소아에서는 거의 발생하지 않는다.

② 가족성 요붕증(familial DI)

상염색체 우성유전(ADH 유전자의 변이)과 반성 열성유전의 두 가지의 유전형식이 있다. 전체 요붕증의 1% 이하로 낮은 빈도로 나타난다.

③ 이차성 요붕증

시상하부-뇌하수체계의 체질적 변화 때문에 일어나는 것이다. 뇌종양 등이 원인인 경우가 많다.

이상을 정리하여 빈도순으로 나타내면 다음과 같이 2차성 요붕증이 특발성 요붕증보다 약간 더 많은 빈도로 나타난다.

- 2차성 요붕증 ····· 51.3%
- 특발성 요붕증 ··· 48.1%
- 가족성 요붕증 ····· 0.6%

또한, 2차성 중에서는 다음과 같은 빈도를 나타낸다.

• 배아종(embryoma)	11.4%
• 머리인두종(craniopharyngioma)	9.5%
• 뇌하수체선종	7.3%
• 기타 종양	8.8%
• 랑게르한스조직구증	8.0%
• 두부 외상	1.2%
• 기타(염증, 수술 후 등)	5.1%
합계	51.3%

2) 신장기원요붕증

① 유전성 요붕증

V_2수용체 유전자의 변이(X연쇄열성유전) 등이 원인이다.

② 속발성 요붕증

신장질환(아밀로이드신장 등), 고칼슘혈증, 저칼륨혈증, 약인성(리튬 제제 등) 등으로 일어난다.

3. 증상

증상에 대해서 한 마디로 말한다면, "다뇨"라고 할 수 있다. 하루 소변량이 4~10ℓ나 되며, 일중변동/하루변이이 없기 때문에 야간에도 화장실에 가게 된다.

요비중은 1.001~1.005, 요삼투압도 200m Osm/ℓ 이하의 낮은 상태가 계속된다. 혈장삼투압 쪽은 반대로 높아질 것 같지만 수분섭취에 의해 보충되기 때문에 거의 정상인 300mOsm/ℓ를 유지한다.

따라서 "자주 물을 마신다"는 것도 한 가지 증상이 된다. 다뇨로 인해 갈증이 심해지고 특히 차가운 물을 마시고 싶어한다. 이러한 경우 수분섭취를 제한하면 체중이 점점 줄어들어 탈수와 혈액농축이 일어난다.

혈장 중의 나트륨 농도는 정상 범위 내에서 약간 높은 수치를 나타내는데, 극단적으로 높은 수치를 나타내는 경우는 없다.

TIP

가면요붕증 Pseudo DI

요붕증에 뇌하수체전엽 기능저하증이 동반되면 소변량이 감소하여 하루에 1,000~3,000mL 정도가 된다. 이 상태를 가면 요붕증(pseudo DI)이라고 한다. 전엽에서 나오는 호르몬인 ACTH가 감소되기 때문에 부신피질호르몬의 농도가 저하되고, 이에 따라 부신피질호르몬의 수분 이뇨작용이 상실되기 때문에 소변량이 감소하는 것이다.

따라서 스테로이드 호르몬을 투여해 주면 소변량이 증가하여 본래의 요붕증 모습을 나타낸다.

4. 검사

검사소견에 대해서는 「ADH의 분비 자극시험」(p.34)에서 언급한 바와 같이 ADH의 분비 자극시험을 실시하면 된다. 요삼투압과 혈장삼투압을 측정하여 그 비율에 따라 진단해 나간다.

1) 수분제한검사 Water deprivation test

체중감소 3%를 목표로 해서 6시간 수분섭취를 제한하여, 요삼투압(Uosm)과 혈장삼투압(Posm)을 측정한다.

정상인 : Uosm/Posm ········· 3 이상
요붕증 : Uosm/Posm ········· 1 이하

※ 요붕증이라도 부전형(또는 부분적 요붕증)이라고 해서 소량의 ADH가 나오는 유형에서는 Uosm/Posm이 1~2는 된다.

2) 고장식염수 부하시험 Hypertonic saline test

고장식염수(5%)를 0.05ml/분/kg의 속도로 2시간 정맥주사한다.

정상인 : Uosm/Posm ········· 1 이상
요붕증 : Uosm/Posm ········· 1 이하

3) 니코틴 Nicotine 시험

니코틴을 1~3mg 정맥주사하거나 또는 담배를 피우게 한다.

정상인 : 소변량 감소, Uosm 상승
요붕증 : 변화 없다

4) 혈장 바소프레신(ADH)의 측정

혈장삼투압에 대해 어느 정도의 수치를 나타내는가에 따라 분비상태를 판정한다.

5) 신경학적 검사

시력과 시야 등을 조사하거나, CT, MRI를 사용하여 시상하부와 뇌하수체의 기질적 병변 유무를 확인한다.

Ⅲ

5. 감별

요붕증은 일단 '다뇨' 증상으로 알아차릴 수 있기 때문에, 다뇨를 일으키는 다른 질환과의 감별이 중요하다. 대표적인 것으로는 심인성 다음증과 신장기원요붕증(nephrogenic DI)의 두 가지가 있다. 전자는 정신적인 원인으로 물을 많이 마시게 되어 다뇨가 나오는 경우로, 다뇨가 장시간 계속되면 신장의 농축력이 저하되어, 수분제한 시험에서 Uosm/Posm이 1~2가 되어 부분적 요붕증과의 감별이 어렵게 된다.

이 감별을 위해서 다음과 같은 것을 실시하면 효과가 있다.

① 수분제한 시험을 반복하여 실시한다.
② 수분제한을 했을 때 혈장 **바소프레신**을 측정한다**(상승하면 심인성 다음증)**.

요컨대, 심인성 다음증은 뇌하수체기능에는 아무 문제가 없기 때문에, 물만 마시지 않으면 다뇨는 멎고 ADH도 높아지며 Uosm/Posm도 상승하게 된다.

한편 후자인 신장기원요붕증(nephrogenic DI)은 선천적인 유전성 질환으로, 수용체의 이상에 의해 신장이 ADH에 반응하지 않게 되는 병이다.

따라서 ADH가 아무리 많이 분비되어도 신장에서 물의 재흡수가 일어나지 않아 다뇨가 계속된다. 수분제한시험을 해도 Uosm/Posm이 상승하지 않는 점에서는 요붕증과 같지만, ADH를 투여해도 Uosm/Posm이 상승하지 않는 것이 신장기원요붕증의 특징이다. 또한 고칼슘혈증, 저칼륨혈증에 의해서도 ADH에 대한 요세관의 반응이 저하된다. 따라서 신장기원요붕증과 같은 병태를 보이게 되어 ADH에 의한 치료에 저항성인 다음과 다뇨를 일으킨다.

① 삼투압이뇨와 수분이뇨의 감별

소변 속의 삼투압 물질이 증가하기 때문에 일어나는 다뇨(=삼투압이뇨)와 요붕증 등 수분이뇨에 의한 다뇨를 감별한다. 삼투압이뇨에서는 요비중, 요삼투압은 높고(300mOsm/kg 이상), 소변 속에 용질(포도당, 나트륨 등)이 증가한다.

② 수분이뇨에 의해 다뇨를 일으키는 질환의 감별

수분이뇨를 일으키는 질환에는 요붕증과 심인성 다음증이 있다. 심인성 다음증에서는 물을 제한함에 따라 소변량은 감소하고, 소변삼투압은 혈장삼투압보다 높은 데 비해 요붕증에서는 소변량은 감소하지 않고 소변삼투압도 낮은 수치를 나타낸다.

③ 중추성과 신장성의 감별

요붕증으로 진단되면 바소프레신 시험에 의해 중추성인지 신장성인지 감별한다.

6. 치료 및 간호

치료에 대해서는 일차성이든 이차성이든 ADH의 분비저하가 원인으로 일어나는 요붕중에 대해서는 ADH를 보충해 주면 낫는다.

일반적으로 이루어지는 치료는 desmopressin(desmopressin acetate, 1-deamino-8-D-arginine-vasopressin : DDAVP)을 코 안에 투여하는 것이다. 12시간마다 5~10μg 분무 투여한다. 물을 지나치게 섭취하면 역으로 물중독이 되어 버리기 때문에 혈장삼투압 및 혈청 Na를 1일 1회 측정하여, 저하가 나타나면 곧 수분섭취를 금지함과 동시에 DDAVP의 투여를 중지시킨다.

그 외의 치료법으로서는 ADH의 분비를 높이는 약제를 투여하는 방법이 있다. 니코틴, 모르핀, barbiturate 등을 계속 투여하는 것은 좋지 않기 때문에 보통은 다음과 같은 약제를 사용한다.

1) Chlorpropamide (혈당강하제)

200~500mg 투여하며, 저혈당에 주의한다.

2) Clofibrate (고지혈증제)

750~1,500mg을 나누어 복용하며, 간질환에 주의한다.

3) Carbamazepine (항간질제)

처음에 200mg으로부터 시작해 400~600mg를 투여한다. 현기증이나 어지러움증에 주의하며, 백혈구감소를 일으키는 경우도 있다.

ADH 분비에 관여하는 약물에 대해서도 다시 한 번 확실하게 정리해 두자.

ADH 분비를 촉진하는 약물

- Vincristine } 항암제
- Cyclophosphamide } 항암제
- Imipramine : 항우울제
- Chlorpropamide
- Clofibrate
- Carbamazepine
- Nicotine
- Morphine
- Barbiturate

ADH 분비를 억제하는 약물

- Vichlorpromazine ·········· 항정신병제
- Reserpine ·················· 혈압강하제
- Diphenylhydantoin ········ 항경련제
- Ethanol
- Butorphanol

그런데 신장기원요붕증의 치료에 있어서 유일한 치료제는 thiazide나 기타 이뇨제이다. ADH나 ADH를 높이는 약을 아무리 투여해도 신장이 반응하지 않으므로 무의미하다. Thiazide는 이뇨제이므로, '요붕증 때문에 소변이 다량으로 나오고 있는데, 왜 이뇨제가 효과가 있는가?'라고 생각할 수도 있다.

분명히 thiazide를 사용하면 소변량이 늘어나므로 오히려 역효과가 나타날 것 같지만, ADH에 반응하지 않고 다뇨가 되는 것과 이뇨제에 의해 다뇨가 되는 것은 그 기전이 다르다.

ADH가 작용하지 않게 되면 물 배설만이 증가하여 다뇨가 되는 것에 비해, thiazide는 Na, Cl 등 염류의 재흡수를 억제함으로써 Na, Cl의 요중 배설을 촉진하고, 그로 인해 물도 함께 배설되기 때문에 다뇨가 되는 것이다.

따라서 ADH는 그 작용이 아무리 없어져도 물은 배설되지만 염분은 배설되지 않는다. 한편 thiazide를 계속 투여하면 염분과 물이 몸으로부터 빠져나간다. 어느 쪽이든 체액량의 손실이라고 하는 점에서는 마찬가지이지만, ADH 결핍에서는 물을 계속 마신다면 체액의 절대량은 어떻게든 유지된다.

한편 thiazide를 계속 사용한 경우에는 염분이 줄어들었기 때문에 물을 보충해도 혈액을 희석시킬 뿐이고, 곧 이뇨가 일어나 체액은 줄어들게 된다. 이 체액량의 감소가 작용기전의 하나가 되는 것이다. 또한 thiazide는 사구체여과치(GFR)의 감소를 촉진하는 작용이 있다.

이것을 연관지어 생각해 보자. 신장기원요붕증에 대하여 thiazide를 사용하면 사구체에서 여과되어 생기는 원뇨의 양이 감소할 것이다. 사구체에서 여과되는 소변량이 줄어든다는 것은 그 이후의 근위요세관, Henle's loop, 원위요세관을 거친 후에 남는 소변량의 감소를 의미하는 것이기도 하다. 즉, 집합관에 이르기 전에 이미 대부분의 소변이 재흡수를 끝냈기 때문에 집합관에서 물의 재흡수가 전혀 일어나지 않았다고 해도 소변량은 조금도 늘어나지 않는 것이다. 따라서 신성 요붕증에 대해서는 thiazide가 효과가 있다. 같은 이뇨제라도 furosemide는 GFR을 유지시키므로 치료제가 되지 못한다.

요붕증 핵심정리

병태생리로 보는 요붕증

요붕증이란 ADH(항이뇨호르몬) 합성 · 분비장애(중추성 요붕증) 또는 신장의 ADH에 대한 반응성 저하(신장기원 요붕증) 때문에 신장 집합관에서 물의 재흡수가 장애를 받아 다뇨(희석뇨)를 일으키는 질환이다. 중추성 요붕증은 간단히 말해서 ADH의 분비가 저하되기 때문에 다뇨 및 탈수 상태를 초래하는 병이다.

병 인	**발생 원인** • 원인 불명이 가장 흔함 : 특발성 요붕증. 전체 요붕증의 40~50% • 가족력: 가족성 요붕증. 전체 요붕증의 1% 이하 • 후천적 원인 : 뇌하수체 종양, 뇌손상, 뇌막염, 뇌염, 구개 인두종, 급성 백혈병, 결핵 등 **중추성 요붕증** • 가족성 요붕증 : 상염색체 우성유전(ADH 유전자의 변이), 반성 열성유전 • 이차성 요붕증 : 시상하부-뇌하수체계의 체질적 변화(뇌종양 등) **신장기원요붕증** • 유전성 요붕증 : V_2수용체 유전자의 변이(X연쇄열성유전)가 원인 • 속발성 요붕증 : 신장질환(아밀로이드신장 등), 고칼슘혈증, 저칼륨혈증, 약인성(리튬제제 등) 등으로 발생
병 태	**중추성 요붕증** • ADH의 분비부전으로 요농축기능이 저하된다. **신장기원요붕증** • ADH에 대한 신장의 반응성이 저하되어 요농축기능이 저하된다.
증 상	• 지속적인 다뇨, 다갈, 탈수 • 체중감소 • 혈액량 감소로 인한 저혈압 • 혈액농축, 혈청 삼투압 증가 • 소변희석, 소변 비중 감소, 소변 삼투압 감소 • 빈맥, 점막 건조, 피부긴장도 저하

<table>
<tr><td>진 단
및
검 사</td><td>• 수분제한검사
• 고장식염수 부하시험
• 니코틴 시험
• 혈장 바소프레신(ADH)의 측정
• 신경학적 검사 : 시력과 시야 조사, CT나 MRI 사용</td></tr>
<tr><td>치 료</td><td>• ADH의 분비저하가 원인인 요붕증의 치료 : ADH 보충
〈 ADH의 분비를 높이는 약제 〉
– Chlorpropamide(혈당강하제)
– Clofibrate(고지혈증제)
– Carbamazepine(항간질제)
• 신장기원요붕증의 치료 : Thiazide 또는 기타 이뇨제</td></tr>
</table>

7 SIADH ADH 부적합 분비증후군

1. 개념 및 발생기전

SIADH(syndrome of inappropriate secretion of ADH)는 요붕증과는 반대로 ADH의 분비가 부적절하게 지속적으로 일어나는 질환이다. ADH가 계속 분비되면 신장에서의 물의 재흡수가 촉진되어 체액량이 증가한다. 물론 물을 전혀 마시지 않거나 몸의 어느 부분에서 물만을 버릴 수 있다면 체액량은 증가하지 않겠지만, 그렇게 되지는 않으므로 체액량이 증가하며 또한 혈액도 희석되어 간다. 염분이 함께 늘어나면 희석되지 않겠지만 물만 배출되지 않고 몸에 저장되기 때문에 혈액은 희석된다.

더욱이 체액량의 증가는 신장 혈류량을 늘리고, 또한 GFR의 증가를 초래하기 때문에 레닌(renin)의 분비를 억제하는 방향으로 작용한다. 그 결과, 원위요세관에서의 나트륨의 재흡수는 억제되어, 그대로 요중으로 흘러나가는 상태가 되어버린다. 집합관에서는 ADH가 과잉 상태이므로 물이 점차 재흡수되어 나트륨 농도가 높은 소변이 만들어진다**(그림 3-19)**.

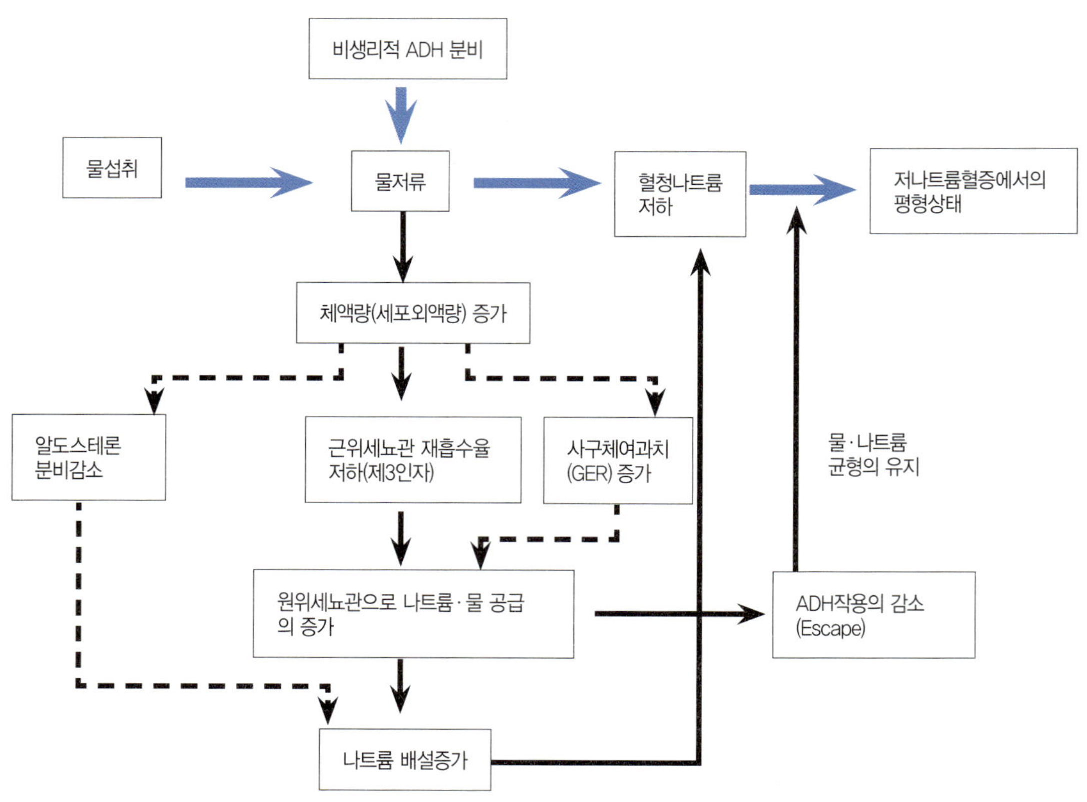

[그림 3-19] SIADH에서의 저나트륨혈증의 성립기전

이처럼 SIADH에서는 단순히 물의 재흡수 증가로 인해 발생하는 희석성 저나트륨혈증 외에 절대량으로서의 체내 나트륨량이 저하되는 것이 핵심이다. 반대로 요중에서도 단순히 물이 없기 때문에 삼투압이 높은 것이 아니라, 실제로 나트륨이 요중으로 많이 버려지기 때문에 삼투압이 높아지는 것이다.

III

2. 원인

SIADH의 원인으로는 다음과 같은 것을 들 수 있다.

1) 이소성 ADH 생산종양(폐의 소세포암, 췌장암)

폐의 소세포암 등은 생리적 제어를 받지 않고 지속적으로 ADH를 분비하기 때문에 발생한다.

2) 중추신경질환(외상, 출혈, 뇌염, 종양, sarcoidosis 등)

ADH를 생산하는 시상하부의 신경세포는 전시상하부의 삼투압 수용체에서는 촉진적인 지배를, 뇌간부에서는 주로 억제적인 지배를 받는다. 중추신경 질환에 의해 전자의 경로가 자극을 받거나 후자의 경로가 장애를 받는 경우에 SIADH가 일어난다.

3) 흉강내 질환(폐결핵, 폐렴, 특히 레지오넬라 등)

흉강내압의 상승에 의한 정맥환류량의 감소가 왼심방의 용량수용체에 감지되어, 미주신경을 매개로 한 ADH분비억제 기전이 해제된다.

4) 약인성

Vincristine, carbamazepine, chlorpropamide, thiazide, clofibrate, amitriptylime, imipramine 등의 약제들은 ADH의 분비를 높이는 작용이 있다.

3. 증상

SIADH 증상의 주요 원인인 저나트륨혈증으로 나타나는 증상 중에 주된 것이 뇌부종이다.

세포외액의 Na 농도가 저하되면 삼투압의 차이에 의해 세포바깥쪽에서 세포속으로 물이 이동하는데, 이것이 뇌세포에서 일어나면 뇌부종을 초래한다. 혈청나트륨이 125mEq/ℓ 이상인 경우에는 특별한 증상이 없어 무증후성 저나트륨혈증이라고 한다. 125~110mEq/ℓ 사이가 되면 식욕저하나 두통 등을 초래하고, 110mEq/ℓ 이하가 되면 기면, 착란상태, 혼수가 되어 결국에는 사망한다.

4. 검사 및 진단

다음 사항이 충족되면 확정진단한다.

- 혈청나트륨 감소 : < 135mEq/L 이하
- 혈장삼투압 감소 : < 280mOsm/kg
- 혈장레닌활성(PRA) 감소
- 혈장알도스테론 감소
- 소변삼투압 증가(Uosm/Posm>1) : > 300mOsm/kg
- 요중 나트륨배설량 증가 : ≧ 20mEq/L
- 혈장 바소프레신 측정 가능
- 탈수소견 : (−)
- 나트륨의 요중 지속적 배설(요중 Na ≧ 20mEq/L)

이 밖에 다음과 같은 것들도 알아두자.

- 혈청칼륨 : 정상
- 신장 기능 : 정상
- 부신기능 : 정상
- 혈중 요소질소(BUN) : 정상
- 혈청 요산 : 저하

본래, 혈청칼륨은 희석되어 나트륨과 함께 감소되는 것으로 생각할지 모르겠지만, 알도스테론이 감소되므로 칼륨의 분비가 억제되어 생각한 만큼 칼륨은 감소되지 않기 때문에 정상 수치를 보이는 것이다.

한편, 요산(uric acid)이 저하되는 이유는 근위세뇨관에서 재흡수가 저하되기 때문에 나트륨의 재흡수 저하와 함께 요산의 재흡수도 동시에 억제되기 때문이다.

5. 감별

감별해야 할 질환으로는 다음과 같은 것이 있다.

- Na 상실에 의한 저나트륨혈증(hyponatremia)
- 심부전, 간경변에서 특히 이뇨제 사용 시

모두 요중 Na이 낮은 수치를 나타내기 때문에 SIADH와의 감별이 가능하다.

6. 치료 및 간호

저나트륨혈증으로 인해 요중 Na이 증가하면 SIADH의 가능성을 고려하여 수분섭취를 제한(water deprivation)해야 한다. 수분섭취를 제한하면 대부분 요중으로 나트륨 배설이 감소하고 혈청나트륨이 상승한다.

이것으로도 효과가 없는 경우(이런 경우 대개 심부전 등의 질환이 동반된다)는 **식염수를 점적**하고, 울혈성 심부전이 되지 않도록 furosemide를 투여하여 이뇨시킨다.

악성 종양으로 인해 ADH 분비가 지나치게 많아지는 경우에는 수분섭취 제한만으로는 혈청나트륨이 조절되지 않기 때문에 ADH 작용에 길항하는 demethylchlortetracycline을 투여하는 경우가 많다.

ADH 부적합 분비증후군 (SIADH, 항이뇨호르몬 분비이상 증후군) 핵심정리

병태생리로 보는 ADH 부적합 분비증후군

SIADH(syndrome of inappropriate secretion of ADH)는 요붕증과는 반대로 ADH(항이뇨호르몬)의 과다 분비로 인해 일어나는 질환이다. SIADH에서는 단순히 물의 재흡수 증가로 인해 발생하는 희석성 저나트륨혈증 외에 절대량으로서의 체내 나트륨량이 저하되는 것이 핵심이다. 반대로 요중에서도 단순히 물이 없기 때문에 삼투압이 높은 것이 아니라, 실제로 나트륨이 요중으로 많이 버려지기 때문에 삼투압이 높아지는 것이다.

병 인	• 이소성 ADH 생산종양(폐의 소세포암, 췌장암) • 중추신경질환(외상, 출혈, 뇌염, 종양, sarcoidosis 등) • 흉강내 질환(폐결핵, 폐렴, 특히 레지오넬라 등) • 약인성(ADH의 분비를 높이는 Vincristine, carbamazepine, chlorpropamide 등의 약제)

병 태	• ADH 분비 → 신장에서의 물의 재흡수 촉진 → 체액량 증가 → 혈액 희석, 신장 혈류량 증가, GFR 증가 → 레닌 분비 억제 → 원위요세관에서의 나트륨 재흡수 억제 → 집합관에서는 ADH 과잉 상태 → 물이 점차 재흡수되어 나트륨 농도가 높은 소변 생성

증 상	• SIADH 증상의 주요 원인인 저나트륨혈증으로 다음과 같은 증상이 나타난다. – 뇌부종, 세포외액 증가 – 식욕저하, 두통, 병적반사, 경면 – 소변량 감소, 수분 중독증 – 혈장 나트륨, 삼투압 감소 – 체중 증가, 오심 및 구토, 인격변화, 혼미 – 무기력, 기면, 착란상태, 혼수, 경련, 사망

진 단 및 검 사	**확정진단 충족 사항** • 혈청나트륨 감소 : < 135mEq/L 이하 • 혈장삼투압 감소 : < 280mOsm/kg • 혈장레닌활성(PRA) 감소 • 혈장알도스테론 감소 • 소변삼투압 증가(Uosm/Posm > 1) : > 300mOsm/kg • 요중 나트륨배설량 증가 : ≧ 20mEq/L • 혈장 바소프레신 측정 가능 • 탈수소견 : (−) • 나트륨의 요중 지속적 배설 (요중 Na ≧ 20mEq/L)
치 료	• 수분 섭취 제한(하루 500~600mL의 수분섭취 제한으로 대부분 요중으로 나트륨 배설이 감소하고 혈청 나트륨이 상승) • 식염수 점적 • 이뇨제(furosemide) 투여 • Demeclocycline 투여(신장에 대한 ADH의 작용 차단)

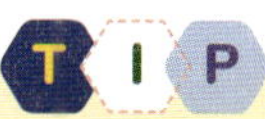

항이뇨호르몬이란?

항이뇨호르몬은 뇌하수체 후엽에서 분비되는 호르몬으로, 뇌 손상을 입은 환자에게서 흔히 항이뇨 호르몬 분비이상(SIADH)이 나타난다. SIADH는 항이뇨 호르몬 과다분비로 초래된다.

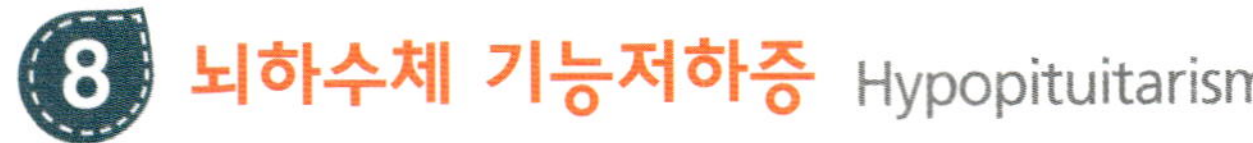

8 뇌하수체 기능저하증 Hypopituitarism

1. 개념

뇌하수체 기능저하증이란 뇌하수체전엽호르몬의 분비가 저하된 상태를 말하며, 원인에 따라 시상하부성과 뇌하수체성으로 분류하며, 결핍되는 호르몬의 수에 따라 범뇌하수체 기능저하증, 부분적 뇌하수체 기능저하증, 뇌하수체호르몬 단독결손증으로 분류한다.

2. 분류

1) 원인에 따른 분류

① 시상하부성

안장상부종양(두개인두종, 배세포종양), 육아종성 병변, 외상, 방사선, 선천기형 등

② 뇌하수체성

뇌하수체선종, Sheehan 증후군, 림프구성 뇌하수체염 등

2) 결핍되는 호르몬 수에 따른 분류

① 범뇌하수체 기능저하증

모든 전엽호르몬이 저하되어 있는 유형이다. 이 유형 중에서, 현저하게 몸이 여위는 증상을 나타내는 질환을 Simmonds병이라고 한다.

② 부분적 뇌하수체 기능저하증

두 가지 이상의 호르몬이 저하되어 있는 유형으로 가장 많이 나타난다.

③ 뇌하수체호르몬 단독 결손증

어느 한 가지 호르몬이 저하되어 있는 유형이다.

3. 원인

원인으로서는 뇌하수체 자체에 문제가 있는 경우와 시상하부에 문제가 있는 경우로 분류할 수 있다.

뇌하수체전엽기능저하증의 원인은 시상하부성(시상하부나 뇌하수체줄기가 장애를 받는 것)과 뇌하수체성(뇌하수체 자체가 장애를 받는 것)으로 분류된다.

기본적으로 시상하부성, 뇌하수체성 모두 하위호르몬의 분비가 저하된다.

PRL만 예외적으로 뇌하수체성에서는 저하되지만, 시상하부성에서는 도파민에 의한 억제가 약해지기 때문에 분비가 항진된다.

III

4. 증상

증상은 호르몬 결핍에 의한 증상과 원질환에 의한 증상의 두 가지로 나눌 수 있다.

1) 호르몬 결핍증상

그림 2-3(p.9)을 참고하면서, 뇌하수체전엽호르몬이 결핍되었을 때의 증상을 살펴보자.

- ACTH
  저혈압, 피부색소의 감소, 저혈당, 전신권태감, 소화기 증상, 식욕부진, 저나트륨혈증, 호산구 증가
- TSH
  피부건조, 느린맥, 추위에 대한 저항감소, 변비
- GH
  · 소아-저신장, 발육장애, 근력 · 근육량 감소
  · 성인-저혈압, 저혈당, 체지방 증가, 근력 · 근육량 감소
- FSH, LH
  · 소아-성(sex)성숙장애
  · 남성-성욕저하, 발기부전, 고환위축, 성모(sexual hair) 감소, 치모의 여성화
  · 여성-월경불순, 무월경, 성모탈락, 유방 · 성기의 위축
- PRL : 유즙분비장애

더욱이 ACTH, TSH, FSH, LH의 결핍은 글루코코르티코이드(glucocorticoid), 갑상선호르몬, 성호르몬의 결핍에 의해 증상을 일으키므로, 부신, 갑상선, 생식선에서 유래하는 기능저하증상도 추가된다. 따라서 뇌하수체기능저하증에 의한 증상은 매우 다양한 것이 특징이다.

이 밖에도 호르몬 결핍에 의한 일반적인 증상이 있다.

- 경도~중등도의 빈혈
- 정신증상
  무위, 무관심, 무욕, 감정둔마, 우울감
- 뇌하수체성 혼수

2) 원인질환에 의한 증상

뇌하수체가 손상을 입으면 그 근처에 있는 시신경교차도 장애를 받아 시신경장애, 예를 들어 시력장애나 시야협착 등을 호소하는 경우가 있다. 특히 시야협착은 양이측반맹/양관자쪽반맹, 양귀쪽반맹(bitemporal hemianopsia)이 특징적이다(그림 3-20).

또한 시상하부가 장애를 받고 있는 경우에는 그 부위에 따라 다음과 같은 증상이 나타난다.

- 요붕증
- 식욕부진, 야윔(anorexia)
- 식욕항진, 비만
- 체온이상
- 발한이상

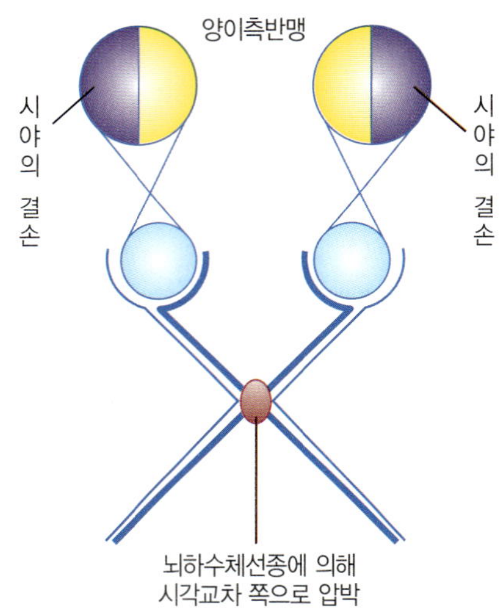

[그림 3-20] 뇌하수체선종에 의한 양이측반맹의 발생

5. 검사소견

내분비학적 소견으로서는 기본적으로 다음의 네 가지 조건이 문제가 된다.

① 전엽호르몬의 혈중농도 저하
② 분비자극 시험
- 시상하부를 자극하는 것에는 무반응
- 뇌하수체를 자극하는 것에 대해서는 뇌하수체성이라면 무반응
- 시상하부성이면 그 호르몬의 혈중농도 상승

③ 표적장기가 내분비선인 경우, 그곳에서 분비되는 호르몬도 감소된다.
④ 결핍되어 있는 뇌하수체호르몬을 투여하면 표적장기로부터 호르몬이 분비되는 것을 볼 수 있다.

구체적으로는 각종 뇌하수체성 호르몬의 분비장애에 동반해서 다음과 같은 검사소견 이상이 나타난다.

1) ACTH

① 혈장 ACTH의 낮은 수치

② 분비자극시험

〈시상하부를 자극하는 것〉

metyrapone
인슐린 부하
} 시험에는 무반응

시상하부를 자극해도,

a. 시상하부에 장애의 원인이 있다면 애초에 시상하부로부터 CRH가 분비되지 않으므로 ACTH가 상승하지 않는다.
b. 장애의 원인이 뇌하수체성이라면, CRH가 분비되고 있어도 ACTH는 분비되지 않는다. 어느 쪽에 원인이 있어도 무반응이다.

〈뇌하수체를 자극하는 것〉

CRH 부하
바소프레신
} 시험에 대해서는

- 뇌하수체성이면 무반응
- 시상하부성이면 혈장 ACTH 상승

뇌하수체를 자극하면,

a. 장애의 원인이 뇌하수체에 있는 경우에는 ACTH가 상승하지 않는다.

b. 시상하부에 장애의 원인이 있는 경우에는 CRH가 분비되지 않기 때문에 혈장 ACTH가 낮은 수치이며, CRH로 뇌하수체를 자극해 주면 ACTH는 상승한다.

③ 혈중 코르티솔, 요중 17-OHCS의 낮은 수치, ACTH 테스트에 반응해서 혈중 코르티솔상승

④ ACTH의 표적인 부신피질은 문제가 없기 때문에 ACTH를 투여하면 코르티솔은 상승한다.

2) GH

① 혈장 GH의 낮은 수치

② 분비자극시험

〈시상하부를 자극하는 것〉

인슐린 부하 ⎤
arginine 부하 ⎦ 시험에는 무반응

〈뇌하수체를 자극하는 것〉

GHRH 시험에 대해서는

- 뇌하수체성이면 무반응
- 시상하부성이면 혈장 GH가 상승

③ 특이적인 표적장기는 없다.

3) TSH

① 혈장 TSH의 낮은 수치

② 분비자극시험

〈시상하부를 자극하는 것〉

테스트가 없다.

〈뇌하수체를 자극하는 것〉

TRH 시험에 대해서는,

- 뇌하수체성이면 무반응
- 시상하부성이면 혈장 TSH 상승

③ 혈중 T_3, T_4는 낮은 수치

4) LH, FSH

① 혈장 LH, FSH의 낮은 수치

남성에서는 혈장 테스토스테론
여성에서는 혈장 에스트로겐 } 의 저하

② 분비자극시험

〈시상하부를 자극하는 것〉

clomiphene
premarin } 시험에는 무반응

〈뇌하수체를 자극하는 것〉

LHRH 시험에 대해서

- 뇌하수체성이면 무반응
- 시상하부성이면 혈장 LH, FSH 상승

③ 에스트로겐의 낮은 수치(여성), 테스토스테론의 낮은 수치(남성)

④ LH, FSH를 투여하면 성호르몬은 상승

5) PRL

① 혈장 PRL의 낮은 수치

② 분비자극시험

〈시상하부를 자극하는 것〉

테스트가 없다.

〈뇌하수체를 자극하는 것〉

TRH
sulpiride
chlorpromazine } 시험에 대해서는

- 뇌하수체성이면 무반응
- 시상하부성이면 혈장 PRL 상승

이상의 내분비학적 검사 외에, 다음과 같은 검사가 있다

- 일반 혈액검사 : 경도의 빈혈
- 두부 X-선 소견 : 안장(Sella turcica)의 단순촬영, 뇌혈관 촬영, CT, MRI

뇌하수체선종이나 두개인두종을 발견하는 것이 검사의 목표이다. 또한 내분비 검사의 분비 자극시험은 상당히 까다롭기 때문에, **표 3-6**에 정리하였다. 이 표를 완전히 파악한 후에 다시 한 번 내분비학적 검사소견을 검토하면 이해하기 쉬울 것이다.

	시상하부 자극	뇌하수체 자극
성장호르몬(GH)	인슐린, 저혈당	성장호르몬 방출호르몬(GRH)
	L-dopa	
	arginine	
	propranolol	
	glucagon	
	clonidine	
	bromocriptine	
	vasopressin	
황체형성호르몬(LH), 난포자극호르몬(FSH)	clomiphene	에스트로겐
	estrogen	naloxone
	naloxone	황체형성호르몬 방출호르몬(LHRH)
갑상선자극호르몬(TSH)	없음	갑상선자극호르몬 방출호르몬(TRH)
		thiamazole
부신피질자극호르몬(ACTH)	metyrapone	부신피질자극호르몬 방출호르몬(CRH)
	insulin	바소프레신
유즙분비호르몬(PRL)	흡유자극	갑상선자극호르몬 방출호르몬(TRH)
	수면	항도파민제

[표 3-6] 뇌하수체 호르몬의 분비자극

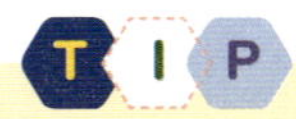

뇌하수체성 혼수에 대하여

ACTH 저하 → 부신피질 기능저하 → 저혈당 등

\+

TSH 저하 → 갑상선 기능저하 → 저체온 등

이렇게 저혈당과 저체온 등이 급격하게 발생함으로써 나타나는 혼수상태가 뇌하수체성 혼수이다.

6. 치료

치료는 원인요법과 보충요법을 병행하여 실시한다.

1) 원인요법

종양의 경우에는 적출술과 방사선요법을 실시하여, 결핵, 사르코이드증(sarcoidosis), 랑게르한스세포조직구증(Langerhans cell histiocytosis) 등과 같이 원인이 분명한 것에 대해서는 약물요법을 실시한다.

2) 보충요법

결핍된 호르몬을 보충하는 치료법으로, 원칙적으로 결손된 상위호르몬에 대응하는 하위호르몬을 보충한다. 투여하는 호르몬에는 순서가 있다는 점이 중요하다.

- ACTH 감소에 대해서는 hydrocortisol을 10~20mg/일 투여한다.
- TSH 감소에 대해서는 T_4를 첫째 날 25μg/일부터 시작해서 점차 증가시킨다.
- **ACTH 감소와 TSH 감소가 함께 있는 경우에는 반드시 hydrocortisol을 먼저 투여하고 나서 T_4를 투여한다.** 만약 이것을 반대로 투여하면 T_4에 의해 부신피질호르몬 대사가 촉진되어 급성 부신기능상실을 일으킬 위험이 있다.
- LH, FSH 감소에 대해서는

  남성 : testosterone

  여성 : premarin®(결합형 estrogen)을 14일간 계속해서 경구투여하고, 15일째부터 황체호르몬을 투여한다.

플 러 스 코너

2. ACTH 단독결손증

뇌하수체전엽호르몬 가운데 ACTH 분비만 장애를 받는 것으로서 자가면역에 의한 ACTH 생산세포의 장애가 원인이라고 생각된다. 중년에 많으며, 성인의 단독결손증 중에서 가장 빈도가 높은 질환이다. 증상은 전신권태감, 식욕부진, 저혈당증이며, 검사에서는 저나트륨혈증과 저혈당이 특징적이다. 진단은 뇌하수체전엽호르몬 분비자극시험에서 ACTH만 분비저하가 나타난다. 치료는 당질스테로이드의 보충이다.

3. 자가면역성 시상하부 뇌하수체염

자가면역성 뇌하수체염이란 뇌하수체에 림프구가 침윤하는 만성 염증성 질환이다. 원인은 명확하지 않으나 자가면역기전에 의해 발병한다고 추정되며, 뇌하수체전엽이 주로 장애를 받는 림프구성 뇌하수체전엽염과 누두/깔때기나 후엽이 장애를 받는 림프구성 누두 뇌하수체 후엽염으로 나뉜다.

또 림프구성 염증이 뇌하수체전엽과 누두 · 후엽의 양쪽에 파급되는 경우가 있는데 이 경우에는 림프구성 범하수체염이라고 한다.

① 림프구성 뇌하수체전엽염

대부분은 임신 시 또는 출산 후에 뇌하수체 종대를 동반한 뇌하수체 기능저하증을 초래하는 질환으로, 부검 또는 생검에 의해 조직학적으로 림프구 침윤이 나타난다. 뇌하수체 기능저하증을 일으키지만 그 중에서도 ACTH 분비가 장애를 받는 빈도가 가장 높다. MRI로 뇌하수체종대, 특히 뇌하수체줄기의 비대와 균일한 조영증강 효과가 특징적이다.

② 림프구성 누두 뇌하수체후엽염

요붕증을 초래하며, MRI에 의해 뇌하수체후엽 또는 뇌하수체줄기의 국한성 종대를 볼 수 있다. 생검으로 림프구침윤을 동반하는 만성 염증을 확인할 수 있다.

뇌하수체 기능저하증 핵심정리

병태생리로 보는 뇌하수체 기능저하증

III

뇌하수체 기능저하증이란 뇌하수체전엽호르몬의 분비가 저하된 상태를 말한다. 원인에 따라 시상하부성과 뇌하수체성으로 분류하며, 결핍되는 호르몬의 수에 따라 범뇌하수체 기능저하증, 부분적 뇌하수체 기능저하증, 뇌하수체호르몬 단독결손증으로 분류한다.

병 인

- 뇌하수체 절제 및 기능부전
- 비분비성 종양에 의한 압박
- 성장호르몬 분비 결핍
- 뇌하수체 부위의 뇌졸중
- Sheehan 증후군(산모가 분만 후에 뇌하수체 손상이 생겨 발생하는 질환)
- Simmond 병(범하수체 기능저하증)
- 세포파괴, 심한 출혈
- 두부 외상, 뇌수술, 방사선 요법
- 만성 염증성 질환(결핵, 매독)
- 선천기형

원인에 따른 분류

- 시상하부성(시상하부나 뇌하수체줄기가 장애를 받는 것)
  - 안장 상부 종양(두개인두종, 배세포종양)
  - 육아종성 병변(사르코이드증, 랑게르한스세포조직구증)
  - 외상, 방사선, 선천기형 등의 체질적 변화(뇌종양 등)
- 뇌하수체성(뇌하수체 자체가 장애를 받는 것)
  - 뇌하수체선종
  - Sheehan 증후군(분만 후 괴사)
  - 림프구성 뇌하수체염 등

증 상	**일반적인 증상** • 경도~중등도의 빈혈 • 정신증상 : 무관심, 무욕, 감정둔마, 우울감 • 뇌하수체성 혼수 • 요붕증 • 식욕부진, 야윔 • 식욕항진, 비만 • 체온이상 • 발한이상 **결핍되는 호르몬에 따른 증상** • 성장호르몬(GH) 결핍 : 소아에서는 성장 장애, 성인에서는 근육 및 골밀도 감소, 운동능력 감소, 정신장애 등 • 성선자극호르몬(FSH, LH) 결핍 : 발기부전, 음모 소실, 불임, 무월경 등 • 갑상선자극호르몬(TSH) 결핍 : 소아에서는 성장 및 정신발달 장애, 성인에서는 전신 부종, 피로, 변비 등 • 부신피질자극호르몬(ACTH) 결핍 : 피로, 저혈압, 구토, 의식저하, 성욕 감퇴 등 • 항이뇨호르몬(ADH) 결핍 : 중추성 요붕증, 다뇨, 다음, 야뇨
진 단 및 검 사	• 내분비학적 검사 소견 – 전엽호르몬의 혈중농도 저하 – 분비자극 시험 – 표적장기가 내분비선인 경우, 그곳에서 분비되는 호르몬도 감소된다. – 결핍되어 있는 뇌하수체호르몬을 투여하면 표적장기로부터 호르몬이 분비되는 것을 볼 수 있다. • 일반 혈액검사에서 경도의 빈혈 • 두부 X–선 소견 : 안장(Sella turcica)의 단순 촬영, 뇌혈관 촬영, CT, MRI
치 료	**원인요법** • 종양의 경우 종양적출술, 방사선요법 • 원인이 분명한 결핵·사르코이드증 등에는 약물요법 **보충요법** • 결핍된 호르몬 보충 : 결손된 상위호르몬에 대응하는 하위호르몬 보충

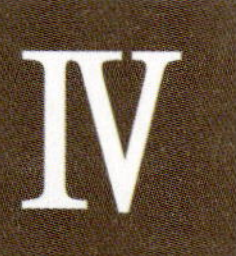

Ⅳ 갑상선 Thyroid gland

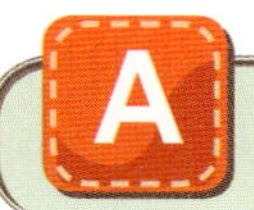

A 갑상선 총론

1 갑상선의 구조(그림 4-1)

갑상선은 목의 앞쪽 부위에 있으며, 약 20g밖에 되지 않는 작은 장기이지만, 갑상선호르몬을 분비하는 내분비선으로 온몸의 대사를 조절하고 있다.

갑상선은 후두와 기관의 앞쪽옆에 있는 우엽과 좌엽, 기관의 앞면(제2~4기관연골 높이)에서 좌우엽을 잇는 협부로 구성되어 있으며, 나비가 날개를 펼친 것 같은 모양을 하고 있다. 약 60%의 사람에서는 협부에서 위로 뻗은 추체엽/피라미드엽이 보인다.

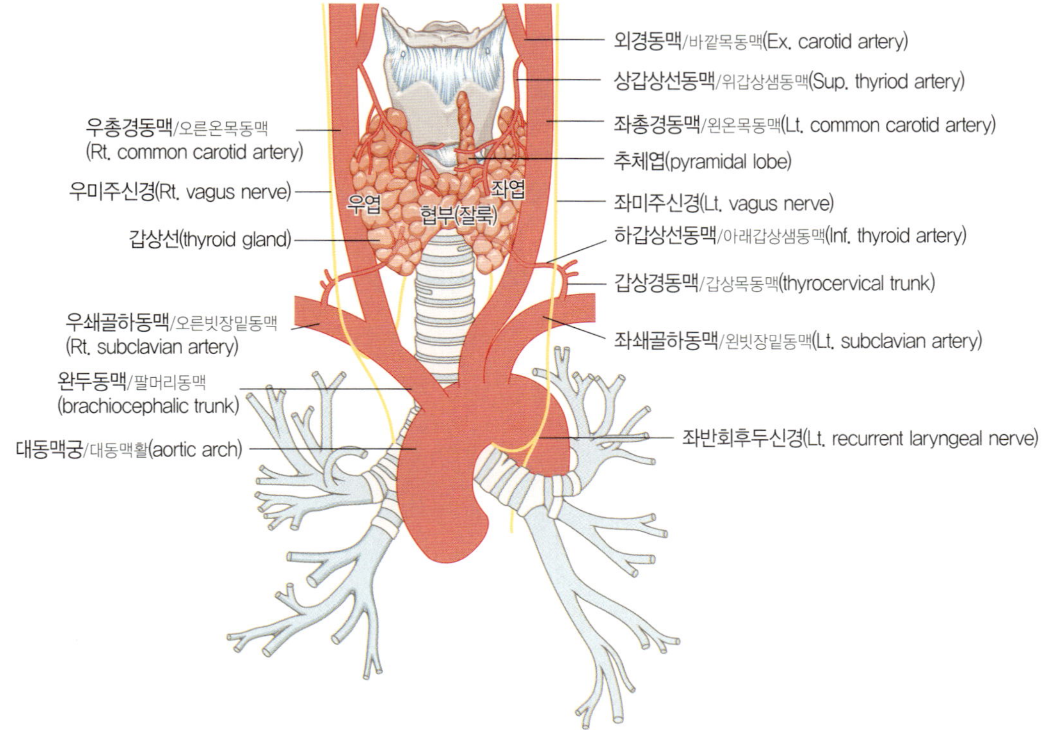

[그림 4-1] 갑상선의 구조

갑상선은 상하 갑상선동맥에서 혈류를 받는다. 외경동맥/바깥목동맥의 제1갈래인 상갑상선동맥은 하행하여 우엽, 좌엽에 도달한다. 하갑상선동맥은 쇄골하동맥의 갈래인 갑상경동맥에서 갈라져, 상행하여 갑상선에 도달한다. 정맥혈은 내경정맥 및 완두정맥에서 상대정맥으로 흘러든다.

갑상선의 위치는 남녀가 다른데, 남성이 여성보다 낮은 위치에 있다(**그림 4-2**).

윤상연골/반지연골과 갑상선의 위치는 개인차가 없기 때문에 촉진할 때는 이것이 기준이 된다. 갑상선협부/갑상샘잘룩의 위모서리는 윤상연골에서 1cm 아래에, 기관의 앞면에 붙어있는 듯한 형태로 존재한다.

윤상연골의 상연/위모서리에서 5mm 위쪽에 좌엽과 우엽의 상연이 있고, 그곳에서 아래쪽으로 세로 4cm, 가로폭 2cm의 위치에 양측의 엽이 각각 존재한다(정상적인 갑상선은 두께가 없이 부드럽기 때문에 일반적으로 만져지지 않는다).

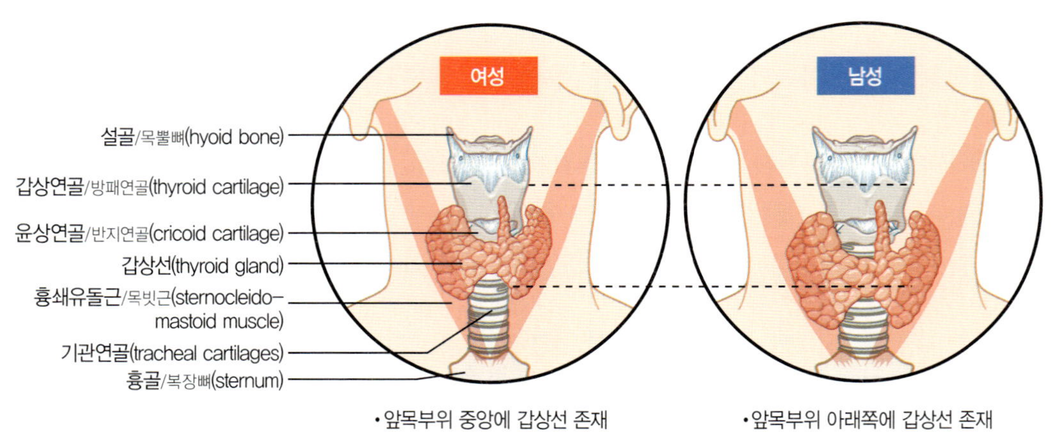

[그림 4-2] 남성과 여성의 갑상선

갑상선호르몬의 종류

갑상선호르몬은 티로신 잔기에 대한 요오드 결합의 수와 장소에 따라 다음 세 종류로 분류된다. 이 중 갑상선에서 가장 많이 분비되는 것은 T_4이다.

한편, 핵 내에서 수용체에 결합해 호르몬 작용을 나타내는 것은 T_3이다. 혈중 T_3의 약 80%는 말초조직의 T_4에서 생산된다. rT_3는 거의 작용하지 않는다**(그림 4-3)**.

갑상선호르몬	호르몬 작용	분자구조
T_4(티록신)	T_3에 대사되어 작용한다.	I, I, I, I / HO–(3′, 5′)–O–(3, 5)–CH_2–CH(NH_2)–C(=O)–OH
T_3(트리요오드타이로닌)	강한 생리작용을 한다.	I, I, I / HO–(3′, 5′)–O–(3, 5)–CH_2–CH(NH_2)–C(=O)–OH
rT_3(리버스트리요오드타이로닌)	거의 작용하지 않는다.	I, I, I / HO–(3′, 5′)–O–(3, 5)–CH_2–CH(NH_2)–C(=O)–OH

[그림 4-3] 갑상선호르몬의 종류

갑상선호르몬의 합성 · 저장 · 분비

갑상선호르몬은 여포상피세포에서 합성되고, 여포강 내에 저장되었다가 분비된다**(그림 4-4)**.

갑상선에서 분비되는 호르몬으로는 T_4(thyroxine), T_3(3, 3', 5-L-triodothyronine)가 가장 중요하지만, 그 외에 불활성형인 rT_3(3, 3', 5-L-triodothyronine ; reverse T_3)도 분비된다.

먼저 혈청 중의 무기 요오드(I^-)를 여포상피세포가 능동적 수송을 함으로써 흡수한다. 상피세포내에 흡수된 I^-는 전기적 차이에 따라 여포내강으로 나와, 거기에서 갑상선 peroxidase와 H_2O_2에 의해 산화되어 I_2가 된다. 계속해서 티로글로불린(thyroglobulin)의 티로신(tyrosine)기 3위에 결합하여 3-monoiodotyrosine기(MIT)가 되는데, 이때 요오드가 충분하면 3,5-diiodotyrosine기(DIT)가 된다. 이것을 요오드의 유기화라고 한다**(그림 4-5)**.

호르몬의 합성

① 여포상피세포에 I^-(요오드 이온)이 흡수되고 여포강 내에서 농축된다.
② TSH의 작용으로 여포상피세포에서 Tg(사이로글로불린)가 합성되고 여포강 내로 분비된다.
③ TPO(갑상선 페르옥시다제)의 작용으로 Tg분자 속 티로신 잔기의 요오드화와 축합이 일어나고 갑상선호르몬이 Tg분자 상에 합성된다.

호르몬의 저장

④ 갑상선호르몬(T_4, T_3)은 Tg와 결합한 형태로 여포강 내에 저장된다.

호르몬의 분비

⑤ Tg가 콜로이드 방울로 여포상피세포에 재흡수된다.
⑥ Tg가 가수분해되어 갑상선호르몬(T_4, T_3)이 혈중으로 분비된다.

[그림 4-4] 갑상선호르몬의 합성에서 분비까지

MIT(monoiodotyrosine)

I, NH_2, HO, CH_2 — CH — COOH

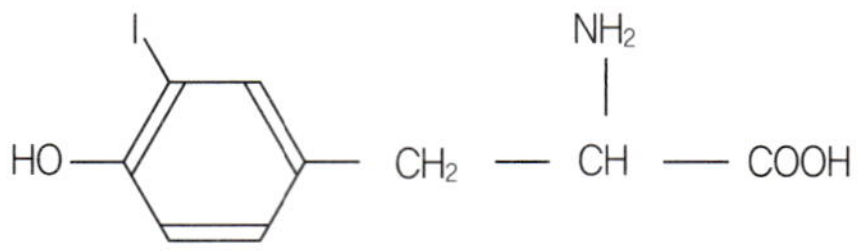

DIT(diiodotyrosine)

I, NH_2, HO, CH_2 — CH — COOH, I

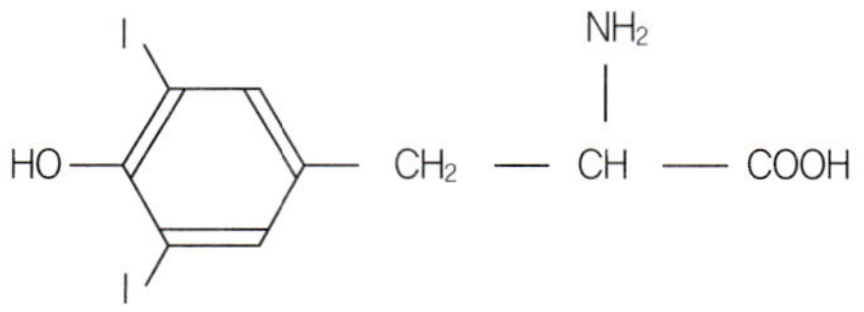

[그림 4-5] 요오드의 유기화

티로글로불린(Thyroglobulin)과 결합한 상태의 MIT, DIT는 산화되어 alanine기를 잃고 3개의 호르몬에 축합(condensation)한다.

- MIT + DIT → T_3
- DIT + DIT → T_4
- DIT + MIT → rT_3

갑상선호르몬이 분비될 때에는 여포 내의 티로글로불린(thyroglobulin)이 콜로이드의 작은 방울로서 상피세포 내에 흡입되어 프로테아제(protease)에 의해 가수분해된 후, T_4, T_3가 되어 혈중으로 분비된다. 이때 MIT, DIT도 유리되지만 이들은 상피세포 내의 탈요오드효소에 의해 곧 탈요오드화 되는데, 유리된 요오드의 일부는 혈중으로, 나머지는 갑상선호르몬의 합성에 재이용된다.

즉, 갑상선호르몬은 다음과 같은 단계를 거쳐 만들어지고 저장, 분비된다.

① 요오드의 흡수
② MIT, DIT의 합성(요오드의 유기화)
③ 축합반응(T_3, T_4, rT_3)
④ 여포내강 내에서의 티로글로불린 결합(제품의 저장)
⑤ 티로글로불린의 protease 분해

①~③의 단계는 **표 4-1**과 같은 인자에 의해 촉진 또는 억제된다.

	촉진	억제
요오드의 흡수	TSH	SCN^-, ClO_4^-
MIT, DIT의 합성	TSH	항갑상선제, sulfonamide, 대량 요오드, SCN^-
결합(coupling)반응	TSH	항갑상선제, sulfonamide, 대량 요오드, SCN^-

[표 4-1] 갑상선호르몬 촉진·억제인자

갑상선호르몬의 체내동태

갑상선에서 분비되는 하루의 호르몬량은 T_4가 80μg, T_3가 4μg, rT_3가 2μg으로, T_4가 압도적으로 많다. 그러나 T_4는 간, 신장 그 밖의 장기에서 탈요오드화되어, 약 1/3(25~30μg)이 T_3로, 또 약 1/2(40μg)이 rT_3로 전환된다. 즉 순환혈액 중의 T_3, rT_3는 대부분 T_4로부터 만들어진 것으로, T_4는 상황에 따라서 T_3나 rT_3가 된다.

예를 들어 금식을 하면 대부분 rT_3로 되기 때문에 신경성 식욕부진증(anorexia nervosa)에서는 T_3가 줄고 그 대신 rT_3가 상승한다.

갑상선호르몬은 혈중에서 대부분이 다음 세 가지 단백질(thyroxine 결합 단백질 : TBP)과 결합되어 있다.

- 알부민(albumin, ALB)
- thyroxine binding globulin(TBG)
- thyroxine binding prealbumin(TBPA)

혈장 중에는 알부민이 가장 많지만, T_4와의 친화성은 TBG가 가장 높으므로, 순환혈액 중 T_4의 3/4이 TBG와 결합하고, 나머지는 TBPA, ALB와 결합한다. 결국, T_4의 99.98%가 단백질과 결합하며, FT_4(유리 thyroxine)는 불과 전체의 0.02%에 지나지 않는다.

한편 T_3의 경우에는 99.8%가 단백질과 결합하기 때문에 FT_3(유리 triodothyronine)는 전체의 0.2%가 된다. 결합되어 있는 T_3 단백질은 TBG와 ALB가 반반씩으로, TBPA에는 극히 일부만 결합한다.

체내의 전체 T_4는 혈장단백질과 결합한 T_4, 유리된 T_4, 조직의 단백질과 결합한 T_4와의 사이에서 평형을 유지하고 있다.

예를 들어, 갑상선호르몬 결합단백질이 늘어나면, 일시적으로 유리된 T_4의 농도는 낮아진다(즉 유리된 T_4의 일부가 단백질과 결합한다). 그러나 곧 뇌하수체에 대한 음성되먹임(negative feedback)의 감소로 인해 TSH가 상승되어 갑상선으로부터 T_4 분비가 증가하게 된다. 또한 조직의 단백질에 결합되어 있는 T_4도 유리되어 최종적으로는 유리된 T_4의 농도는 변하지 않게 된다. 단, 혈중의 총 T_4 농도는 상승한다.

최근에는 유리된 T_3, T_4를 정확하게 측정할 수 있기 때문에 TBG 등, 결합단백질의 변동은 그다지 고려하지 않아도 되므로 임상적인 중요성이 사라졌지만, 대부분이 단백질과 결합해서 존재한다는 것과 호르몬 활성을 가지고 있는 것은 FT_3라는 것을 이해해 두기 바란다.

T_3, T_4는 간, 신장이나 그 외의 장기에서 탈요오드화되는데, 특히 간에서 황산화합물과 glucuronic acid 화합물로 대사된다. 접합(conjugation)된 것은 담즙 속으로 나와 장관으로 이동해서 가수분해를 받아 대부분이 재흡수되고(장간순환), 나머지는 대변으로 배설된다.

 갑상선호르몬의 작용

1) 열량 생산작용

갑상선호르몬은 대사활성이 있는 조직의 거의 대부분에서 산소소비를 증가시킨다. 그러나 뇌, 고환, 자궁, 림프절, 비장, 뇌하수체전엽은 예외로 산소소비를 증가시키지 않는다.

2) 단백질 대사에 대한 작용

소량의 갑상선호르몬은 단백질 합성을 촉진하지만, 대량의 갑상선호르몬은 단백질 분해를 촉진한다. 즉 대량의 T_3, T_4는 이화적으로 작용한다.

3) 당 대사에 대한 작용

갑상선호르몬은 다음과 같은 작용을 하여 혈당치를 상승시킨다.

- 장관에서의 포도당 흡수촉진
- 당 이용의 촉진
- 단백질로부터 당신생(glyconeogenesis)의 증가
- 간에서의 glycogenolysis 촉진

4) 지질 대사에 대한 작용

갑상선호르몬은 간에서 콜레스테롤, 인지질, 중성지방 등의 합성을 촉진하는 한편, 콜레스테롤의 분해 및 배설, 중성지방의 분해와 유리 지방산의 방출도 촉진한다.

5) 비타민 대사에 대한 작용

장에서 cyanocobalamin(Vit. B_{12})을 흡수하려면 갑상선호르몬이 필요하다. 또 간에서는 carotene이 비타민 A로 전환하는 반응에도 관여한다.

6) 카테콜아민(Catecholamine) 작용의 촉진

에피네프린은 중성지방의 분해나 유리지방산의 방출 등의 작용을 하는데, 이들 작용은 갑상선호르몬에 의해 증가된다.

갑상선호르몬의 수치가 높아지면 **심박수 증가**, 심박출량의 증가 등을 일으키는데, 이것은 갑상선호르몬이 심근에 대한 catecholamine(특히 에피네프린)의 작용을 높이기 때문이다(또한 갑상선호르몬은 심근의 β_1 - 수용체 수를 늘린다는 것도 알려져 있다).

7) 신경계에 미치는 효과

카테콜아민에 대한 반응성을 높이기 때문에, 망상활성계(RAS, reticular activating system)가 작동하여 **사고력이 빨라진다**. 또, 말초신경의 반응도 빨라지고 **반사시간도 단축된다**.

8) 기타

- 정상적인 성장과 골격의 성숙에 필요하다.
- 유즙(젖)분비에 관여하고 있다.
- 정상 월경주기의 유지와 임신에 필수적이다.

6 갑상선호르몬의 검사

1) TSH의 측정

정상치 : 0.5~5μg IU/mL

- 높은 수치 : 원발성 갑상선기능저하증
- 낮은 수치 : 갑상선 기능항진증, 뇌하수체성 갑상선 기능저하증

2) 혈청 갑상선호르몬

(1) 총 thyroxine(T_4)

혈청 중의 T_4(즉 단백질과 결합되어 있는 T_4와 유리 T_4의 합계)를 측정하는 방법으로, 전기화학발광면역측정법(ECLIA)이 이용되고 있다.

정상치 : 6~12μg/dL

- 높은 수치 : 갑상선 기능항진증, TBP의 증가
- 낮은 수치 : 갑상선 기능저하증, TBP의 감소

(2) 유리 thyroxine(FT_4)

ECLIA 또는 RIA를 이용해 측정한다.

정상치 : 0.8~1.8ng/dL

총 thyroxine의 0.02~0.04%

(3) 총 triiodothyronine(T_3)

ECLIA에 의해 측정된다.

정상치 : 100~200ng/dL

- 높은 수치 : 갑상선 기능항진증, TBP의 증가, T_3 중독증(T_3 thyrotoxicosis)
- 낮은 수치 : 갑상선 기능저하증, TBP의 감소, 기아 상태일 때

(4) 유리 triiodothyronine(FT_3)

정상치 : 2.5~5.0pg/mL

총 triiodothyronine의 0.24~0.46%

(5) reverse T_3(rT_3)

RIA로 측정한다.

정상치 : 18~60ng/dL

- 높은 수치 : 갑상선 기능항진증, T_3 thyrotoxicosis, 기아 상태일 때, 신경성 식욕부진증, 간경변, 만성 소모성 질환
- 낮은 수치 : 갑상선 기능저하증

3) 갑상선호르몬 결합단백질 및 결합상태의 검사

단백결합 요오드(PBI)

정상치 : 4.0~8.0μg/dL

4) 갑상선에서의 요오드 대사에 관한 검사

(1) 갑상선 ^{123}I 섭취율(thyroid ^{123}I uptake : TIU)

^{123}I를 경구적으로 투여하여 24시간 후에 갑상선에 섭취된 방사활성을 측정하는 방법이다.

정상치 : 10~40%

- 높은 수치 : 갑상선 기능항진증, 요오드 결핍, 갑상선호르몬 대사의 촉진(nephrosis 등), 만성 갑상선염
- 낮은 수치 : 갑상선 기능저하증, 갑상선호르몬 투여, 요오드의 과잉섭취, 아급성 갑상선염, 일과성 기능항진을 나타내는 만성 갑상선염(painless thyroiditis)

※ 이 검사는 인체 내에 isotope를 투여하는 것이므로, 방사능에 강제로 노출되게 하는 검사이다. 따라서 임신 중에 실시해서는 안 된다. 또한 혈중 요오드에 의해 영향을 받기 때문에, 검사 1주일 전부터 요오드의 섭취를 제한한다.

(2) $KClO_4$, KSCN 방출시험

^{123}I를 경구투여하여, 앞에서 설명한 갑상선 ^{123}I 섭취율을 우선 측정한다. 그 후 $KClO_4$(과염소산칼륨), 또는 KSCN을 투여한 다음 1시간 후에 다시 갑상선 ^{123}I 섭취율을 측정한다. 만약 2회째의 측정치가 1회째보다 10% 이상 저하된다면 양성으로 판단한다.

이 검사의 의미는, $KClO_4$나 KSCN은 요오드의 능동수송을 억제하기 때문에 만약 요오드의 유기화에 장애가 있는 경우에는 다량의 유기 요오드가 상피세포 내에 있어, 그들이 방출되기 때문에 섭취율이 저하되는 것이다. 따라서 이 수치의 저하(검사 양성)는 요오드의 유기화 장애를 의미한다.

5) 갑상선호르몬의 작용을 지표로 하는 검사

갑상선호르몬의 에너지대사, 지질대사, 단백질(근육)대사, 뼈 대사, 신경계에 대한 영향을 지표로 한 검사이다.

(1) 기초대사율(Basal metabolic rate : BMR)

정상치 : －10～+10%

- 높은 수치 : 갑상선 기능항진증
- 낮은 수치 : 갑상선 기능저하증

(2) 혈청 콜레스테롤

갑상선호르몬은 콜레스테롤의 생산을 증가시키지만, 대사배설을 더욱 항진시키기 때문에 혈청 콜레스테롤은 감소한다.

정상치 : 130～220mg/dL

- 높은 수치 : 갑상선 기능저하증
- 낮은 수치 : 갑상선 기능항진증

(3) 혈청(Creatine kinase : CK)

정상치 : 30～200U/ℓ

- 높은 수치 : 갑상선 기능저하증
- 낮은 수치 : 갑상선 기능항진증

(4) 혈청(Alkaline phosphatase : ALP)

갑상선호르몬은 뼈 대사를 조절한다. 갑상선호르몬이 지나치게 많아지면 뼈의 형성을 촉진하기 때문에 뼈 유래의 ALP가 증가한다.

정상치 : 100~350U/ℓ

- 높은 수치 : 갑상선 기능항진증
- 낮은 수치 : 갑상선 기능저하증

(5) 아킬레스힘줄 반사시간 (Achilles tendon reflex time)

정상치 : 180~240mm/sec

지연 : 갑상선 기능저하증(갑상선 기능항진증에서는 변하지 않는다)

6) 갑상선의 반응성을 보는 검사

주로 뇌하수체성과 시상하부성의 갑상선 기능저하증의 감별진단에 이용한다. 뇌하수체성은 저하하며 무반응이고, 시상하부성은 지연반응을 나타낸다.

7) 면역학적 검사

갑상선의 대표적 질환인 Graves병과 만성 갑상선염은 갑상선에 대한 자가면역질환이라고 생각할 수 있다. 그 이유는 다음과 같은 자가항체가 환자의 혈청에 나타나기 때문이다.

(1) Anti－thyroglobulin 항체

정상인 : 음성

- 만성 갑상선염 : 약 80%가 양성
- Graves병 : 약 60%가 양성

(2) Anti－microsome 항체

갑상선의 마이크로솜 분획을 항원으로 하는 항체를 말한다.

정상인 : 음성

- 만성갑상선염 : 약 90%가 양성
- Graves병 : 약 85%가 양성

(3) 항갑상선 peroxidase 항체(항TPO 항체)

(4) 항TSH수용체 항체

항TSH수용체 항체에는 2종류가 있다.

- 자극형 항체(thyroid stimulating antibody : TSAb)
- 억제형 항체(TSH stimulation－blocking anti－body : TSBAb)

TSAb는 Graves병 환자의 90% 이상에서 나타나고 TSBAb는 빈도는 낮지만 특발성 갑상선 기능저하증에서 볼 수 있다.

이상을 일괄하여 항갑상선 항체라고 한다.

8) 형태에 관한 검사

(1) 초음파검사

갑상선 형태의 스크리닝으로서 가장 유용한 검사방법이다.

(2) 천자흡인 세포진단

결절성 갑상선종의 양성 · 악성 판정에 유용하다.

(3) 갑상선 신티그래피(scintigraphy)(그림 4-6)

^{123}I을 투여한 후, 갑상선의 어느 부분에 ^{123}I가 많이 섭취되는지를 scintiscanner로 보는 방법이다. 앞에서 설명한 갑상선 ^{123}I섭취율에 따라 scintilation counter로 count수를 측정하는 대신에, scintiscanner로 영상화한 것이 이 scintigraphy이다.

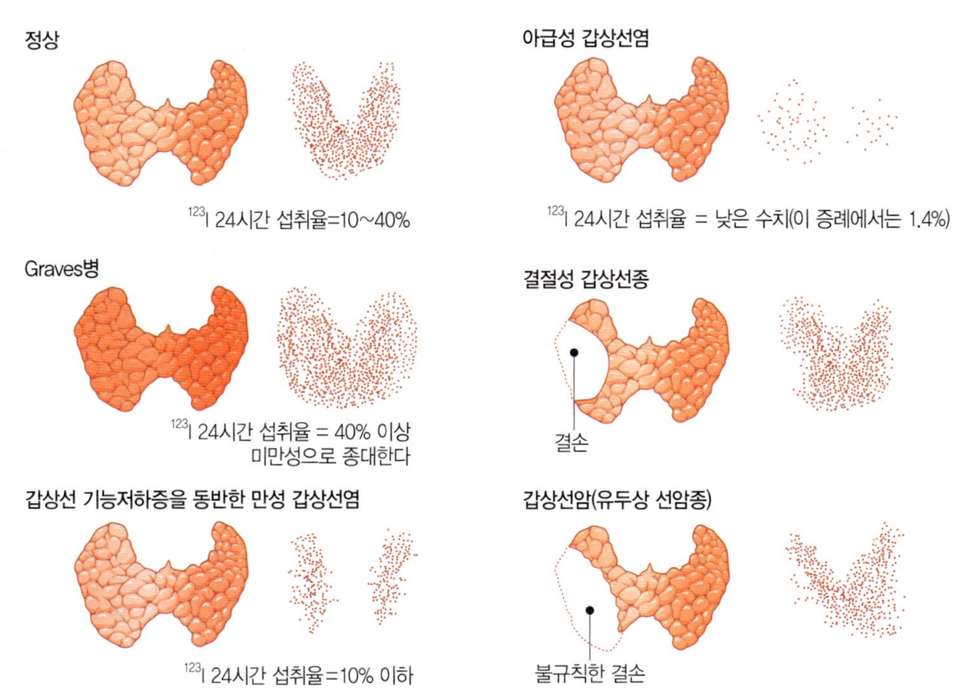

[그림 4-6] 갑상선 신티그래피에 의한 진단

(4) X-선 검사(CT를 포함)

마지막으로 검사소견의 특징을 각 질환별로 나누어 표로 정리하였다(표 4-2).

	혈청 T_4	혈청 T_3	혈청 rT_3	혈청 FT_4	혈청 TSH	혈청 TBG	^{123}I 섭취율	BMR	혈청총 콜레스테롤	기타
Graves' disease	↑	↑	↑	↑	↓	↓	↑	↑	↓	LATS, TSI↑
T_3 toxicosis	→	↑	↑	→	↓	↓	↑	↑	↓	
Plummer's disease	↑	↑	↑	↑	↓	↓	↑	↑	↓	hot nodule
Primary hypothyroidism	↓	↓	↓	↓	↑	↑	↓	↓	↑	TRH시험 과잉반응
Secondary hypothyroidism	↓	↓	↓	↓	↓	↑	↓	↓	↑	TRH시험 저반응 (뇌하수체성) TRH시험 지연반응 (시상하부성)
Subacute thyroiditis (급성기)	↑	↑	↑	↑	↓	→	↓	↑	↓	ESR↑
Chronic thyroiditis (하시모토병)	→ 또는 ↓	→ 또는 ↓	→ 또는 ↓	→ 또는 ↓	→ 또는 ↓	→ 또는 ↓	↑→↓	→ 또는 ↓	→ 또는 ↓	항갑상선 자가항체↑
Non – toxic goiter	→	→	→	→	→	→	↑→↓	→	→	
TBP 증가증	↑	↑	→	→	→	↑	→	→	→	TBP 결합능↑
TBP 결손(감소)증	↓	↓	→	→	→	↓	→	→	→ 또는 ↓	TBP 결합능↓

※ ↑: 증가 →: 불변 ↓: 감소

[표 4-2] 각종 갑상선 질환에서의 검사치

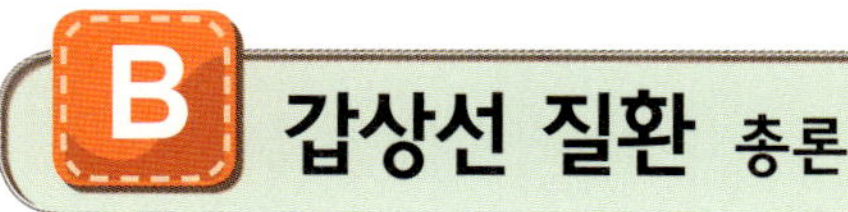

B 갑상선 질환 총론

1. 갑상선 질환의 원인과 기능상태

갑상선 질환은 기능상태에 따라 나눌 수도 있지만 기능상태에 의한 분류와는 별개로 병인에 의해서도 분류할 수 있다.

갑상선 질환은 병인에 따라 자가면역 질환, 염증성 질환, 종양성 질환으로 분류된다. 이 분류는 질환에 따라 겹치는 경우도 있다.

갑상선 질환 중에서도 만성 갑상선염(하시모토병)의 발병률이 가장 높다.

IV

2. 갑상선에 대한 자가항체

자가면역성 갑상선 질환에는 Graves병과 만성 갑상선염(하시모토병)이 있으며, 장기 특이적 자가면역 질환의 일종이다.

이들 자가면역성 갑상선 질환에서는 TSH수용체에 대한 항체와 세포성분(TPO, Tg)에 대한 항체(항갑상선항체)가 나타난다.

TSH수용체에 대한 항체는 측정방법의 차이에 따라 TSH수용체 항체(TRAb) 또는 갑상선 자극 항체(TSAb)로 불린다.

TRAb, TSAb는 Graves병의 진단에 유용하지만, 항갑상선항체(항TPO항체, 항Tg항체)는 만성 갑상선염에서 특이적으로 양성이 되지는 않기 때문에 이 항체가 양성이라는 것만으로 확정진단을 내릴 수 없다(표 4-3).

항체	TSH수용체항체(TRAb), 갑상선 자극항체(TSAb)	항갑상선항체 (항TPO항체, 항Tg항체)
작용	Graves병의 경우, TSH 대신 TRAb, TSAb가 수용체에 결합해서 지속적으로 갑상선을 자극한다.	만성 갑상선염의 경우, 항TPO항체, 항Tg항체의 작용은 알려져 있지 않지만 양쪽 모두 높은 비율로 검출된다.

[표 4-3] 갑상선에 대한 자가항체

3. 갑상선중독증과 갑상선 기능저하증

갑상선 질환은 갑상선호르몬의 분비 및 작용에 따라 갑상선 중독증과 갑상선기능저하증으로 나눌 수 있다(표 4-4).

항체	갑상선중독증* ⬆	갑상선 기능저하증 ⬇
	• 갑상선호르몬의 증가로 전신의 대사나 각 장기의 활동이 항진한다.	• 갑상선호르몬의 감소나 작용부족으로 대사나 각 장기의 활동이 저하된다.
병태	• 갑상선기능항진증 : 호르몬 생산의 증가로 갑상선호르몬의 합성 및 분비가 항진된 상태이다. • 파괴성 갑상선중독증 : 갑상선여포의 파괴로 호르몬이 누출되어 일시적으로 갑상선호르몬이 증가한 상태이다.	•갑상선이나 뇌하수체, 시상하부의 병변에 의해 갑상선호르몬의 생산이 저하된 상태이다.

* '갑상선기능항진증'이라는 용어가 '갑상선중독증'과 동의어로 사용되기도 한다.

[표 4-4] **갑상선중독증과 갑상선기능저하증**

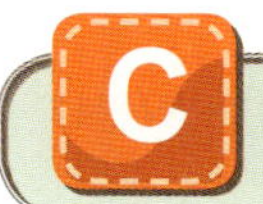

갑상선 기능항진증 Hyperthyroidism

개념

갑상선 기능이란 갑상선호르몬을 생산하는 능력을 말한다. 따라서 **갑상선 기능항진이란 갑상선기능이 항진되고 있는 것을 말한다.** 그 결과, 갑상선호르몬의 혈중 농도가 높은 수치를 나타내게 된다(그림 4-7).

만약 갑상선에서 갑상선호르몬의 생산항진이 아닌, 그 외의 다른 이유로 갑상선호르몬의 혈중 농도가 높은 수치를 보이는 경우에는 갑상선중독증(thyrotoxicosis)이라고 하여 구별한다. 갑상선 기능항진증을 일으키는 질환에는 다음과 같은 것이 있다.

- Graves병
- Plummer병
- **뇌하수체 TSH 생산종양**
- **이소성 TSH 유사물질에 의한 속발성 갑상선 기능항진증**
  융모암, 포상기태(mole)에서 생산되는 고나도트로핀(human chorionic gonadotropin : HCG)이 잘 알려져 있다.
- **시상하부성 갑상선기능항진증**

이들의 시상하부－뇌하수체－갑상선계 feedback system의 병태생리를 도식으로 나타내었다(그림 4-8).

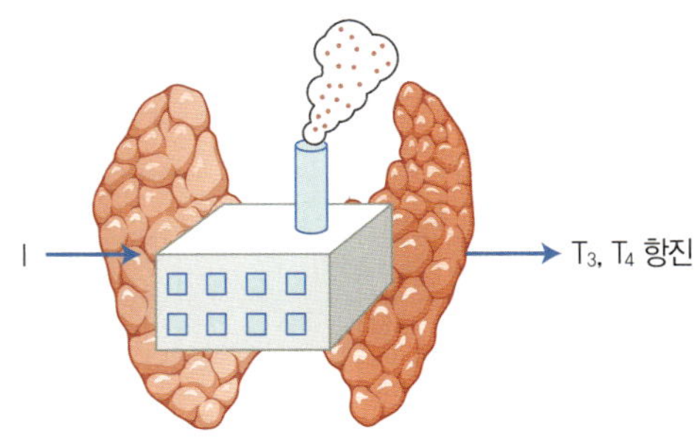

[그림 4-7] 갑상선에서의 T_3, T_4 생산기능의 항진

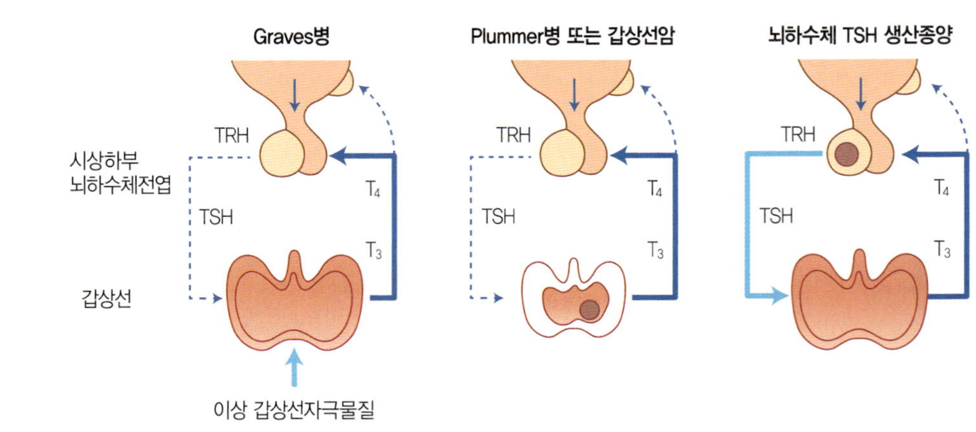

① 혈중 갑상선자극호르몬 방출호르몬	↓	↓	↑
② 혈중 갑상선자극호르몬	↓	↓	↓
③ 갑상선 ^{123}I 섭취량	↑	↑	↑
④ 갑상선종	(+)미만성	(+)결절성	(+)미만성
⑤ 이상 갑상선자극물질	자극형 항TSH수용체 항체	(−)	(−)
⑥ 기타		여포선종이 많다.	뇌하수체종양

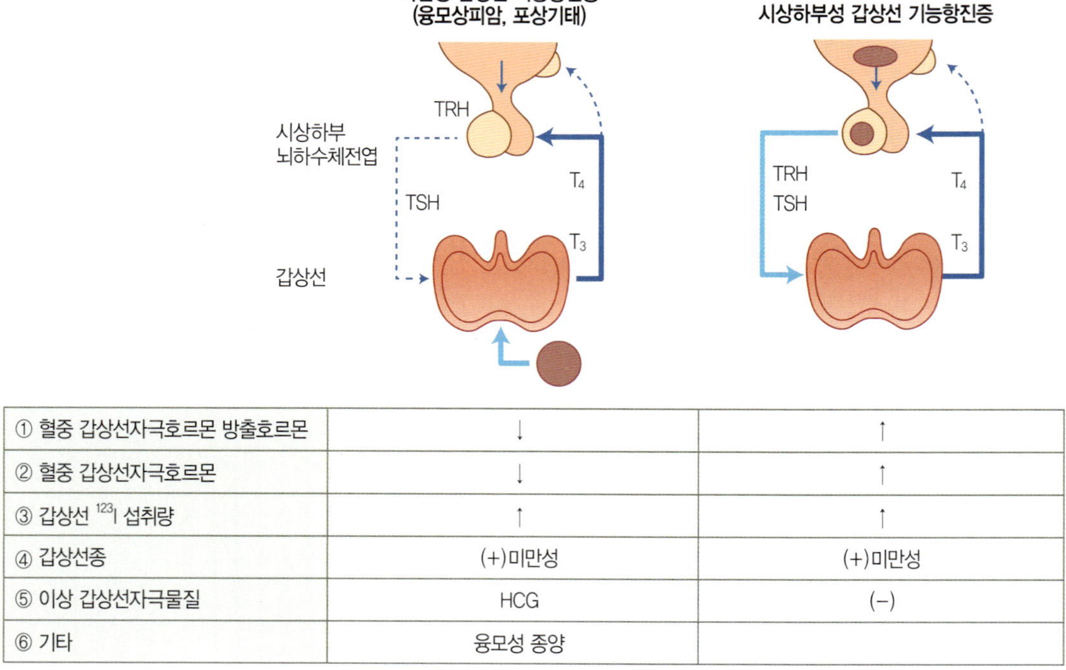

① 혈중 갑상선자극호르몬 방출호르몬	↓	↑
② 혈중 갑상선자극호르몬	↓	↑
③ 갑상선 ^{123}I 섭취량	↑	↑
④ 갑상선종	(+)미만성	(+)미만성
⑤ 이상 갑상선자극물질	HCG	(−)
⑥ 기타	융모성 종양	

[그림 4-8] 갑상선 기능항진증에서의 시상하부-뇌하수체전엽-갑상선계의 feedback system

다양한 질환명이 열거되어 있는데, 중요한 것은 Graves병과 Plummer병 두 가지이다.

Graves병과 Plummer병의 차이는 병변이 **미만성**인가 아니면 **결절성**인가 하는 점이다.

Graves병에서는 갑상선조직 전체에서 호르몬 생산이 항진되고 있는 반면, Plummer병에서는 갑상선 조직의 일부에서만 호르몬 생산이 항진되고 있는 것이다. Graves병이든 Plummer병이든 과잉으로 분비된 갑상선호르몬에 의해 TSH는 negative feedback을 받아 저하된다. TSH가 저하되면, 갑상선 조직은 작아지지만, Graves병에서는 항TSH수용체 항체가 TSH를 대신하여 갑상선을 자극하기 때문에 갑상선이 커진다. 한편 Plummer병에서는 갑상선의 정상 부분이 위축되어 작아진다.

뇌하수체 TSH 생산종양은 뇌하수체선종으로부터 과잉으로 생산되는 TSH에 의해 갑상선이 자극을 받아 커지고, 갑상선호르몬을 과잉으로 분비하여 발생한다.

이소성 갑상선자극호르몬 유사물질에 의한 속발성 갑상선 기능항진증은 융모암, 포상기태에 의해 생산되는 이소성 갑상선자극호르몬 유사물질(예를 들어 HCG)에 의해 갑상선이 자극을 받아 커지며, 갑상선호르몬을 과잉으로 분비하여 발생한다. 이 경우, 뇌하수체로부터 분비되는 TSH는 지나치게 많은 갑상선호르몬에 의해 음성되먹임(negative feedback)을 받아 저하되는데, 이 점이 뇌하수체 TSH 생산종양과 다르다.

시상하부성 갑상선 기능항진증은 시상하부로부터 TRH가 과잉으로 생산되기 때문에 발생한다.

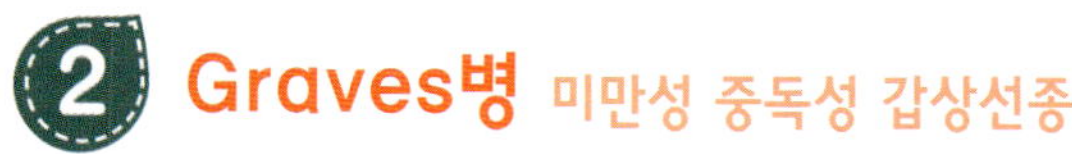

2 Graves병 미만성 중독성 갑상선종

1. 원인

Graves병의 원인은 명확하게 밝혀지지 않고 있다. 그러나 환자의 혈중에서 갑상선 자극물질이 다수 발견되고 있고 또한 그것들이 IgG이므로 갑상선에 대한 항체라는 사실을 알 수 있다. 이러한 연구를 통해 Graves병은 갑상선 자극작용을 갖는 갑상선 자가항체에 의한 일종의 자가면역질환(autoimmune disease)이라고 생각된다.

그러면 갑상선 자극물질에 대해서 조금 더 상세하게 살펴보자.

갑상선 자극물질은 갑상선을 자극하여 갑상선호르몬의 생산을 증가시키는 물질이며, 주로 IgG로 생성된 것이다. 그러면 이 IgG는 어떻게 갑상선을 자극하는 것일까? 그것은 TSH수용체에 결합해서 TSH와 같은 역할을 하고 있다고 생각된다(**그림 4-9**).

따라서 갑상선자극물질은 TSH수용체 항체라고 생각해도 좋을 것이다. 항TSH수용체 항체의 측정에는 방사선수용체 측정법(radioreceptor assay)에 의한 정량과 바이오 측정법으로 실시하는 자극성 수용체 항체(TSAb)가 있다.

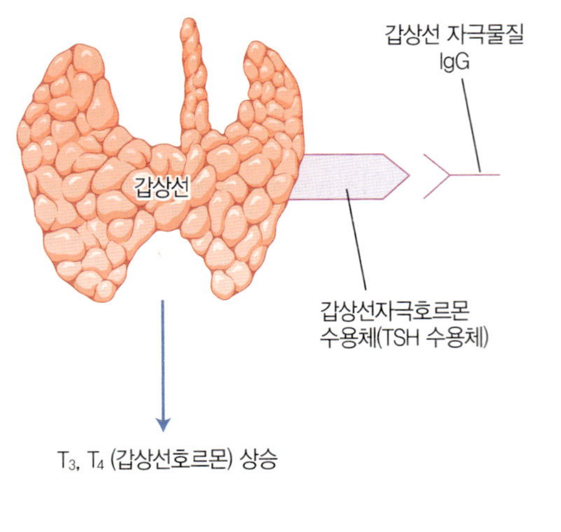

[그림 4-9] 갑상선 자극작용

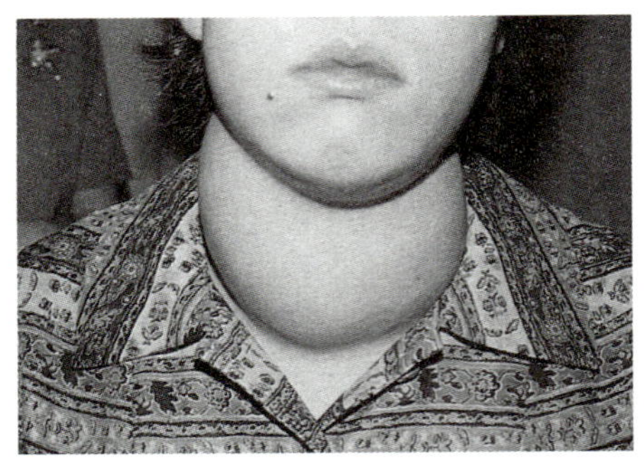

[그림 4-10] 미만성 갑상선종

2. 증상

1) 갑상선종 Goiter

대부분의 경우 갑상선은 커진다. 갑상선호르몬을 대량으로 만들기 때문에 갑상선의 크기 자체도 점차로 커지는 것이다.

보통 정상 갑상선 크기의 2~3배 정도까지 커진다. 딱딱한 정도는 각기 다르지만, 갑상선 전체가 미만성으로 커지는 것이 공통된 특징이다(그림 4-10).

2) 눈증상 Ophthalmopathy

고도의 안구돌출, 안검/눈꺼풀부종, 결막충혈 등이 나타난다. 안구돌출이 일어나는 원인에 대해서 정확히 알려져 있지 않지만 안구 뒷부분에 있는 외안근/바깥눈근육의 확대와 지방조직의 증가로 인해 눈이 앞쪽으로 밀려나고 있다는 사실이 알려져 있다.

Graves병으로 인한 눈 증상에 대해서는 옛날부터 많이 보고되어 왔고, 또 각 증상에 따라 이름도 다르다.

- Dalrymple 징후 ; 안열의 확대
- Stellwag 징후 ; 깜박거리는 횟수의 감소
- Graefe 징후(그림 4-11)

아래쪽을 보려고 하면 상안검/위눈꺼풀이 부어 있기 때문에 움직임이 느려지고, 각막연/각막가장자리(limbus of cornea)와 상안검 사이에 결막이 나타난다.

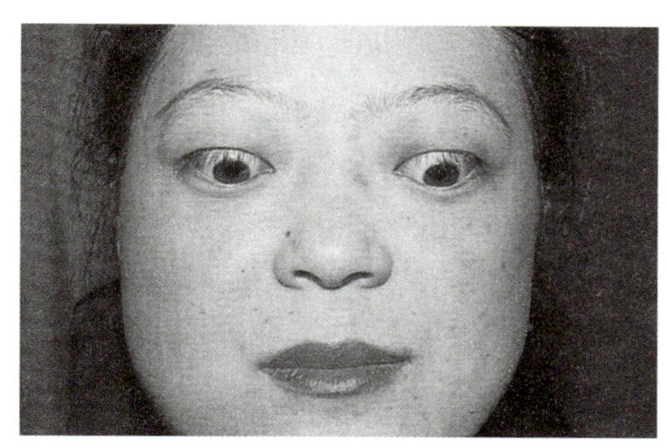

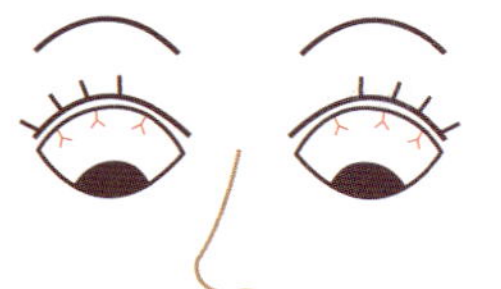

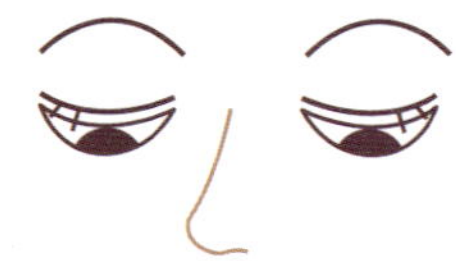

[그림 4-11] Graefe 징후

- Möbuis 징후
  눈모음(convergence)이 불가능하다.
- Toffrey 징후
  위쪽을 주시할 때 앞이마에 주름이 생기지 않는다.
- Rosenbach 징후
  눈을 감으면 떨림이 일어난다.

3) 피부증상 Dermatopathy

Graves병에 걸린 사람의 손바닥을 잡으면 손바닥이 축축하다. 이것은 대사가 항진되어 있고 또 갑상선호르몬이 에피네프린·노르에피네프린의 작용(교감신경계 작용)을 항진시키므로 발한이 증가하고 말초혈관이 확장되기 때문이다. 손의 피부가 얇은 것도 특징이라고 할 수 있다.

또한 모발도 가늘고 부드러운 직모이며, 때로는 탈모현상이 나타난다(이런 사람이 모두 Graves병 환자라는 것이 아니라 Graves병의 특징적인 모발이라는 의미). 또한 피부에 종종 색소침착과 백반이 나타나는 경우도 있다. 드물지만 종아리에 국한성 부종이 나타나는 경우도 있다.

4) 심혈관계

Graves병의 빈맥(tachycardia)은 유명하다. 환자에 따라서는 심계항진·호흡곤란을 호소하는 경우도 있다(고심장박출성 심부전 상태이기 때문). 혈압은 수축기압이 상승함에도 불구하고 확장기압이 저하되고, 맥압(수축기압과 확장기압과의 차)이 증가하는 것이 특징이다. 수축기압은 심장의 수축력에 의해, 확장기압은 혈관저항에 의해 결정된다.

갑상선호르몬이 다량으로 분비되면 심장의 수축력은 강해지고, 말초혈관 저항은 감소된다. 심장의 수축력이 강해지는 이유는 갑상선호르몬에 의한 에피네프린 β작용의 증가로 설명된다. 심장에는 β_1-수용체가 있어서, 그것이 자극을 받으면 심장의 수축력은 증가한다. 앞에서 설명한 빈맥 증상도 같은 기전에 의해 일어난다.

따라서 이러한 빈맥에 대해서는 β-blocker이 효과적으로 작용한다(**그림 4-12**).

그럼, 말초혈관은 왜 확장되는 것일까?

교감신경이 긴장하면 혈관은 오히려 수축되어야 한다. 따라서 이 말초혈관의 확장은 교감신경과는 관계가 없는 간단한 이유로 일어나는 것이다.

Graves병에서는 갑상선호르몬의 증가로 인해 대사가 항진된다. 이 때문에, 말초조직에서는 산소소비가 비정상적으로 항진된다. 이 수요를 만족시키기 위해 혈액이 다량으로 공급되지 않으면 안 된다. 그러기 위해서는 말초혈관을 확장시킬 필요가 있다. 즉, 확장기압이 저하되는 것이다(**그림 4-13**).

또한 Graves병에서는 부정맥도 흔히 나타나는데, 특히 일과성 심방세동이 잘 알려져 있다. 이 심방세동은 항부정맥약을 투여해도 효과가 없는데, 갑상선기능이 정상화되면 약 2/3는 동조율로 돌아온다.

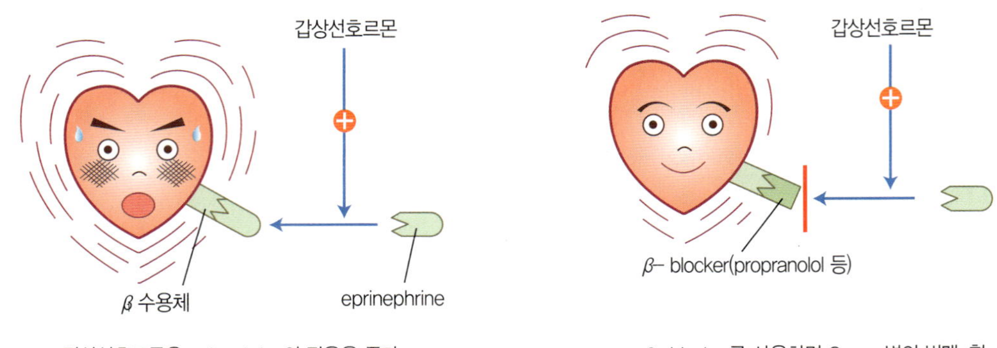

[그림 4-12] Graves병의 빈맥에는 β-blocker가 효과적

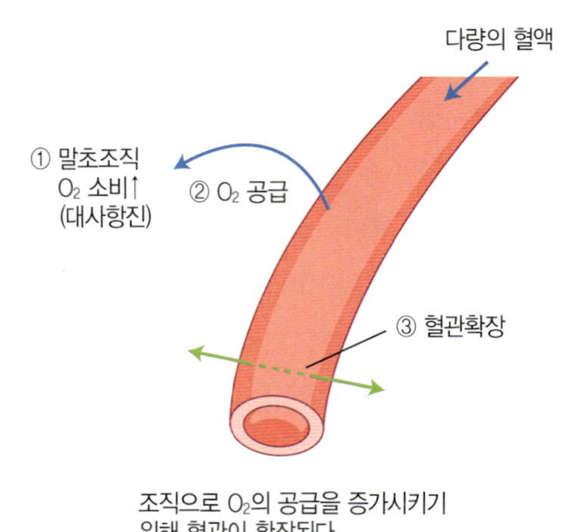

[그림 4-13] Graves병에서 확장기압이 내려가는 이유

5) 소화기계

다식 증상이 유명하다. 잘 먹지만 먹는 것에 비해 체중은 증가하지 않고 오히려 감소하는 경향이 나타나며 배변횟수가 증가하고 설사가 나타난다. 간비대 및 황달, 간기능장애(AST, ALT의 증가)가 발생한다.

6) 신경계

정서가 불안정하여 신경질적이고 쉽게 화내며, 잘 놀라고 우울상태가 되는 등 다양한 정신증상을 보인다. 이 때문에 처음에는 정신과적 질환으로 착각하여 병원에 오는 경우도 있다. 손가락, 혀, 눈꺼풀 등에 떨림(tremor)이 나타나는 경우도 있다.

7) 근육계

전신권태감을 호소하며 실제로 근력저하, 근육위축이 나타내며, 일반적으로 마른 체형이다. 또한 근육병증(myopathy)이 나타나는 경우가 있는데, 특히 앞에서 설명한 안구돌출 등은 일종의 외안근의 myopathy에 의한 결과(예를 들어, 눈모음 불가능도 포함)라는 견해가 최근 대두되고 있다.

중년 남성의 Graves병에서 일어나기 쉬운 것이 저칼륨성 주기성 사지마비(hypokalemic periodic paralysis)이다. 이것은 어느 날 갑자기 일어나는 것으로서, 조금 전까지는 걸을 수 있었는데 잠시 앉아서 이야기하고 난 후 일어서려고 할 때 갑자기 다리에 힘이 빠져 일어설 수 없게 되는 등 증상이 갑자기 나타나는 것이 특징이다.

8) 골격계

갑상선호르몬의 증가에 의해 뼈흡수와 뼈형성, 양쪽이 모두 촉진되지만, 특히 뼈흡수가 더욱 강하게 촉진된다. 따라서 상대적으로 뼈로부터 칼슘 유리가 항진되어, 경도의 고칼슘혈증(hypercalcemia)을 일으킨다. 또한 뼈에서 유래된 alkaline phosphatase(ALP)가 혈중에 대량으로 나타난다.

9) 신장

맥압 증가의 결과 심장박출량이 증가하고, 또한 신장의 혈류량도 증가하기 때문에 토리 여과치(GFR)가 증가한다. 중등도의 다뇨가 나타난다.

10) 생식선계

여성에서는 월경주기 이상(과소 월경~무월경)이 나타나고, 남성에서는 성욕저하가 나타난다. 이것은 갑상선호르몬의 증가에 의해 성호르몬 결합 글로불린(gonadotropin binding globulin)이 증가하기 때문에 유리된 성호르몬이 저하됨으로써 일어난다.

11) 혈액 · 림프구계

대사항진과 산소소비의 증가로 인해 그에 상응하는 혈액량 · 적혈구수의 증가가 나타난다.

12) 내분비계

코르티솔(cortisol)의 생산·대사·배설의 증가가 나타나서 혈중 코르티솔 수치가 저하된다. 혈청 카테콜아민은 정상인 점에 주의하기 바란다(갑상선호르몬은 카테콜아민의 작용을 증강시킬 뿐, 그 양을 증가시키는 것은 아니다). 또한 PRA(혈장 레닌 활성)는 발한과다 등에 의한 탈수 경향 때문에 상승한다.

13) 대사계

기초대사율이 상승하고, 식욕증진, 체온상승, 더위를 견딜 수 없는(겨울에 강하고, 여름에 약하다.) 증상 등이 나타난다.

단백질의 분해가 합성보다 많아지고, 글루코오스의 흡수, 소비, 생산이 항진되며, 또한 간 글리코겐의 감소, 인슐린 분해율의 상승 등을 볼 수 있다. 요컨대, 이화가 항진되고 있는 것이다.

지질대사도 합성보다 분해가 촉진되기 때문에 혈중 유리지방산(free fatty acid)이 상승하고 콜레스테롤은 저하된다. 또한 인슐린이 분해되기 쉽기 때문에 내당능의 저하를 초래하기 쉬워 요당이 발견되거나 경구 포도당 부하시험(oral glucose tolerance test : OGTT)에서 당대사 이상을 보이는 경우도 있다.

이상의 Graves병의 증상을 **그림 4-14**와 **표 4-5**에 요약하였다.

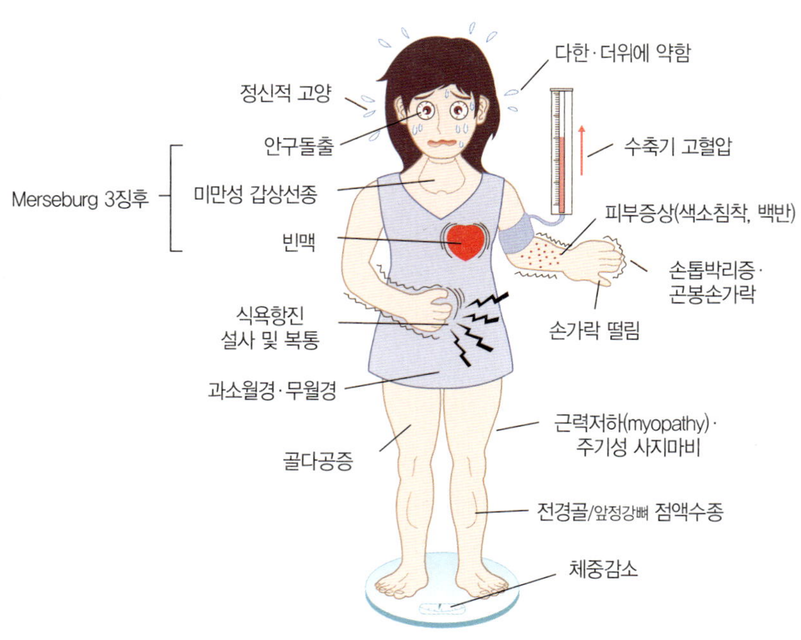

[그림 4-14] Graves병의 증상

일반증상	피로감, 전신권태, 더위를 심하게 탄다, 미열, 체중감소
정신·신경계	신경질, 정서 불안정, 두통, 떨림(손끝, 혀, 눈꺼풀), 우울상태, 반사항진, 정신병
갑상선종	갑상선 전체가 미만성으로 커진다
눈증상	안구돌출, 눈빛이 날카롭다, 눈꺼풀부종, Graefe 징후, Möbius 징후, Stellwag 징후, Dalrymples 징후, malignant exophthalmos
순환기계	호흡곤란, 심계항진, 빈맥, 고혈압, 맥압증대, 부정맥, 심방세동, 심부전
근육계	근력저하, 근육위축, 갑상선 중독성 근육병증, 주기성 사지마비
골격계	골다공증, 병적 골절
피부	손바닥 고온, 다습, 발한과다, 색소침착, 백반, 탈모, 손톱박리, 국한성 부종, 여성화 유방
소화기계	식욕항진, 배변횟수 증가, 설사, 간종대, 황달, 간질환
생식기계	과소월경, 무월경, 성욕감퇴, 불임증

[표 4-5] **Graves병의 증상**

3. 검사소견

1) 일반검사

① 경도의 백혈구 감소, 상대적 림프구의 증가, 호산구의 증가

이들은 대사항진에 의한 혈중 코르티솔의 저하에 의해 일어난다. 코르티솔은 호중구를 증가시키고 림프구와 호산구를 감소시킨다. 코르티솔의 저하는 그 반대의 작용을 일으킨다.

② 혈청 총콜레스테롤의 저하, 유리지방산의 증가

지질대사의 항진 때문에 콜레스테롤과 중성지방의 합성은 저하된다. 한편, 중성지방의 분해가 진행되기 때문에 유리지방산이 증가한다. 반대로 되는 경우에 주의하기 바란다.

③ 혈청 Ca · ALP(alkaline phosphatase) 상승

갑상선호르몬은 뼈의 대사를 활성화한다. 뼈형성을 증가시키기 때문에 골형성성 지표인 골형 ALP가 증가한다. 또 뼈흡수가 뼈형성보다 항진되기 때문에 경도의 고칼슘혈증이 일어난다.

④ 혈청 AST · ALT 상승

간기능장애가 일어나기 때문에 황달과 함께 AST, ALT가 상승된다.

⑤ 당뇨병

내당능 저하 때문에 요당이 나온다.

⑥ Creatine뇨

근육 파괴가 일어나기 때문에 근육으로부터 크레아틴(creatine)이 빠져나온다. 크레아티닌(creatinine)이 아니라 creatine인 것에 주의해야 한다.

⑦ 혈청 CK(creatine kinase)의 낮은 수치

보통 근육파괴가 일어나는 질환에서는 근육 내에 존재하는 CK 등의 효소가 빠져나와 혈중에서 높은 수치가 된다. ⑥에서도 언급한 바와 같이 Graves병에서는 근육파괴로 인해 CK도 높은 수치가 된다고 생각할지 모른다. 그러나 그 반대로 CK는 낮은 수치가 되므로 주의해야 한다. Graves병에서는 대사가 항진되기 때문에 CK의 분해가 빨라 혈청 수치도 낮아지는 경우가 많다.

⑧ 요중 17-hydroxy-corticosteroid(OHCS) 상승

코르티솔의 대사항진 때문에 혈중 코르티솔은 저하되는 반면 대사물인 17-OHCS는 증가한다.

⑨ 심전도에서의 동성빈맥/굴빠른맥(sinus tachycardia), 심방세동/심방잔떨림(atrial fibrillation)

그 밖에 기외수축, T파 증가, 방실(AV) block 등이 나타난다.

2) 갑상선 기능검사

① 혈중 T_3, T_4, FT_3, FT_4의 상승
② 갑상선 ^{123}I 섭취율의 상승
③ 혈중 TSH의 저하(T_3, T_4 상승에 의한 negative feedback 때문)
④ 항TSH수용체 항체 양성

Graves병의 검사 방법을 **표 4-6**에 정리하였다.

일반검사	
혈액	백혈구 감소, 상대적 림프구수 증가, 총콜레스테롤의 낮은 수치, Ca의 높은 수치, ALP의 높은 수치
소변	당뇨, creatine뇨
심전도	동성빈맥, 기외수축, T파 증가, 심방세동, 방실차단
갑상선기능검사	
갑상선호르몬	혈청T_4↑, 혈청T_3↑, FT_4↑, T_3↑
RI검사	갑상선 ^{123}I 섭취율 상승(정상치:10~40%)
기타	항TSH수용체 항체 양성

[표 4-6] Graves병의 검사

4. 진단

안구돌출, 갑상선종, 빈맥의 이른바 Merseburg 세 가지 징후가 갖추어지면 Graves병의 진단은 쉽다. 그러나 세 가지가 모두 갖추어지지 않을 때에는 Graves병이라고 깨닫지 못하는 경우도 있다. 시험에서는 T_4의 수치가 제시되므로 갑상선과 관계가 있다는 것을 바로 알 수 있지만, 실제 임상에서는 다르다. 다음과 같은 증상이 나타나면 T_3, T_4도 함께 검사해야 한다.

① 원인불명의 체중감소가 있다

시험에서는 체중감소라고 하면 바로 암이라고 생각할 수 있지만, 암만이 체중감소를 초래하는 것은 아니다.

② 원인불명의 미열이 있다

결합조직질환과 관련되어 많이 발병하지만, Graves병도 떠올릴 수 있으면 도움이 된다.

③ 특히 고령자에게서 원인불명의 심방세동 또는 고박출성 심부전이 나타난다.

④ 정신증상(불안, 초조, 조울증 등)이 있다

⑤ 중년 남성에게서 주기성 사지마비(periodic paralysis)가 나타난다.

동양인 남성의 Graves병 환자 중에서 나타난다. 당질 섭취, 음주나 과격한 운동 등이 요인이며, 이완성 마비나 탈력이 발작적으로 일어나고 몇 시간에서 하루 정도 지속된다. 이런 발작이 몇 개월에 한 번의 간격으로 반복된다. 발작 시에는 저칼륨혈증이 나타난다.

원칙적으로 Graves병을 치료하고, 발작 시에 칼륨의 경구투여나 알도스테론 길항제(스피로놀락톤 등)를 투여한다. 갑상선중독 증상이 개선되면 발작은 일어나지 않는다.

중요한 것은 "혈중 T_4가 높은 수치로 나타난다고 무조건 Graves병"이라고 착각하면 안된다는 것이다. 또한 갑상선 ^{123}I 섭취율이 높다고 해도, Graves병의 결정적인 단서가 되지는 않는다.

진단의 포인트는 미만성 갑상선종이며, 혈중 T_3, T_4가 높고 TSH가 낮으며 항TSH수용체 항체가 양성이어야 한다.

5. 치료 및 간호

1) 치료법의 선택

Graves병의 치료법은 다음 세 가지가 있다.

- 항갑상선제에 의한 치료
- 방사성 요오드에 의한 치료
- 수술요법

치료에서 최대의 문제점은 그 치료법의 선택에 있다. 선택의 기준은 의사, 학자에 따라 다소 차이가 있지만, 일반적인 방법을 정리하면 **그림 4-15**와 같다. 선택의 기준이 되는 것은 다음과 같이 크게 세 가지 요소이다.

- 연령
- 생식(임신)
- 갑상선종의 크기

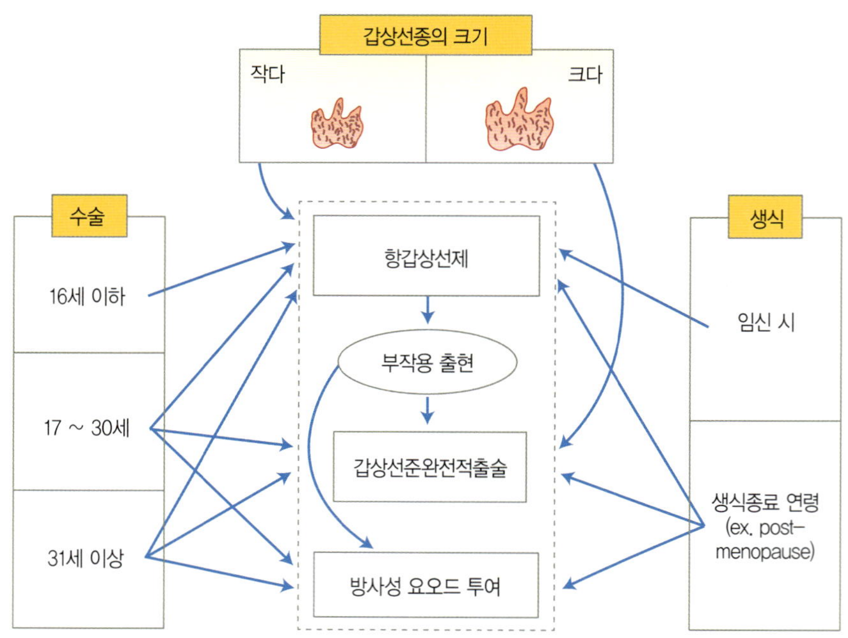

[그림 4-15] Graves병의 치료법 선택

그림에서 몇 가지 포인트를 열거해 보겠다.

① 임신 시에도 치료는 이루어진다.

이때에는 항갑상선제를 사용하는 것이 원칙이다. 단, 투여량을 줄인다. 또한 임신이 진행됨에 따라 투약이 불필요해지는 경우도 있다(자가면역질환은 일반적으로 임신에 의해 호전되는 경우가 많다).

② 임신 시에도 수술을 하는 경우가 있다.

일반적으로는 임신하기 전에 생식 가능한 연령에 이르면 수술하여 임신에 대비하는 방법을 선택한다.

③ 산후 수유는 금지한다.

항갑상선제는 젖 속으로 배설되기 때문이다.

④ 임신 시 방사성 요오드의 투여는 절대적으로 금기이다.

⑤ **재발한 경우**에는 **그림 4-16**과 같이 몇 가지 방법이 있다. 원칙적으로는 어떤 방법을 선택해도 좋지만, 유일하게 재수술만은 금기이다. 재수술은 유착 등의 문제로 금기시된다.

⑥ 연령에 따라 치료법이 크게 다르다.

⑦ 항갑상선제로 인해 **무과립구증**(agranulocytosis) 등의 중증 부작용이 있는 경우에는 곧 투여를 중지하고 다른 치료법으로 바꾼다. 기본적으로 젊은 사람은 항갑상선제 또는 수술을 실시하고 고령자인 경우에는 방사선 요오드 치료를 실시한다. 임신 시에는 항갑상선제를 투여한다. 또 갑상선종이 커서 항갑상선제나 방사성 요오드로 효과가 나타나지 않을 경우에는 수술을 실시한다.

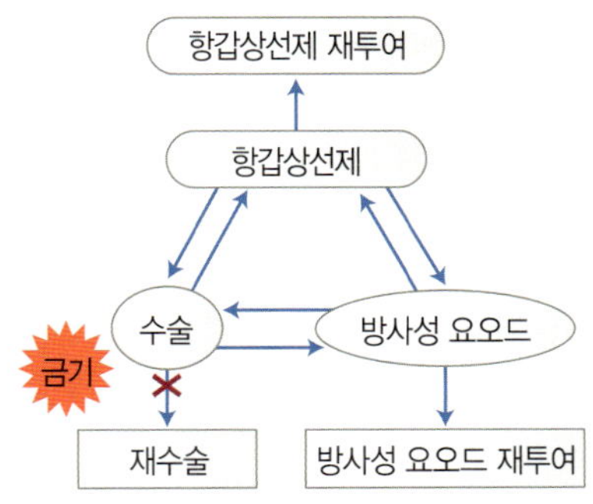

[그림 4-16] Graves병이 재발했을 경우의 선택

2) 치료상의 지표 및 부작용(표 4-7)

① 항갑상선제

- Methimazole(MMI, I - methy1 - 2 - mercaptimidazole)
- Propylthiouracil(6 - propy1 - thiouracil ; PTU)

위의 두 가지가 주로 사용되고 있다. 작용기전은 두 가지가 있는데, 하나는 무기 요오드가 MIT, DIT에 흡수되는 유기화의 과정을 억제하고, 또 한 가지는 MIT와 DIT가 축합(coupling)하는 과정을 억제하는 것이다.

부작용으로는 피부의 가려움, 발진, 위장장애, 발열 등이 있는데 가장 중요한 것은 무과립구증(agranulocytosis)이다. 대부분의 부작용은 치료 개시 후 3주 이내에 나타나지만, 무과립구증은 4~8주에 나타나는 경우가 많다.

항갑상선제의 투여방법은 **초기에 대량으로 투여**하고 증상이 개선됨에 따라 **서서히 줄여**, 최소 유지량으로 유지시키는 것이 일반적인 방법이다. 이와 같은 투여방법은 부신피질스테로이드제 투여의 경우에도 마찬가지이다(부신피질스테로이드제도 처음에는 대량 투여하고, 증상개선과 함께 점차 감소시킨다).

그러면 증상의 개선은 무엇을 지표로 판단하면 좋을까? 우선 중요한 것은 임상증상이다. 특히 맥박수와 혈압의 개선은 객관성이 있는 좋은 지표가 된다. 검사에서는 혈중의 FT_3, FT_4 수치를 참고로 한다. 일반적으로는 투여개시 4~8주 후에 기능의 정상화가 나타난다.

치료법	주요 적응	장점
항갑상선제 • 메티마졸(MMI) • 프로필티오우라실(PTU)	• 초회 치료에 이용	• 대부분의 환자에게 가능 • 외래에서 치료할 수 있다. • 불가역성의 기능저하증이 되지 않는다.
수술에 의한 치료 • 갑상선전적출술	• 암 등의 종양의 합병 • 항갑상선제를 사용할 수 없는 환자	• 효과가 빠르다. • 확실성이 높다.
^{131}I 복용요법 • 아이소토프치료	• 항갑상선제를 사용할 수 없는 환자 • 항갑상선제로 개선되지 않는 환자 • 수술 후의 재발	• 비교적 효과가 빠르다. • 확실성이 높다. • 외래로도 가능

[표 4-7] Graves병의 치료법

다음으로 또 한 가지의 항갑상선제인 무기요오드에 대해서 간단히 설명하겠다. 무기요오드는 일시적으로 호르몬의 합성, 분비를 억제함으로써 효과를 나타내는 약이다.

그러나 장기간(6~14주) 사용하면 오히려 기능항진 증상이 재발되기 때문에 주의해야 한다. 대부분의 경우 methimazole(MMI)이나 propylthiouracil (PTU)과 병용해서 일과성으로 사용한다.

② 수술요법

갑상선 부분절제술(subtotal thyroidectomy)을 실시한다. 치료법의 선택에서도 언급한 것처럼 25세 전후로 갑상선종이 큰 사람이라면 제1선택이 되지만, 16세 이하인 경우에도 항갑상선제에 의한 치료가 불가능할 때에는 적용된다. 또한 임신 중이라도 실시하는 경우가 있다는 것을 기억해두자.

한편, 금기사항으로는 이전에 부분절제술을 받은 적이 있는 경우이다. 부작용으로서 많이 나타나는 것은, 실수로 부갑상선도 함께 절제하는 경우로 이때에는 **저칼슘혈증**, **테타니(tetany)**를 유발한다.

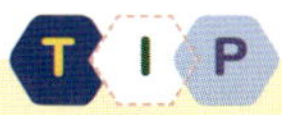

무과립구증 Agranulocytosis

항갑상선제 투여 중에 발병하는 무과립구증은 고열, 심한 편도염 등의 증상을 나타내는데, 갑자기 나타나는 경우가 많으므로 의사는 환자에게 미리 이러한 부작용에 대하여 충분히 설명하여 이러한 증상이 나타날 때에는 즉시 복용을 중지하도록 해야 한다. Methimazole이나 propylthiouracil 복용 중에 발열이 나타나는 환자를 발견했을 때에는 바로 백혈구수와 그 분획을 조사해야 한다. 백혈구수 및 과립구수가 감소된 경우에는 무과립구증이라고 확정진단하여 항생제, 부신피질스테로이드제, 무기요오드(일시적으로 갑상선호르몬의 합성·분비를 억제할 수 있다), 경우에 따라서는 과립구 콜로니 자극인자(G-CSF) 등으로 치료를 시작한다(그림 4-17).

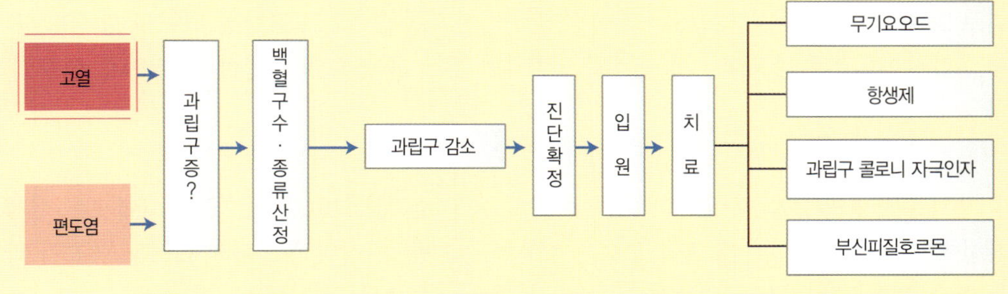

[그림 4-17] 항갑상선제에 의한 무과립구증의 진단과 치료

③ 방사성 요오드요법

요오드가 갑상선에 선택적으로 섭취되는 것을 이용한 방법이다. 방사성 요오드(radioactive iodine)에서 나오는 방사선에 의해 갑상선 여포세포를 파괴함으로써, 항진된 갑상선기능을 정상화시키려는 방법이다. 핵종(nuclide)으로는 ^{131}I가 사용된다. 적용 및 금기(특히 임신 시에)에 대해서는 앞에서 설명했기 때문에 생략하기로 한다.

한 가지만 더 추가하면, 아주 큰 미만성 갑상선종이나 큰 결절성 갑상선종에는 대량의 방사선량을 필요로 하기 때문에 비교적 금기가 되어, 원칙적으로 수술요법이 선택된다.

방사성 요오드를 투여하면 그 치료효과는 6~8주 후에 나타나기 시작한다. 충분히 효과가 나오기까지는 8~12주를 필요로 한다. 매우 천천히 반응하기 때문에 효과에 대한 판정은 적어도 6개월 후에 실시한다. 판정 결과를 보고 나서 두 번째의 투여 여부를 결정한다. 따라서 방사성 요오드요법을 연속해서 실시할 때에는 적어도 6개월은 간격을 두어야 한다.

④ 기타 치료법

기타 치료법으로서 β-blocker의 투여가 있다. β- blocker는 갑상선 자체에 대해서는 특별한 아무 작용도 없지만, 갑상선호르몬에 의한 카테콜아민 작용의 증가효과를 억제하므로 빈맥, 심계항진 등을 억제할 수 있다. 또한 손끝의 떨림이나 신경과민증상 등에 대해서도 유용한 치료법의 하나이다. 그리고 β-blocker에는 혈중 T_4가 T_3로 전환하는 것을 억제하는 작용도 있기 때문에 항갑상선제를 병용함으로써 보다 좋은 효과를 나타낸다.

이상으로 Graves병의 치료에 대한 설명은 끝내기로 한다.

다음으로 Graves병의 특수한 병형인 갑상선중독발작(thyrotoxic crisis)에 대하여 설명하겠다. 이것은 Graves병 중에서도 치명적인 증상을 보이는 병이기 때문에 잘 알아두어야 한다.

3 갑상선중독발작 Thyroid crisis, thyroid storm

갑상선중독발작(thyroid crisis)은 Graves병의 경과 중에 어떤 원인으로 갑자기 그 증상이 악화되는 것으로 치사율이 높은 질환이다. 갑상선중독발작의 원인은 매우 복잡하기 때문에 한마디로 표현하기는 힘들다. 그러나 간단히 말하자면 "종합적으로 갑상선 기능이 항진한 상태"로서, "갑상선호르몬 작용이 비정상적으로 증가한 상태"를 말하기 때문에 두 가지로 생각할 수 있다.

첫 번째는 혈중의 갑상선호르몬이 비정상적으로 높은 수치를 보이고 있는 경우로(이것은 실제로 갑상선에서 호르몬 합성이 항진되고 있는 경우도 있지만, 합성이 항진되지 않아도 여포가 파괴되는 등의 원인으로 저장된 갑상선호르몬이 혈중으로 유출되는 경우도 있다) 다음과 같은 증례가 있다.

① 치료받지 않은 Graves병 환자
② 치료를 중단한 Graves병 환자
③ 갑상선 부분절제술 후나 방사성 요오드요법 후, 또는 거칠게 갑상선을 촉진한 경우 갑상선에서 호르몬이 유출
④ 외과수술 시나 스트레스를 받은 후와 같이 TBP의 감소에 속발하는 유리형 호르몬의 증가
⑤ 간질환이 진행되어 갑상선호르몬의 대사가 감소된 경우

IV

두 번째는 **말초조직에서 갑상선호르몬에 대한 감수성의 증가**(이것은 교감신경의 긴장 항진과 혈중 카테콜아민 농도의 증가 등이 원인이다.)가 나타나는 경우로 다음과 같은 증례가 있다.

① 감염증이나 외상 등에 의해 혈중 카테콜아민이 증가된 경우(넓은 의미에서 스트레스이므로 동시에 갑상선호르몬이 상승한다.)
② 당뇨병성 케토산증(ketoacidosis)이나 임신고혈압증후군에 동반된 Graves병

이러한 몇 가지 복잡한(어떤 의미로는 원인이 확실하지 않은) 기전에 의해 갑상선중독발작(thyroid crisis)이 일어난다. 실제로는 치료를 중단한 환자가 교통사고를 당하거나 감염증에 이환된 경우에 발생하거나 수술과 임신 중일 때, 발생하는 경우가 많다.

1. 증상

갑상선중독발작의 구체적인 증상으로는 다음과 같은 것을 들 수 있다.

- **일반증상**
  고열(38℃ 이상), 발한
- **신경계**
  무력감, 고도불안, 혼란, 혼수
- **근골격계**
  운동과다
- **순환기계**
  심계항진, 고도의 빈맥(130회/분 이상), 호흡곤란, 심방세동, 심부전, 쇼크
- **소화기계**
  설사, 복통, 구토, 황달, 간비대

증상을 **그림 4-18**에 정리하였다. 3대 증상으로는 **고열**, **빈맥**, **의식장애**이다.

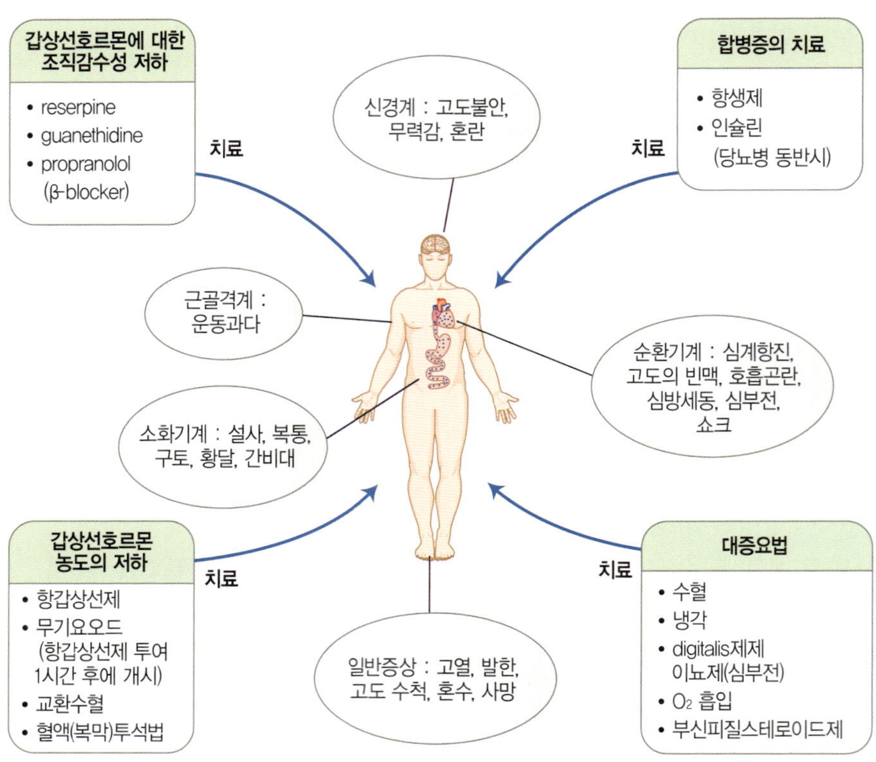

[그림 4-18] 갑상선중독발작의 증상과 치료

2. 진단

일반적으로 갑상선호르몬을 측정하지만, 결과를 기다릴 시간이 없다. 갑상선 기능항진증상(빈맥, 떨림, 운동과다증)과 발열(38℃ 이상)이 있고 의식장애가 동반되면 갑상선중독발작이라고 의심할 수 있다. 이때 가장 중요한 점은 미만성 갑상선종을 촉지하는 것이다. 다시 말해 Graves병의 존재를 확인해야 한다.

3. 치료 및 간호

갑상선중독발작은 방치하면 매우 위험한 질환이기 때문에 신속하고도 적절한 치료가 요구된다. 갑상선중독발작의 치료는 크게 두 가지 요소로 나눌 수 있다.

① 갑상선호르몬의 농도를 저하시킨다
② 갑상선호르몬에 대한 조직 감수성을 저하시킨다

그러나 이것만으로는 부신기능부전에 대한 관리나 갑상선중독발작의 유인이 될 만한 합병증의 치료에 불충분하다. 이들 전신적인 대증요법과 함께 갑상선중독발작에 대한 치료를 실시해야 한다.

① 갑상선호르몬을 저하시키기 위해서 우선, 항갑상선제를 투여하여 요오드의 유기화를 차단한 다음 1시간 후, 무기 요오드를 투여한다(일시적으로 호르몬 합성, 분비를 억제한다).

만일, 신속하게 저하시킬 필요가 있을 때에는 교환수혈을 하거나 혈액(복막)투석을 실시한다.

② 갑상선호르몬의 조직 감수성을 저하시키기 위해서 우선 카테콜아민의 작용을 억제한다.

- reserpine(교감신경중추 억제제)
- guanethidine(교감신경절 차단제)
- propranolol(β - blocker)

등을 사용한다.

③ 대증요법으로서 중요한 것은 다음과 같다.

- 수액(탈수에 대해서 하루 2~3 ℓ 의 수액을 실시한다)
- 냉각(과열이 있는 경우)
- 디기탈리스 제제, 이뇨제(심부전이 있는 경우)
- 산소흡입
- 부신피질스테로이드제

④ 합병증에 대해서는

- 항생제
- 인슐린(당뇨병을 동반하는 경우)

등을 적절하게 사용한다(**그림 4-18**).

 Plummer병 중독성 갑상선종 Toxic adenoma

Plummer병은 갑상선에서 발생한 여포선종이 원인이 되어 발생하는 병이다. 이 선종이 아무런 증상도 보이지 않는 경우에는 그저 단순한 선종으로, Plummer병이라고 부르지 않는다. 그러나 갑상선호르몬을 과잉으로 분비하여 갑상선 기능항진 증상을 보이면 Plummer병이라고 한다(선종의 수는 단발성이다). 일반적으로는 40세 이상에서 증상이 나타난다.

Graves병과 비교하면 정신신경 증상은 가볍지만, 순환기 증상은 심하여 digitalis 불응성 심방세동이나 심부전을 일으키는 것이 특징적이다. 또한 Graves병과의 큰 차이는 안구돌출이 나타나지 않으며 갑상선종도 미만성이 아닌 결절상으로 만져지는 것이 특징이다.

검사소견에서 중요한 것은 scintigram이다. 결절과 일치되게 hot nodule이 발견되지만, 주위의 정상 부분은 TSH의 저하(negative feedback에 의한) 때문에 ^{123}I의 집적이 저하된다. Graves병에서는 광범위하게 ^{123}I의 집적이 나타나는 것에 비해 상당히 특징적인 소견이다. 또한 항TSH수용체 항체가 나타나지 않는다. Graves병에서 가끔 나타나는 항갑상선 항체도 음성이다.

Plummer병의 치료에서는 원칙적으로 외과적 치료가 선택된다. 무기요오드는 일반적으로 효과가 없고, 항갑상선제나 방사성 요오드의 투여량도 Graves병의 경우에 비하면 꽤 많은 양이 되므로 사용할 수 없기 때문이다(표 4-8).

	Graves병	Plummer병
연령	20~50세	40세 이상
안구돌출	안구돌출	안구정상
갑상선종	미만성으로 부어 있다	결절
갑상선종 scintigram	미만성	결절성
체중감소	고도	경도
정신신경증상	많다.	적다.
피부증상	있다.	경도
순환기증상	있다.	고도
항TSH 수용체 항체	나타나는 경우가 많다.	나타나지 않는다.
무기요오드의 투여	효과가 빠르다.	효과가 없다.
항갑상선제의 투여	효과가 있다.	효과가 적다.
외과적 치료	갑상선 준완전적출술	갑상선엽 절제술

[표 4-8] Graves병과 Plummer병의 감별

갑상선기능항진증 핵심정리

병태생리로 보는 갑상선기능항진증

갑상선기능항진증이란 갑상선 기능이 항진되어 갑상선 호르몬의 혈중농도가 높은 수치를 나타내는 질환으로 20~50대 여성에게서 자주 발병한다.

병 인	• 갑상선 자극작용을 갖는 갑상선 자가항체에 의한 일종의 자가면역질환이다. • 갑상선조직에서의 호르몬 생산항진
병 태	• 갑상선 자극물질(주로 IgG)이 갑상선을 자극하여 갑상선호르몬의 생산을 증가시킴. • 갑상선기능항진증을 일으키는 질환 – Grave병, Plummer병 – 뇌하수체 TSH 생산종양 – 이소성 TSH 유사물질에 의한 속발성 갑상선 기능항진증 – 시상하부성 갑상선기능항진증
증 상	**갑상선종(Goiter):** 갑상선호르몬의 대량생산으로 갑상선이 커진다. **눈증상:** 고도의 안구돌출, 눈꺼풀부종, 결막충혈 등 **피부증상:** 발한이 증가하고 말초혈관이 확장됨(손바닥이 촉촉하다) **심혈관계:** 빈맥, 심계항진, 호흡곤란, 맥압이 증가 **소화기계:** 다식증상, 체중감소, 배변횟수 증가, 설사 등 **신경계:** 정서가 불안정하여 신경질적이 되며 우울상태가 됨, 수면장애 **근육계:** 전신권태감, 저칼륨성 주기성 사지마비 **골격계:** 뼈흡수와 뼈형성이 촉진됨(경도의 고칼슘혈증) **신장:** 월경주기 이상, 성욕저하 **내분비계:** 코르티솔의 생산, 대사, 배설의 증가(혈중 코르티솔 수치가 저하됨) **대사계:** 유리지방산이 상승하고 콜레스테롤은 저하. 대사율 증진으로 인한 체온상승, 더위를 참지 못함.

진 단 및 검 사	진단 • 안구돌출, 갑상선종, 빈맥 : 갑상선기능항진증의 원인인 Graves병의 3대 증상 • 방사선 요오드 스캔 • 혈액검사 : TSH(갑상선자극호르몬), $T_3 \cdot T_4$(갑상선 호르몬)

치 료	• 항갑상선제에 의한 치료 • 방사성 요오드(^{131}I)에 의한 치료(임신 시 방사성 요오드의 투여는 절대 금지) ※ 방사성 요오드 치료법은 확실한 치료법이지만 갑상선기능저하증 발생 위험의 부작용이 있다. • 갑상선부분절제술(완전 절제 시에는 갑상선 호르몬을 평생 인공 보충) • 임신 시에도 치료는 이루어진다. • 출산 후 수유는 금지(항갑상선제는 젖 속으로 배설되기 때문임)

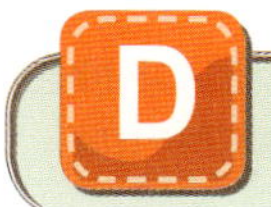

갑상선 기능저하증 Hypothyroidism

갑상선 기능저하증은 갑상선 조직에서 T_3, T_4 호르몬의 합성이 저하되어 말초조직에서 호르몬 결핍으로 인한 다양한 증상이 나타나는 질환이다.

단, T_3, T_4의 합성이 저하되어 있지 않더라도 말초조직에서 갑상선호르몬에 대한 반응성이 저하되어 있는 경우도 갑상선 기능저하증에 포함되므로 주의해야 한다.

우선 갑상선 기능저하증은 크게 두 가지로 분류된다. 첫번째는 신생아기부터 갑상선호르몬의 결핍이 일어나는 경우로서, 크레틴증(cretinism)이라 불리는 병이다. 두번째는 성인에게서 볼 수 있는 갑상선 기능저하증으로 단지 갑상선 기능저하증이라고 하는 경우에는 일반적으로 이 성인형을 가리킨다.

IV

1. 분류

원인에 따라 분류하면 **그림 4-19**와 같다.

1) 원발성 Primary hypothyroidism

(1) 갑상선 조직의 감소

① 질환의 진행

만성 갑상선염(예 : Hashimoto병)이 진행되면 점차로 갑상선조직이 파괴되어 갑상선 기능이 저하된다. 아급성 갑상선염이나 무통성 갑상선염의 일부에서도 저하하는 경우가 있다.

② 조직의 파괴

외과수술이나 ^{131}I의 투여, X-선의 조사 등에 의한 조직파괴 외에, 갑상선질환 이외의 다른 질환의 영향에 의한 조직파괴(예 : 결핵이나 악성 종양의 침윤이나 전이 등)에 의해 갑상선 기능이 저하된다.

(2) 갑상선호르몬 합성의 장애

갑상선에서 T_3, T_4의 합성과정 중 어느 부분이 장애를 받아도 갑상선기능은 저하된다. 즉, 다음과 같은 장애에 의해 갑상선 기능저하증이 될 가능성이 있다.

① 요오드 섭취의 장애
② 요오드 유기화의 장애
③ Iodotyrosine 축합의 장애
④ Thyroglobulin 가수분해의 장애
⑤ Thyroglobulin 합성의 장애

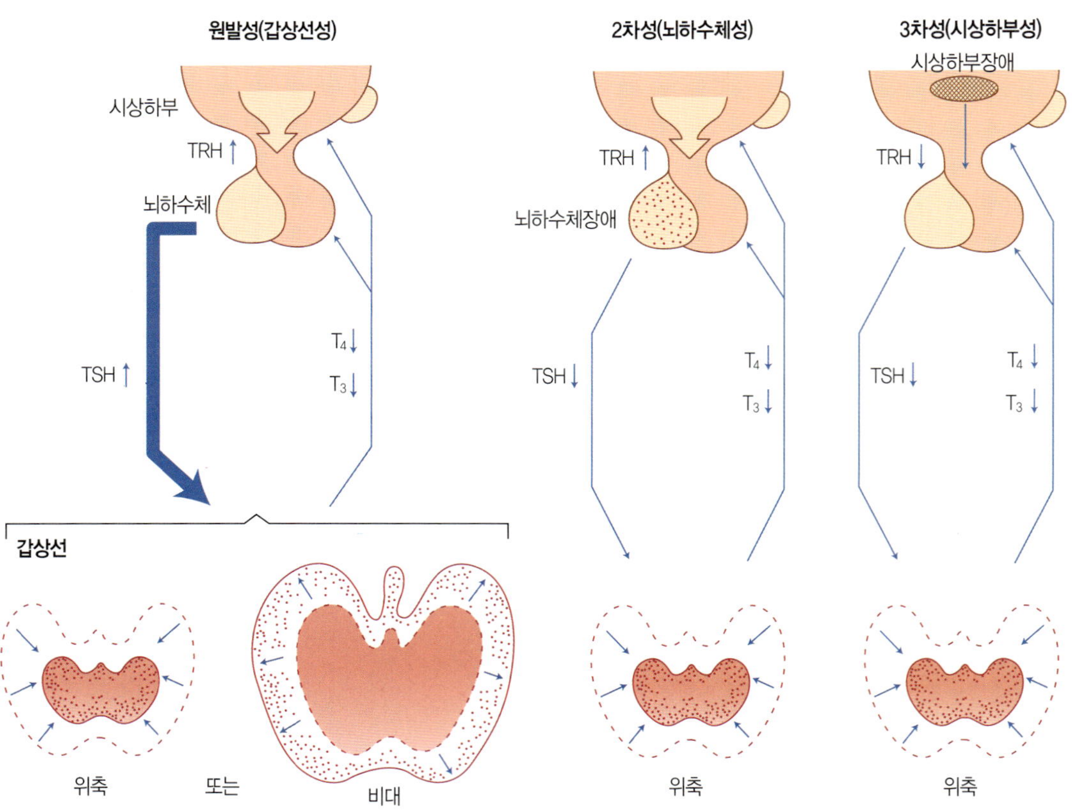

[그림 4-19] 갑상선 기능저하증의 원인에 의한 분류

2) 속발성 Secondary hypothyroidism

(1) 시상하부-뇌하수체계의 장애

① TSH 결손(뇌하수체의 장애)
2차성 갑상선 기능저하증

② TRH 결손(시상하부의 장애)
3차성 갑상선 기능저하증

등에 의해 2차적으로(속발성으로) 갑상선기능의 저하가 나타난다.

(2) 갑상선호르몬 불응증

일명, Refetoff 증후군이라고도 불린다. 갑상선호르몬은 분비되고 있지만, 말초조직에서의 반응이 낮은 것을 말하는데, 이것은 선천성 갑상선호르몬 수용체 이상증이다.

2. 치료 및 간호

갑상선호르몬 보충요법으로서 thyroxine(T_4 제제)을 투여한다.

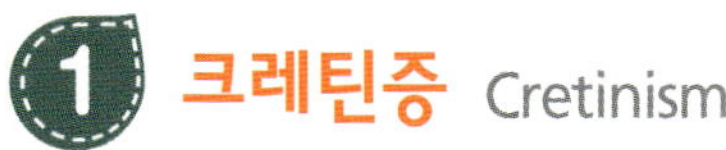

1 크레틴증 Cretinism

1. 증상

- 저신장
- 지능저하
- 지연성 황달

이 세 가지가 크레틴증의 특징이다. 저신장은, 이미 설명한 성장호르몬 분비부전성 저신장증(성장호르몬의 저하에 의해 발생)이 상하반신 비율이 정상인 것에 비해, 크레틴증의 경우에는 몸통에 비해 사지가 짧고 머리부분이 큰 것이 특징적이다(상하반신 비가 비정상적으로 크다). 그 외에 부어오른 듯한 얼굴, 거대 혀, 피부건조, 맹출(eruption) 지연, 뼈 연령의 지연, 대천문·소천문/앞숫구멍·뒤숫구멍의 폐쇄지연, 배꼽탈장(복부팽윤 때문) 등을 볼 수 있다**(그림 4-20)**.

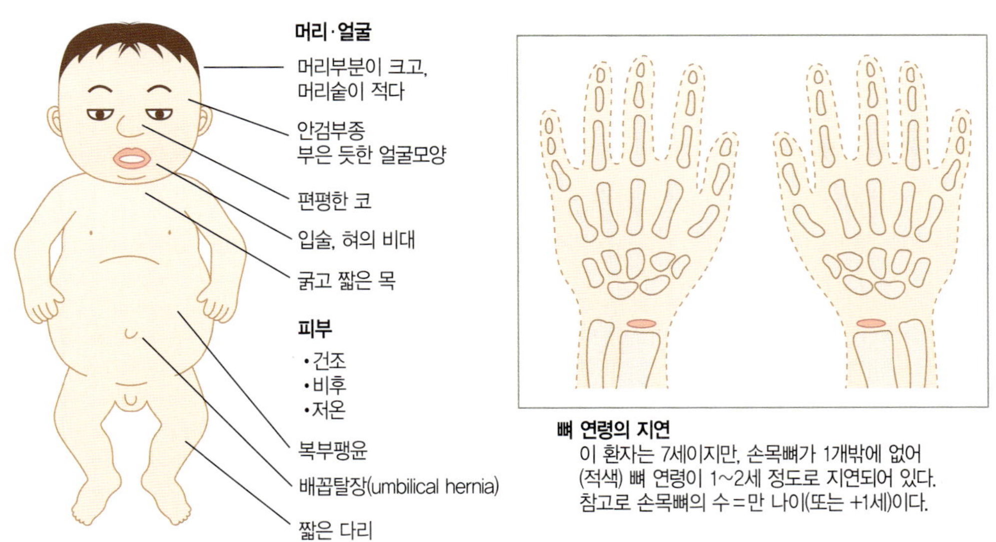

[그림 4-20] 크레틴증의 증상

2. 치료 및 간호

크레틴증의 치료에서 중요한 점은 치료 시기가 늦어지면 심신의 발육을 정상화할 수 없기 때문에, 조기진단이 중요하다. FT_4의 낮은 수치, TSH의 상승이 선별검사로서 유용하지만, 최근에는 양수나 제대혈액 속의 낮은 T_3 수치가 조기진단에 유용하다고 알려져 있다. 크레틴증이라는 진단이 내려지면, 그 시점에서 충분한 양의 갑상선호르몬제(T_4나 건조 갑상선 분말 등)를 투여하여 갑상선호르몬 수치가 정상보다 약간 높게 유지되도록 한다.

성인형 갑상선 기능저하증 Adult hypothyroidism

1. 증상

우선 갑상선 기능저하증에서 나타나는 증상을 생각해 보자. 대개 Graves병의 증상과 반대가 되므로 비교적 쉽게 알 수 있을 것이다.

① 열 생산이 저하되므로 추위를 많이 탄다.

② 발한이 적어 피부건조가 나타난다.

③ 모발은 건조해서 빠지기 쉽고, 눈썹, 액모/겨드랑털, 음모의 숱이 적어진다.

④ 육체적으로나 정신적으로 활동이 느려지고 기억력도 장애를 받는다.

⑤ 단백질의 이화가 이루어지지 않기 때문에, 피하조직에 무코다당(mucopolysaccharide)이 침착되어, 그곳에 물이 고여 부어오른다. 얼핏 보면 부종처럼 보이지만, 심부전이나 신증후군일 때 나타나는 부종과 달리 눌러도 자국이 남지 않는 것(nonpitting edema)이 특징이다. 이것을 점액수종(myxedema)이라고 한다. 이것은 눈꺼풀에서 가장 흔하게 볼 수 있고, 사지에도 나타나는데 혀나 인두점막에 나타나게 되면 거대 혀나 쉰목소리(hoarseness)를 초래하게 된다.

⑥ 여성에게는 젖분비가 나타나는 경우가 있다. 그 이유는 갑상선 기능저하증에서는 T_3, T_4가 낮기 때문에, feedback이 걸려 시상하부로부터의 TRH 분비가 항진된다. TRH는 뇌하수체로부터 TSH 분비를 항진시키지만 동시에 젖분비호르몬(prolactin)의 분비도 항진시킨다. 젖분비가 일어나는 것은 이 젖분비호르몬 분비의 항진 때문이다.

⑦ 서맥/느린맥(bradycardia)이 나타나고 심막내강에 액체가 저류하기 때문에 심음이 미약해지고 심전도에서도 낮은 전위(low voltage pattern)가 나타난다. 심박출량도 저하되어 혈압은 정상 또는 저하된다.

⑧ 고혈압이 되는 경우가 있다.

혈압이 정상~저하된다고 했는데, 반대로 고혈압이 되는 경우가 있다. 갑상선 기능저하증이 진행되면 혈관벽에도 mucopolysaccharide가 침착되고, 결국은 고콜레스테롤혈증(hypercholesterolemia)을 동반해서 동맥경화가 촉진되어 고혈압이 되는 것이다. 이러한 경우

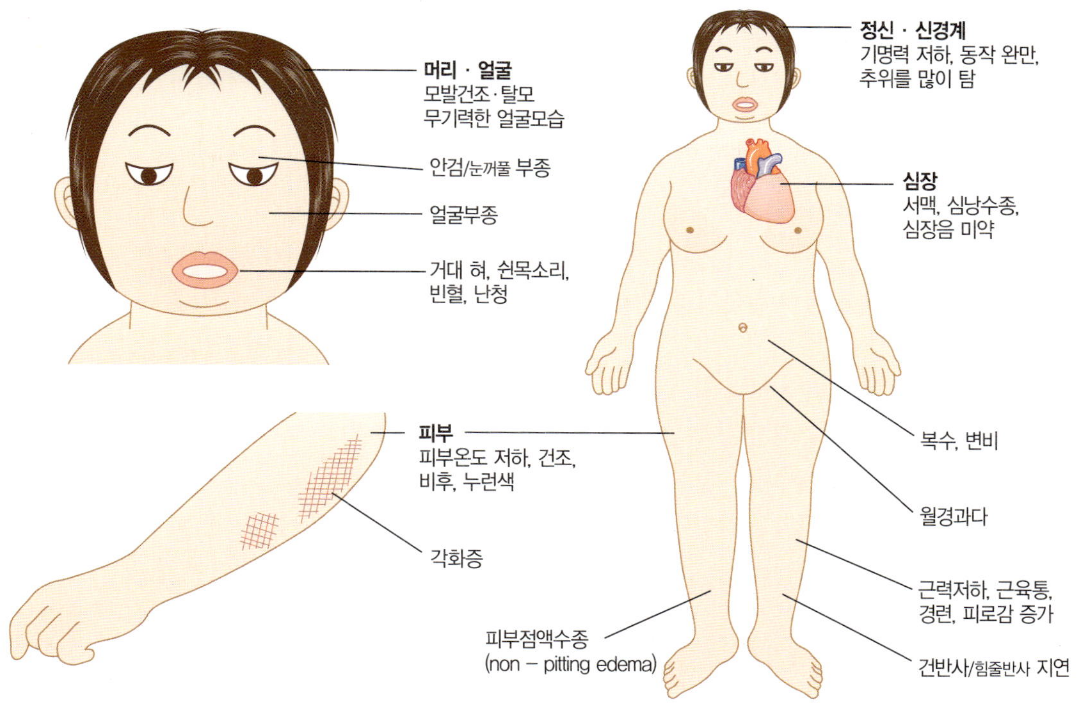

[그림 4-21] 갑상샘 기능저하증에서 나타나는 증상

에는 심장의 관상동맥에도 동맥경화가 진행되고 있으므로, 특히 치료 시에는 주의를 요한다.

⑨ 식욕부진이 나타나고 장 꿈틀운동이 완만해져 변비가 자주 나타난다(Graves병의 경우에는 이와 반대로 아무리 먹어도 살이 찌지 않고, 설사경향이 나타난다).

⑩ 근력저하나 힘줄반사(특히 Achilles 힘줄반사)의 복귀 시간의 지연이 현저하다.

⑪ 여성에게는 초기에는 월경과다를 일으키는 경우가 많고, 후기가 되면 무월경이 되며 종종 성욕감퇴를 호소한다.

이상과 같은 갑상선 기능저하증의 증상은 **그림 4-21**과 같이 정리하였다.

2. 검사

1) 일반검사

① 빈혈

빈혈은 일반적으로 볼 수 있는 소견이다. 보통, 정구성 정색소성 빈혈(normocytic normochromic anemia) 또는 대구성 고색소성 빈혈(macrocytic hyperchromic anemia)인 경우가 많지만, 월경과다 등에 의해 철결핍빈혈이 일어나면 소구성 저색소성 빈혈(microcytic hypochromic anemia)이 된다.

② 혈청 콜레스테롤의 높은 수치

갑상선 기능항진증에서는 저콜레스테롤혈증(hypocholesterolemia)이 되지만, 갑상선 기능저하증에서는 그 반대이다.

③ 혈청 CK의 높은 수치

근육 유래의 효소이다. 갑상선 기능저하증에서는 때로 근육통이나 근육경직이 나타나는 경우가 있다. 갑상선 기능항진증에서는 혈청 CK는 낮은 수치~정상치가 된다.

④ 혈청 ALT, AST의 높은 수치

갑상선 기능항진증에서도 AST, ALT는 높은 수치를 나타낸다. 그런데 지금까지의 유형으로 보면 갑상선 기능저하증에서는 당연히 낮은 수치가 되어야 한다. 그러나 그 반대로 AST, ALT가 높은 수치가 되는 것이다. 그 이유는 갑상선 기능저하증의 경우, 근육에서 유래되는 효소가 혈중으로 빠져나가는 경우가 있기 때문이다. AST, ALT도 근육 중에 존재하는 효소의 일종이므로, CK의 경우와 마찬가지로 높은 수치를 나타내는 것이 그 이유이다.

한편 갑상선 기능항진증의 경우에는 간에서 유래되는 AST, ALT가 혈중으로 나오기 때문에 높은 수치가 된다.

즉, 동일하게 높은 수치라도 어디에서 유래되는지에 따라 다른 것이다.

⑤ 혈중 젖산탈수소효소(LDH)의 높은 수치

LDH는 전신의 모든 조직에 존재하는 효소이다. 어느 조직에서 유래하든 특이적인 것은 아니지만 높은 수치를 나타내는 경우가 있다는 것을 기억하기 바란다.

⑥ 요중 17-OHCS, 17-KS의 낮은 수치

요중 17-OHCS, 17-KS는 스테로이드 호르몬의 대사산물이다. 갑상선 기능저하증에서는 대사가 지연되기 때문에 대사산물의 양은 감소한다.

2) 특수검사

다음으로 갑상선 기능검사를 살펴보자.

- 혈중 T_3, T_4는 낮은 수치
- 혈중 TSH는 원발성인 경우에는 상승(T_3, T_4의 감소로 인해 negative feedback이 해제되어 뇌하수체로부터 TSH의 분비가 증가하기 때문)한다. 속발성인 경우, 즉 뇌하수체 및 시상하부로부터 TSH 및 TRH의 분비가 각각 저하되어 갑상선 기능저하증을 일으키는 경우에는 당연히 혈중 TSH가 저하된다.

원발성 갑상선 기능저하증에서는 T_3, T_4가 감소되고, TSH가 증가되는데, 이들이 일어나는 순서는 다음과 같다.

원발성 갑상선 기능저하증의 경우, 우선 갑상선에서 T_3, T_4의 분비가 저하되지만, 곧 feedback이 걸려 TSH의 분비가 상승된다. 이로 인해 갑상선이 자극되고, 다시 T_3, T_4를 분비하게 되어 원래의 수치로 돌아온다. 그러나 병이 조금 진행되면 다시 T_3, T_4의 분비가 저하되므로 TSH의 분비가 상승된다. 이와 같은 사이클을 몇 차례 반복함으로써 T_3, T_4의 수치는 거의 정상 수준을 유지하게 되며 현저한 저하를 나타내는 일은 없다. 그러나 TSH는 이러한 사이클이 거듭될 때마다 누적되어 가므로 점점 더 상승한다. 따라서 호르몬의 변화로는 우선 TSH의 상승이 가장 먼저 나타난다. 이것을 조금 더 알기 쉽게 설명한 것이 **그림 4-22**이다. 병이 점차 진행되어 가면 TSH가 늘어나도 T_4가 분비되지 않고 정상으로 돌아가지 않게 된다. T_4가 감소되면 T_4로 만들어지고 있는 T_3도 점차 감소한다. 따라서 우선 TSH가 증가하고 다음으로 T_4가 감소하며 마지막으로 T_3가 감소한다.

자극시험으로는 **TRH 시험**(stimulation test)이 있는데, 이것은 TRH를 투여하여 TSH를 측정하는 시험이다. 원발성인 경우에는 T_3, T_4의 감소로 TSH가 증가하기 때문에, TRH를 투여하면 **TSH는 과잉 반응**하여 높은 수치를 나타내는 것이 특징이다.

참고로 말하면 뇌하수체성인 경우에는 TSH가 나오지 않는 것이 원인이기 때문에 TRH를 부하해도 낮은 수치가 그대로 유지된다. 한편 시상하부성인 경우에는 TRH가 없었던 곳에 TRH의 부하가 걸리므로 TSH는 정상 또는 지나친 상승을 나타낸다.

3. 치료 및 간호

치료에는 갑상선호르몬 제제를 사용하는데, 갑상선호르몬 제제에는 다음과 같은 것들이 있다.

- 건조 갑상선 분말
- Thyroxine(T_4)
- Triiodothyronine(T_3)

이전부터 사용되었던 것은 건조 갑상선 분말인데, 이것은 돼지의 갑상선을 건조시켜 분말로 만든 약이다. 그러나 돼지 갑상선 속에 포함된 T_4, T_3의 양이 일정하지 않기 때문에 문제가 있다. 최근에는 **T_4 제제가 가장 유용**하다고 알려져 있다. T_3 제제는 효과는 빠르지만, 작용 지속시간이 짧고 여러 번 투여해야 할 필요가 있기 때문에 유지요법으로서는 사용하기 어렵다. T_3 제제의 적용은 신속하게 갑상선호르몬을 보충해야 할 경우(예를 들어, 심부전이나 부신기능부전 등을 동반할 때) 등에 한정된다.

그렇다면, T_4(thyroxine)를 사용한다면 어떻게 투여하는 것이 좋을까?

Graves병의 경우, 항갑상선제를 사용할 때에는 처음에는 대량을 투여하지만 서서히 조금씩 줄여간다. 그러나 갑상선 기능저하증의 경우에는 그 반대로, 우선 **소량으로 시작해서 서서히 양을 늘려 유지량으로 지속**한다. 그 이유는 갑상선 기능저하증이 진행되면 **관상동맥경화증**이 나타

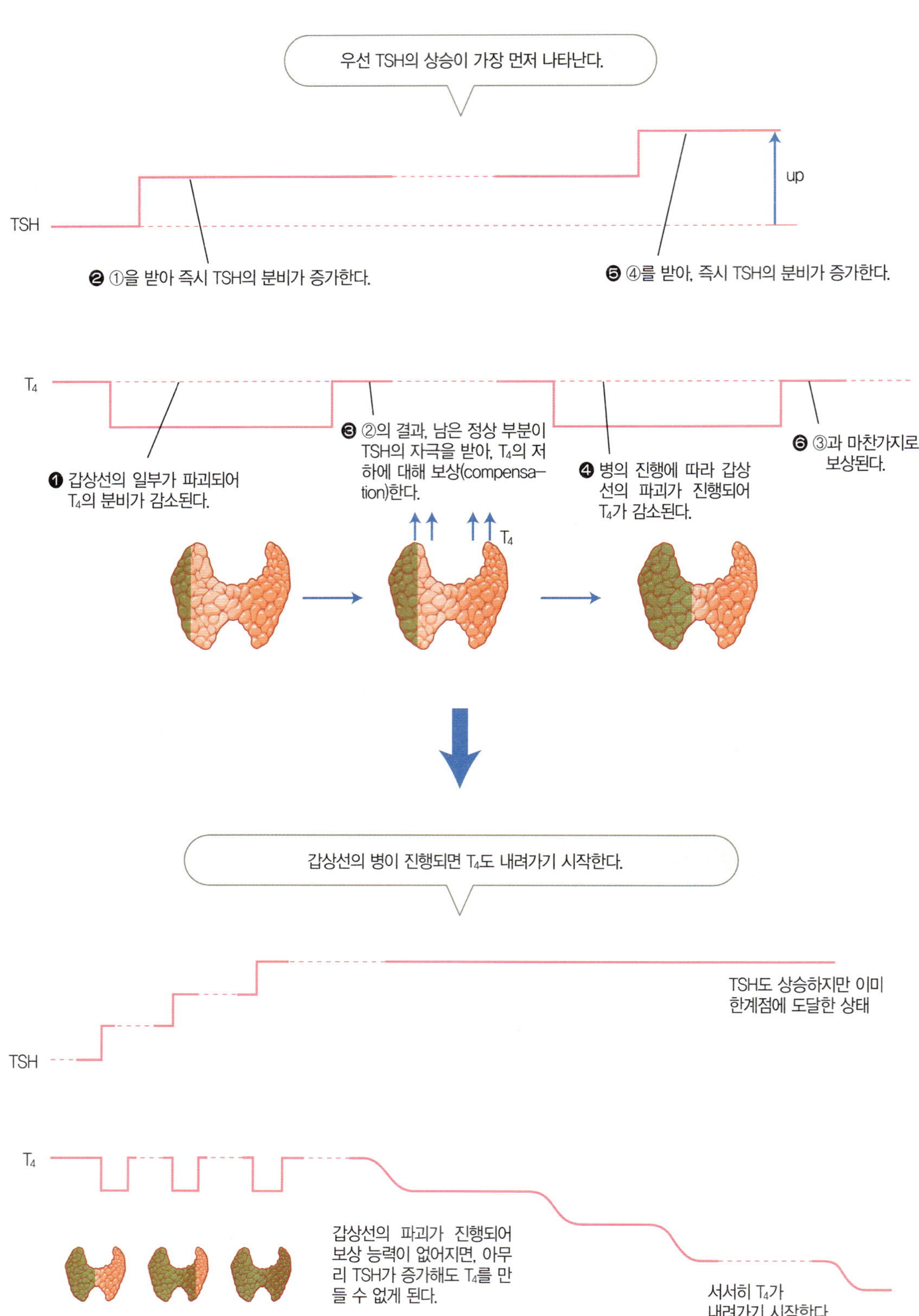

[그림 4-22] 원발성 갑상선 기능저하증의 진행

나 관상동맥의 협착을 초래하게 된다. 정상인이라면 협심증이나 심근경색 등이 일어나겠지만, 갑상선 기능저하증인 사람에게는 그와 같은 허혈성 심장질환은 일어나지 않는다.

그 이유는 갑상선호르몬이 저하되어 있어 서맥을 나타내기 때문에 **심근 그 자체의 산소 필요량이 적기 때문**이다. 즉 관상동맥이 협착되어 있기 때문에 심근으로 공급되는 산소(혈류 공급)가 부족하지만, 심근 그 자체도 산소소비가 적기 때문에 수요공급의 균형이 이루어져 협심증을 일으키지 않는 것이다(**그림 4-23**).

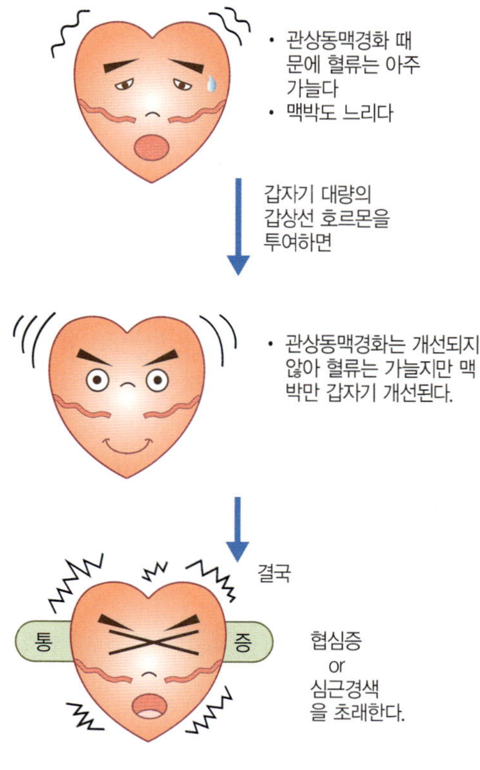

[그림 4-23] 갑상선호르몬을 소량부터 투여하는 이유

그러한 상황에서 치료를 개시하는 경우에 주의해야 할 점이 있다. 관상동맥경화는 기질적인 변화이므로 치료를 했다고 해서 금방 깨끗하게 낫는 것이 아니다. 그러나 서맥 쪽은 갑상선호르몬이 혈중으로 흐르게 되면 맥박은 곧 개선되어 정상화된다. 이 변동폭은 매우 위험한 상황을 초래할 가능성이 있다. 즉 맥박이 급격하게 개선되면 심근은 당연히 산소 소비를 늘려 훨씬 많은 양의 관상동맥혈류를 요구하게 된다. 그러나 관상동맥은 그렇게 빨리 협착을 제거하고 혈류를 증가시키지 못한다. 따라서 심근은 산소부족에 빠져 **협심증**을 일으키거나 심할 때에는 **심근경색**을 일으키기도 하는 것이다.

이와 같은 이유 때문에 갑상선호르몬은 급격하게 대량으로 투여하지 말고, 소량으로 시작하여 서서히 늘려가야 한다.

서서히 늘려 가는 경우에도 역시 환자 개개인에 따라 속도가 모두 다르다.

이때 무엇을 지표로 해서 늘려가는 것이 좋은가? 가장 좋은 지표는 **혈청 TSH**의 정상화이다. 그 다음으로 임상소견의 개선이 유용하며, 마지막으로 혈청 T_4, T_3의 수치가 된다. 이와 같은 우선순위에 따라 치료방침을 결정한다.

치료법에 대해서 또 한 가지 추가해 둘 것은 속발성 갑상선 기능저하증인 경우의 치료법이다. 특히 뇌하수체성, 시상하부성의 기능저하증일 때에 **ACTH의 저하도 동반되고 있는 경우의 치료법**이다. 이 경우, 스테로이드 호르몬(보통 hydrocortisone을 사용하는 경우가 많다)의 보충과 갑상선호르몬의 보충 중 어느 쪽을 더 우선해야 하는가 하는 것이 문제가 된다.

결론적으로, **스테로이드 호르몬(steroid hormone)**을 먼저 보충해야 한다. 만약 갑상선호르몬을 먼저 보충하면, 대사가 항진되어 급성 부신기능부전(CTH 감소로 부족해져 있는 스테로이드 호르몬이 대사의 항진으로 점점 더 분해되어 고갈 상태까지 이르기 때문)을 일으키기 때문이다. 따라서 반드시 스테로이드 호르몬을 먼저 보충해야 한다.

 점액수종성 혼수 Myxedema coma

중증의 갑상선 기능저하증의 환자에게서는 전신, 특히 **뇌세포의 대사기능 저하에 기인하는 것으로 생각되는 혼수상태**가 나타나는 경우가 있는데, 이러한 병태를 **점액수종성 혼수**라고 한다(**그림 4-24**). **고령의 여성**에게 압도적으로 많고 **겨울에 발병하기 쉬우며 사망률도 높은** 질환이다.

증상으로는 일반적인 갑상선 기능저하증에 의한 증상(서맥, 변비, 피부건조, 저혈압 등) 외에, 특징적인 것으로 저체온이 있다. 다음과 같이 기억하자.

혼수 + 저체온 = 점액수종성 혼수

신속하게 치료를 시작하지 않으면 손을 쓸 수 없는 상태가 되어 버리므로, 이상과 같은 임상 소견이 나타났을 때에는 검사용 채혈을 한 후, 곧바로 치료를 시작하는 것이 중요하다. 치료는 triiodothyronine(T_3)의 **경구투여**인데, 갑자기 대량을 투여하는 것이 아니라 5~10μg/day 정도의 소량을 투여하기 시작하여 50μg /day 정도까지 조금씩 늘려간다. 유지량에 도달한 후에는 T_4(thyroxine)로 바꾼다. 또한 갑상선호르몬을 투여하면 급속히 대사기능이 항진되어 급성 부신피질부전(adrenocortical insufficiency)(p.218)을 일으킬 가능성이 있으므로, hydrocortisone을 **동시에 정맥 주사**한다.

다음으로 호흡관리에 대한 사항으로, 점액수종성 혼수에서는 갑상선 기능저하에 의해 호흡수의 저하가 현저해지기 때문에 폐포저환기(hypoventilation) → 저산소혈증(hypoxemia) & 고탄산

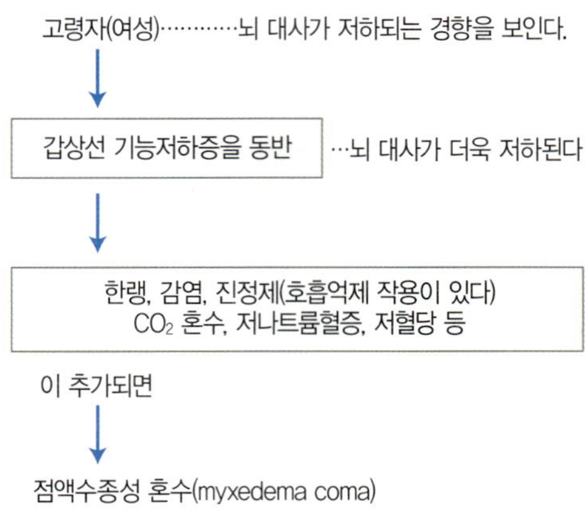

[그림 4-24] 점액수종성 혼수를 일으키는 원인

(CO_2)혈증(hypercapnia)이 되고, 특히 고탄산혈증이 심해지면 CO_2 혼수(이것이 혼수를 일으키는 원인 중의 하나가 되기도 한다)의 병태로까지 발전한다. 이것을 개선하기 위해서 어쩔 수 없이 **기관내 삽관에 의한 인공호흡(인공호흡기의 장착)**을 해야 하는 경우도 있다. 이 경우, $PaCO_2$의 정상화를 목적으로 실시하지만, 급속히 $PaCO_2$를 정상치(=40mmHg)까지 되돌려서는 안 된다.

그 이유는 점액수종성 혼수에 한정된 것은 아니지만, CO_2 혼수에 빠진 사람의 $PaCO_2$를 급속하게 정상화시키면 대사 알칼리증(metabolic alkalosis)을 초래하기 때문이다. 이것은 신장에서 HCO_3^-를 배설하는 쪽이 시간이 걸리기 때문에 (적어도 24~28시간), 급속히 $PaCO_2$만을 정상으로 되돌리면 혈중 HCO_3^- 농도가 높은 상태를 유지하기 때문에 오히려 알카리증으로 기울어져 버리기 때문이다. 알카리증은 이차적으로 **저칼륨혈증**(hypokalemia)을 일으키거나, **혈중의 유리칼슘 농도를 낮추기 때문에 테타니(tetany)**를 일으킨다. 이들은 전신관리적인 면에서 치료를 방해하는 요인이 된다. 따라서 인공호흡기를 장착한 경우에는 혈액의 pH를 체크하면서 천천히 $PaCO_2$를 낮출 필요가 있다.

그밖에 저체온에 대해서는 **모포 등으로 보온**해 주어야 한다(단, 적극적으로 온도를 높여주는 것은 오히려 바람직하지 않기 때문에 피해야 한다). 또한 저혈당이나 저나트륨혈증 등에 대해서는 포도당이나 고장식염수의 점적정맥주사를 실시하지만, 이런 경우에도 수분의 과잉투여가 되지 않도록 주의할 필요가 있다.

만성 갑상선염(Hashimoto병) Chronic thyroiditis

1. 개념

갑상선의 미만성 종창을 특징으로 하는 갑상선 만성염증으로, 그 염증의 기전은 **자가면역 질환**에 근거한다. 염증이 생기면 림프구가 침윤되어 갑상선 여포세포를 파괴하는데, 이러한 과정이 서서히 일어나 갑상선조직(주로 간질)을 섬유화시킨다. 정상적으로 기능하고 있던 여포세포가 아직 충분히 있는 동안에는 갑상선 기능도 정상으로 유지되지만, 섬유화가 진행되어 여포세포의 수가 줄어들면 갑상선 기능저하증을 초래하게 된다.

따라서 만성 갑상선염은 갑상선 기능저하증을 일으키는 원인의 하나가 된다(**p.117, 1.분류** 참조). 또 그 과정에서는 여포세포의 파괴가 일어났을 때 여포의 알맹이인 갑상선호르몬이 일과성으로 혈중으로 유출되어 갑상선 기능항진증과 같은 증상을 나타내는 경우도 있다.

따라서 만성 갑상선염이 갑상선 기능저하증은 아니다. 만성 갑상선염이라고 하면 반드시 기능저하가 있다고 착각하고 있는 사람이 상당히 많은데, 그 내용은 다른 것이다. 전자는 병리학적 진단명이고 후자는 기능적 진단명으로서, 그 진단개념이 다르다는 점을 이해해야 한다.

서두에서 이 만성 갑상선염은 자가면역에 근거하는 염증이라고 하였는데, 이것은 어떠한 의미를 가지고 있는 것일까?

Graves병도 자가면역질환의 하나라고 이미 설명하였는데 그 특징적인 혈청학적 소견의 한 가지로서 **항갑상선항체**(anti - thyroid Ab : anti - microsomal Ab와 anti - thyroglobulin Ab 두 가지를 합쳐, anti - thyroid Ab로 총칭한다고 설명하였다)가 전체 환자의 반수 이상에서 양성이 나타난다.

만성 갑상선염에서도 항갑상선항체가 혈중에 존재한다. 그러나 Graves병과는 달리 만성 갑상선염에서는 (자극형)항TSH수용체 항체는 나타나지 않기 때문에 기능항진을 일으키지 않는 것이다.

만성 갑상선염의 경우에는 항갑상선 항체 그 자체가 원인이 되어 염증을 일으키는 것으로 생각된다. 다음에 설명하는 것은 모두 규명된 것이 아니고 추측도 섞여 있다는 것을 알려둔다.

항갑상선항체(anti - thyroid Ab)란 앞에서 언급한 것처럼 anti - microsomal Ab와 anti - thyroglobulin Ab 두 가지를 한꺼번에 묶어 총칭한 것이다. 그런데 microsome과 thyroglobulin은 갑상선 속 어디에 존재하는 것일까?

Microsome은 여포상피의 세포 속에 존재하며 thyroglobulin은 여포내의 colloid 성분(MIT와 DIT를 결합시킨 상태로 저장해 둔 단백질)으로 존재하고 있다**(그림 4-25)**.

이들은 혈액과는 떨어져 있기 때문에 자가면역질환의 원인이 된다. 하지만, 혈중에 thyroglobulin 자체가 미량 존재하고 있다는 것이 알려지게 되었고, 또한 태아의 혈중에도 존재하고 있는 것 등으로 미루어 보아 thyroglobulin이나 microsome과 같은 자가항원에 대한 T세포의 면역관용(불응증)이 성립되어 있는 것이 자가면역반응의 방지에 도움이 된다고 생각된다.

만성 갑상선염 증상을 나타내는 원인이 되는 것은 **T세포 면역관용의 파괴**라고 추정된다. 즉 본래의 T세포라면 인식하지 못하는 thyroglobulin이나 microsome을 인식하는 T세포(즉, 면역관용이 파괴된 T세포)가 발생함으로써 자가면역반응이 나타난다는 것이다. 이와 같이 한 번 성립된 자가면역반응이 만성으로 진행되어 갑상선염에 이르는 것은 면역조직의 이상, 특히 regulator T세포의 결함이 관여하고 있다는 주장도 있다.

이상과 같이 만성 갑상선염의 발생원인에는 자가면역반응의 기전이 중요하다. 이러한 면역반응성과의 관련에 있어서 이 질환에는 종종 다른 자가면역질환과의 합병이 많이 나타난다. 만성 **류머티스관절염(RA), 루포이드간염(lupoid hepatitis), 전신홍반루푸스(SLE), Addison병** 등의 다양한 자가면역질환이 10~20%의 환자에게서 나타난다.

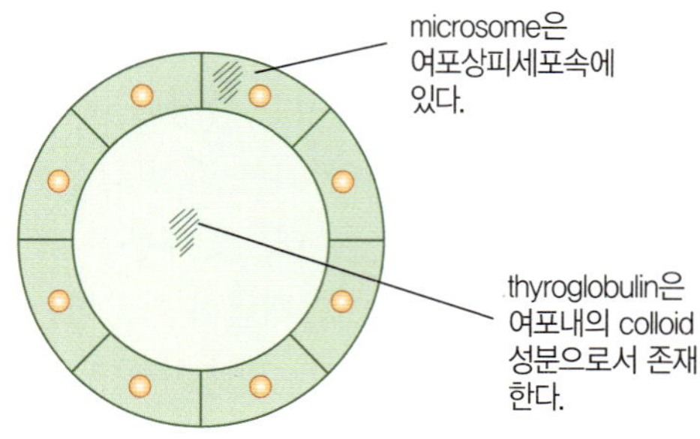

[그림 4-25] 항갑상선 항체의 분포영역

2. 역학

갑상선염의 발생 남녀의 비는 1:14로 압도적으로 여성에게 많으며, 40~50대에 많이 발생한다. 갑상선 자가항체의 양성이나 갑상선 초음파 검사소견으로 진단한 잠재성이나 경증의 예를 포함하면 성인 여성 10명 중 1명으로 높은 발생 빈도를 나타낸다. 그러나 치료가 필요한 것은 그중의 극히 일부이다.

가족 내에서 발생하는 경우도 많아 유전과 관련이 있는 것으로 보인다. 사람조직적합(성)항원(histocompatibility locus antigen : HLA)과 이 질환과의 관련 여부에 대한 조사가 이루어지고 있다.

3. 증상

이 질환은 만성으로 경과하기 때문에 **경과하는 대부분의 기간 동안 갑상선 기능은 정상으로 유지된다.**

앞에서 설명한 성인형 갑상선 기능저하증의 진행(**p.124 그림 4-22**)에서 나타내 놓은 것처럼, 갑상선염이 진행되어 간질의 섬유화가 일어나도, 정상으로 기능하는 갑상선이 부분적으로 남아 있으면 그것이 보상작용을 하여 갑상선 기능은 정상으로 유지된다. 갑상선 기능저하증에 의한 증상이 나타나는 것은 완전히 말기가 되어 일체의 보상작용이 이루어지지 않게 되는 때이다.

그러나 **드물게 갑상선 기능항진 증상을 나타내는 경우가 있다.** 그러한 경우는 만성 갑상선염 중에서도 매우 특수한 경우이다.

그러면, 만성 갑상선염일 때에 가장 일반적으로 나타나는 증상은 무엇일까?

바로 **갑상선종(goiter)**이 90% 이상의 환자에게 나타나는 가장 보편적인 증상이다. 이 갑상선종은 보통 **미만성**이며 **단단하지만 고무같이 탄성이 있고** 표면에는 소엽구조를 연상시키는 **울퉁불퉁한 부분이 만져지는** 것이 특징이다. 압통을 느끼는 경우는 적지만, 때때로 갑상선 우엽 · 좌엽의 끝부분만이 결절 모양으로 만져지고, 그 부분에 가벼운 압통이 느껴지는 경우가 있다. 일반적으로는 **무통성**(painless)이고 **가동성**이 있다. 갑상선종이 현저하게 커지게 되면 목부분이 압박되기 때문에, 쉰목소리나 앞목부분의 불쾌감을 호소하게 된다. 전신증상으로는 전신권태감, 심계항진, 부종, 피로감 등이 있지만, 각 증상을 모두 호소하는 환자는 전체 환자의 10~15% 정도이다.

4. 검사소견

1) 일반검사

만성 갑상선염에 대한 일반검사란 기본적으로 염증소견이라고 할 수 있다. 즉, 다음과 같은 소견을 보인다.

- 적혈구침강속도(ESR)의 항진
- TTT(thymol turbidity test), ZTT(zinc turbidity test)의 증가
- γ- globulin의 증가
- 말초혈 림프구수는 정상

2) 갑상선 기능검사

갑상선 기능은 정상이다.

- 혈중 T_3, T_4는 정상
- 기초대사율도 정상
- 혈중 TSH는 정상~높은 수치
- TRH 시험에서 TSH가 과잉 반응한다.
- 갑상선 ^{123}I 섭취율은 다양해서 낮은 수치나 정상 수치 또는 높은 수치를 나타낸다.

3) 면역학적 검사

항갑상선 항체(anti - thyroid Ab)가 상당히 높은 빈도로 양성이 된다.

- anti - thyroglobulin 항체는 환자의 60~70%에서 양성이다.
- anti - microsome 항체, 항갑상선 페록시다아제(TPO) 항체는 환자의 95% 이상에서 양성이다.

단, 이들의 항체는 Graves병에서도 양성을 나타내므로 특이성은 낮다. 항TSH수용체 항체는 보통 음성이므로 일과성 기능항진증상이 나타났을 때에 Graves병과 감별하는 데 참고가 된다.

4) 갑상선 조직상

병리조직에서 특징적으로 나타나는 것은 림프구의 침윤, 여포상피세포의 변성, 간질의 섬유화, 세 가지 요소이다. 이들은 만성 갑상선염(Hashimoto병)의 진단기준에도 사용되는 중요한 소견이다.

5. 진단기준

표 4-9에 만성 갑상선염(Hashimoto병)의 진단기준을 제시하였다. 진단은 갑상선종의 촉진 소견, 기능검사 소견, anti-thyroid Ab의 유무 확인 등으로 진행시켜 나가지만(보통은 이것으로 확진할 수 있다), 이것만으로 진단을 내릴 수 없을 때에는 세침흡인생검/가는바늘흡인생검(fine needle aspiration biopsy)을 실시하기도 한다.

a. 임상소견

- 미만성 갑상선종대(단, Graves병 등의 다른 원인이 보이지 않는 것)

b. 검사소견

- Anti-microsome(또는 TPO) 항체 양성
- Anti-thyroglobulin 항체 양성
- 세포진단에서 림프구 침윤이 나타난다.

만성 갑상선염(Hashimoto병) : a와 b 중에서 한 가지 이상이 나타나는 경우

- 다른 원인을 찾을 수 없는 원발성 갑상선 기능저하증인 경우에는 만성 갑상선염을 의심해야 한다.
- 갑상선 기능이상도 갑상선비대도 나타나지 않지만, anti-microsome 항체 및 anti-thyroglobulin 항체 양성인 경우는 만성 갑상선염을 의심해야 한다.
- 자가항체 양성인 갑상선종양은 만성 갑상선염이 의심되는 상태에 종양이 동반된 것이라고 생각된다.
- 갑상선 초음파 검사에서 내부 초음파가 저하되거나 불균일하게 나타나는 경우는 만성 갑상선염일 가능성이 높다.

[표 4-9] 만성 갑상선염(Hashimoto병)의 진단기준

6. 치료 및 간호

치료의 본질적인 부분은 "갑상선 기능저하증의 치료"와 동일하며, 만성 갑상선염이라서 특별히 시행하는 치료법은 없다.

특별한 증상이 없고 갑상선 기능이 정상이라면 약제를 투여하지 않고 경과를 관찰하는 것만으로 충분하다. 기능저하를 나타내는 경우에는 호르몬제제로서 thyroxine(= T_4)을 사용한다.

7. 특수한 병형

1) 무통성 갑상선염 Painless thyroiditis(silent thyroiditis)

만성 갑상선염 경과 중에 염증이 국소적으로 급격하게 확산됨으로써 여포의 내용물이 한꺼번에 혈중으로 유출되어 갑상선 중독 증상을 나타내는 병태이다. 혈중의 T_3, T_4는 상승을 보이

지만, Graves병처럼 갑상선 내에서 호르몬 합성의 항진이 일어나고 있는 것이 아니라 단순히 여포 내에 저장되어 있던 갑상선호르몬이 유출되고 있는 것뿐이므로, 갑상선 ^{123}I 섭취율을 보면 오히려 저하되고 있다. 또한, 일반적 검사로서는 염증소견이 뚜렷해진다.

이와 같은 검사소견은 다음에 나오는 아급성 갑상선염(subacute thyroiditis)과 유사하다(아급성 갑상선염도 혈중 T_3, T_4가 높은 수치로, 갑상선 ^{123}I 섭취율의 저하를 나타낸다.). 그러나 무통성 갑상선염(painless thyroiditis)의 경우에는 아급성 갑상선염과는 달리 다음과 같은 특징을 나타낸다.

- 경도의 ESR의 항진이 나타난다(아급성 갑상선염은 고도)
- 갑상선종에 통증이 없다(아급성 갑상선염은 통증을 동반한다)

경과는 일과성이며, 2~3개월 지나면 자연스럽게 완화된다. 기능항진 증상이 강한 경우에는 β-blocker를 투여한다. 나중에 기능이 저하되는 경우도 있다.

2) 기타 : 만성 류마티스관절염, 전신홍반루푸스(SLE), Sjögren 증후군

피부근육염 등의 결합조직질환과 합병되거나, Turner 증후군이나 Down 증후군 등의 염색체 결손 질환과 합병되기도 한다.

또, 만성갑상선염에 특발성 Addison병을 동반한 것을 Schmidt 증후군이라고 한다.

5 아급성 갑상선염 Subacute thyroiditis

1. 원인 및 병태생리

바이러스 감염(특히 상기도염을 일으키는)에 이환된 후 급속하게 증상이 나타나 40℃ 가깝게 열이 오르며 **갑상선에 결합조직질환증**이 나타나는 질환이다. 갑상선 조직이 파괴되고 저장되어 있던 호르몬이 대량으로 혈중으로 누출되어 일과성 갑상선중독증이 유발된다. 중년 여성에게 많이 발생한다(남녀비=1:5). Graves병과는 달리 호르몬 생산이 항진되지 않기 때문에 갑상선 중독증의 지속기간은 3개월 정도로, 평균 2~4개월이면 자연히 치유된다. 그러나 바이러스 그 자체가 원인이 아니라는 설도 있다.

2. 증상

오한을 동반하는 발열과 함께 급격하게 증상이 나타난다. 전신 권태감, 두통, 심계항진, 손가락의 떨림, 체중감소, 발한 이상 등의 **갑상선 기능항진 증상**이 나타나지만, 이것은 갑상선 내의 T_3, T_4가 유출되기 때문에 일어나는 **일과성 증상**이다. 이러한 증상이 나타난 다음에는, 여포가 다시 회복될 때까지 한동안 갑상선 기능저하증을 나타내게 된다. 갑상선은 **결정성으로 부어올라 매우 딱딱해지지만**, 주위의 조직에 유착되지 않고 **자유롭게 움직이며 보통 한쪽만 부어오른다**. 또한 **자발통이 현저하다**는 것이 매우 특징적이며, 목에서 귀까지 통증이 퍼지는 경우가 있다.

3. 검사

1) 갑상선 기능검사

① 혈중 T_3, T_4의 상승

단, 유출되는 호르몬이 없어지면 고갈되어 저하된다.

② TSH 저하

T_3, T_4의 상승으로 negative feedback이 걸리기 때문이다.

③ 갑상선 ^{123}I 섭취율의 저하

여포세포가 손상되어 있기 때문에 공장이 마비된 상태와 같다. 또 TSH가 저하되기 때문에 원료인 요오드의 갑상선 흡수가 저하되고 있다.

④ 항갑상선 항체(anti – thyroid Ab) 음성

항체에 양성을 나타내는 것은 Graves병, 만성 갑상선염이다.

⑤ 기초대사율의 항진

T_3, T_4의 일과성 상승으로 일어난다.

2) 일반검사

염증소견이 현저하여 다음과 같은 현상이 나타난다.

- CRP 양성
- ESR의 항진(현저하다)
- 백혈구의 증가는 없다(바이러스 감염이므로).

4. 치료 및 간호

Graves병과 같이 호르몬 생산이 항진되는 것이 아니라 저장되어 있던 것이 유출되는 것이므로, 항갑상선제(methimazole 등)를 투여해도 무의미하다. 한 번 유출되어 버린 갑상선호르몬은 원래대로 회복시킬 수가 없기 때문에, 나중에 T_3, T_4 등에 의해 일어나는 카테콜아민(catecholamine)의 작용 촉진을 막기 위해 심계항진, 빈맥 등에 대해서 β-blocker를 대증적으로 사용한다. 또한 aspirin이나 indomethacin 등의 비스테로이드계 항염증제(NSAID)도 유효하다.

가장 효과적인 것은 스테로이드 호르몬(steroid hormone) 30~40mg을 초기에 사용하고 서서히 양을 줄여나가는 방법인데, 부작용이 크기 때문에 aspirin, indomethacin으로 효과가 있다면 이것을 우선한다.

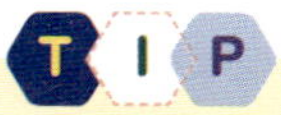

자발통증을 동반하는 갑상선질환

갑상선에서 자발통증을 동반하는 질환은 두 가지 밖에 없다. 이것은 반드시 기억해 두자.

- 아급성 갑상선염(중년 여성에게 많다.)
- 갑상선 미분화암(고령자에게 많다.)

이 두 가지만 통증을 동반하기 때문에 갑상선에 통증이 있다면, 그 질환은 위의 두 가지 중 하나이다.

플 러 스 코너

1. Low T_3 syndrome

일종의 갑상선 기능저하증이지만, 원발성에도 포함되지 않고, 속발성에도 포함되지 않기 때문에 여기에서는 별도로 취급하겠다. 앞서 언급한 바와 같이, 갑상선으로부터 분비된 T_4는 간과 신장 등에서 탈요오드화되어, 1/3이 T_3으로 45%가 rT_3으로 전환된다. rT_3은 갑상선호르몬으로서의 작용을 거의 갖지 않는다. 만약 간이나 신장에 심각한 질환이 있으면 그 전환이 장애를 받아 혈중의 T_3가 감소하는데 이것을 low T_3 syndrome이라고 한다. low T_3 syndrome을 일으키는 것으로는

- 간질환(간경변 등)
- 신장질환(만성 신부전 등)
- 신경성 식욕부진증
- 심근경색
- 중증 당뇨병(당뇨병성 케톤산증〈ketoacidosis〉 등)
- 기아(starvation)
- 급성 열성질환
- 수술에 의한 침습
- 태아

등이 있다. Low T_3 syndrome일 때에 볼 수 있는 내분비학적 소견으로는 다음과 같은 것이 있다.

- 혈중 T_3 감소
- 혈중 rT_3 증가
- 혈중 T_4 변화 없음
- 혈중 TSH 변화 없음

Ⅳ

갑상선기능저하증 핵심정리

병태생리로 보는 갑상선기능저하증

갑상선기능저하증이란 갑상선 조직에서 T_3, T_4 호르몬의 합성이 저하되어 말초조직에서 호르몬 결핍으로 인한 다양한 증상이 나타나는 질환이다. 갑상선호르몬의 결핍으로 인해 조직의 대사가 느려지고, 열 생산이 감소하며 조직의 산소소모 감소를 초래한다.

병 인

원발성

- 갑상선조직의 감소(조직의 파괴)
- 갑상선호르몬 합성의 장애

속발성

- 시상하부–뇌하수체계의 장애
- 갑상선호르몬 불응증(Refetoff 증후군)

병 태

- 항갑상선항체 그 자체가 원인이 되어 염증을 일으킴.
- 염증이 생기면 림프구가 침윤되어 갑상선 여포세포를 파괴함.
- 갑상선조직(주로 간질)을 섬유화시킨다.
- 갑상선 기능저하

증 상

성인형 갑상선기능저하증의 증상

- 추위를 많이 탄다(열 생산의 저하).
- 피부 건조(발한이 적다)
- 점액수종(피하조직에 무코다당이 침착됨)
- 서맥(심막내강에 액체가 저류)
- 고혈압
- 고콜레스테롤혈증(동맥경화의 촉진)
- 식욕부진(변비), 체중증가
- 월경과다, 무월경, 성욕감퇴

증 상	**크레틴증(선천적인 갑상선호르몬 결핍으로 인해 신생아에게 발생)의 증상** • 저신장 : 몸통에 비해 사지가 짧고 머리부분이 크다. • 지능저하 • 지연성 황달
진 단 및 검 사	**진단** • 빈혈 • 혈청 콜레스테롤의 높은 수치 • 혈청CK의 높은 수치 • 혈청 ALT, AST의 높은 수치 • 혈중 젖산탈수효소(LDH)의 높은 수치 **검사** • 갑상선기능검사(혈중 T_3, T_4는 낮은 수치)
치 료	• 갑상선호르몬제의 투여〔(건조갑상선 분말, Thyroxine(T_4), Trilodothyronine(T_3))〕 – 처음에는 소량으로 시작하여 **서서히 양을 늘린다**(갑상선 기능저하증이 진행되면 관상동맥경화증이 나타나 관상동맥의 협착을 초래하기 때문). * Graves병의 경우: 처음에는 대량을 투입하여 서서히 줄여간다.

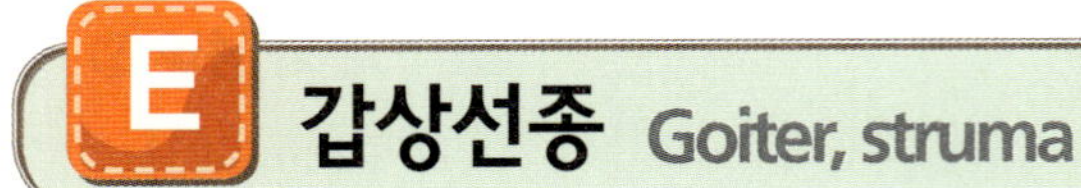

E 갑상선종 Goiter, struma

갑상선종이라는 것은 그 이름 그대로 갑상선이 부어 있는 상태를 말하는 것으로, 단순한 증상 이름이다. 갑상선종을 일으키는 질환은 지금까지 몇 가지가 나왔는데, 정리하면 **표 4-10**과 같다.

	미만성 갑상선종	결절성 갑상선종
갑상선 기능 항진인 경우	Graves병	Plummer병
갑상선 기능 정상인 경우	만성 갑상선염 단순갑상선종	갑상선종 선종성 갑상선종

[표 4-10] 갑상선종을 일으키는 질환

1 단순갑상선종 Simple goiter

생체에 필요한 갑상선호르몬의 상대적인 부족 때문에 뇌하수체에서 TSH가 과잉으로 생산(혈중 TSH가 상승할 정도는 아니다)되고, 그 때문에 갑상선이 보상성(compensation)으로 비대해진 것을 단순갑상선종이라고 한다. 원인으로 다음과 같은 것들이 있다.

- 요오드 결핍
  원료가 부족하면 갑상선호르몬의 양도 부족하다.
- 요오드 과잉
  원료의 과잉공급은 생산을 멈추게 한다.
- 사춘기나 임신시의 갑상선호르몬 수요증가
- 항갑상선 물질의 섭취
  갑상선종 유발물질(goitrogen) : Co, Li, PAS, phenylbutazone 등

특별한 증상이 없는 경우가 많고 갑상선 기능도 대략 정상 범위 이내인 경우가 많기 때문에 대부분의 경우 방치해도 된다. 그러나 갑상선종이 크고 갑상선 기능저하 증상이 있는 경우에는 갑상선제(T_4 등)를 투여할 수 있다. 연성의 갑상선종이 광범위하게 만져지고, 갑상선 기능이 정상이며, 항갑상선 항체가 음성인 경우에 진단을 내린다.

갑상선종과 선종성 갑상선종

이 두 가지의 공통점은 양쪽 모두 결절성 병변이 갑상선 내에 나타난다는 것이다.

갑상선종에는 양성 선종(adenoma)과 악성 종양인 암과 육종이 있다.

선종성 갑상선종(adenomatous goiter)은 진정한 의미의 종양이라고는 말하기 어려워 종종 종양과의 감별이 어려운 질환이다(**그림 4-26**).

이러한 갑상선종양(선종성 갑상선종도 포함하여)의 특징은 다음과 같다.

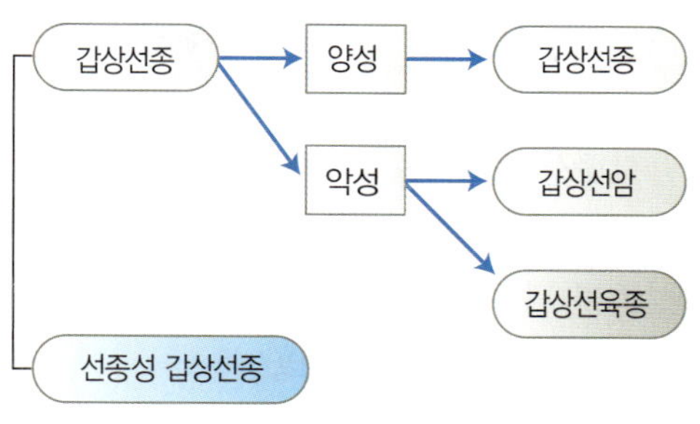

[그림 4-26] 갑상선종과 선종성 갑상선종의 감별

① 대부분의 증례에서 갑상선 기능이 정상이다.
② 외래 환자에게서 갑상선에 결절이 발견되면, 95%는 양성, 5%는 악성이라고 생각해도 좋다.
③ 악성이라고 생각되는 것은 극히 일부를 제외하고는 모두 수술의 대상이 된다.

따라서 갑상선 내에서 결절성 병변을 발견하면, 순서대로 검사를 실시해 치료방침을 세워 가는 것이 중요하다. **그림 4-29(p.141)**에 검사 · 진단의 대략적인 흐름을 나타내었다.

그림을 보면 알 수 있듯이 진단의 포인트가 되는 것은 촉진소견과 갑상선 초음파소견의 두 가지이다. 촉진에서 주의할 점은 결절 병변의 형태로, 표면이 평평하고 매끄러운지, 둥근 공모양인지를 만져보고 감각으로 분별하는 것이다. 그리고 악성의 유무에 대해서는 초음파 가이드 천자흡인 세포진을 실시하여 판정한다. 또 경부연(목 연부조직) X-선 촬영의 특징은 모래와 같이 미세한 석회침착 음영(사립 선소체)이 많이 보이는 경우 유두암(papillary carcinoma)이라고 진단할 수 있다(**그림 4-27**에 보이는 것처럼, 하얗고 뿌연 음영이 나타난다).

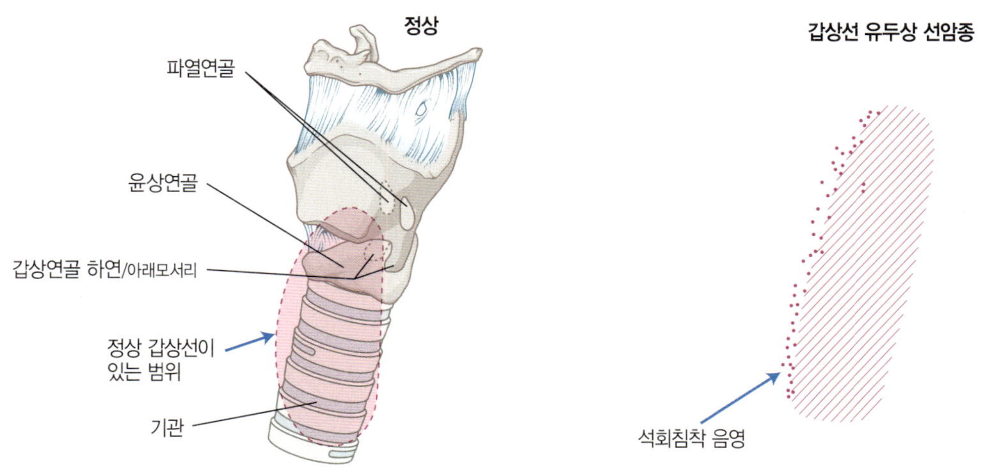

[그림 4-27] 경부연 X-선 촬영에 의한 정상상과 갑상선 유두암의 후두기관상

갑상선종은 갑상선의 여포상피세포에서 발생하는 양성 종양으로, 보통 단발성으로 발생한다. 조직학적으로는 여포선종과 유두선종의 두 가지로 분류되지만, 대부분이 전자이고 후자는 거의 없다.

선종성 갑상선종의 특징은 결절의 수가 한 개가 아니고 다수 존재한다는 것이다. 하나하나의 결절은 상피세포에 둘러싸인 여포로 구성되어 있지만, 이러한 여포가 다수 형성되어 갑상선종이 되는 것이다.

원인은 명확하지 않지만, 가족 내에서 흔히 볼 수 있다는 사실로 보아 선천적인 요인이 있는 것으로 추정된다. 갑상선 기능이 정상이라면 방치해 두어도 문제는 없지만, 중독성 다발결절성 갑상선종이 된 것이나 거대해진 것은 수술이 적용된다(**그림 4-28**).

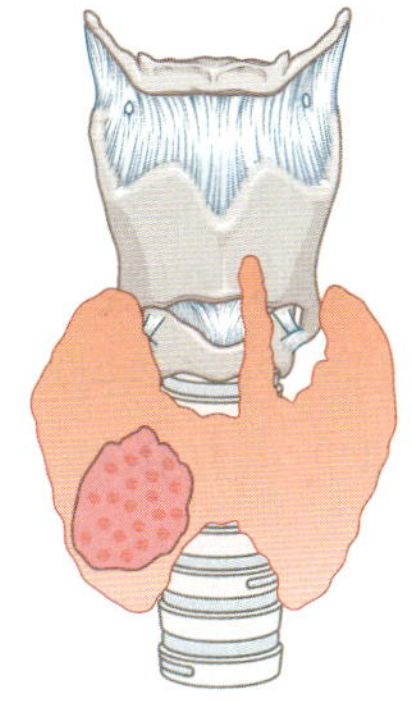

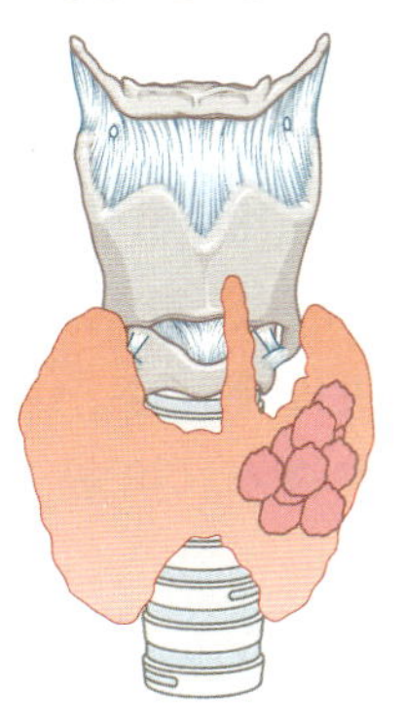

양쪽 모두 표면은 평평하고 매끄럽다.

[그림 4-28] 갑상선종과 선종성 갑상선종의 구별방법

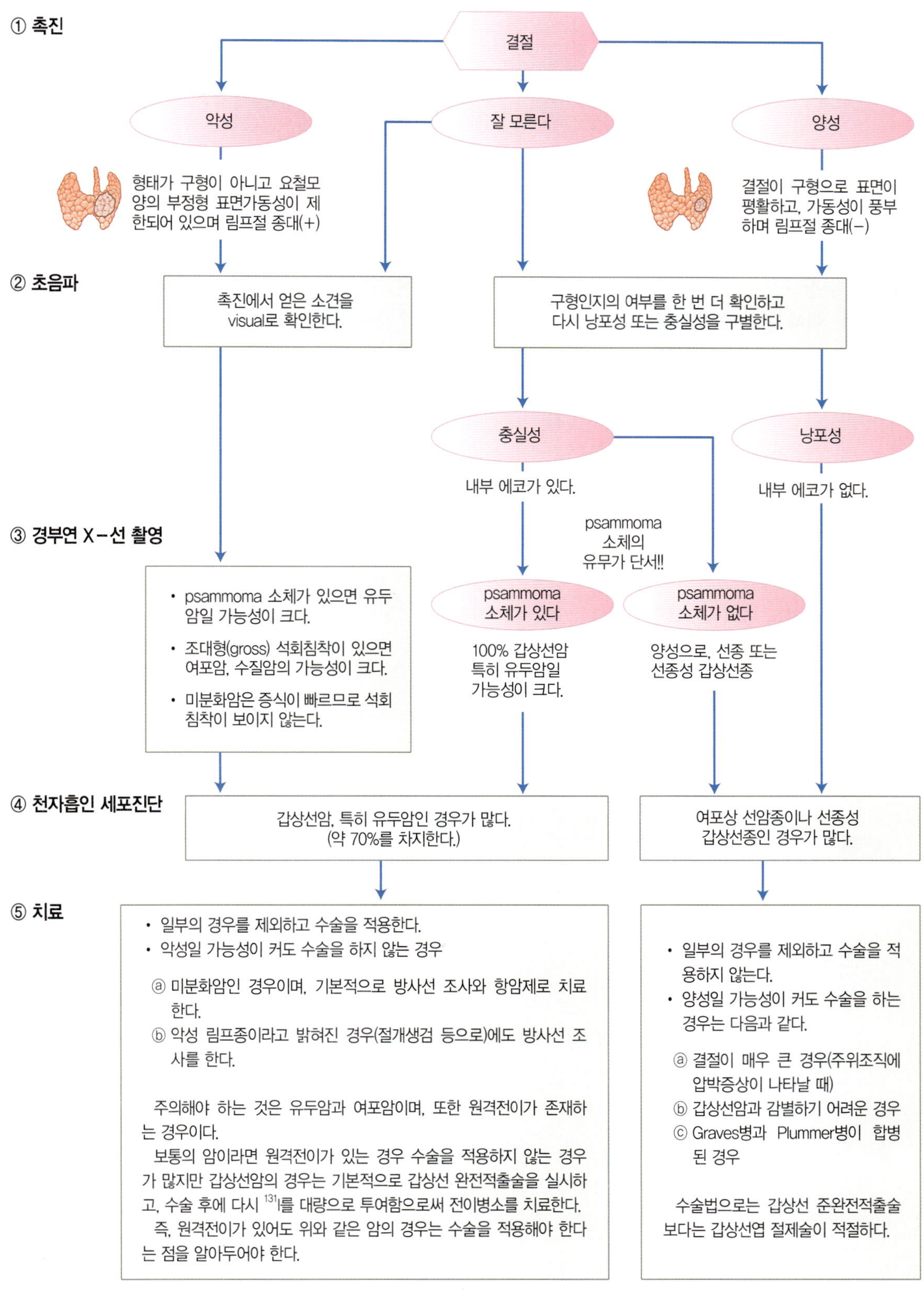

[그림 4-29] 갑상선 내에서 결절성 병변을 발견한 경우의 검사 및 진단과정

플 러 스 코너

2. 갑상선의 촉진법과 갑상선종의 감별

갑상선의 위치를 확인하는 기준이 되는 윤상연골을 확인한다.

윤상연골의 바로 아래에 갑상선협부/갑상샘잘룩가 있으며, 위모서리에서 0.5~1cm인 지점에 갑상선의 상극(upper pole)이 위치한다.

윤상연골에서 아래쪽으로 양쪽 엄지손가락을 기관에 가볍게 끼워넣듯이 갑상선을 촉진한다. 이때 양쪽 엄지손가락 바닥의 불룩한 부위나 끝을 사용해 좌우의 차이에 주의하면서 크기, 단단함, 가동성, 통증의 유무를 확인한다. 갑상선은 연하운동에 의해 오르내리기 때문에 촉진 중에 환자에게 침을 삼키게 하면 흉골/복장뼈의 뒤쪽에 숨겨진 갑상선도 확인할 수 있다. 목부분을 약간 앞으로 구부리게 하거나 촉진하려는 쪽으로 조금 기울이게 하면 흉쇄유돌근/목빗근이 이완되어 촉진하기 쉬워진다.

환자의 등쪽에서 실시하는 촉진법에서는 환자의 뒤쪽에 서서 엄지손가락을 뒷목에 대고 제2, 3, 4손가락으로 촉진한다.

남성의 갑상선은 낮은 위치에 있기 때문에 흉골상연/복장뼈위모서리과의 사이에 공간이 없으며 또한 아래부분에서 양끝부분에 걸쳐 흉쇄유돌근으로 덮여 있기 때문에 촉진이 어렵다.

고령자의 Graves병에서는 아주 작은 갑상선종만 확인되는 경우가 많으므로 신중하게 촉진해야 한다.

갑상선암 Thyroid carcinoma (cancer)

1. 역학

갑상선에서 결절이 만져지면 5%의 확률로 갑상선암이라는 것은 앞에서도 설명하였다. 갑상선암은 특히 30세 이상의 여성에게 많이 볼 수 있으며, 빈도가 0.3~0.6%로 상당히 높다. 그러나 암이라는 명칭에 비해서는 예후가 양호하기 때문에 그렇게 중대한 질환으로 취급되지는 않는다. 단 미분화암만은 예외로 5년 생존율이 0%이다.

따라서 갑상선암이라고 하면, 예후가 좋아 전혀 두려워할 필요가 없는 것과 예후가 나빠 어떠한 방법을 사용해도 치료할 수 없는 것, 두 가지 중의 어느 한 가지라고 생각하면 된다.

2. 분류

갑상선암 중에서 예후가 좋은 것과 나쁜 것에 대한 조직학적인 분류를 살펴보겠다.

갑상선암은 크게 분화암, 미분화암, 그리고 수질암(medullary carcinoma)의 세 가지로 분류된다. 분화암은 다시, 유두암(papillary carcinoma)과 여포암(follicular carcinoma)의 두 가지로 구분된다.

이 가운데 분화암과 미분화암은 여포상피세포에서 유래하는 암이고, 수질암은 소포방세포/소포곁세포(calcitonin을 분비하는 세포)에서 유래하는 암이다.

예후가 좋은 분화암은 침윤이 없어, 수술에 의해 병소를 완전히 제거할 수 있는 경우, 정상인과 거의 같은 정도로 오래살 수 있다. 따라서 예후가 좋지 않은 것을 확실히 진단하여 그것을 제외시키면 나머지는 예후가 좋은 분화암이므로 안심할 수 있다.

3. 진단

1) 미분화암

미분화암의 특징은 그 임상증상과 발병 연령에 있다. 앞에서도 설명한 바와 같이, 갑상선 질환 가운데서 통증이 있다면 미분화암과 아급성 갑상선염 두 가지이다. 따라서 갑상선에서의 통증은 시사하는 바가 매우 크다.

그리고 또 한 가지는 연령이다. 미분화암은 50세 이상에서 많이 발생한다. 갑상선에 결절성 병변이 만져지는 것은 30~50세 사이가 압도적으로 많기 때문에, 만약 50세 이상의 환자에게서 갑자기 갑상선에 오돌토돌한 것이 만져지는 경우에는 우선 미분화암을 의심할 필요가 있다.

미분화암의 경우 문진과 촉진으로 진단이 내려지는 경우가 많고, 여러 가지 검사(초음파, scintigraphy, CT 등)에 의해 확진이 가능하므로 진단은 비교적 용이하다고 할 수 있다.

2) 수질암

수질암의 특징의 한 가지는 그 촉진소견에 있다. 앞에서 말한 바와 같이 암이라고 하면 악성이므로, 그 결절 병변의 촉진상의 소견은 표면이 울퉁불퉁하다는 것이지만, 이 수질암의 경우에는 비교적 평활한 느낌이 들어 언뜻 보기에는 양성 종양 같은 소견을 얻는다.

그러나 진짜 양성 종양(선종 등)의 경우와는 달리, 주위 림프절로 전이되어 움푹하게 만져진다. 이렇게 심한 림프절 전이가 있음에도 불구하고 갑상선 내의 결절이 매끈하다는 소견이 수질암에서의 특징이다.

또한 수질암은 calcitonin을 분비하기 때문에, 혈청 calcitonin의 수치가 높다는 것이 증명되면 진단을 내릴 수 있다. 그 외에 암태아성 항원(carcinoembryonic antigen : CEA)도 높은 수치를 나타낸다.

이상과 같이 시행하면 미분화암 및 수질암에 관한 진단을 내릴 수 있다.

또한, 수질암은 어떤 내분비학적 질환에서 부분 증상으로도 동반되는 경우가 있으므로 기억해 둘 필요가 있다.

그것은 **다발성 내분비종양(MEN)의 type IIa, 일명 Sipple 증후군**이라고 불리는 질환이다. 이것은 **갈색세포종**(pheochromocytoma)과 **수질암**(medullary cancer), **부갑상선종양**(parathyroid tumor)의 세 가지를 동반하는 증후군으로, 지속적으로 발생하는 경우가 많은 질환이다.

갈색세포종에 대해서는 아직 설명하지 않았지만, 이것은 부신수질의 종양이며 카테콜아민(catecholamine)의 이상분비를 일으키는 질환으로서 알려져 있다. 이 종양을 갖고 있는 환자에게서 갑상선 촉진 시 결절이 만져지면 Sipple 증후군을 의심하여 혈청 calcitonin 수치를 검사하여 진단을 내릴 수 있다.

마지막으로, 갑상선암 중에서도 가장 많은 **유두암**과 **여포암**에 대해서 살펴보자.

3) 유두암(유두상 선암종)

그림 4-29(p.141)와 같이 연부조직 X-선 촬영에서 **사립체**(psammoma body)가 나타나면 다음과 같이 진단할 수 있다.

- 천자흡인 세포진에서 확정진단을 얻을 수 있다.
- 갑상선 신티그래피에서 ^{123}I와 ^{99m}Tc는 cold spot ^{201}Tl는 hot spot 으로 묘사된다.
- 림프성 전이가 많다.
- 암의 발육에 TSH 의존성이 있다.

(따라서 항갑상선제가 효력을 발휘하는 경우가 있다).

4) 여포암(여포상 선암종)

여포암은 유두암보다 약간 높은 연령층에서 볼 수 있고(40~50세 여성에게 많다.), **혈행성 전이가** 조기에 많이 발견되지만, 증상이 없이 몇 년~몇 십년이나 경과하기도 하는 예후가 비교적 좋은 질환이다. 연부조직 X-선 촬영의 소견에서는 유두암과는 달리 **거친 석회화**(coarse calcification)가 많이 나타나는 것도 특징이다.

갑상선 신티그래피에서는 역시 ^{131}I나 ^{99m}Tc로 cold spot을 나타내지만, 전이병소에서 ^{131}I가 흡수되는 경우가 있어 hot spot을 나타낼 수도 있다.

천자흡인 세포진으로 진단이 곤란한 경우가 있으며, 혈중 thyroglobulin이 현저하게 높은 수치를 나타낼 수 있다.

4. 치료 및 간호(그림 4-30, 표 4-11)

여포암, 유두암의 경우에는 원격전이가 있어도 수술이 적용된다(**표 4-11**).

- 혈행성 전이가 없을 때에는 갑상선 부분절제술 + 림프절 제거술
- 혈행성 전이가 있을 때에는 갑상선 완전절제술 + ^{131}I 대량투여

가 일반적인 치료법이 된다.

분류별 치료

유두암, 여포암

- 혈행성 전이가 없을 때
- 갑상선 준완전적출술 림프절 제거

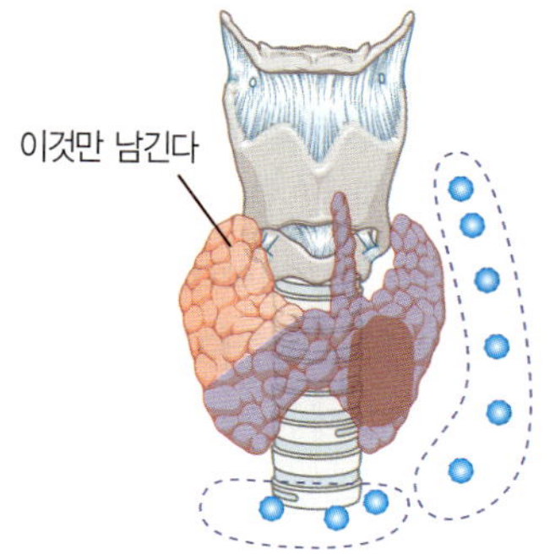

미분화암

- 수술이 적용되지 않는다
- 항암제의 투여 또는 방사선 요법

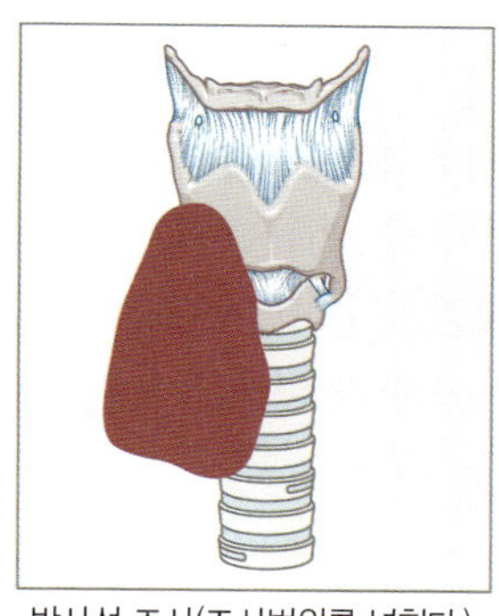
방사선 조사(조사범위를 넓힌다.)

수질암

- 산발성
- 갑상선 준완전적출술 림프절 제거

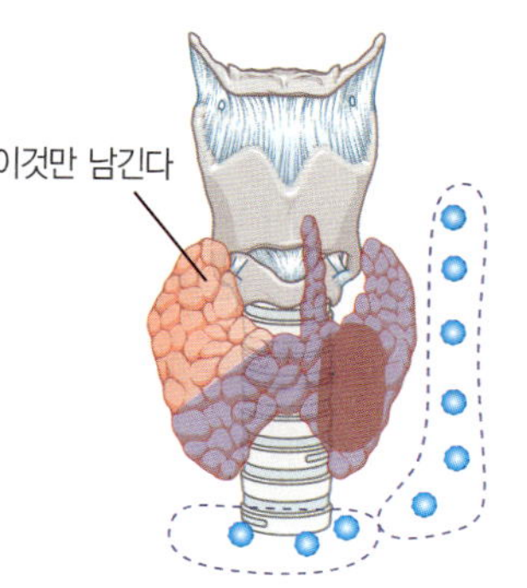

특수한 경우

혈행성 전이가 있을 때

- 갑상선 완전적출술
- ^{131}I 대량 투여

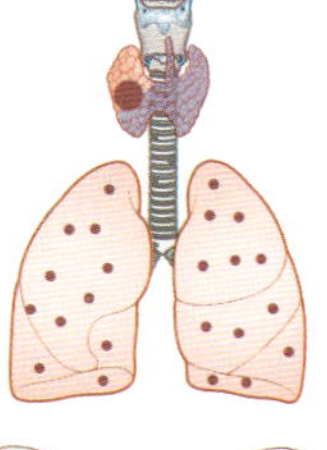

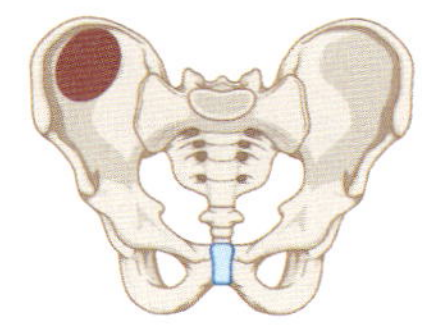

가족성

- 갑상선 완전적출술
- 양측 림프절 제거

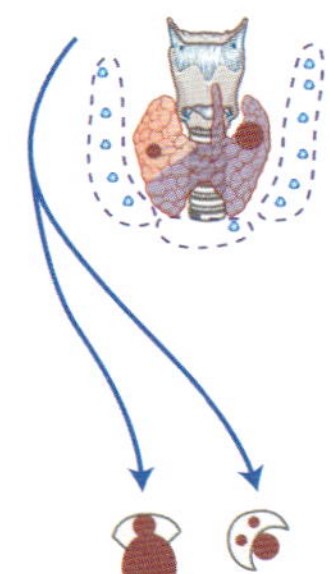

[갈색세포종이 있을 경우 그 수술을 먼저 실시한다]

[그림 4-30] 갑상선암의 치료

	치료법	치료상의 주의점
유두암	• 수술(갑상선적출 + 경부림프절 제거) • 방사성 요오드 복용요법	소속 림프절로는 전이되기 쉽지만, 원격전이는 적다.
여포암		원발병소가 작은 경우라도 폐나 뼈로 혈행성 원격전이가 되는 경우가 있다. 전이병소가 요오드 섭취능력을 보이지 않으면 ^{131}I 대량투여에 의한 내부조사가 효과적이다.
미분화암	• 방사선 외조사요법 • 화학요법 • 수술	증식이 매우 빨라, 근치적 치료가 불가능한 경우가 많다. 주위조직으로의 침윤이 강하고 외조사요법이나 화학요법을 조합해 실시하는데 효과는 떨어진다.
수질암	• 수술 • 화학요법	가족성인 경우는 전엽과 후엽에 발생하기 때문에 갑상선 완전적출술을 실시한다. MEN2형의 경우 먼저 갈색세포종을 적출해서 혈행동태를 안정시킨 후에 실시한다.
악성 림프종	• 방사선 외조사요법 • 화학요법	방사선치료에서는 코발트 조사 등이 효과적이다. 방사선치료와 화학요법의 조합이 주류를 이루는데, 그중에는 방사선 치료가 매우 효과적인 경우가 있다.

[표 4-11] 갑상선암의 치료

미분화암의 경우에는 발견되었을 때 이미 주위조직으로의 침윤이 상당히 진행되어 있는 경우가 많기 때문에 수술을 할 수 있는 경우는 극히 적으며 일반적으로는 방사선 조사와 항암제를 사용하여 치료한다.

마지막으로 수질암의 경우에는 산발성이면 갑상선 부분절제술과 림프절 제거술을 함께 시행한다.

그러나 앞에서 설명한 것처럼 수질암에 갈색세포종 등을 동반한 Sipple 증후군이라는 것이 있다. 그런 경우, 갈색세포종과 수질암 중 어느 쪽을 먼저 절제해야 하는지가 문제가 된다.

먼저 절제해야 하는 것은 갈색세포종이다. 그 이유는, 갈색세포종을 그대로 방치해 놓고 다른부위의 수술을 시작하게 되면, 그 영향 때문에 갈색세포종에서 카테콜아민(catecholamine)의 이상 분비가 일어나 혈압이 제어할 수 없을 정도로 변동할 가능성이 있기 때문이다.

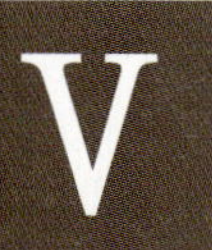

V 부갑상선과 뼈대사 질환

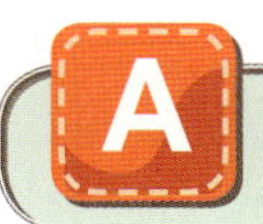

A 칼슘 대사이상

1 칼슘조절호르몬

칼슘대사에 관여하는 호르몬에는 3종류가 있다. 부갑상선에서 분비되는 부갑상선호르몬(parathyroid hormone, PTH)과, 갑상선의 소포방세포/소포곁세포(parafollicular cell)에서 분비되는 칼시토닌(calcitonin, CT)과 비타민 D이다. 비타민 D는 엄밀히 말하면 호르몬이 아니라 비타민이므로 생체 내에서는 합성되지 않지만, 칼슘대사에서는 중요한 역할을 하기 때문에 이 장에서 함께 다루도록 하겠다.

1. PTH, 칼시토닌, 비타민 D의 작용

각 호르몬의 작용에 대해서 자세히 설명하기 전에 각 호르몬의 작용을 대략적으로 요약해 보자. 중요한 점은 각각의 호르몬이 혈중 칼슘농도의 증감에 어떻게 작용하는가, 또 칼슘(Ca)과 밀접한 관계가 있는 인(P)의 혈중 농도 증감에 어떻게 작용하는가 하는 두 가지 점이다. 이를 **표 5-1**에 정리하였다. 그러면 각 호르몬에 대해서 살펴보기로 하자.

	PTH	칼시토닌	비타민 D
Ca	증가	감소	증가
P	감소	감소	증가

[표 5-1] 혈중 칼슘을 조절하는 인자

2. PTH의 작용기전

PTH는 84개의 아미노산으로 구성된 **단백질**이다. PHT는 표적세포 위에 존재하는 G단백공역형 수용체인 PTH/PTHrP 수용체에 결합해서 주로 Gs단백/cAMP/PKA계를 활성화시킨다. 한편으로는 Gq단백과도 공역해서 세포내 Ca^{2+} 신호경로도 활성화한다.

PTH는 부갑상선 세포내에서 prepro PTH의 형태로 합성되어 조면소포체내에서 pro PTH로 바뀐다. pro PTH는 분해되어 PTH가 되어 분비된다. 분비된 후에는 다시 혈중에서 N-말단 35개의 N-PTH와 나머지 C-말단 49개의 C-PTH로 분해된다. 혈중에 존재하는 형태로는 pro PTH, PTH, N-PTH, C-PTH의 4종류이지만, 활성화되는 것은 PTH와 N-PTH의 2종류뿐이다(**그림 5-1**).

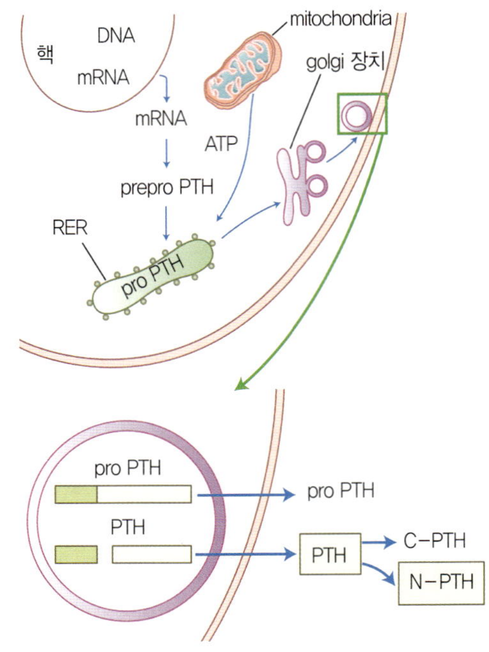

[그림 5-1] PTH의 합성에서 분비까지의 과정

PTH의 분비조절은 어떻게 이루어지는가? PTH는 혈중 칼슘농도를 증가시키는 작용을 하기 때문에 저칼슘혈증(hypocalcemia)이 되면 분비가 촉진된다.

다음으로 PTH의 작용에 대해 자세하게 살펴보기로 하자. PTH의 작용은 크게 세 가지로 나뉜다.

- 뼈에 대한 작용
- 신장에 대한 작용
- 비타민 D에 대한 작용

1) 뼈에 대한 작용

먼저 뼈에 대해서는 **파골세포/뼈파괴세포(osteoclast)를 활성화시켜 그 세포수를 증식시키는** 작용을 한다. 그 결과 뼈 흡수가 촉진되어 혈중으로 유출되는 Ca^{2+}과 P가 증가한다. 앞서 **표 5-1**에서는 PTH가 혈중의 칼슘을 증가시키고 인을 감소시키는 작용을 한다고 했다.

하지만 뼈 흡수가 촉진되어 혈중에 유출되는 칼슘과 인이 증가하면 고칼슘혈증(hypercalcemia), 고인산혈증(hyperphosphatemia)이 초래될 것이라고 생각하는 사람도 있을 것이다. PTH가 뼈에 작용하는 점에만 주목한다면 그렇겠지만, PTH는 신장에 대해서는 인의 배설을 촉진하도록 작용한다. 따라서 혈중의 칼슘, 인의 농도는 그들 작용의 균형을 종합적으로 맞춘 형태가 되기 때문에 **표 5-1**에 있는 것처럼 고칼슘혈증, 저인산혈증이라는 결과가 나타나는 것이다.

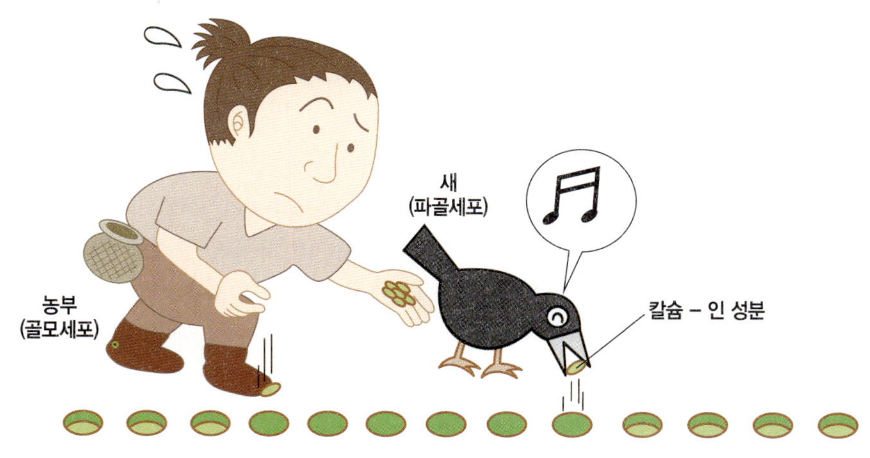

[그림 5-2] 새가 씨를 파먹으면 농부는 씨를 뿌린다.

이처럼 뼈에 대한 PTH의 작용은 뼈의 대사 측면에서 볼 때 어떤 의미가 있는 것일까? 뼈의 대사는 우선 뼈가 파괴됨으로써 시작된다. 골모세포/뼈모세포(osteoblast)가 갑자기 활성화되어 뼈가 만들어진다는 것은 정상의 경우에서는 일어날 수 없다. 파괴된 부분을 보충하는 형태로 골모세포(osteoblast)가 구멍을 메워 가는 것이다(**그림 5-2**).

따라서 **파골세포가 활성화되면 골모세포는 자동적으로 활성화된다.** 보통은 그 관계가 균형있게 이루어지고 있으므로 뼈 속의 칼슘-인 성분은 일정하게 유지된다. 그러나 PTH가 과잉으로 생산되면 어떻게 될까? **파골세포(까마귀)**가 평상시보다 더 많은 뼈속의 **칼슘-인 성분(씨앗)**을 먹으면, 처음에는 **골모세포(농부)**도 거기에 맞추어 열심히 씨앗을 뿌린다. 그러나 농부도 점차 피곤해지면 까마귀의 속도를 따라갈 수 없기 때문에 씨앗을 보충해 줄 수 없게 된다. 따라서 뼈의 칼슘-인 성분이 감소되어 가는 것이다.

뼈는 유골/뭇뼈(osteoid : 비석회화 matrix)조직이라는 구조물 기둥 위에 칼슘과 인으로 만든 시멘트를 바른 것과 같은 구조를 하고 있으므로, 칼슘-인 성분만이 빠져나가면 유골조직만 남은 구조가 된다. PTH의 과잉 작용으로 발생하는 그러한 궁극적인 뼈의 상태를 "섬유성 골염"이라고 한다.

2) 신장에 대한 작용

신장에 대해서는 다음과 같은 작용을 한다.

- Ca, H^+의 재흡수를 촉진
- P, HCO_3^-의 재흡수는 억제

결과적으로는 혈중 칼슘 농도를 상승시키고 혈중의 인 농도를 저하시킴으로써 산증(acidosis)이

되도록 작용한다. 고칼슘혈증(hypercalcemia)은 신장의 요농축작용을 억제하므로 묽은 소변을 많이 생산하도록 작용하여 간접적으로 다뇨, 다음을 초래하기도 한다(이 요붕증은 신장기원요붕증이므로 ADH가 효과를 나타내지 못한다).

이제 산증(acidosis)에 대해서도 좀 더 상세히 살펴보자. 신장에서 중탄산이온의 재흡수가 억제되어 일어나는 것이 산증으로, 이른바 대사산증(metabolic acidosis)이다. 이 경우 음이온차이(anion gap)가 증가할까, 증가하지 않을까? 음이온차이가 증가하는 경우는 혈액 중에 불필요한 산이 축적되는 경우를 생각하면 된다. 예를 들어 100m를 전력 질주했을 때에 발생하는 대사산증은 혈액 중에 젖산(lactic acid)이라는 산이 축적되어 발생하는데 이 경우에는 음이온차이가 증가한다.

한편, 부갑상선 기능항진증에서 발생하는 대사산증의 경우에는 혈액 중에 산이 축적되는 것이 아니라 중탄산이온의 저하로 인해 발생하는 것이므로, 산이 축적되지 않기 때문에 **음이온차이는 증가되지 않는다.** 그 대신에 **혈중 염소이온의 증가**가 나타난다. 중탄산이온이라는 음이온이 감소된 만큼 다른 어떤 음이온이 보충되어야 한다. 이때에 동원되는 이온이 염소이온(Cl^-)이다. 그 때문에 고염소혈증을 일으키는 것이다.

이를 정리해보면, 부갑상선 기능항진증에서 나타나는 전해질 이상은 고칼슘혈증(hypercalcemia), 저인산혈증(hypophosphatemia), 대사산증(metabolic acidosis), 고염소혈증(hyperchloremia), 정상 음이온차이(anion gap)이다. 이 전해질 소견은 신뇨세관 산증(renal tubular acidosis : RTA)의 전해질 소견과 똑같다. 특히 근위요세관에서의 중탄산이온 재흡수가 저하되는 RTA type II에서는 중탄산이온의 재흡수가 장애를 받는다는 점에서 부갑상선 기능항진증에서 일어나는 전해질 소견의 전형과 같은 형태가 되는 것이다.

3) 비타민 D에 대한 작용

PTH는 비타민 D의 활성화를 촉진하는 작용을 한다.

3. 칼시토닌의 작용기전

칼시토닌은 32개의 아미노산으로 구성된 단백질이며, 이것은 갑상선 속에 있는 소포방세포로부터 분비된다. 칼시토닌은 **고칼슘혈증(hypercalcemia)에 의해 분비가 촉진되지만** 이 외에도 **고마그네슘혈증(hypermagnesemia), 가스트린(gastrin), 글루카곤(glucagon), 세크레틴(secretin), CCK-PZ(cholecystokinin-pancreozymin)** 등에 의해서도 분비가 촉진된다. 칼시토닌의 작용에는 뼈에 대한 작용과 신장에 대한 작용, 두 가지가 있다.

1) 뼈에 대한 작용

PTH의 경우와 정반대로 파골세포의 활성화를 억제하여 그 세포수를 감소시키는 방향으로 작용한다. 그 결과 뼈흡수가 억제되어 혈중으로 유출되는 칼슘, 인 이온이 감소한다. 따라서 **혈중의 칼슘, 인의 농도는 감소하는 방향으로 작용한다.**

2) 신장에 대한 작용

신장에 대해서는 칼슘과 인의 배설이 촉진되도록 작용한다. 또한 그밖에도 나트륨, 칼륨, 물의 재흡수도 억제되도록 작용한다. 이것은 **혈중의 칼슘, 인의 농도를 감소시키는** 결과를 초래하지만, 실제로는 혈중의 칼시토닌 수치가 높아져도 저칼슘혈증이 나타나는 일은 거의 없다(PTH의 보상이 강력하기 때문).

4. 비타민 D의 작용기전

비타민 D는 비타민이지 호르몬이 아니기 때문에 생체 내에서는 합성되지 않는다. 따라서 외부로부터 섭취해야 한다. 그러나 섭취된 비타민 D는 그 상태 그대로는 작용을 발휘하지 못한다. 몸속에 흡수된 후, 활성화를 위한 몇 단계를 거쳐야 작용을 발휘할 수 있는 형태가 된다. 활성화 반응은 **그림 5-3**과 같다.

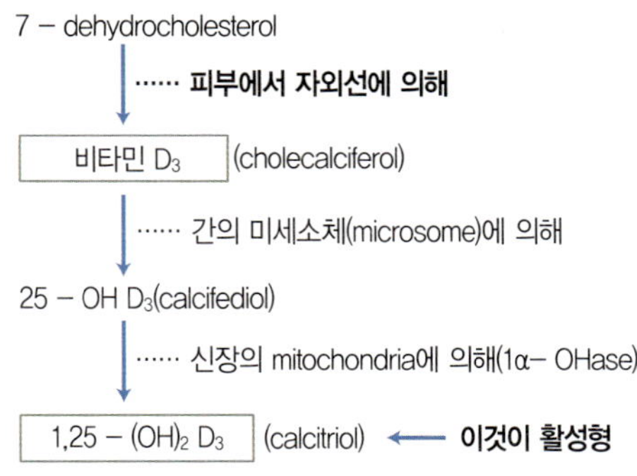

[그림 5-3] 비타민 D의 합성

요약해 보면, 비타민 D의 활성화를 위해서는 피부에 대한 자외선 조사, 간 미세소체(microsome)에서의 25위 수산화(hydroxylation), 신장 미토콘드리아에서의 1위 수산화라고 하는 세 가지 단계가 필요하다는 것을 알 수 있다. **최종적으로는 1,25-dihydroxy 비타민 D_3가 활성형**이라는 것이다.

비타민 D는 분비조절 작용은 없지만 활성화되는 가운데 신장 **미토콘드리아에서 1위 수산화 단계가 비타민 D의 작용을 조절하는 역할**을 한다.

- 1위 수산화 효소의 활성을 높이는 인자
  PTH, **저칼슘혈증**(hypocalcemia)
- 1위 수산화 효소의 활성을 낮추는 인자
  1,25-dehydroxy 비타민 D_3(음성되먹임〈negative feedback〉이다)
- 비타민 D의 작용은 뼈에 대한 작용, 신장에 대한 작용, 장관에 대한 작용, 세 가지이다.

1) 뼈에 대한 작용

뼈에서의 칼슘 용출(elution)을 촉진한다. 이로 인해 혈중 칼슘의 농도는 상승한다. 신생 뼈의 석회화, 뼈의 재형성(remodeling)을 일으킨다.

2) 신장에 대한 작용

칼슘의 재흡수를 항진시킨다.

3) 장관에 대한 작용

장관에 대한 작용은 비타민 D 특유의 작용이다. 장관 내의 칼슘과 인의 흡수를 높인다. 비타민 D가 이 작용을 발휘하기 위해서는, PTH의 존재가 필요하다. PTH가 공존함으로써 비타민 D의 장관에 대한 작용이 증가된다.

5. 요약

이상으로 칼슘대사에 관여하는 세 가지의 호르몬에 대해 살펴보았다. 이를 알기 쉽게 표로 정리하였다(표 5-2).

마지막으로 정상치에 대해서 살펴보자.

혈중 칼슘 농도와 혈중 인 농도에 대해서는 정상 수치를 기억해 둘 필요가 있다. 그러나 각종 호르몬의 정상 수치를 기억할 필요는 없다. 또한 혈중 칼슘은 약 절반이 단백질과 결합되어 있기 때문에 알부민 농도로 보정할 필요가 있다.

- 혈중 Ca 농도 : 8.5 ~ 10mg/dL
- 보정 Ca 수치 = 실측 수치 + (4 − 혈중알부민 농도)
- 혈중 P 농도 : 2 ~ 4mg/dL

	PTH	칼시토닌	비타민 D
뼈	칼슘, 인의 흡수↑	칼슘의 흡수↓	칼슘의 용출↑
신장	칼슘의 재흡수↑ 인의 재흡수↓ 비타민 D의 활성화	칼슘의 재흡수↓	칼슘의 재흡수↑
장관			칼슘의 흡수↑

[표 5-2] 칼슘대사와 세 가지 호르몬

지 식 넓히기

1. Ca 이상을 일으키는 질환

원인인자	고칼슘혈증	저칼슘혈증
PTH	• 원발성 부갑상선 기능항진증 • 다발성 내분비종양증(MEN)	• 부갑상선 기능저하증(특발성, 속발성) • 가성 부갑상선 기능저하증 • 저마그네슘혈증
비타민 D	• 비타민 D 중독증 • 만성 육아종성 질환 – 사르코이드증 – 결핵	• 비타민 D 결핍증 • 비타민 D 의존증 (I형 · II형)
칼슘 감지 수용체	• 가족성 저칼슘뇨성 고칼슘혈증(FHH)	• 상염색체우성 저칼슘혈증
기타	• **약제** – 티아지드계 이뇨제 – 비타민 A 등 • **내분비질환** – Graves병 – 부신피질부전 등	• 만성 신부전 • **약제** – 항경련제 – 스테로이드 등 • hungry bone증후군(HBS)

V

부갑상선 질환

1 부갑상선 총론

1. 부갑상선의 구조 (그림 5-4)

부갑상선(상피소체)은 칼슘(Ca)대사에서 가장 중요한 조절인자인 부갑상선호르몬(PTH)을 생산한다. 부갑상선은 작은 타원형의 내분비선으로, 갑상선 피막 가쪽의 좌 · 우엽 뒷면의 위아래쪽에 각각 두 개씩 존재한다.

드물지만 네 개 이상인 경우도 있고 하행해서 흉선/가슴샘 내에 존재하는 경우도 있다.

부갑상선은 갑상선과 마찬가지로 상 · 하 갑상선동맥으로부터 혈류지배를 받고, 또 부갑상선 정맥은 갑상선과 기관의 앞면에 있는 정맥총/정맥얼기으로 흘러들어간다.

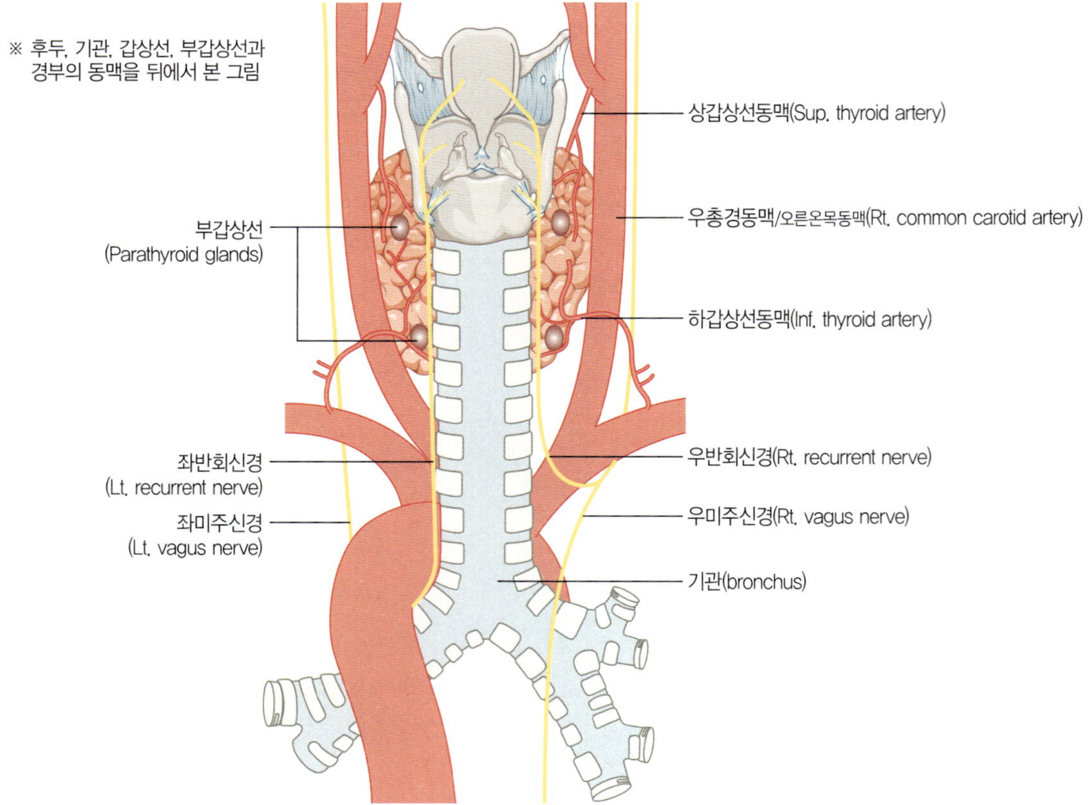

[그림 5-4] 부갑상선의 구조

2. 부갑상선호르몬(PTH)과 칼슘대사

칼슘대사는 PTH, 활성형 비타민D에 의해 치밀한 조절을 받는다(**표 5-3**).

비타민 D에는 식물(및 균류) 유래의 비타민 D_2와 동물 유래의 비타민 D_3가 있는데 그 작용은 구별되지 않고, 이것을 분리할 수 있는 측정법도 실시하지 않는다. 일반적으로 처방되는 활성형 비타민은 D_3이다.

이 외에 칼슘대사와 관련이 있는 호르몬으로는 갑상선소포방세포(C세포)에서 분비되는 칼시토닌이 있다.

칼시토닌은 어류에서는 칼슘대사에 관여하는 중요한 호르몬인데 사람에서의 생리적인 의미는 알려지지 않았다. 뼈흡수를 억제하고 혈중에서 Ca^{2+}농도를 저하시키기 때문에 골다공증이나 고칼슘혈증에 대한 치료제로서 사용되고 있다.

V

	분비기관	작용
부갑상선호르몬 (PTH)	부갑상선	• 뼈에서 Ca^{2+}과 함께 혈중으로 유리된 P, OH^-이 신장(근위요세관)으로 배설되도록 촉진한다. • 신장(원위요세관)에서의 Ca^{2+}재흡수를 촉진한다. • 신장(근위요세관)에서의 활성형 비타민D의 생산을 촉진한다.
활성형 비타민 D (1,25－$(OH)_2D$)	신장	• 소장에서의 Ca^{2+}, P의 흡수를 촉진한다. • 뼈흡수, 뼈형성을 촉진하고 뼈대사를 활성화시킨다. • 신장(원위요세관)에서의 PTH의 Ca^{2+}재흡수 작용을 증가시킨다.

[표 5-3] 부갑상선호르몬(PTH)과 칼슘대사

부갑상선 기능항진증 Hyperparathyroidism

부갑상선 기능항진증에는 원발성(primary)과 속발성(secondary)의 두 가지가 있다. 각각의 정의를 간단하게 정리하면 다음과 같다.

- 원발성 부갑상선 기능항진증 : PTH의 과잉분비가 원발성으로 일어나는 것
- 속발성 부갑상선 기능항진증 : 혈중 칼슘의 저하에 대한 반응으로 PTH의 증가가 나타나는 것

1. 원발성 부갑상선 기능항진증 Primary hyperparathyroidism

1) 정의 및 병태

부갑상선의 선종, 과형성, 암 등에 의해 부갑상선호르몬으로부터 PTH가 과잉으로 분비되어 고칼슘혈증, 저인산혈증, 소화기증상, 뼈병변 등 다양한 증상을 나타내는 질환이다. 원인으로서는 선종이 압도적으로 많고, 그밖에 과형성이나 드물게는 암 등이 있다(MEN type I과 type II에서는 부갑상선의 선종 또는 과잉형성을 볼 수 있다).

2) 증상

고칼슘혈증에 의한 증상이 나타난다.

① 소화기 증상 : 오심, 구토, 식욕부진, 위궤양 등
② 요로계 증상 : 다음, 다뇨, 야간발뇨, 요로결석 등
③ 신경·근육증상 : 근력저하, 정서불안정, 우울 등
④ 뼈 병변 증상 : 골막하골 흡수, 낭종성 골염 등

(1) 고칼슘혈증(hypercalcemia)에 의한 증상

PTH가 원발성으로 과잉 분비되면 고칼슘혈증(hypercalcemia)이 된다. 고칼슘혈증이 되면 다양한 형태의 전신증상이 나타난다.

① 다음, 다뇨

앞에서도 설명한 것처럼 고칼슘혈증은 신장의 요농축력 장애를 일으킨다. 소변을 진하게 만들 수 없으므로 묽은 소변이 많이 배설된다. 그러면 혈액의 삼투압이 높아지기 때문에 목이 마르고 물을 많이 마시게 된다.

② 우울, 권태감

여러 가지 요인을 생각할 수 있지만, 한 가지 기억해야 할 것은, 고칼슘혈증이 되면 신경계

의 흥분이 억제된다는 것이다. 신경계의 흥분은 세포외액 중의 Ca^{2+}이나 Mg^{+}의 농도에 의해 영향을 받는 것으로 알려져 있다. 고칼슘혈증일 때에는 신경계의 흥분성이 저하되어 우울증이나 때로는 의식장애 등이 나타나는 경우가 있다.

③ 근력저하, 권태감

고칼슘혈증이 되면 근육이 흥분하기 힘들어지고 근력이 저하된다. 실제로 근력이 저하되지 않더라도 환자는 전신권태감을 호소하는 경우가 있다.

④ 식욕부진, 변비, 오심, 구토

소화관 운동도 역시 근육에 의해 이루어지기 때문에 근력이 저하되면 소화관의 연동운동이 힘들어져, 식욕저하, 변비, 심할 때는 오심이나 구토 등이 일어나는 경우가 있다.

⑤ 요로결석

부갑상선 기능항진증의 경우 신장으로부터 **요중으로 칼슘 배설이 많아짐**으로써(PTH는 신장에서 칼슘의 재흡수를 촉진하기 때문에 요중으로의 배설은 줄어든다고 생각하는 사람도 있을 것이다. 이에 대해서는 나중에 다시 설명하겠다), 요로결석이 발생하게 된다. 요로결석의 주요 증상은 산통발작(colicky pain)이나 혈뇨 등이 나타난다.

⑥ 뼈 병변 증상

PTH가 과잉으로 분비되면 뼈로부터 칼슘-인 성분이 빠져나가 섬유성 골염 상태가 되기 때문에 병적 골절이 일어나기 쉬워진다. 또한 **골막하골 흡수**(손발가락뼈 등에 많이 나타난다)나 **낭종성 골염**(낭종은 brown tumor라 불리기도 한다), 또는 치조경막(Lamina dura)의 소실 등이 나타나기도 한다. 두개골에는 불투명유리 모양의 탈회(ground glass appearance decalcification)가 나타나는 경우도 있다.

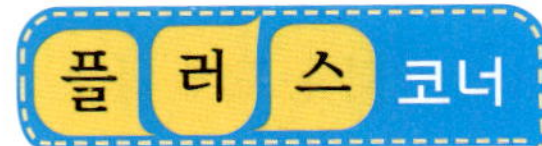

2. 고칼슘혈증으로 인한 증상

전신증상	탈수, 권태감, 피로감 증가 등
소화기증상	오심 및 구토, 식욕부진, 소화성 궤양, 췌장염 등 → 고농도의 Ca^{2+}에 의해 가스트린 분비가 항진된다.
신경 및 근육증상	경련 경향, 근위근의 근력저하, 우울상태, 의식장애 등 → 세포외액의 Ca^{2+}농도가 상승하고, 신경 및 근육세포의 막이 안정화되어 탈분극이 일어나지 않게 된다.
요로계 증상	구갈, 다음 및 다뇨, 신장기능 저하 → 고농도의 Ca^{2+}는 신장집합관에서의 ADH의 작용을 저해하고, 요농축력을 저하시키기 때문. 요로결석 → 대량의 Ca^{2+}이 요로에서 배설되기 때문.
심전도 이상	QT 간격 단축 등 → 고농도의 Ca^{2+}에 의해 심근의 재분극에 필요한 시간이 단축된다.
기타	관절통, 피부소양감, 대상각막증 등 → 혈중 칼슘(Ca)과 함께 인(P)이 상승하면 관절주위, 피부, 각막 등에 이소성 석회화가 일어난다.

3. 저칼슘혈증으로 인한 증상

테타니증상	손, 발, 입술의 저림, 전신경련, Chvostek 징후, Trousseau 징후 → 세포외액의 Ca^{2+}농도가 저하되면 신경세포와 근세포의 탈분극에 필요한 전위차가 저하되고 피자극성이 높아진다. Chvostek 징후 귓바퀴 전방 및 악관절 상부를 망치로 가볍게 두드리면 안면근/얼굴근육과 안륜근/눈둘레근에 경련이 일어난다. Trousseau 징후 상완/위팔에 혈압측정띠를 두르고, 수축기보다 약간 낮은 압력으로 묶으면 엄지손가락은 안쪽으로 내전해서 신전되고 다른 손가락은 손의 중심선을 향해 모이며 손바닥은 함몰되어 조산부형 손이 된다.
중추신경증상	초조, 기억력 저하, 추체외로 증상(불수의운동) → 신경세포의 피자극성이 높아진다. 또한 칼슘이 인과 함께 대뇌기저핵에 침착된다.
소화기증상	복통, 오심·구토 등 (Oddi 조임근의 연축에 의해 발생)
호흡기증상	천식, 호흡곤란 등 (후두근 및 호흡근의 연축에 의해 발생)
심전도 이상	ST 부분 연장, QT 간격 연장 → Ca^{2+} 농도의 저하로 심근의 재분극에 필요한 시간이 연장된다.

3) 검사소견

① 혈중 칼슘 농도의 상승, 혈중 인 농도의 저하

② 혈청 알칼리인산분해효소(alkaline phosphatase : ALP)의 상승

PTH에 의해 파골세포가 활성화되면 골모세포(osteoblast)도 자동적으로 활성화된다. 골모세포가 활성화되면 혈청 ALP치는 상승한다. 따라서 뼈에 병변을 동반하는 경우 특히 높은 수치를 나타낸다. ALP에는 몇 개의 동종효소(isozyme)가 있지만, 그중 뼈에서 유래하는 것은 ALP_3이다. 뼈형 ALP로서 측정할 수도 있다.

③ 요중 Ca의 상승

PTH가 신장에서 칼슘 재흡수를 증가시키도록 작용한다는 것에 대해서는 이미 설명한 바 있다. 따라서 일반적으로 생각하면 PTH가 과잉으로 분비된 경우에는 칼슘의 재흡수가 증가되기

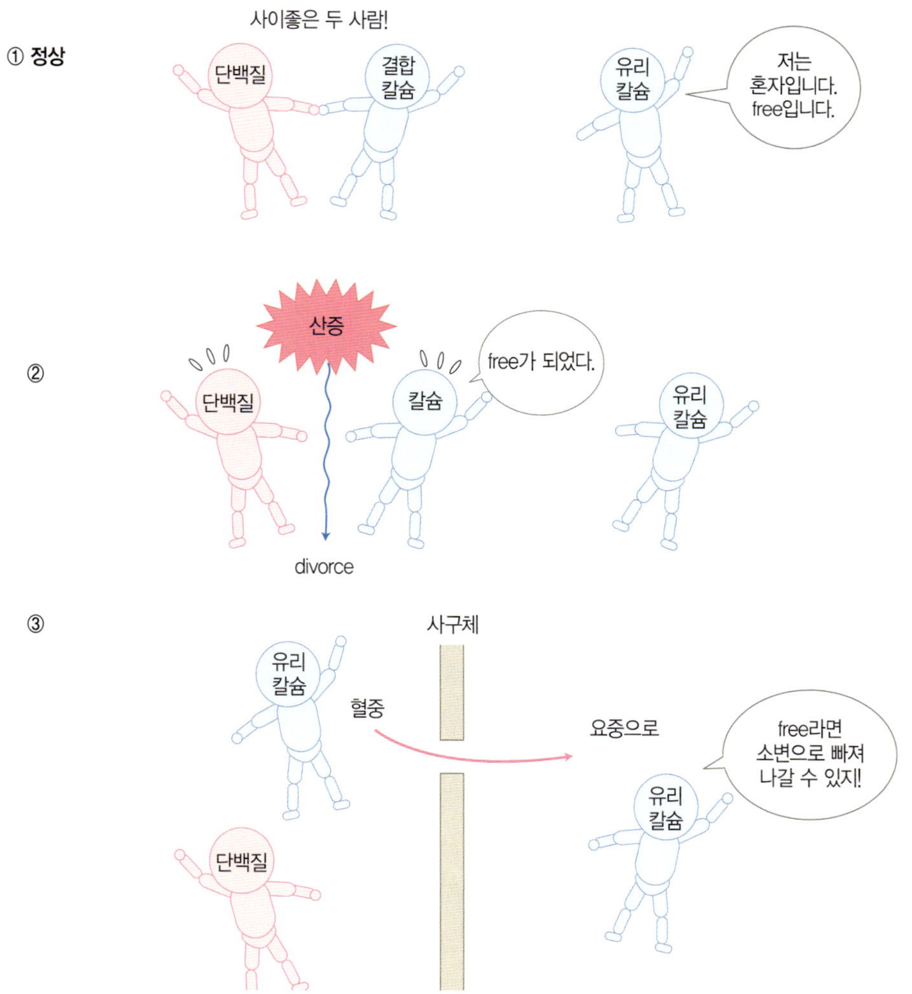

[그림 5-5] 부갑상선 기능항진증에서 산증(acidosis)으로 요중 칼슘이 증가하는 이유

때문에, 요중으로 배설되는 칼슘은 감소할 것이라고 생각하기 쉽다. 그러나 실제로는 **요중 칼슘은 상승**한다. 그 이유는 PTH의 작용으로 발생하는 대사 산증(metabolic acidosis)과 깊은 관계가 있다. 산증에서는 혈중의 수소이온(H^+) 농도가 증가한다. 수소이온은 양이온이기 때문에 그 일부는 혈장단백질 등의 마이너스로 대전하는 물질과 결합한다.

그런데 칼슘 이온(Ca^{2+})도 2가의 양이온으로, 보통 혈중에서는 그 절반이 단백질 등의 마이너스 전기를 띤 물질과 결합한다. 즉, 혈중 칼슘이온(Ca^{2+})의 약 절반은 어느 것과도 결합하지 않은 자유로운 상태로 존재하고, 나머지 절반은 단백질 등과 결합한다. 단백질은 사구체에서 여과되지 않으므로 단백질과 결합한 칼슘도 여과되지 않는다. 한편, 유리형 칼슘이온은 사구체에서 여과된다. 여과된 상태라면 혈중의 약 절반의 칼슘이 그대로 요중으로 버려지기 때문에 요세관이 칼슘을 재흡수하는 것이다.

그러면 이것이 산증(acidosis)에 의해 어떠한 영향을 받는가에 대해 알아보자.

산증에서는 단백질에 수소 이온(H^+)이 결합하기 때문에, 단백질에 결합되어 있던 칼슘이 단백질로부터 떨어져 나간다. 따라서 유리형 칼슘이온(Ca^{2+})이 증가하며, 또 그렇게 되면 사구체에서 여과되는 칼슘이온이 증가하게 된다. PTH의 작용에 의해 요세관에서의 칼슘 재흡수는 증가하지만, 여과되는 칼슘이 재흡수되는 칼슘보다 많아지면 요중으로 배설되는 칼슘이온이 증가한다**(그림 5-5)**.

한편, 이와는 반대로 알칼리증(alkalosis)의 경우에는 유리형 칼슘이온(Ca^{2+})이 감소한다. 유리형 칼슘이온은 세포에 대해 생리활성 작용을 하므로, 이것이 감소하면 세포의 흥분성이 증가하는 등 저칼슘혈증(hypocalcemia)에서 볼 수 있는 현상이 나타난다.

증상으로서 중요한 것은 강직(tetany)이다. 알칼리증에서 강직이 일어나는 것은 중요하므로 기억해 두자**(그림 5-6)**.

④ 요중 인의 높은 수치, % TRP(tubular reabsorption of phosphorus)의 저하

PTH는 신장에 대해 인의 재흡수를 감소하도록 작용하기 때문에 요중으로 배설되는 인이 증가한다. 이것은 쉽게 납득할 수 있을 것이다. **플러스코너 8(p.187)**에서 자세히 설명하겠지만, 요중에 인의 배설이 증가하는 것은 % TRP의 저하를 의미한다.

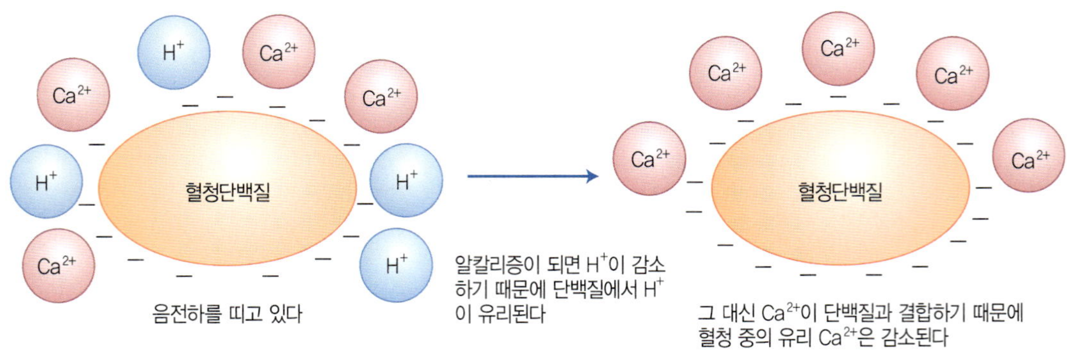

[그림 5-6] 알칼리증(alkalosis)에서 유리 칼슘이온이 감소되는 이유

⑤ 고염소혈증(hyperchloremia), 대사산증, positive anion gap

「A. 칼슘 대사이상」(p.147)에서 설명한 것처럼 PTH가 신장요세관에서 중탄산이온의 재흡수를 억제하므로, 마치 신장요세관성 산증의 type II와 같이 positive anion gap의 대사산증, 고염소혈증이 나타나게 된다.

⑥ 요중 cyclic AMP의 증가

PTH가 신장요세관에 작용을 미치는 경우, cyclic AMP를 개재시키는 것으로 알려져 있다. 또한 그때, cyclic AMP가 요중으로 배설되는 것을 이용하여 PTH가 신장에 작용을 미치고 있는지 아닌지의 여부를 조사할 수 있다.

요컨대, 요중 cyclic AMP는 PTH가 신장에 정말로 작용을 미치고 있는지 아닌지를 확인할 수 있는 좋은 지표가 되는 것이다. 부갑상선 기능항진증(hyperparathyroidism)의 경우는 PTH가 대량으로 생산되고, 그것들이 신장요세관에 대해 작용을 하므로 **요중 cyclic AMP는 증가된다.**

V

⑦ 코르티솔(cortisol) 시험에 무반응

쿠싱병(Cushing's disease) 부분에서도 나온 것처럼, 코르티솔에는 비타민 D에 길항하는 작용이 있다. 즉 혈중 칼슘농도를 낮추는 작용이 있는데, 이 작용을 이용하여 코르티솔을 고칼슘혈증(hypercalcemia)의 치료에 사용하기도 한다. 고칼슘혈증을 일으키는 다른 질환과의 감별에도 코르티솔이 이용된다.

예를 들어, 사르코이드증(sarcoidosis), 다발성 골수종, 악성 종양의 뼈 전이, 비타민 D 중독 등의 질환에서는 코르티솔을 투여하면 혈중의 칼슘농도는 저하된다. 그러나 부갑상선 기능항진증의 경우에는 PTH의 증가에 의해 고칼슘혈증을 일으키므로 **코르티솔을 투여해도 혈중의 칼슘농도는 저하되지 않는다.** 따라서 코르티솔 시험에서는 무반응으로 나타나는 것이다.

4) 진단과 감별진단

혈청 칼슘이 높은 수치이고 인이 낮은 수치이며, 더구나 혈청 PTH가 높은 수치를 나타내면 일단 이 질환을 의심해야 한다.

다음으로 부위 진단을 실시한다. 원인으로서는 선종이 많으므로 CT, MRI, scintigraphy나 혈관조영을 해서 종양의 존재 부위를 확인한다 **(그림 5-7).**

앞에서도 설명했듯이 사르코이드증, **다발성 골수종, 악성 종양의 골전이, 비타민 D 중독 등의 질환에서도** 고칼슘혈증을 초래하는 것으로 알려져 있다.

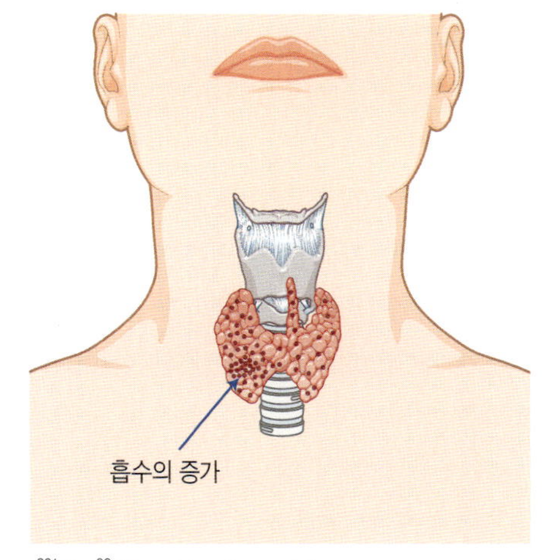

^{201}Tl – ^{99m}Tc subtraction scintigram or
^{99m}Tc – sestamibi(MIBI) scintigram

[그림 5-7] 부갑상선종의 국소진단

따라서 부갑상선 기능항진증과의 감별이 필요해지는 경우가 종종 있다. 이들의 질환에서는 혈청 PTH가 저하되어 있고, 요중 cyclic AMP도 낮은 수치를 나타내므로 비교적 용이하게 감별할 수 있다. 또 코르티솔 시험 역시 감별에 유용한 검사가 된다.

5) 치료 및 간호

원발성 부갑상선 기능항진증(primary hyperparathyroidism)은 외과적으로 그 원인을 치료하지 않으면 치유를 기대할 수 없는 질환이다. 그러나 요로결석 등이 나타나지 않는 무증후군 질환은 장기간 증상이 진행되지 않으므로 경과관찰을 할 필요가 있다. 가장 많은 선종의 경우에는 부위 진단이 확실하게 내려지면 쉽게 절제해 낼 수 있고, 또한 재발하지도 않는다. 과형성인 경우에는 존재하는 4개의 부갑상선을 전부 절제하여, 일부를 전완/아래팔 피하에 이식하는 방법을 사용하고 있다. 암인 경우에는 주변의 림프절을 충분히 제거하는 것이 중요하다.

2. 속발성 부갑상선 기능항진증 Secondary hyperparathyroidism

1) 정의

부갑상선 이외의 병변에서 유래하는 저칼슘혈증 때문에 PTH의 분비가 지속적으로 나타나는 대사이상이다. 정의로도 알 수 있는 것처럼, 먼저 저칼슘혈증이 일어나고 그것에 대한 반응으로 부갑상선에서 PTH의 생산 항진이 일어나는 것이므로, 어떠한 원인으로든 저칼슘혈증이 최초로 나타나야 한다.

다음과 같은 질환이 여기에 속한다.

- 만성 신부전(CRF)
- 골연화증(osteomalacia)
- 구루병(rickets)
- 가성 부갑상선 기능저하증(pseudo hypoparathyroidism)

이 중에서 특히 중요한 것이 만성 신부전(CRF)이다. 만성 신부전에서는 비타민 D의 활성화가 장애를 받아 저칼슘혈증이 일어난다. 또 신장기능이 저하되어 있기 때문에 사구체 여과치(GFR)의 저하가 나타난다. 그렇게 되면 요중으로 인의 배설이 저하되어 저칼슘혈증(hypocalcemia)과 고인산혈증(hyperphosphatemia)을 초래하게 된다. 저칼슘혈증은 부갑상선으로부터의 PTH의 생산 분비를 증가시키는 자극이 되기 때문에 혈중의 PTH는 상승한다. PTH는 뼈에 작용해서 칼슘과 인의 유리를 촉진하지만 신장기능이 완전히 손상을 입게 되므로, 저칼슘혈증은 보상되지 않고 저칼슘혈증의 상태 그대로 지속된다.

한편, 인은 뼈로부터의 유리가 증가됨에 따라 점점 고인산혈증 상태가 되어 버린다. 이러한 상태가 오래 계속되면 PTH의 과잉 생산이 지속되어 뼈에서 칼슘과 인이 점차 사라져 섬유성 골염 상태가 된다.

이처럼 저칼슘혈증이 오래 지속되면 PTH가 과잉 분비되어 특히 뼈에 중대한 영향을 미치게 된다. 이와 같은 이상을 속발성 부갑상선 기능항진증(secondary hyperparathyroidism)이라고 한다. 증상은 PTH의 생산분비 과잉에 의한 것으로, 원발성 부갑상선 기능항진증(primary hyperparathyroidism)의 경우와 매우 흡사하다.

그러나 원발성의 경우와 같이 부갑상선이 임의로 PTH를 과잉생산하고 있는 것이 아니라, 다른 원인에 의해 발생된 저칼슘혈증이 자극이 되어 PTH가 과잉생산되는, 즉 속발성인 경우로 혈중 전해질 소견 등은 원발성인 경우와는 완전히 정반대가 되는 것이다.

플러스 코너

4. 원발성 · 속발성 부갑상선기능항진증의 비교

부갑상선 이외의 병변에서 유래하는 저칼슘혈증으로 인해 PTH의 분비가 지속적으로 항진하는 병태를 속발성 부갑상선기능항진증이라고 한다(표 A).

원인질환은 만성 신부전이 압도적으로 많고, 그 외의 원인으로는 비타민 D 작용부전, PTH 불응증, 약제성(페노바르비탈〈phenobarbital〉 등)이 있다.

	원발성	속발성
병태	부갑상선의 종양 및 과형성 ↓ PTH자율성 과잉분비 ↓ 높은 수치의 혈청 칼슘	부갑상선 이외의 병변에 의한 저칼슘혈증 ↓ 보상성 PTH 생산 항진 ↓ 낮은 수치 ~ 정상치의 혈청 칼슘
증상	• **고칼슘혈증에 의한 증상** · 오심 및 구토, 복통(소화기) · 구갈, 다음 및 다뇨, 탈수, 요로결석(신장) · 근위근의 근력저하, 권태감, 피로감 증가 (신경, 근육) · 심전도 이상(심장) • **뼈변화** · 섬유성 골염, 골다공증 변화	• **이소성 석회화에 의한 증상** 혈중의 인이 뼈흡수에 의해 생긴 칼슘과 결합해 관절 주위, 피부, 결막, 혈관벽에 침착하고 관절통, 피부소양 등의 증상이 발생한다. • CKD – MBD(만성 신부전의 경우)

※ 속발성 부갑상선기능항진증이 만성화되어 부갑상선에서의 PTH 생산이 자율적으로 항진하게 된 상태를 3차성 부갑상선기능항진증이라고 한다.

[표 A] 원발성·속발성 부갑상선기능항진증

2) 증상

원발성 부갑상선 기능항진증(primary hyperparathyroidism)과 같다.

뼈통증, 골절, 섬유성 골염 등이 나타난다.

3) 검사소견

저칼슘혈증, PTH의 증가(저칼슘혈증과 혈중 P는 원인에 따라 다른데, 이것이 원발성 부갑상선 기능항진증과 다른 점이다).

4) 치료 및 간호

최초의 원인이 저칼슘혈증이므로 그것을 교정해 주는 것이 우선 제1의 치료법이다. 따라서 칼슘제제의 투여나 비타민 D의 투여가 효과적이다. 만성 신부전일 때에는 신장기능이 저하되어 있으므로, 신장 미토콘드리아에서의 1위 수산화가 일어나지 않아 비타민 D가 활성화되지 않는 경우가 있다. 그때에는 비타민 D의 1위 부분을 미리 수산화한 형태(1 – OH 비타민 D)로 투여한다.

또한 고인산혈증(hyperphosphatemia)에 대해서도 인의 섭취를 제한하거나, 또는 소화관으로부터의 인의 흡수를 막기 위해, 칼슘카보네이트, 칼슘아세테이트, sevalamer 등을 사용한다.

부갑상선기능항진증 핵심정리

병태생리로 보는 부갑상선기능항진증

부갑상선 기능항진증에는 원발성(primary)과 속발성(secondary)의 두 가지가 있다. 원발성 부갑상선 기능항진증은 부갑상선호르몬(PTH)의 과잉분비로 순환혈청 내의 칼슘농도가 증가하고, 인 농도가 감소하는 질환이다. 속발성 부갑상선 기능항진증은 혈중 칼슘의 저하에 대한 반응으로 PTH의 증가가 나타난다.

V

병 인	• 선종(압도적으로 많다) • 과형성 • 암(드물다)
병 태	부갑상선의 종양 및 과형성 → PTH자율성 과잉분비 → 높은 수치의 혈청 칼슘
증 상	• 고칼슘혈증에 의한 증상 – 소화기 증상: 오심 및 구토, 복통 – 신장 증상: 구갈, 다음 및 다뇨, 탈수, 요로결석 – 신경, 근육 증상: 근위근의 근력저하, 권태감, 피로감 증가 – 심장 증상: 심전도 이상 • 뼈변화 – 섬유성 골염, 골다공증 변화
진 단 및 검 사	**진단검사** • 부위 진단: CT, MRI, scintigraphy, 혈관 조영으로 종양 존재 부위를 확인 • 코르티솔 시험 **검사소견** • 혈중 칼슘 농도 상승, 혈중 인 농도 저하 • 혈청 알칼리인산분해효소(ALP) 상승 • 요중 Ca 상승 • 요중 인의 높은 수치, %TRP의 저하 • 고염소혈증, 대사산증 • 코르티솔 시험에 무반응

치 료	• 부갑상선절제술: 원발성 갑상선기능항진증에서는 외과적으로 원인을 치료해야만 한다. – 선종의 경우 부위 진단이 확실하면 쉽게 절제 가능 – 과증식의 경우 4개의 부갑상선 중 3개를 절제하고 마지막 한 개를 1/2 또는 3/4 절제 – 암의 경우 주변의 림프절을 충분히 제거 • 수술이 필요하지 않은 환자는 혈청 칼슘, 혈청 크레아티닌을 매년 측정한다. • 이뇨제(thiazides는 투여 금지), 배변완화제 투여

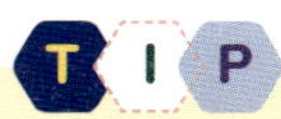

비교 – 속발성 부갑상선기능항진증

병인	• 부갑상선 이외의 병변에서 유래하는 저칼슘혈증 – 원인질환: 만성 신부전(가장 많다), 비타민 D 작용부전, PTH 불응증, 약제성 등
병태	• 부갑상선 이외의 병변에 의한 저칼슘혈증 → 보상성 PTH 생산 항진 → 낮은 수치 ~ 정상치의 혈청 칼슘
증상	• 이소성 석회화에 의한 증상 : 혈중의 인이 뼈흡수에 의해 생긴 칼슘과 결합해 관절 주위, 피부, 결막, 혈관벽에 침착하고 관절통, 피부소양 등의 증상이 발생한다. • CKD–MBD(만성 신부전의 경우)
진단 및 검사	• **검사소견** – 저칼슘혈증, 고인산혈증 – PTH의 증가
치료	• 저칼슘혈증 교정: 칼슘제제 투여, 비타민 D 투여 • 고인산혈증인 섭취 제한

악성 종양에 동반되는 고칼슘혈증

Malignancy associated hypercalcemia, MAHC

악성 종양에 종종 고칼슘혈증을 동반하는 질환으로, 대부분은 암이 뼈로 전이하거나 침윤된 결과 생긴다. 그러나 악성 종양 중에는 PTH와 상당히 유사한 물질(PTH 관련 단백 : PTHrP)을 생산 분비하여 고칼슘혈증을 일으키는 것이 있다. 그러한 유형의 악성 종양으로는 폐의 편평상피암이 가장 많으며, 다음으로 간암, 신장암이 있다.

고칼슘혈증이 나타나고 저인산혈증이 생긴다는 점에서 원발성 부갑상선 기능항진증과 매우 유사하다. 차이점은 원발성인 경우는 근원이 선종이므로 만성적으로 진행하여 수년~수십 년의 세월을 거쳐 증상이 서서히 진행되지만, 속발성인 경우에는 원래 악성 종양이므로 1~2년 경과하여 증상이 나타나며 진행도 빠르다는 것이다.

또 원발성인 경우에는 고염소혈증(hyperchloremia)성 산증(acidosis)이 많이 나타나는 데 비해 속발성인 경우에는 저염소혈증(hypochloremia)성 산증이 많이 나타난다. 이러한 차이는 요세관에 대한 PTH와 PTHrP의 작용이 다르기 때문이다.

고칼슘혈증은 "악성종양에 동반된 고칼슘혈증(MAHC : malignancy associated hypercalcemia)"으로 불리며 종양수반 체액성 고칼슘혈증(HHM : humoral hypercalcemia of malignancy)과 국소성 뼈용해성 고칼슘혈증(LOH : local osteolytic hypercalcemia)의 두 가지 병태로 분류된다(**표 5-4**).

HHM에서는 종양에서 분비되는 PTHrP가 PTH와의 상동성에 따라 PTH와 동일한 수용체(PTH/PTHrP수용체)에 결합해 고칼슘혈증이 유발된다.

LOH에서는 신장기능이 정상적인 경우라도 고칼슘혈증이 나타난다. 따라서 뼈파괴에 의한 칼슘 방출 이외에 국소에서 생산되는 케모카인(chemokine)이나 사이토카인(cytokine)이 고칼슘혈증의 발병에 관여하는 것으로 생각된다.

MAHC에 특이적인 증상은 없지만 고칼슘혈증이 교정되는 것만으로 식욕부진, 변비, 야간의 다뇨 등이 개선되고, 환자의 삶의 질이 달라지는 경우도 많다. 따라서 적극적으로 발견해서 치료해야 한다.

	발병기전	주요 원인질환
HHM	종양이 분비하는 PTHrP가 PTH와 같은 작용을 갖기 때문에 고칼슘혈증이 된다.	• 폐암·편평상피암 • 신장암·방광암 • 난소암·ATL 등
LOH	뼈에 전이, 또는 침윤한 종양의 국소작용에 의해 고칼슘혈증이 된다.	• 다발성 골수종 • 유방암 • 악성 림프종 등

[표 5-4] 고칼슘혈증의 분류

부갑상선 기능저하증 Hypoparathyroidism

갑상선호르몬(PTH)의 작용부족에 의해 저칼슘혈증, 고인산혈증을 초래한 병태를 말한다. 특발성(idiopathic), 속발성(secondary), 가성(pseudo) 및 가성가성(pseudo pseudo)으로 분류된다.

① 특발성 부갑상선 기능저하증(idiopathic hypoparathyroidism)
PTH 분비의 결여, 또는 저하가 특발성으로 일어나는 질환이다.

② 속발성 부갑상선 기능저하증(secondary hypoparathyroidism)
갑상선 수술 등에서 실수로 부갑상선까지 제거해 버린 경우에 일어난다.

③ 가성 부갑상선 기능저하증(pseudo hypoparathyroidism)
PTH의 표적장기에서의 PTH에 대한 불응증으로 인해 발생한 기능저하증이다.

④ 가성가성 부갑상선 기능저하증(pseudo pseudo hypoparathyroidism)
신체적인 특징은 가성 부갑상선 기능저하증과 매우 흡사한데, 저칼슘혈증이 나타나지 않고 부갑상선기능이 정상인 질환을 말한다.

1. 특발성 부갑상선 기능저하증 Idiopathic hypoparathyroidism

자가면역이상이나 선천성 형성부전 등에 의해 부갑상선에서 PTH의 분비가 특발성으로 결핍되어 있거나 또는 저하되어 저칼슘혈증, 고인산혈증을 초래하는 질환이다. 특발성이므로 원인이 분명하지 않은데, 선천적인 부갑상선 결손(예를 들면, Di George 증후군), 자가면역성 부갑상선염, 바이러스 등의 감염에 의한 부갑상선염 등, 여러 가지 원인을 생각할 수 있다. 특발성 부갑상선 기능저하증은 내분비 자가면역 증후군의 한가지로, 자가면역성이 원인이 되어 일어나는 경우가 있다. 그러한 경우에는, 혈중에 항부갑상선 항체가 존재한다. 또한 자가면역질환에 연관된 관계이므로 Hashimoto병(자가면역성 만성 갑상선염이라고도 불리며, 혈중에 항갑상선 항체가 존재한다), 자가면역성 당뇨병(항랑게르한스섬항체), 특발성 Addison병(항부신피질 항체), 악성 빈혈(항벽세포 항체) 등의 질환에 동반되는 경우가 있다(표 5-5).

질환	장기	항체
특발성 부갑상선 기능저하증	부갑상선	항부갑상선 항체
만성 갑상선염 (하시모토병)	갑상선	항갑상선 항체
악성 빈혈	위벽	항위벽 항체
자가면역성 당뇨병	췌장 랑게르한스섬	항랑게르한스섬 항체
특발성 Addison병	부신피질	항부신피질 항체

[표 5-5] 내분비 자가면역 증후군

1) 증상

대부분의 증상은 **저칼슘혈증**(hypocalcemia)이 원인으로 나타난다. 이 질환뿐만 아니라 저칼슘혈증인 경우에 공통으로 나타나는 증상에 대해서는 다음과 같은 기전을 이해하고 있으면 도움이 될 것이다. 앞에서도 설명한 바와 같이 세포외액 중의 칼슘이온(Ca^{2+})의 농도는 신경 및 근육의 흥분성을 일정하게 유지하는 데 중요하며, 칼슘이온(Ca^{2+})의 저하는 신경 및 근육의 흥분성을 항진시키는 작용이 있다(고칼슘혈증의 경우에는 반대로 흥분성을 저하시킨다). 이와 같이 생각하면 다음과 같이 요약할 수 있다.

- 지각신경의 흥분 : 지각 이상(저림)
- 운동신경의 흥분 : tetany(통증성 근육경련)
- 자율신경의 흥분 : 천식성 증상, 협심증성 증상, 경련성 변비
- 중추신경의 흥분 : 초조, 주의산만, 화를 잘 냄, 신경질, 피해망상증(흔히 칼슘이 부족하면 쉽게 짜증을 낸다든지 정서불안이 되기 쉽다)

그런데 이들 증상 중에서 특히 중요한 것은 테타니(tetany, 강직)이다. 테타니가 일어날 때에 볼 수 있는 징후로는 Trousseau 징후와 Chvostek 징후가 있는데 이 두 가지는 꼭 기억하자.

그 외의 다른 증상으로는 백내장, 치아 발육부전, 모발이상, 피부변화 등이 있다. 또한 대뇌 기저핵에 석회침착이 나타나는 것이 특징적이며, 뇌파이상, 뇌압항진, 울혈유두, 그리고 신경학적으로는 추체외로 증상이 나타나는 경우가 있다.

그런데 저칼슘혈증(hypocalcemia)인데 석회침착(calcification)이 왜 일어나는지 의문이 생길 것이다. 석회침착(calcification)이 나타난다고 해서 모두가 고칼슘혈증(hypercalcemia)인 것은 아니다. 석회침착이 나타날 가능성은 일반적으로 혈중의 칼슘 농도와 인 농도의 곱으로 결정되는데, 그 곱이 70 이상이 되면 체내조직에 석회침착이 일어나기 쉬워진다고 추정되고 있다. 따라서 저칼슘혈증(hypocalcemia)의 경우에도 혈중의 인의 농도가 현저하게 높을 경우에는 석회침착(calcification)이 일어난다고 해도 이상할 것이 없다. 실제로 통계에서는 부갑상선 기능항진증(hyperparathyroidism)보다 부갑상선 기능저하증(hypoparathyroidism)에서 석회침착(calcification)이 발생할 빈도가 높다는 보고도 있다.

Chvostek sign

이하선/귀밑샘 앞부분의 얼굴신경이 나타나는 부위를 해머로 두드리면 얼굴근육이 경련을 일으킨다. 얼굴신경은 눈둘레근이나 입둘레근의 수축을 주관하고 있으므로 그들이 경련을 일으키면 눈은 크게 떠지고 입은 뾰족하게 나온 얼굴 모양이 된다.

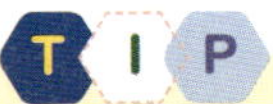

트로조(trousseau) 징후

혈압을 측정하는 혈압기를 최대 혈압위치로 해 두면, 2분 정도 지나 조산부의 손이라고 불리는 형태로 손 모양이 바뀐다(그림 5-8). 조산부는 태아가 산도를 통과해 나올 때, 모체의 회음에 손상을 주지 않도록 하기 위해서 회음을 누르면서 아이의 머리를 천천히 내려오게 한다. 그 때의 손의 형태가 그림 5-8에 있는 손의 형태와 흡사하기 때문에 조산부의 손이라고도 불리게 되었다.

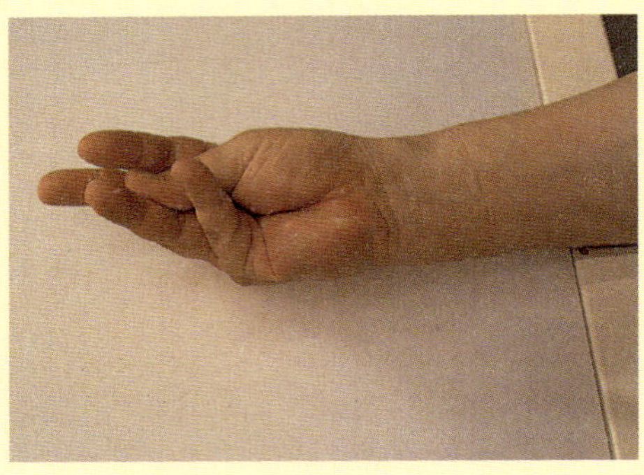

[그림 5-8] 트로조(trousseau) 징후

플러스 코너

5. 외견상 저칼슘혈증

혈액 속의 칼슘에서 기능적으로 중요한 것은 유리 칼슘(free Ca)이지만, 측정에 시간이 걸리기 때문에 보통은 총칼슘 농도를 측정한다.

그러나 총 칼슘 중 약 절반 정도는 알부민(Alb) 등의 단백질과 결합하기 때문에 혈중 단백질이 낮은 수치를 보일 경우, 유리칼슘 농도는 정상이더라도 총 칼슘 농도는 낮은 수치로 나타나므로 "외견상 저칼슘혈증"이 된다. 따라서 혈청 Alb 농도가 4g/dL미만일 때는 다음의 보정식을 이용해 칼슘농도를 보정한 후 판단해야 한다.

보정혈청 칼슘값 = 실측 혈청 칼슘값 + 4 - 혈청Alb값
(mg/dL) (mg/dL) (g/dL)

검사에서는 결합한 칼슘과 유리 칼슘(free Ca)의 양쪽을 합한 값이 나온다.

2) 검사소견

① 혈중 칼슘 농도의 낮은 수치, 혈중 인 농도의 높은 수치

② 혈중 PTH의 낮은 수치

저마그네슘혈증(hypomagnesemia)에서는 표적장기의 PTH 불응성 때문에 혈중 PTH가 상승하는 경우가 있다.

③ ALP 수치의 정상

특발성 부갑상선 기능저하증의 경우는 뼈에 병변이 없기 때문에 혈청 ALP 수치가 정상이다.

V

④ 요중 칼슘 수치의 저하

이미 앞에서 몇 번이나 언급한 것처럼 PTH는 신장에서 칼슘의 재흡수를 증가시키는 작용을 하므로, PTH의 분비가 감소하면 재흡수도 감소하기 때문에 요중 칼슘 수치는 증가할 것이라고 생각하기 쉽다.

그러나 부갑상선 기능항진증(hyperparathyroidism)이 발생하는 이유와는 정반대로 혈중 칼슘이 저하되기 때문에 요중 칼슘수치가 증가하려고 해도, 배설을 증가시킬 만큼의 칼슘이 혈중에 없으므로 요중의 칼슘은 오히려 저하된다는 것이다.

⑤ 요중 인의 낮은 수치, % TRP의 상승

PTH는 신장에서의 인의 재흡수를 감소시키는 작용을 하기 때문에, PTH의 분비가 감소하면 인의 재흡수는 증가하게 되어 요중으로 배설되는 인은 감소한다. 인의 재흡수가 증가하므로 이것은 % TRP가 상승하고 있다는 것과 같다.

⑥ 뼈 X-선 사진은 정상

앞에서 서술한 바와 같이 뼈에 병변은 없기 때문에 뼈 X-선 사진은 정상이다.

3) 진단

PTH가 낮고 저칼슘혈증(hypocalcemia) 및 고인산혈증(hyperphosphatemia)이 나타나면 진단을 내릴 수 있다.

1, 25-$(OH)_2D$ 저하가 나타난다.

4) 치료 및 간호

치료의 중심은 **저칼슘혈증**의 개선이다. 이 목적을 위해서 **활성형 비타민 D_3**를 투여한다. 일반적으로 칼슘제제는 투여하지 않는다. 혈중 Ca이 높은 수치가 되면 신장결석이 되기 쉽기 때문에 신장 Ca을 정상 수치로 조절한다. 경련이나 강직이 빈발하는 경우에는 Ca 주사를 실시한다.

2. 속발성 부갑상선 기능저하증 Secondary hypoparathyroidism

갑상선 수술을 할 때 실수로 부갑상선까지 제거해 버린 경우에 일어나는 것이 속발성 부갑상선 기능저하증이다. 부갑상선이 없으므로, PTH가 분비되지 않아 기능저하증이 초래된 것이다. 따라서 증상은 특발성과 같이 저칼슘혈증(hypocalcemia)에 기인하게 된다. 치료도 특발성의 경우와 같다.

3. 가성 부갑상선 기능저하증 Pseudo hypoparathyroidism, PHP

가성 부갑상선 기능저하증의 정의는, "PTH의 표적장기에서 PTH에 대한 부적응증으로 야기되는 기능저하증"이다.

PTH가 작용을 하려면 표적장기에 존재하는 호르몬 수용체에 결합해야 한다. 따라서 PTH가 아무리 많이 존재한다고 해도 수용체가 정상적인 기능을 갖고 있지 않으면 어떠한 작용도 발휘할 수가 없다. 가성 부갑상선 기능저하증은 수용체에 어떤 선천적인 이상이 있어 PTH에 반응하지 않게 된 상태이다.

유전적인 관계가 분명한 것은 상염색체 우성유전이라고 생각되며, 여 : 남 = 2 : 1의 빈도로 나타난다. 그러나 산발성으로 일어나는 경우도 있다.

PTH의 표적 장기는 뼈와 신장이다. 가성 부갑상선 기능저하증에서는 신장의 PTH 수용체에 이상이 있다는 것은 확실하지만, 뼈의 PTH 수용체 이상은 있는 경우도 있고 없는 경우도 있다. 신장의 PTH 수용체의 이상 때문에 PTH가 작용하지 않아, 칼슘의 재흡수와 인의 배설이 장애를 받은 결과 저칼슘혈증(hypocalcemia)과 고인산혈증(hyperphosphatemia)이 발생한다. 저칼슘혈증은 부갑상선으로부터 PTH 분비를 항진시키는 작용이 있으므로 PTH의 혈중 농도는 높은 수치를 나타내게 된다.

다음으로 뼈에 대한 작용은 두 가지로 나누어 생각할 수 있다. 만약 뼈에 PTH 수용체가 존재하고 있어서 정상으로 작용하고 있다면 PTH가 높은 수치이기 때문에 뼈로부터 칼슘의 유리가 촉진되어, 저칼슘혈증은 어느 정도 보상된다. 그 대신에 그것이 장기간 지속되면 섬유성 골염을 일으키게 된다. 한편 뼈의 PTH 수용체에도 이상이 있는 경우에는 뼈로부터의 칼슘 유리가 일어나지 않기 때문에 저칼슘혈증이 보상되지 않고 그대로 존재하게 된다. 따라서 저칼슘혈증이 현저하게 나타난다.

일반적인 유형은 전자, 즉 뼈의 PTH 수용체가 거의 정상인 경우가 많으므로 저칼슘혈증의 정도는 대부분 가볍다.

1) 증상

저칼슘혈증(hypocalcemia)의 정도가 가볍기 때문에 강직이나 지각이상 등의 저칼슘혈증에 기인하는 증상도 특발성 등의 경우와 비교하면 가볍다. 그러나 이 질환은 선천적 질환으로, 유아기부터 발생하기 때문에 지능저하 외에 원형 얼굴, 저신장, 비만 등의 증상이 나타난다는 점에서 특발성과 큰 차이가 있다. 또한 중수골/손허리뼈, 족근골/발목뼈의 단축이 나타나는 것도 특징적인데, 특히 **제4, 5중수골이 단축**되어 나타나는 소견을 올브라이트 징후(Albright sign)라고 한다.

올브라이트 징후(Albright sign)를 진단하기 위해서는 환자에게 주먹을 쥐어보게 하면 곧 알 수 있다. 주먹을 쥐었을 때 중지와 새끼손가락의 뿌리 돌기 부분에 연필이나 볼펜과 같은 것을 수평으로 대어 각각의 돌기 부분에 동시에 접촉시키려고 하면 넷째 손가락이 방해되어 동시에 접촉시킬 수 없게 된다. 그러나 제4, 5중수골이 단축되어 있으면 중지와 약지의 돌기 부분에 동시에 접촉시킬 수 있으며 더구나 넷째 손가락의 돌기 부분과의 사이에 약간의 틈이 생긴다(**그림 5-9, 5-10**). 이와 같은 방법을 이용하면 Albright sign의 유무를 간단히 확인할 수 있다.

또한 가성 부갑상선 기능저하증(pseudo hypoparathyroidism)에서는 피하조직에 석회화 또는 골화가 나타나는 경우가 있다. 특히 골화는 이 질환에 상당히 특징적인 소견으로서 진단학적으로 중요하다.

2) 검사소견

① 혈중 칼슘 농도의 낮은 수치, 혈중 인(P) 농도의 높은 수치, PTH의 높은 수치

저칼슘혈증, 고인산혈증(다시 말해, % TRP의 증가), PTH의 높은 수치라는 세 가지 현상이 일어난다.

② 혈청 alkaline phosphatase(ALP)는 높은 수치

뼈에 있는 PTH 수용체는 정상인 경우가 많으므로, 오히려 혈중 PTH의 높은 수치로 인해 파골세포가 활성화되어 뼈로부터 칼슘 유리가 촉진된다. 이때, 자동적으로 골모세포(osteoblast)도 활성화되기 때문에 **혈청 ALP가 높은 수치**가 된다. 특발성 부갑상선 기능저하증(idiopathic hypoparathyroidism)에서는 혈청 ALP 수치가 정상이었기 때문에, 이 점이 감별에 중요한 검사소견이라고 할 수 있다. 단, 가성 부갑상선 기능저하증(pseudo hypoparathyroidism)에서도 뼈의 PTH 수용체까지 이상이 있는 경우에는 뼈로부터의 칼슘 유리가 일어나지 않으므로 ALP 수치는 정상이 된다. **일반적으로 가성 부갑상선 기능저하증에서는 혈청 ALP가 높은 수치이다.**

③ 뼈 X-선 사진은 섬유성 골염

위와 같이 뼈에 병변을 동반하는 경우가 많으므로 뼈 X-선 사진에서는 위축, 탈회, 섬유성 골염상을 나타내게 된다. 특발성 부갑상선 기능저하증의 경우는 뼈에 병변이 없으므로 뼈 X-선 사진이 정상이어서, 이 점도 감별의 한 가지 포인트가 된다.

④ Ellsworth-Howard 시험에서 cyclic AMP와 인의 요중 배설이 증가하지 않는다.

PTH를 정맥주사하고 그 전후에 요중 cyclic AMP 및 인의 농도를 측정하는 시험을

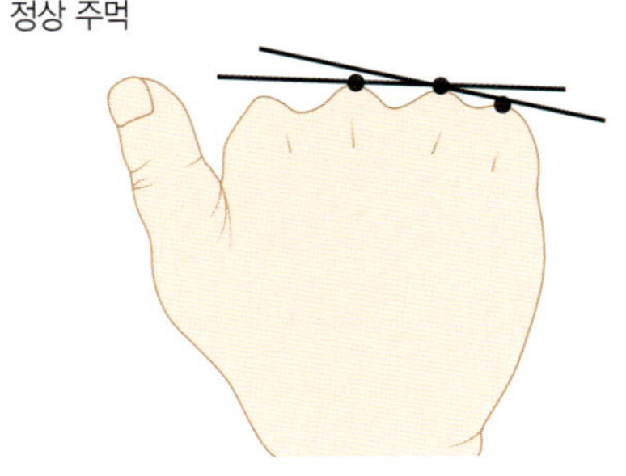

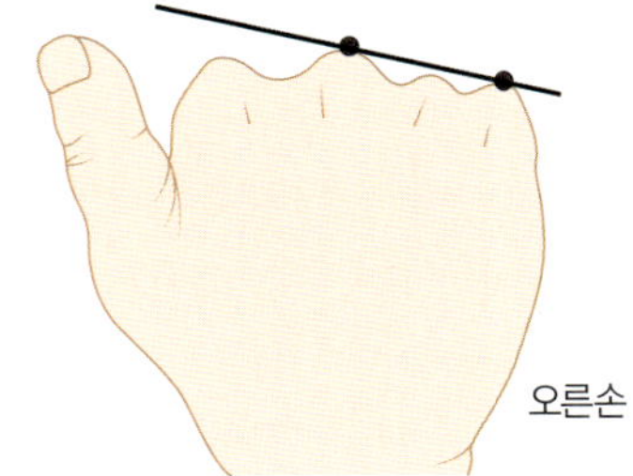

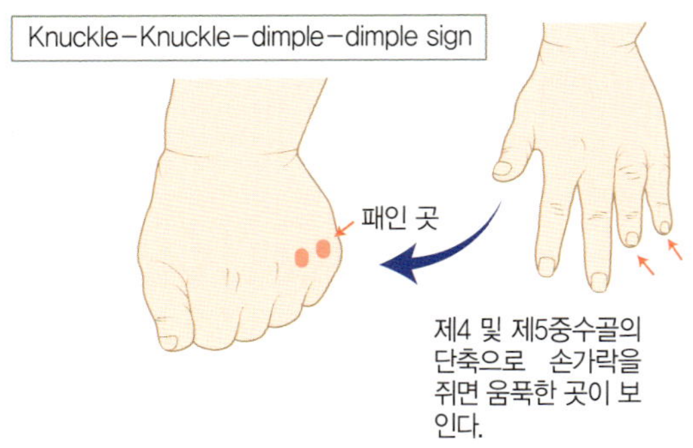

[그림 5-9] Albright sign의 진단방법

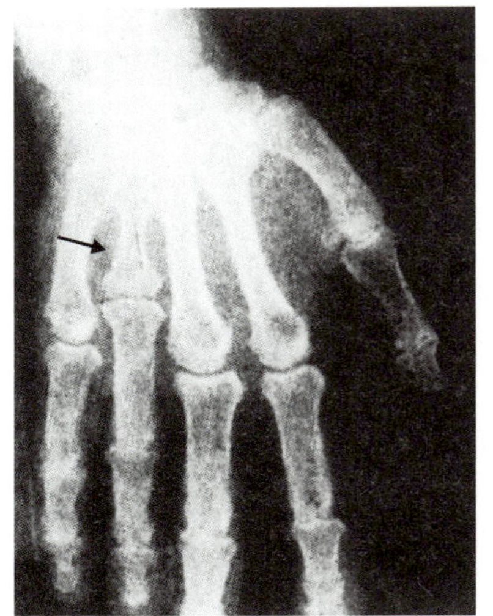
화살표는 중수골의 단축부분을 가리킨다.

[그림 5-10] 가성 부갑상선 기능저하증의 임상증상의 특징

Ellsworth-Howard 시험이라고 한다. 가성 부갑상선 기능저하증(pseudo hypo-parathyroidism)인 경우에는 신장에서 PTH 수용체가 이상을 초래하므로, 정맥주사한 PTH에 대해서도 신장이 반응하지 않는다. 따라서 요중으로 배설되는 cyclic AMP, 인의 수치도 증가하지 않는다.

특발성 부갑상선 기능저하증(idiopathic hypoparathyroidism)인 경우에는 요중 cyclic AMP, 인의 수치가 증가하기 때문에 가성 부갑상선 기능저하증과의 감별에 중요한 포인트가 된다.

3) 진단

가성 부갑상선 기능저하증의 진단에는 신체학적인 소견(Albright 징후 양성, 지능저하, 원형의 얼굴모습, 저신장)이 가장 중요하므로 그것만 기억하면 극단적인 경우, 전해질 소견을 모른다고 해도 감별이 가능하다.

특발성과 가성의 감별에 대해서 **표 5-6**에 정리하였다.

4) 치료 및 간호

치료는 특발성(idiopathic)의 경우와 같다. 단, 활성형 Vit. D의 필요량은 특발성의 절반이다.

V

4. 가성가성 부갑상선 기능저하증 Pseudo pseudo hypoparathyroidism

특이하게 가성(pseudo)에 또 하나의 가성이 붙어 있는데 이는 얼핏 보면 가성 부갑상선 기능저하증(pseudo hypoparathyroidism) 같지만 실제로는 다른 질환이다. 가성 부갑상선 기능저하증처럼 보인다는 것은 신체적 소견을 말한다.

즉 어떤 환자를 진찰했을 때 키가 작고 얼굴이 둥글며, 다소 지능이 낮아 보이고, 또 주먹을 쥐어 보게 해서 Albright sign이 발견되면 가성 부갑상선 기능저하증을 의심하게 된다. 그래서 혈중과 요중의 칼슘, 인, PTH를 측정해 보면, 그 결과는 예상과 달리 모두 정상 수치로 나타나는 경우가 있다. 그러한 때에 내려지는 진단이 "가성가성 부갑상선 기능저하증(pseudopseudo hypoparathyroidism)"이다(**표 5-7**). 이는 신체소견이 단지 가성 부갑상선 기능저하증(pseudo hypoparathyroidism) 환자와 유사하다는 것뿐이다. 부갑상선 기능은 물론 정상이다. 또 PTH 수용체도 정상이며, 또한 Ellsworth-Howard 시험에서도 정상적으로 반응하고, 요중의 인 및 cyclic AMP가 증가한다. 이 질환에는 특별한 치료법이 없다.

		저칼슘혈증 고인산혈증	혈청 PTH	E-H시험		AHO	병인
				cAMP반응	P반응		
가성 부갑상선 기능 저하증	Ia형	●	↑	–	–	●	*Gsa*유전자 불활성화형 변이(모친유래) + 유전자 각인
	Ib형	●	↑	–	–	–	*Gsa*유전자 각인 이상
	II형	●	↑	●	–	–	cAMP생산 이후의 장애
가성가성 부갑상선 기능저하증		–	→	●	●	●	*Gsa*유전자 불활성화형 변이(부친유래) + 유전자 각인

● : 양성

AHO : Albright's hereditary osteodystrophy

[표 5-7] 가성 부갑상선 기능저하증과 가성가성 부갑상선 기능저하증

<table>
<tr><th rowspan="2">공통 증상</th><th colspan="3">다른 증상</th></tr>
<tr><th></th><th>특발성</th><th>가성</th></tr>
<tr><td rowspan="6">강직(tetany)
간질
저칼슘혈증
고인산혈증
기저핵 석회화
뇌파이상
% TRP 상승
요중칼슘 배설감소
백내장</td><td>키</td><td>정상</td><td>단신</td></tr>
<tr><td>얼굴모습</td><td>정상</td><td>원형</td></tr>
<tr><td>피하조직</td><td>석회화 없음</td><td>석회화, 뼈화 있음</td></tr>
<tr><td>외인성 PTH에 대한 반응</td><td>현저</td><td>없음</td></tr>
<tr><td>뼈 X-선 사진</td><td>정상</td><td>골격탈회, 섬유성 골염</td></tr>
<tr><td>혈청 ALP</td><td>정상</td><td>상승하는 경우가 많음</td></tr>
</table>

[표 5-6] 특발성 부갑상선 기능저하증과 가성 부갑상선 기능저하증의 비교

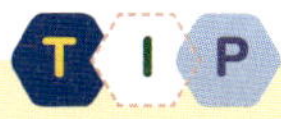

가성 부갑상선 기능저하증의 유형

가성 부갑상선 기능저하증(pseudo hypoparathyroidism)은 다시 몇 개의 유형으로 분류되는 경우가 있는데 여기에 대해서 잠시 언급하겠다.

Ellsworth-Howard 시험에서는 1시간 소변을 3회 모은 후 PTH를 정맥주사하고, 그 후 다시 1시간 소변을 3회 모아서 각 검체의 P 및 cyclic AMP를 측정한다. 앞에서 설명한 바와 같이, 가성 부갑상선 기능저하증에서는 요중의 P이나 cyclic AMP가 모두 증가하지 않는데, 이와 같은 반응 유형을 I형이라고 한다. 가성 부갑상선 기능저하증 중에는 요중P은 증가하지 않지만 cyclic AMP가 증가하는 유형이 있다. 이런 유형을 II형이라고 한다.

또 I형은 다시 Albright 징후가 양성인 Ia형과 음성인 Ib형으로 나뉜다. 지금까지 설명해 온 가성 부갑상선 기능저하증은 Ia형을 설명한 것이다.

부갑상선기능저하증 핵심정리

병태생리로 보는 부갑상선기능저하증

PTH 분비 부족으로 혈청 칼슘 농도가 저하하고 인 농도가 상승하여 저칼슘혈증, 고인산혈증을 초래하는 질환이다.

갑상선 수술 중 부갑상선이 함께 제거된 경우에 발생하기 쉬우며, 수술 후 반흔조직, 유전적 소인, 자가면역장애 등의 이유로도 일어난다.

V

병 인	• 선천적인 부갑상선 결손(Di George 증후군) • 자가면역성 부갑상선염 • 바이러스 등의 감염에 의한 부갑상선염

증 상	• 저칼슘혈증으로 인한 증상 – 지각신경의 흥분 : 지각 이상(저림) – 운동신경의 흥분 : tetany(통증성 근육경련) 초기–입 주위나 손발의 저림 후기–Chvostek's sign, Trousseau's sign, 전신경련 – 자율신경의 흥분 : 천식성 증상, 후두천명음, 협심증성 증상, 심전도상 QT 간격의 지연, 경련성 변비 – 중추신경의 흥분 : 초조, 주의산만, 화를 잘 냄, 신경질, 피해망상증 • 백내장 • 치아 발육부전 • 모발이상 • 대뇌기저핵의 석회침착 • 뇌파이상, 뇌압항진, 추체외로 증상 • 크보스텍 징후 : 귀 바로 앞부분의 안면신경부위 타진 시 같은 쪽의 얼굴근육이 수축된다. • 트루소 징후 : 팔 위쪽에 혈압기를 감아 압력을 가하거나 손목을 꼭 잡아서 순환을 억제시키면 손바닥이 경축된다.

진단 및 검사	PTH가 감소하고 저칼슘혈증 및 고인산혈증이 나타나면 진단을 내릴 수 있다. • 혈중 칼슘 농도의 낮은 수치, 혈중 인 농도의 높은 수치 • 혈중 PTH의 낮은 수치 • ALP 수치의 정상 • 요중 칼슘 수치의 저하 • 요중 인의 낮은 수치, % TRP의 상승 • 뼈 병변은 없으므로 뼈 X-선 사진은 정상

치료	• 저칼슘혈증 개선이 치료의 중심 – 활성형 비타민 D_3 투여 – 칼슘 제제 투여 – 혈중 Ca가 너무 높은 수치가 되면 신장결석이 되기 쉬우므로 이를 예방하기 위해 이뇨제를 투여하기도 한다) – 글루콘산칼슘(칼슘글루코네이트) 투여 • 식이요법 – 고칼슘, 고비타민 식이, 마그네슘 섭취를 권장한다. – 유제품은 칼슘 함유량도 높지만 인을 많이 함유하고 있으므로 제한한다.

C 뼈의 대사

뼈의 구조

뼈의 바깥쪽은 피질골/겉질뼈로 이루어지며 안쪽은 해면골/갯솜뼈로 구성되어 있다.

뼈조직은 뼈대사와 골기질/뼈바탕질(콜라겐섬유+골광물질〈bone mineral〉 등)로 구성되어 있다.

뼈의 재형성

1. 뼈 재형성의 의의

뼈는 늘 흡수와 형성을 반복해서 조직을 새롭게 구성하는데 이것을 뼈의 재형성이라고 한다.

뼈의 재형성에는 지지기관으로서의 기능 유지, 생체내 전해질(Ca, P) 균형의 항상성 유지의 두 가지 역할이 있다. 재형성은 호르몬 등의 전신성 인자, 성장인자, 사이토카인 등의 화학적 물질 및 역학적 부하 등이 복합적으로 관여하여 조절되고 있다.

무중력 상태에 있거나 오랜 기간 누워 있으면 부하 감소로 인해 골량이 감소한다.

2. 뼈 재형성의 과정(그림 5-11)

뼈흡수에서 뼈형성의 1주기는 약 3~6개월로 끝나며, 약 2년이면 전신의 뼈가 다시 만들어진다.

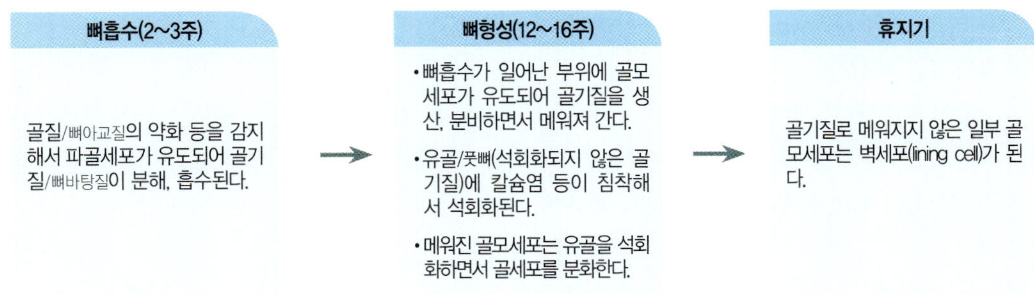

[그림 5-11] 뼈의 재형성 과정

플 러 스 코너

6. 뼈대사와 호르몬의 관계

에스트로겐은 파골세포의 활동을 억제하고 뼈흡수를 억제한다. 폐경으로 에스트로겐은 급격하게 감소되기 때문에 파골세포의 활동이 활성화되고 골량도 급속하게 감소한다.

안드로겐은 골모세포에 작용해 뼈형성을 촉진한다.

안드로겐은 방향화 효소라는 에스트로겐 합성효소에 의해 에스트로겐으로 변환되기 때문에 간접적으로 뼈흡수를 억제한다. 하지만 남성에게는 폐경이 없어 급격한 성호르몬 결핍은 일어나지 않으므로 골량의 감소는 완만하게 이루어진다.

안드로겐에 의해 피질골/겉질뼈이 두꺼워져 해면골/갯솜뼈의 뼈강도 저하는 완화된다. 따라서 남성의 경우 골다공증에 의한 취약성 골절은 적은 편이다.

뼈의 대사질환

칼슘이나 인이 관여하는 질환에서는 PTH의 이상만이 아니기 때문에 여기에서는 비타민 D의 작용도 포함하여 뼈의 대사질환에 대해서 간단히 정리해 보겠다. 뼈의 대사질환에는 **골연화증**(osteomalacia), **골다공증**(osteoporosis) 및 **섬유성 골염**이 있다.

- 섬유성 골염

  PTH의 과잉생산 때문에 뼈의 흡수가 현저하게 항진되어, 뼈 속의 칼슘-인 성분이 빠져버린 상태이다.

- 골연화증/뼈연화증

  활성형 비타민 D가 부족하기 때문에 혈중 칼슘과 인이 감소되어 발생하는 증상이다. 간단하게 말하면, 뼈를 만들기 위한 재료가 부족해지기 때문에 칼슘-인 성분을 보충해도 효과가 없는 골화(ossification) 부전 상태가 되는 것이다.

- 골다공증/뼈엉성증

  다양한 원인으로 발생하며, 뼈의 칼슘-인 성분만이 아니라, 바탕질(matrix)이라 불리는 유골조직(주로 단백질 등으로 형성)까지 포함한 전체가 감소되는 상태로서, 그 **성분 비율은 정상적인 뼈의 성분과 다르지 않기** 때문에, 뼈의 절대적인 양이 감소한 상태이다.

섬유성 골염에 대해서는 이미 충분히 설명했으므로, 골연화증과 골다공증에 대해서 간단히 설명하기로 한다.

1. 골연화증 Osteomalacia

1) 원인

골연화증의 원인은 요컨대 재료부족 때문에 일어나는 것이므로 구체적으로는 다음과 같은 경우를 생각할 수 있다.

① 비타민 D가 활성화되지 않는 경우

- 비타민 D가 부족한 식단
- 자외선을 쬐지 않는다.
- 만성 신부전으로 인해 신장에서 비타민 D가 활성화되지 않는다.
- 흡수부전 증후군 때문에 비타민 D가 흡수되지 않는다.

② 혈청 속의 인이 저하되는 경우

- 선천적으로 근위요세관이 장애를 받고 있어 인의 재흡수가 불가능하다(가족성 저인산혈증 〈familial hypophosphatemia〉).
- 종양성 저인산혈증
  FGF-23(fibroblast growth factor-23)이 종양으로부터 생산, 분비되어 이것이 신장에서 인(P)을 배설시킨다.
- Fanconi 증후군
- 요세관성 산증(RTA)

병태로서는 **뼈의 골화(ossification)가 충분히 일어나지 않기** 때문에 유골조직 부분이 이를 보상하기 위해 증가하게 된다.

유골조직 부분은 주로 단백질로 구성되어 있는데, 단백질은 부드럽기 때문에 "연화증"이라는 이름이 붙은 것이라고 생각하면 기억하기 쉬울 것이다. 전해질 균형의 병태는 매우 복잡하지만 간단히 말해 다음과 같다.

비타민 D가 저하되면 저칼슘혈증(hypocalcemia)이 되므로, 부갑상선으로부터 PTH의 분비가 촉진된다. 이렇게 됨으로써 혈중의 칼슘농도는 보상되어 거의 정상이 된다. 이 PTH의 분비촉진은 칼슘농도가 보상되면 자동적으로 멈추기 때문에 속발성 부갑상선 기능항진증(secondary hyperparathyroidism)이 되지는 않는다. 따라서 **섬유성 골염이 되지 않는다**. 또한 인은 PTH의 분비촉진에 의해 점차 신장으로부터 배설이 진행되어 다시 저인산혈증(hypophosphatemia)이 된다. 그리고 이것은 골연화증의 병태 형성을 촉진시킨다. 이처럼 복잡하게 원인이 얽혀 혈청 중의 칼슘과 인의 곱(Ca×P)이 저하되면 골연화증이 일어나는 것이다.

2) 치료

기본적으로는 **비타민 D를 투여하면 된다**. 인이 부족할 때에는 다시 **무기 인을 투여해** 주면 된다. 종양성인 경우에는 종양을 절제한다.

2. 골다공증/뼈엉성증 Osteoporosis

1) 개념

뼈 강도의 저하로 뼈가 약해져 골절이 되기 쉬운 뼈질환으로, 폐경 이후의 여성에게 많이 발생한다. 골절에 의해 자립기능이 장애를 받아 누워 지내는 등 고령자의 삶의 질을 저하시키는 주요 원인이 된다. 주로 폐경이나 고령이 원인이 되는 원발성과 기타 요인에 의한 속발성으로 분류된다.

골다공증은 뼈의 강도가 낮아짐에 따라 골절 위험이 증가하므로, 고령화로 인해 발생 빈도가 높아지고 있다. 특히 대퇴골경/넙다리뼈목 부분이 골절되면 누워서 지내야 하므로 주의가 필요하다.

골다공증에서는 정상에 비해 뼈밀도와 뼈강도가 저하되고 골질/뼈아교질의 기능이 떨어진다. 해면골에서는 뼈대사 회전이 빠르기 때문에 피질골보다 뚜렷하게 골질의 기능이 떨어진다.

2) 분류

골다공증은 원발성과 속발성으로 나뉜다.

(1) 원발성

- 폐경후 골다공증
- 노인성 골다공증

이 두 가지가 골다공증의 90%를 차지한다.

골다공증에서는 뼈의 재형성에서 뼈흡수와 뼈형성의 균형이 깨져 뼈흡수가 뼈형성을 상회하기 때문에 골량이 감소한다.

골량이 감소하는 주요 원인에는 폐경과 노화가 있다.

여성은 폐경에 의한 변화와 함께 노인성 변화가 일어난다. 노인성 변화에 의한 골량의 감소는 70세 이후에 뚜렷해진다.

(2) 속발성

- 내분비성(생식선 기능저하증, 쿠싱 증후군, 갑상선 기능항진증, 원발성 부갑상선 기능항진증)
- 대사성(당뇨병, homocystinuria)
- 영양성(단백질 결핍, 비타민 A 과잉, 칼슘 섭취부족)
- 약물성(부신피질스테로이드제, methotrexate)
- 부동성(오랫동안 누워지냄, 우주비행, 양측마비)
- 만성 염증질환(류마티스관절염)

3) 진단

(1) 진단기준

이중에너지 X-선 흡수법(DXA)으로 요추의 골밀도를 측정하여 다음과 같은 경우에 **골다공증**이라고 진단한다.

- 골밀도가 젊은 성인 평균(YAM)의 −2.5SD 미만(standard deviation)
- 척추 X-선상에서 골다공화가 나타난 경우
- 골밀도가 −1.0 ~ −2.5SD라도 외부의 경미한 힘에 의해 취약성 골절 경력이 있는 경우

(2) 골량(骨量) 측정법

골다공증의 진단은 골량 측정이 필수적이다. 골량 측정법에는 다음과 같이 CT나 방사선, 초음파를 이용한 것이 있다.

(3) 골다공증의 위험인자와 예방

골다공증의 위험인자에는 조절이 불가능한 것(유전적 인자, 신체적 인자 등)과 조절이 가능한 것(환경인자, 생활습관 등)이 있다(**표 5-8**).

골다공증의 예방 및 치료에서는 조절이 가능한 위험인자의 개선이 중심이 된다.

흡연은 에스트로겐에 대한 억제작용을 촉진시키고 골모세포의 기능을 저하시킨다.

예방을 위해서 기본이 되는 것은 우선 더욱 높은 최대 골량을 획득하고, 다음으로 골량 감소를 지연시킨다. 최대 골량을 늘리려면 골량이 급상승하는 사춘기에 적절한 운동과 칼슘을 섭취하는 것이 중요하며, 골량 감소를 지연시키려면 적절한 식사와 운동을 하는 생활습관을 들여야 한다. 또 조기에 골량 감소를 발견하려면 골다공증 검진을 받는 것도 중요하다.

또 골밀도가 −1.0 ~ −2.5SD라도 취약성 골절 경력이 없으면 **골량 감소증**으로 분류한다. 스테로이드 골다공증의 경우에는 골밀도가 −2.5SD 미만인 경우 골다공증이라고 진단하여 치료할 필요가 있다.

유전인자, 신체적인자, 환경 및 생활습관 이외의 요인 (조절이 불가능한 것)		환경인자, 생활습관 (조절이 가능한 것)	
• **노화***	• **여성**	• **칼슘 섭취부족**	• **운동부족**
• 황색인종, 백인	• 대퇴골 근위부 골절의 가족력*	• 비타민 D 섭취부족	• 일조량부족
• 늦은 초경	• 조기폐경	• 비타민 K 섭취부족	• 오랜 병상생활
• 과거의 골절*	• 양측 난소적출	• 인 과잉섭취	• 흡연*
• 위 적출		• 소금 과잉섭취	• 알코올 다량 섭취*
• **스테로이드제 복용**		• 극단적인 다이어트(저체중)	• 커피 다량 섭취

* 골절 위험인자이기도 함

[표 5-8] 골다공증의 위험인자

플러스 코너

7. 속발성 골다공증

다른 기초질환에 동반하여 발병하는 골다공증을 속발성 골다공증이라고 한다.

원발성 골다공증보다 증상은 중증이지만 기초질환이 치료되면 골다공증은 개선된다.

그러나 뼈대사의 정상화를 기대할 수 없는 경우나 선천성 질환에서는 개선되지 않는 경우가 있으므로 많은 증례에서 골량 상실에 대한 치료를 실시해야 한다.

속발성 골다공증 중에서 가장 많은 것은 스테로이드성 골다공증이다.

	주요 질환과 병태	골량이 감소하는 주요 원인
내분비 질환	생식선 기능부전증	• 안드로겐 저하에 의한 뼈흡수↑
	쿠싱증후군 스테로이드성 골다공증	• 글루코코르티코이드에 의한 뼈흡수↑ 및 뼈형성↓
	부갑상선 기능항진증	• PTH의 분비과잉에 의한 뼈흡수↑
소화기 질환	위절제 후 흡수불량증후군	• 소화관에서의 Ca, 비타민 D_3 등의 흡수불량으로 PTH가 과잉분비되어 뼈흡수↑
	원발성 담즙성 간경변	• 간경변에 동반된 비타민 D_3 부족이나 그에 따른 Ca 부족으로 PTH가 과잉분비되어 뼈흡수↑
기타	부동성, 우주공간(무중력)	• 뼈에 대한 역학적 부하의 감소로 뼈흡수↑ 및 뼈형성↓
	류마티스관절	• 염증성 사이토카인에 의한 뼈흡수↑
	알코올 중독	• 알코올에 의한 골모세포의 기능장애(뼈형성↓)

※ 뼈흡수 항진이 원인인 경우에는 비스포스포네이트(bisphosphonate) 등 뼈흡수 억제제를 이용한다. 뼈형성 저하가 원인인 경우에 효과적인 치료제는 현재 개발되지 않았다.

4) 치료 및 간호

골다공증의 치료는 원인에 따라 달라진다. Estrogen, 활성형 비타민 D, 비타민 K 유도체, 비스포스포네이트(bisphospho-nate), 선택적 에스트로겐 수용체 조정자(modulator) 등이 있다.

(1) 운동요법

골량은 운동자극(역학적 부하)으로 증가한다. 부하가 없으면 골량은 감소하고 뼈가 약해진다. 따라서 사춘기, 청장년기, 노년기에 각 시기에 맞는 적절한 운동이 필요하다(**표 5-9**).

골다공증의 치료는 하루에 30분 걷기나 스트레칭 등 가벼운 운동을 지속하는 것을 목표로 한다.

	운동 목적	권장 운동
사춘기	최대 골량 획득	• 웨이트트레이닝 • 테니스 • 농구
청장년기	골량 감소 저지	• 스트레칭 • 걷기
노년기	골량 감소 지연, 넘어지는 사고의 방지(근력↑)	

[표 5-9] 시기별 적절한 운동의 예

(2) 식사요법

식사를 통한 칼슘 섭취는 골다공증의 예방과 치료에 필수이다. 골량을 늘리려면 하루 평균 800mg이상의 칼슘이 필요하다(허용 상한섭취량은 1일 2,500mg). 그러므로 부족한 칼슘을 보충하는 것이 식사요법의 중심이 된다. 또한 섭취한 칼슘이 효율적으로 뼈에 축적되려면 비타민 D, K, C와 마그네슘, 칼륨 등의 미네랄류의 보급이 필요하다.

칼슘 다량 함유 식품(흡수율이 높은 순서)

- 우유 및 유제품
- 콩류
- 야채류(녹황색 야채)
- 어패류 및 해조류

V

또한 삼가야 할 식품 및 영양소에는 다음과 같은 것들이 있다.

① 인(P)

- 인(P)의 과잉섭취는 부갑상선 호르몬(PTH)의 분비량을 상승시켜 신장에서의 칼슘 배설량을 증가시킨다.
- 인(P)을 다량으로 함유한 식품 : 인스턴트식품, 가공식품, 탄산음료

② 나트륨(Na)

- 나트륨(Na)의 과잉섭취는 칼슘의 소변 배설량을 증가시킨다.

  이상적인 식품섭취량은 국제적으로 하루 평균 6~8g이지만, 한국인의 평균 나트륨 섭취량은 12g이다.
- 나트륨(Na)을 다량으로 함유하는 식품 : 간장, 된장, 가공식품

③ 알코올, 카페인

과잉섭취로 ADH분비가 억제되고 이뇨작용이 촉진되며, 칼슘의 소변 배설량이 증가한다.

(3) 약물치료

약물치료의 최종적인 목표는 골절의 예방이다. 원발성 골다공증의 진단기준에서 골량 감소로 진단된 증례에는 위험도 평가를 실시하면서 약물요법을 고려한다.

골다공증 치료제의 작용에는 뼈흡수 억제와 골질/뼈아교질 개선의 두 종류가 있다.

표준적 치료제인 비스포스포네이트나 SERM (선택적 에스트로겐 수용체 모듈레이터)은 골다공증의 골절 위험율을 30～50% 저하시킨다.

비스포스포네이트의 효과는 뼈흡수 표지자의 저하로 확인된다.

와파린 투여 중인 환자에 대한 비타민 K_2 투여에는 주의한다(**표 5-10**).

종류		작용기전
뼈흡수 억제	비스포스포네이트제제	• 뼈에 선택적으로 흡수되고 강한 뼈흡수 억제작용을 보인다.
	SERM	• 생식기에 작용하지 않고 뼈조직에 특이적으로 작용한다.
	칼시토닌제제	• 파골세포에 직접 작용한다. • 통증의 개선효과도 보인다.
뼈형성 촉진	테리파라티드 (PTH제제)	• 뼈형성이 촉진된다.
골질의 개선	활성형 비타민 D_3	• 소장에서의 칼슘 흡수를 증가시키고, 뼈의 재형성을 촉진한다.
	비타민 K_2	• 골기질 단백을 활성화하고 뼈의 석회화를 촉진시킨다.

[표 5-10] 주된 골다공증 치료제의 종류와 작용기전

① SERM

에스트로겐 제제에는 뼈흡수 억제작용이 있으며, 또한 다양한 갱년기 장애를 개선시키기 때문에 폐경 후 골다공증 치료에 이용되었지만, 유방암세포와 자궁내막을 증식시켜 유방암 및 자궁체암 등의 발병 위험이 증가하는 것으로 지적되고 있다.

SERM은 뼈조직이나 심혈관계에는 에스트로겐 작용을 보이지만, 자궁내막이나 유선조직에는 항에스트로겐 작용을 보인다. 뼈흡수, 골량 감소를 억제하면서도 에스트로겐 의존성 종양의 발생을 피할 수 있는 약제로서 주목을 받고 있기 때문에 에스트로겐 제제를 사용할 수 없는 경우에도 이용할 수 있다.

라록시펜(raloxifene), 바제독시펜(bazedoxifene)이 치료제로서 사용된다.

② PTH제제

부갑상선호르몬(PTH)은 골모세포와 파골세포의 수를 증식시키고 뼈흡수 및 뼈형성을 모두 항진시키는 작용을 한다. 뼈흡수억제제를 투여하면 뼈흡수는 억제되지만 골모세포의 유도도 억제되기 때문에 뼈강도는 저하된다.

반면에 PTH제제를 간헐투여하면 뼈흡수는 변화하지 않고 뼈형성이 촉진되고 뼈강도도 상승한다. 지속적으로 PTH를 투여하면 뼈흡수 > 뼈형성이 되어 골량이 감소하지만(부갑상선 기능항진증 등), 간헐적으로 투여하면 뼈형성이 촉진되고 뼈강도도 상승한다.

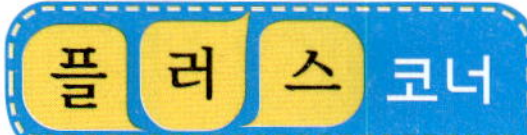

8. % TRP

% TRP란 요세관의 인 재흡수율을 가리키는 말이다. 쉽게 설명하면 사구체에서 여과된 인의 몇 %가 요세관에서 재흡수되었는가 하는 지표이다. 실제로는 아래와 같은 식으로 계산된다.

$$\% \text{ TRP} = 1 - \left(\frac{[\text{요중 인 농도}] \times [\text{혈장 creatinine}]}{[\text{혈장 인 농도}] \times [\text{요중 creatinine}]} \right) \times 100$$

괄호 안은 (1－인 clearance/creatinine clearance)라는 것과 같다. Creatinine clearance는 사구체여과치(GFR)와 같은 의미로서, GFR이 정상인 경우에는 100 ml/분으로 바꿀 수 있다.

따라서 위의 식은 다음과 같이 바꿀 수 있다.

= (1－인 clearance / 100) × 100

= 100－인 clearance

정상인의 인 clearance는 10mL/분이므로 % TRP의 정상치는 90%가 된다. 정상치를 기억할 필요는 없지만, 인 clearance가 증가(=요중으로 인의 배설이 증가)하면, % TRP는 감소한다고 이해하면 된다. 거꾸로 말해 인의 재흡수가 감소하면(=% TRP가 감소) 요중으로 배설되는 인의 양이 증가한다. 요중의 인이 증가했다면 % TRP는 감소했다는 것을 의미한다.

골다공증 핵심정리

병태생리로 보는 골다공증

골다공증이란 뼈에서 무기질이 빠져나가 골밀도가 감소하고, 병리적 골절이 생기는 질환을 말한다.

병 인	**주된 원인** • 폐경 후 골다공증 : 에스트로겐 결핍, 55~65세 여성 • 장기간의 부동 • 영양결핍(칼슘, 비타민 D 결핍) 및 인 과다 섭취 • 노인성 골다공증 : 노화 **기타 원인** 가족력, 과도한 음주, 과도한 카페인 섭취, 흡연 **원인 질환** • 부갑상선 기능항진증 • 스테로이드의 장기복용 • 성장호르몬결핍증 • 당뇨병
병 태	• 뼈 속의 칼슘 소실로 인해 골밀도가 감소하고 병리적 골절이 발생한다. • 팔목, 볼기 및 척추에 가장 많은 영향을 미친다.
증 상	• 요통 : 움직일수록 심해짐 • 체중부하로 인한 척추 후굴의 심화 • 척추의 다발성 압박골절로 인해 키가 줄어든다. • 운동제한과 척추 기형이 나타남 : 변비, 복부팽만, 역류성 식도염과 호흡기 장애 유발

치 료	• 골다공증 식이로 예방 : 단백식이, 마그네슘, 칼슘, 비타민 D 섭취 • 칼슘 흡수 증가를 위한 **에스트로겐** 투여(골밀도 감소, 골파괴 저하) • 칼슘, 비타민 D 투여 • **칼시토닌** : 골파괴 억제 • 골다공증 치료 약물 : Bisphosphonate(alendronate), Estrogen(Daginyl), Alendronate(Fosamax) 등

V

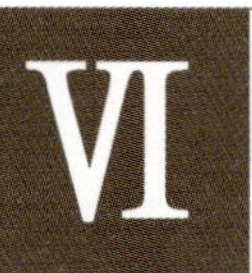

VI 부신 Adrenal gland

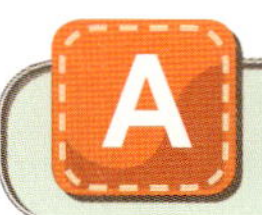

A 부신피질 Adrenal cortex

1 부신의 구조와 기능

1. 부신의 구조

부신은 양쪽 신장 상극(upper pole)에 존재하는 내분비기관이다. **좌부신**/왼부신은 **반월형**이지만, 우부신/오른부신은 간이 위에서 짓누르고 있기 때문에 삼각형 모양을 하고 있다.

부신으로 들어가는 동맥은 하횡격막동맥(inf. phrenic a.), 복부대동맥(abdominal aorta), 신장동맥(renal a.)에서 나오는 가지로, 각각 **상, 중, 하 부신동맥**이라 불린다. 한편, 정맥에서는 **좌부신정맥은 좌신장정맥**(Lt. renal v.)으로 들어가지만, **우부신정맥은 직접 하대정맥**(IVC)으

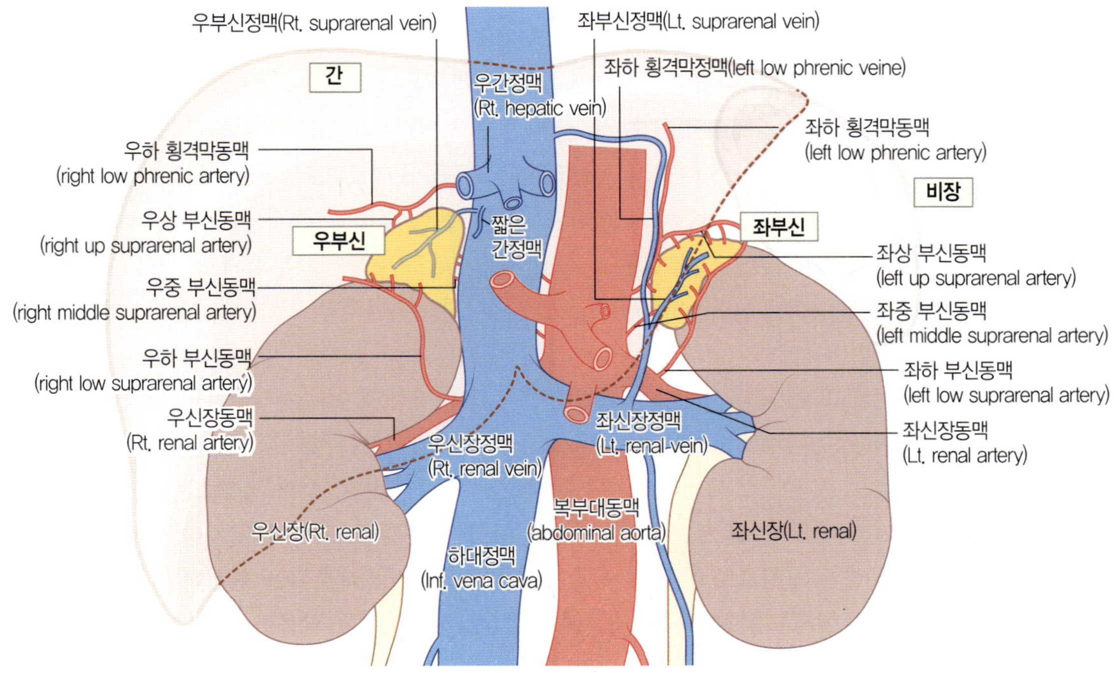

[그림 6-1] 부신의 구조

로 들어가는 차이점이 있다.

부신은 해부학적으로 피질/겉질(cortex)과 수질/속질(medulla)로 나뉜다. 피질은 간엽성 조직인 것에 비해 수질은 외배엽성 신경성 조직으로, 발생학적인 기원이 다르다.

부신피질은 다시 조직학적으로 보면 바깥쪽으로부터 **피막(capsule)**, **사구대**/토리층**(zona glomerulosa)**, **속상대**/다발층**(zona fasciculata)**, **망상대**/그물층**(zona reticularis)**으로 구성된다**(그림 6-1)**.

2. 부신의 기능

부신피질에서 분비되는 호르몬은 13종류로 알려져 있는데, 특히 중요한 것으로는 **알도스테론(aldosterone)**, **코르티솔(cortisol)**, **디히드로에피안드로스테론(dehydroepiandrosterone:DHEA)**의 세 가지가 있다. 이들 3종류의 호르몬은 각층에서 각각 분비되며, 역할 분담도 대략 정해져 있다.

- **알도스테론** · · · · · · · · · · · · · · **사구대**/토리층**(zona glomerulosa)**
- **코르티솔** · · · · · · · · · · · · · · · **속상대**/다발층**(zona fasciculata)**
- **디히드로에피안드로스테론** · · · · · · · **망상대**/그물층**(zona reticularis)**

그러나 실제로는 코르티솔과 디히드로에피안드로스테론의 두 종류는 속상대, 망상대 양쪽에서 분비되고 있다. 또 이들 3대 호르몬 외에도 코르티코스테론(corticosterone)이라 불리는 호르몬은 모든 층에서 분비되는 것으로 알려져 있다(알도스테론은 사구대〈z. glomerulosa〉에서만 분비된다).

이러한 부신피질에서 분비되는 호르몬은 모두 콜레스테롤을 원료로 해서 만들어진다는 공통적인 특징이 있으며, 모두 **스테로이드(steroid)**라고 총칭된다(steroid의 어원은 그리스어의 stereos = solid에서 온 것이다). 따라서 **부신피질호르몬을 스테로이드(steroid) 호르몬**이라고 부르는 경우도 있다. 또한 알도스테론(aldosterone)은 주로 혈중 전해질의 균형을 조절하기 위해 작용하기 때문에 "**광물부신피질호르몬**(mineralocorticoid)"이라고 부르기도 하며, 마찬가지로 코르티솔은 "**당질 스테로이드**(glucocorticoid)", 디히드로에피안드로스테론은 "**성호르몬**"이라고 불리기도 한다.

그러나 여기에서 주의해야 할 것은 이러한 명칭은 고유명사가 아니기 때문에, 알도스테론(aldosterone)이 광물부신피질호르몬(mineralocorticoid)은 아니라는 점이다. 알도스테론이라고 하는 것은 한 개의 호르몬으로서의 고유명사이다. 그러나 광물부신피질호르몬(mineralocorticoid)이라고 하는 것은 그 호르몬의 성격을 나타낸 명칭에 지나지 않는다. DOC(11-deoxycorticosteron)라는 약칭으로 잘 알려져 있는 호르몬은 알도스테론과는 완전히 다른 것이지만, 혈중의 균형이 이루어지도록 작용하기 때문에 광물부신피질호르몬 작용을 가진 호르몬이다.

한편, 부신수질에서는 노르에피네프린, 에피네프린이 합성되어 혈중으로 분비되고 있다. 부신수질은 교감신경계의 신경절이후섬유에 해당하는 것이기 때문에, 상내장신경(sup.

splanchnic n. : 교감신경의 신경절이전섬유에 해당한다)의 지배에 의해 이들 호르몬의 분비 조절이 이루어지고 있다.

에피네프린은 phenylethanolamine-N-methyl 전이효소(PNMT)라고 불리는 효소에 의해 노르에피네프린(norepinephrine)으로 합성된다. 노르에피네프린은 티로신(tyrosine)이라는 아미노산으로부터 dopa, dopamine을 거쳐 합성된다. 먼저, 부신피질호르몬에 대해서 살펴보기로 한다.

플러스 코너

1. 부신피질호르몬의 종류

스테로이드 골격을 가지는 호르몬을 부신피질호르몬(스테로이드호르몬)이라고 한다. 기본 골격인 스테로이드 고리에 측쇄가 붙어 다양한 작용을 가지는 호르몬이 생성된다. 생체 내에는 부신피질호르몬이나 성호르몬이 있다.

부신피질에서는 주로 C_{21}스테로이드인 광물부신피질호르몬(알도스테론 등)와 글루코코르티코이드(코르티솔 등)가 만들어진다. 성호르몬(안드로겐이나 에스트로겐 등)은 주로 생식선에서 만들어지지만 일부는 부신피질에서도 만들어진다(부신안드로겐).

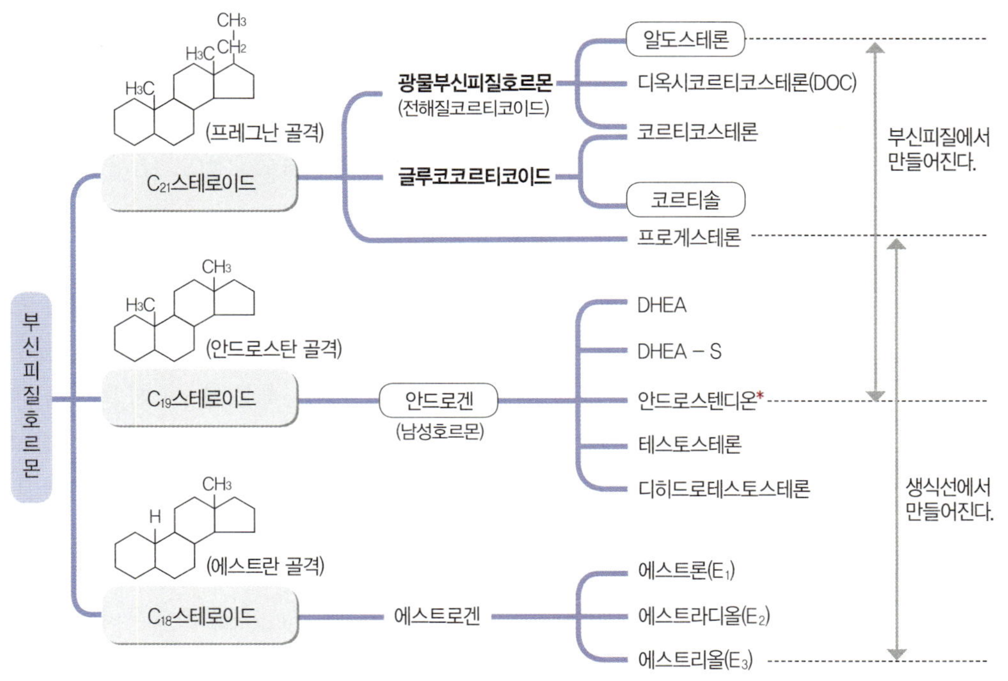

* 부신피질에서 생산되는 안드로스텐디온의 일부는 테스토스테론으로 변환되어 분비된다.
또 이들 방향화(아로마타아제에 의한 변환)에 의해 에스트론이나 에스트라디올도 소량 분비된다.

2 부신피질호르몬 Adrenal cortical hormone

1. 부신피질호르몬의 생합성

생합성계의 모식도는 외우기 쉽지는 않지만 다음 **그림 6-2**를 잘 살펴보면 외우는 요령이 생길 것이다.

우선 왼쪽의 세로 열을 살펴보자. 원료는 **콜레스테롤**이다. 이것이 **측쇄절단효소**(desmolase)에 의해 콜레스테롤의 측쇄가 절단되어, **프레그네놀론**(pregnenolone)이라는 물질로 변하여 모든 호르몬의 기본형이 된다. **프레그네놀론**은 다시 효소인 3β-dehydroxysteroid dehydrogenase(3β-HSD)에 의해 **프로게스테론**이 되고, **프로게스테론**은 21-hydroxylase에 의해 11-deoxy-corticosterone(DOC)으로 변하며, 이어서 DOC는 11β-hydroxylase에 의해 **코르티코스테론**(corticosterone)이 된다. 호르몬의 이름만 세로로 늘어놓고 보면 쉽게 외울 수 있다.

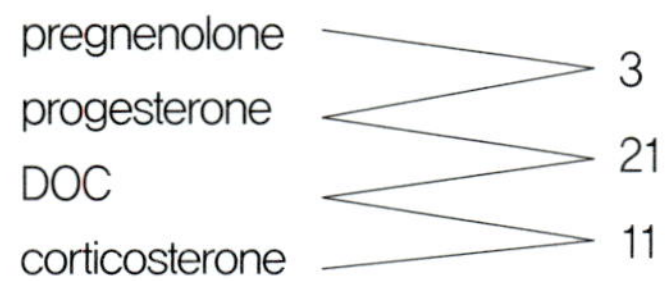

효소의 이름을 정확히 외우는 것이 가장 좋겠지만, 위와 같이 3, 21, 11 숫자만을 암기해 두어도 충분하다. 기본형인 프레그네놀론은 3에 의해 프로게스테론이 되고, 프로게스테론은 21에 의해 DOC가 된다. DOC는 원래 11위가 deoxy(oxy되어 있지 않다는 뜻)이므로, 11β-hydroxylase라는 효소에 의해 산화되면 단순한 코르티코스테론이 되는 것이다.

다음으로 세로의 두 번째 열을 살펴보자. 우선 이 두 번째 열에 들어가기 위해서는 두 가지 방법이 있다는 것을 알아두어야 한다. 첫 번째는 프레그네놀론으로부터 오른쪽으로 이동하는 방법, 그리고 또 한 가지는 프로게스테론으로부터 오른쪽으로 옮겨가는 방법이다. 이들 오른쪽의 호르몬으로 바뀌는 데 필요한 효소는 공통적으로 17α-hydroxylase라는 이름의 효소이다. 이 효소는 스테로이드 골격의 17위를 수산화하기 때문에 프레그네놀론이 17-hydroxypregnenolone으로 바뀌는 한편, 프로게스테론은 17-hydroxyprogesterone으로 바뀐다. 다시 말하자면, 각 명칭 앞에 "17-hydroxy"라고 붙이면 되는 것이다.

또한 17-hydroxyprogesterone은 프로게스테론의 17-hydroxy뿐만 아니라, 프레그네놀론이 3β-hydroxysteroid dehydrogenase에 의해 프로게스테론으로 변한 것과 같이 3β-dehydrogenase isomerase system에 의해 17-hydroxypregnenolone으로부터 합성된다.

17-hydroxyprogesterone에서 앞쪽은, 앞에서 말한 21, 11 효소에 의해 이번에는 11-deoxycortisol, 코르티솔과 같은 호르몬 합성이 진행된다.

명칭만 나열해 보면 다음과 같은 형태가 된다.

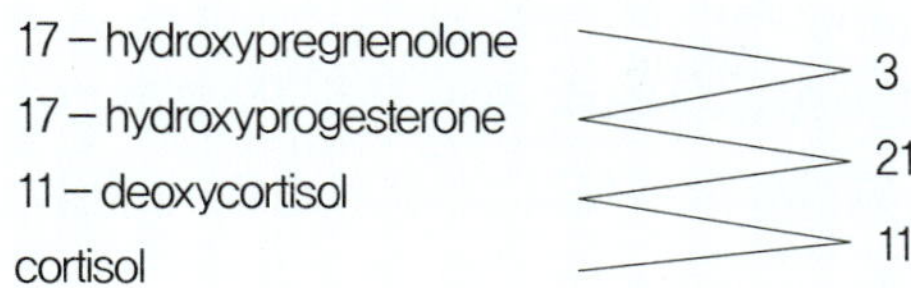

여기에서 한 가지 주의해야 할 것은 DOC로부터 11-deoxycortisol로의 이행과 코르티코스테론(corticosterone)으로부터 코르티솔을 향해 오른쪽으로의 이행은 일어나지 않는다고 하는 점이다.

그림 6-2의 오른쪽을 보면 여기에서는 17-hydroxypregnenolone으로부터 dehydroepiandrosterone(DHEA, 혈중에서는 황산 디히드로에피안드로스테론 〈DHEA-S〉으로서 존재하는 양이 많기 때문에 일반적으로 DHEA-S를 측정할 수 있다)이 합성된다고 하는 것과 17-hydroxyprogesterone으로부터 안드로스텐디온(androstenedione)이 합성된다고 하는 것, 두 가지를 기억해야 한다. 디히드로에피안드로스테론으로부터 3β-hydroxysteroid dehydrogenase의 경로에 의해서도 안드로스텐디온은 합성된다.

안드로스텐디온은 다시 테스토스테론(testosterone)으로 바뀐다. 이들 디히드로에피안드로스테론과 안드로스텐디온 테스토스테론은 개체를 남성화하는 작용이 있으므로, 총칭하여 남성호르몬(androgen)이라고 한다.

이렇게 부신으로부터 분비되는 남성호르몬의 양은 극히 미량이기 때문에, 고환에서처럼 개체를 남성화시킬 만큼의 양은 아니다. 그러나 여성의 몸 중에서 액모와 음모를 자라게 하는 작용

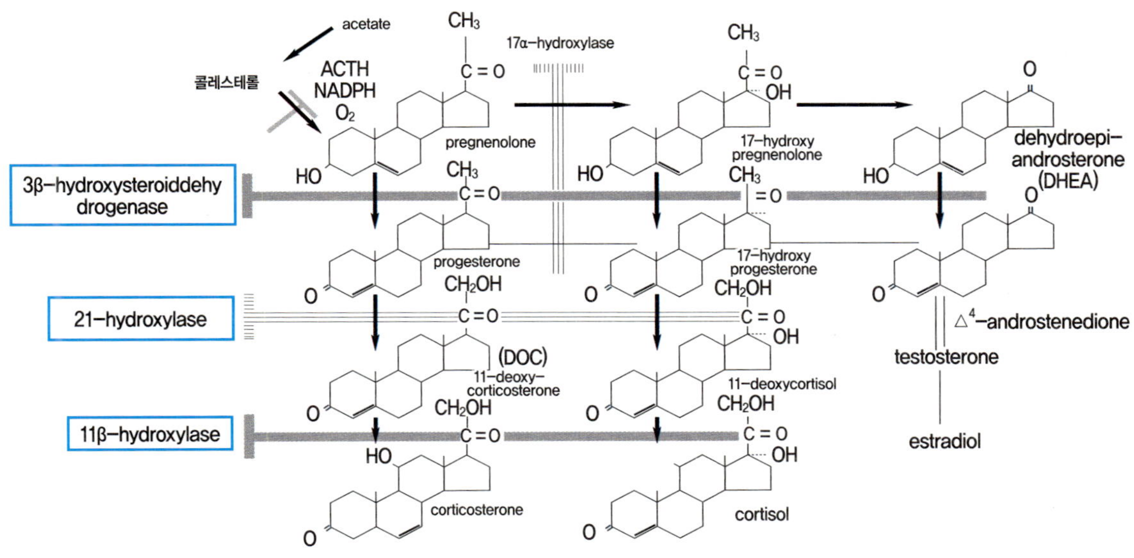

[그림 6-2] 부신피질호르몬의 생합성(Biosynthesis of adrenocortical hormones)

을 담당하는 것은 바로 이 부신이 생산하는 테스토스테론과 디히드로에피안드로스테론, 안드로스텐디온 등의 남성호르몬이다.

이 3종류의 남성호르몬은 각각 작용의 강도도 다르며 하루에 분비되는 양도 다르다 **(그림 6-3)**. 남성호르몬의 강도는 테스토스테론을 100으로 했을 때, 안드로스텐디온이 20, 디히드로에피안드로스테론(DHEA)이 3이기 때문에, 그림의 흐름에서 보면 아래로 내려갈수록 남성호르몬으로서의 작용이 강해진다.

한편 하루에 분비되는 양을 비교해 보면, 작용이 약한 호르몬은 많이 분비되고, 강한 호르몬은 적게 분비되는 것을 알 수 있다**(그림 6-3)**. 테스토스테론과 같이 강한 호르몬이 다량으로 분비되면, 여성임에도 남성과 같은 체형이 되어 버릴 것이다.

그림 6-2를 보면, 테스토스테론의 아래에 또 하나 에스트라디올(estradiol)이 있는데, 사실 이 에스트라디올이라는 것은 여성호르몬이다. 몸을 근육형으로 만드는 테스토스테론이 더 진행되면 여성호르몬이 되어 버리는 것이다. 이렇듯 부신은 남성호르몬뿐만이 아니라, 여성호르몬도 분비할 수 있는 장기이다. 실제로는 부신 자체에서 합성되어 분비되는 여성호르몬은 극히 일부이고 대부분의 여성호르몬은 안드로스텐디온을 원료로 혈중에서 합성된다. 따라서 '부신은 여성호르몬을 분비하는가, 분비하지 않는가?'라는 질문에는 '분비한다'는 것이 정답이지만, 그것은 간접적인 것이기 때문에 의미적으로는 무시해도 좋을 양이라고 할 수 있을 것이다.

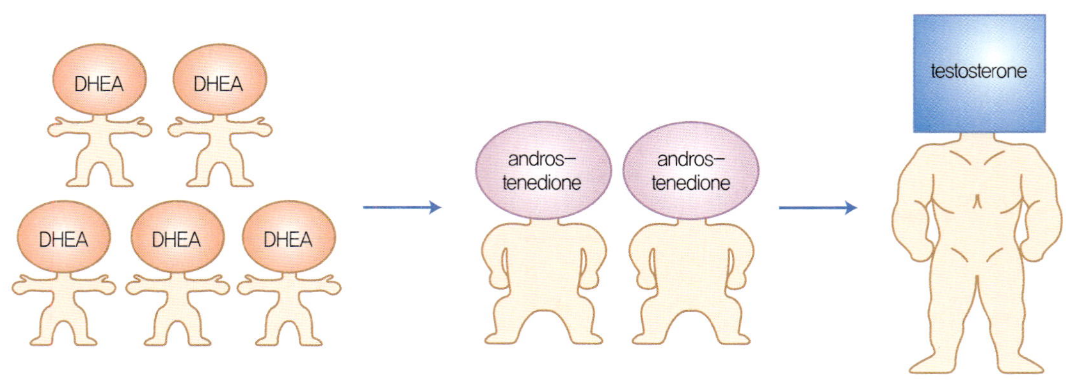

	DHEA	androstenedione	testosterone
생물활성의 강도	3	20	100
1일 분비량	7mg	2mg	0.1mg

[그림 6-3] 작용이 강한 남성호르몬은 적게, 작용이 약한 남성 호르몬은 많이 분비된다

알도스테론(aldosterone)은 사구대(zone glomerulosa)에서만 합성되는 호르몬이다. 실제로 사구대에는 17α-hydroxylase라고 하는 오른쪽으로 이행시키는 효소가 존재하지 않는다. 따라서 프레그네놀론은 17-hydroxypregnenolone으로는 될 수 없고, 프로게스테론이 될 수밖에 없는 것이다. 그렇게 되면 곧바로 밑으로 진행하여 DOC와 코르티코스테론이 되는 것 외에 다른 방법이 없다. 코르티코스테론에 도달하면 이후에는 사구대에만 존재하는 18-hydroxylase라는 효소가 코르티코스테론의 18위를 수산화한다. 그리고 이어서 역시 사구대에만 존재하는 18-hydroxysteroid dehydrogenase라는 효소가 알도스테론으로 변화시키는 것이다.

이상과 같이 알도스테론은 사구대에만 존재하는 효소에 의해 합성되기 때문에 다른 층에서는 분비되지 않는 것이다(그림 6-4).

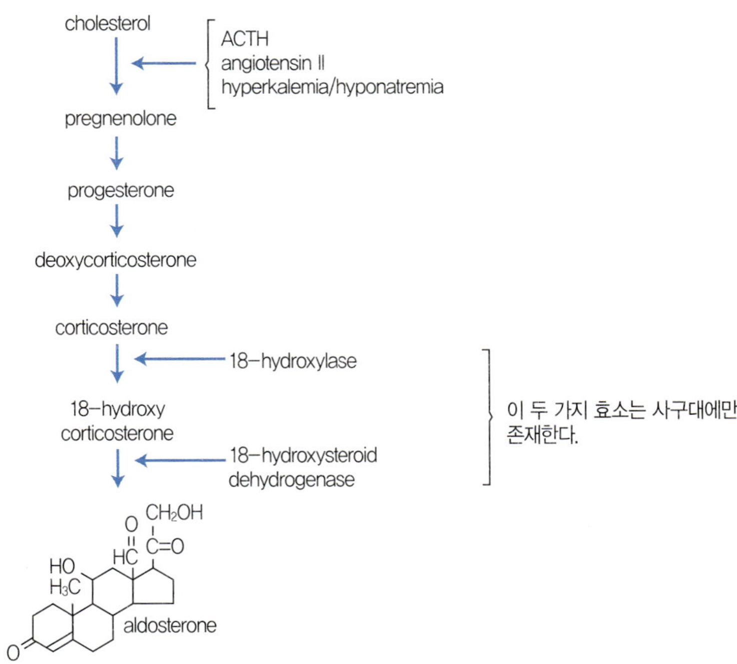

[그림 6-4] 알도스테론의 생합성

2. 부신피질호르몬의 체내동태

코르티솔(cortisol)도 갑상선호르몬과 마찬가지로 혈중에서는 단백질과 결합된 상태로 존재한다. 그 단백질은 CBG(corticosteroid binding globulin)라 불리는데, 코르티솔의 대부분이 이 CBG에 결합되어 혈중을 흐르고 있다(극히 일부는 알부민에 결합되어 있다). 또한 CBG에는 코르티솔뿐만 아니라 극히 소량의 코르티코스테론(corticosterone)도 결합한다.

실제로 작용하는 것은 유리(즉 CBG와 결합하지 않은) 코르티솔로, 뇌하수체에 대한 음성되먹임(negative feedback)도 이 유리 코르티솔(free cortisol)의 증감에 의해서 결정된다.

생체 내에서는 CBG에 결합한 것과 유리된 것 사이에 평형관계가 성립되고 있다**(그림 6-5)**.

예를 들면, 임신이나 에스트로겐(estrogen) 등에 의해 CBG의 농도는 상승한다. 이 경우, 일시적으로 유리 코르티솔의 일부가 증가한 CBG에 결합하기 때문에 유리 코르티솔이 감소한다. 그러면 뇌하수체로 가는 음성되먹임이 감소하여, ACTH의 분비가 항진된다. ACTH의 상승에 의해 부신피질로부터 코르티솔이 분비되면, 유리 코르티솔이 증가하는데, 정상적인 농도가 되면 음성되먹임이 해소되어 코르티솔의 분비가 정상화된다는 기전이다(갑상선호르몬 TBG의 경우와 마찬가지이다).

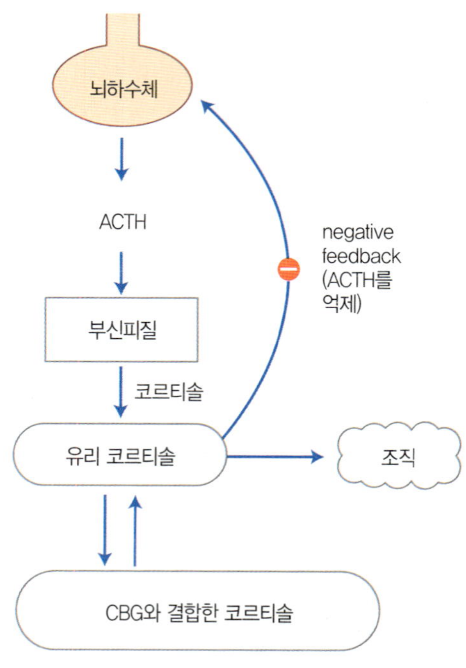

[그림 6-5] 코르티솔의 체내 동태

3. 부신피질호르몬의 대사

코르티솔의 대사는 주로 간에서 이루어진다. 수소첨가반응, 산화반응, glucuronic acid conjugation 등을 받은 후 신장으로 배출된다. 코르티솔은 17-hydroxycorticosteroid (17-OHCS)와 17-ketosteroid(17-KS)가 되어 요중으로 배출된다. DHEA와 안드로스텐디온은 역시 간에서 대사를 받아 17-KS의 형태로 요중으로 배설된다. 또 코르티솔의 일부는 대사되지 않고 유리된 형태로 요중으로 배설된다. 최근에는 유리 코르티솔이 코르티솔 생산량을 잘 반영하고 있다고 해서 측정하고 있다. 알도스테론의 일부는 그대로 요중으로 나가지만, 다른 것은 간과 신장에서 대사되어, tetrahydroaldosterone과 aldosterone-18-glucuronide의 형태로 요중으로 배설된다.

다음 사항은 꼭 기억해 두자.

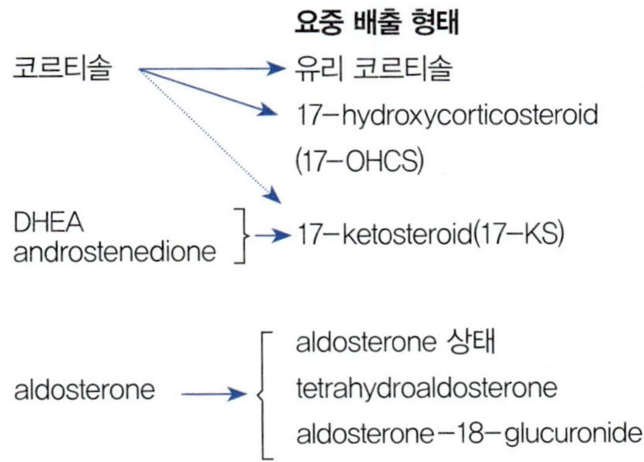

4. 부신피질호르몬의 분비조절

가장 중요한 것은 ACTH이다. ACTH에 의해 모든 부신피질호르몬의 분비가 촉진된다. 이것은 ACTH가 측쇄절단효소(콜레스테롤을 프레그네놀론으로 바꾸는 일련의 반응 중 맨 처음 단계의 반응을 담당하는 효소)를 활성화하기 때문이다. 즉 ACTH가 작용하면 모든 부신피질호르몬의 기본형인 pregenolone의 합성이 항진된다.

이처럼 모든 부신피질호르몬의 분비는 ACTH에 의해 조절을 받고 있다. 그러나 예외가 한 가지 있는데, 그것이 바로 알도스테론(aldosterone)이다. 알도스테론의 첫 번째 조절요인은 레닌-안지오텐신계에서 생산된 안지오텐신 II에 의한 조절이다.

안지오텐신 II는 콜레스테롤을 프레그네놀론으로 바꾸는 반응을 촉진시키는 외에, 코르티코스테론을 알도스테론으로 바꾸는 반응을 항진시킨다. 이로 인해 사구대(z. glomerulosa)에서의 알도스테론 분비가 상승된다.

두 번째는 혈청 K^+의 증가 또는 혈청 Na^+의 감소에 의한 조절이다. 고칼륨혈증(hyperkalemia)/저나트륨혈증(hyponatremia)은 사구대에 직접 작용하여 코르티코스테론(corticosterone) → 알도스테론(aldosterone)의 반응을 항진시킨다.

ACTH ⟶ 알도스테론
안지오텐신 II
혈청 K^+ 증가 / 혈청 Na^+ 감소

그럼, 레닌-안지오텐신계(renin-angiotensin system)에 관하여 간단히 살펴보기로 하자.

레닌(renin)은 신사구체/콩팥토리의 수입세동맥에 있는 사구체방세포(juxtaglomerular cell : JG cell)에서 분비된다. 분비된 레닌은 혈중에 존재하는 안지오텐시노겐(angiotensinogen)을 곧 안지오텐신 I으로 전환시킨다. 이 안지오텐신 I은 전환효소억제제(converting enzyme)에 의해 안지오텐신 II로 바뀌고, 다시 안지오텐신 II는 aminopeptidase에 의해 분해되어 안지오텐신 III가 된다. 안지오텐신 I, II, III 가운데 I에는 생물활성이 없으며, III에는 있지만 약하고, II가 가장 고활성이라고 알려져 있다.

〈안지오텐신 II의 작용〉

- 부신피질에서의 알도스테론 분비촉진
- 세동맥의 수축 → 혈압을 높인다.
- 수분 섭취량을 늘린다(혈압을 높이는 쪽으로 작용).
- vasopressin(ADH)의 분비를 증가시킨다(혈압을 높이는 쪽으로 작용).

5. 부신피질호르몬의 작용

부신피질호르몬의 작용은 다음과 같이 세 가지로 분류할 수 있다.

- 광물부신피질호르몬(mineralocorticoid)
- 글루코코르티코이드(glucocorticoid)
- 안드로겐(androgen)

이 중 남성호르몬(androgen)에 대해서는 생물활성의 차이나 분비량의 차이 등에 대해서 자세히 설명하였으므로, 여기에서는 광물부신피질호르몬(mineralocorticoid), 글루코코르티코이드(glucocorticoid)의 생물활성 및 작용에 대하여 설명하겠다.

앞에서 설명했듯이 광물부신피질호르몬과 글루코코르티코이드라는 이름은 고유명사가 아니라, 그 호르몬의 성질을 나타내는 명칭일 뿐이다. 실제로는 코르티솔과 알도스테론 외에도, DOC나 코르티코스테론은 활성의 힘에 차이가 있기는 하지만 광물부신피질호르몬, 글루코코르티코이드 양쪽 성질을 모두 가지고 있다. 즉, 글루코코르티코이드의 대표(가장 활성이 강한 호르몬)

라고 한다면 코르티솔이지만, 이 코르티솔에도 광물부신피질호르몬으로서의 작용이 약간 있고, 반대로 광물부신피질호르몬의 대표격인 알도스테론에도 글루코코르티코이드와 유사한 작용이 있다.

여기에서는 코르티솔이 갖고 있는 글루코코르티코이드 활성을 100, 알도스테론이 갖는 광물부신피질호르몬 활성을 100으로 했을 경우의 각 호르몬의 활성화를 표로 만들어 보았다(표 6-1).

이 표를 보고 알 수 있듯이, 어떤 호르몬에서도 상당한 글루코코르티코이드 활성이 나타나는 것에 비해 광물부신피질호르몬 활성은 알도스테론에서 특징적으로 높다는 것을 알 수 있다. 그러나 의외로, DOC는 광물부신피질호르몬 활성이 꽤 강하다는 것을 기억해 두자.

이제 각 코르티코이드의 작용에 대해서 살펴보겠다(표 6-2).

	글루코코르티코이드 활성	광물부신피질호르몬 활성
코르티솔	100	0.03
코르티코스테론	30	0.5
알도스테론	30	100
DOC	20	3

[표 6-1] 부신피질호르몬의 활성

코르티솔의 작용	분비과잉증상	분비저하증상
• 대사에 대한 작용 · 간에서의 당신생 항진 · 글리코겐 합성촉진 · 단백질 분해촉진 · 지질대사작용	• 내당능저하(2차성 당뇨병) • 근위축, 적색피부선조, 광범피부밑출혈 • 지질이상증, 중심성 비만, 보름달모양 얼굴(moon face), 들소형 육봉(buffalo hump)	• 저혈당
• 면역기능조절작용 · 항염증작용(고용량)	• 감염성 증가	
• 수분, 전해질, 혈압조절작용 · 수분이뇨작용 · 광물부신피질호르몬 작용(고용량)	• 고혈압, 부종	• 저혈압, 수분이뇨부전
• 뼈대사에 대한 작용 · 뼈형성 억제작용	• 골다공증, 요로결석(뼈에서 방출된 칼슘이 원인)	
• 정신, 신경계에 대한 작용 · 중추신경의 흥분성 촉진	• 우울, 불안, 불면, 다행감	• 피로감 증가, 식욕저하
• 스트레스응답 호르몬으로서의 작용 · 스트레스 부하 시의 순환 및 에너지 대사의 유지		
	과잉증상의 대표질환	**저하증상의 대표질환**
	• 쿠싱증후군	• 선천성 부신피질과형성 • 애디슨병 • 뇌하수체전엽 기능저하증

[표 6-2] 코르티솔의 작용

1) 글루코코르티코이드의 작용

① 당대사 작용

간단히 말하면 혈당을 상승시키는 작용을 한다.

- 단백질로부터의 당신생(gluconeogenesis)의 증가와 간에서의 글리코겐 축적을 촉진한다.
- 말초조직에서 항인슐린 작용(당의 이용을 불가능하게 한다)을 한다. 단, 그 작용이 뇌와 심장에는 미치지 않는다.

② 단백대사 작용

단백질의 이화를 항진시킨다. 즉 체내에 있는 단백질을 순조롭게 분해해서 에너지로 바꾸는 방향으로 전환시킨다. 그 때문에 혈중의 요소질소(BUN) 양이 늘어난다.

③ 지질대사 작용

기본적으로 **지질을 분해하는 방향**으로 작용한다. 그러나 그 작용이 적극적인 것은 아니다. 즉 포도당을 사용할 수 없게 된 경우에 한하여 지방세포의 지방분해 작용을 한다. 포도당을 사용할 수 있는 경우에는 지방을 분해해서까지 에너지를 공급하려고 하지 않는다.

따라서 글루코코르티코이드가 대량으로 분비된 경우라고 해도 적극적으로 지방이 분해되는 것이 아니라, 오히려 **혈당의 상승 때문에 분해가 진행되기 어려워지므로 몸이 여위지 않는다. 이것이 갑상선호르몬과의 커다란 차이점이다**(갑상선호르몬이 대량으로 분비되는 Graves병의 경우는 몸이 여윈다). 반대로 포도당의 이용이 가능할 때는, 몸의 어떤 부위(간이나 복강내 등의 몸통 부위)에 지방이 침착된다. 한편, 팔과 다리의 근육은 단백질의 이화작용에 의해 여위어가기 때문에 중심성 비만(**그림 6-6**) 체형으로 변화한다.

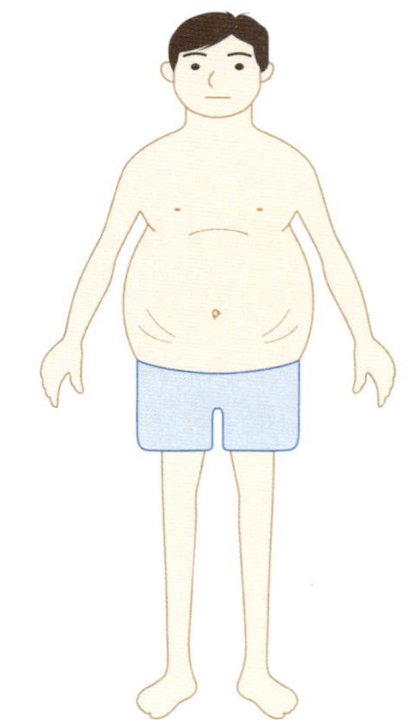

쿠싱증후군에서 볼 수 있는 중심성 비만은 얼굴이 둥글고, 목과 몸통이 굵으며 사지가 가늘다. 복벽의 지방 침착이 급격하게 나타나고 신전성/콩팥앞성 피부선조(striation)가 많이 나타난다.

[그림 6-6] 중심성 비만

④ 수분대사 작용

수분 이뇨작용이 있어, 체내의 수분을 밖으로 버리도록 작용한다. 그 기전으로서 다음과 같은 것을 생각할 수 있다.

- 사구체 여과치(GFR)의 항진
- 원위요세관에서의 ADH와의 길항
- 수분이 세포 내로 이동하는 것을 억제

⑤ 뼈 연골에 대한 작용

글루코코르티코이드는 비타민 D와 길항작용을 한다. 즉 비타민 D(이것은 혈중 칼슘〈Ca〉 및 인〈P〉이 증가하도록 작용)의 작용과는 반대로, 장관으로부터의 칼슘 흡수를 억제하여 칼슘이 뼈로 침착되는 것을 억제한다. 이것은 앞에서 설명했던 단백질의 이화항진 작용과도 서로 맞물려, 뼈의 기질 형성에 중대한 장애를 초래한다. 뼈에서 칼슘, 인이 모두 이탈되어, 단백질로 생성된 뼈의 기초가 무너짐으로써 뼈 전체가 위축되는 골다공증/뼈엉성증(osteoporosis) 상태가 된다.

⑥ 순환기계에 대한 작용

혈관내피의 카테콜아민(catecholamine), 안지오텐신(angiotensin) II에 대한 감수성을 높이는 작용을 한다. 카테콜아민(norepinephrine이나 epinephrine 등)과 안지오텐신 II는 모두 혈압을 상승시키는 호르몬이기 때문에, 이 작용을 강화시키는 글루코코르티코이드도 혈압을 상승시킨다.

⑦ 신경계에 대한 작용

중추신경세포의 흥분 역치(threshold)를 저하시켜 흥분하기 쉽게 만든다. 이러한 것이 정신신경 증상과 어떻게 직접 연관이 되는지는 알려져 있지 않지만, 글루코코르티코이드의 작용이 고조된 상태에서는 정신적인 불안, 우울, 조증, 이상행복감(euphoria) 등이 나타난다.

⑧ 혈액에 대한 작용

우선 적혈구에 대해서는 적혈구수를 증가시키는 작용이 있어 빈혈을 개선시키는 방향으로 작용한다(부신피질호르몬은 종종 재생불량성 빈혈의 치료에 사용).

또, 백혈구에 대해서는 호중구를 증가시켜, 호산구 및 림프구를 감소시키는 작용을 한다. 호산구는 알레르기반응과 관련이 깊은 세포로서, 실제로 알레르기 반응 시에는 그 수가 증가하는데, 이와 같은 글루코코르티코이드의 호산구 감소작용은 종종 알레르기의 치료에도 이용된다.

⑨ 면역, 염증에 대한 작용

면역, 염증을 억제하는 작용이 있다. 이 항염증작용은 자가면역질환의 치료 등에 널리 이용되고 있지만, 대량으로 사용할 경우에는 면역력이 저하되어 감염성이 증가하므로 주의를 요한다.

2) 광물부신피질호르몬(Mineralocorticoid)의 작용

광물부신피질호르몬(mineralocorticoid)은 체내의 전해질 균형을 변화시키는 중요한 역할을 한다. 글루코코르티코이드와 같이 다양한 작용을 갖고 있지는 않지만, 전해질 균형의 붕괴는 여러 장기에 커다란 영향을 주기 때문에 그 작용의 효과는 중대하다고 할 수 있다. 광물부신피질호르몬은 소변, 땀, 타액, 위액 등으로부터 Na^+의 재흡수를 증가시키는 작용을 한다. 특히 소변에서는 원위요세관과 집합관에 작용하여 Na^+을 재흡수하고 그 대신 K^+, H^+을 분비한다. 재흡수된 Na^+은 혈중으로 옮겨가므로 결과적으로 **고나트륨혈증**(hypernatremia)을 초래한다. 또한 K^+의 분비 촉진은 **저칼륨혈증**(hypokalemia)을 일으키며 H^+의 분비는 **알칼리증**(alkalosis)을 초래한다.

고나트륨혈증은 순환혈액량의 증가를 초래하기 때문에 **고혈압**을 일으킨다. 또한 저칼륨혈증은 근육과 신경의 흥분 역치를 낮추기 때문에 **무력과 근력저하**를 일으키고, 또 신장에 대해서는 **요농축력 장애**를 일으킨다. 알칼리증은 **혈중 유리 칼슘을 감소**시키기 때문에 강직(tetany)을 발생시키기도 한다. 그 이유에 대해서는 p.160의 **그림 5-6**을 참고하라.

이와 같이 광물부신피질호르몬의 분비가 증가하면 전해질 균형이 무너져 여러 장기에 영향을 줄 가능성이 있다. 저칼륨혈증에서 나타나는 증상에 관한 자세한 내용은 p.238를 참고하라.

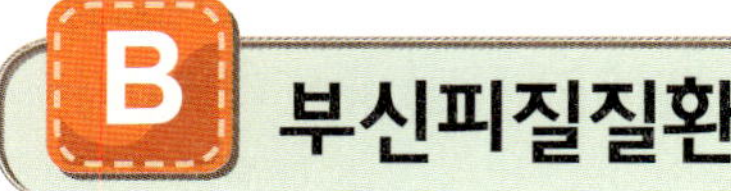

B 부신피질질환

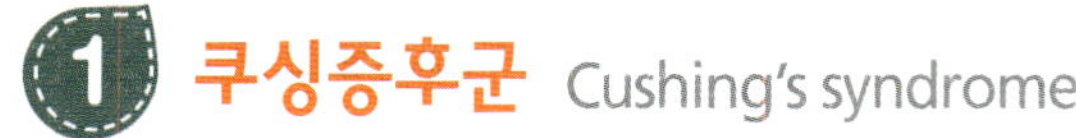

1 쿠싱증후군 Cushing's syndrome

1. 개념

쿠싱증후군(Cushing's syndrome)은 부신피질호르몬 중에 주로, 글루코코르티코이드의 대표인 코르티솔이 만성적으로 과잉 분비되는 병태를 말한다.

코르티솔의 작용이 많다는 것은 코르티솔의 과잉분비로 ACTH의 작용이 현저해지는 것을 의미한다. 이것으로 인해 여러 가지 증상이 나타나는 것을 쿠싱증후군이라고 한다.

증후군이라는 것에서 알 수 있듯이, 그 원인도 여러 가지이다.

비교적 보기드문 질환으로, 40~50대 여성에게 많이 발생한다. 코르티솔은 부신피질에서 분비되지만, 그 분비조절은 뇌하수체전엽에서 분비되는 ACTH에 의해 이루어지고 있다. 따라서 ACTH의 과잉분비가 코르티솔 과잉분비를 일으키는 원인이 되는 경우도 있고, 부신피질 자체가 자율적으로 코르티솔의 과잉분비를 일으키는 경우도 있다.

쿠싱증후군의 원인을 분류하면 다음과 같다.

2. 원인질환

1) 쿠싱병 Cushing's disease

뇌하수체선종으로부터 ACTH가 과잉분비되어 발생한다.

2) 부신피질종양

부신피질로부터 자율적으로 코르티솔의 분비항진이 일어나는 원인으로는 선종과 암, 두 가지가 있다.

3) 이소성 ACTH 생산종양

폐암, 췌장암/이자암 등의 악성 종양으로부터 ACTH와 같은 작용을 가진 물질이 분비되고, 그것이 부신피질에 작용하여 코르티솔의 분비를 증가시킨다.

4) 기타

의인성(iatrogenic)인 경우이다. 예를 들어, 코르티솔이나 글루코코르티코이드와 유사한 작용을 가진 부신피질스테로이드제를 장기간 투여한 경우이다.

VI

플러스 코너

2. 쿠싱증후군의 분류

쿠싱증후군은 만성 코르티솔 과잉으로 유발되는 질환의 총칭이다. 코르티솔이 과잉 분비되는 원인은 다음과 같다. 부신선종과 쿠싱병(뇌하수체선종)이 대부분을 차지한다.

- 쿠싱증후군
  - 내인성
    - ACTH의 과잉분비
      - 쿠싱병(ACTH생산 뇌하수체선종)
      - 이소성 ACTH증후군 (폐소세포암, 흉선종, 카르티노이드, 췌장암 등)
      - CRH생산종양(시상하부 종양 등)
    - 코르티솔의 자율성 과잉분비
      - 부신선종
      - 부신암
      - 부신피질(결절성) 과형성
  - 외인성
    - 의원성(스테로이드 장기 투여 등)
    - 가성(알코올 등)

3. 증상 (그림 6-7)

쿠싱증후군의 증상은 크게 세 가지로 나뉜다. 첫 번째는 코르티솔 과잉에 의한 증상, 두 번째는 남성호르몬(androgen) 과잉에 의한 증상, 세 번째는 ACTH 과잉에 의한 증상이다.

1) 코르티솔 과잉에 의한 증상

이것은 쿠싱증후군의 원인에 관계없이 쿠싱증후군이라면 모든 경우에 공통적으로 나타나는 증상이다. 기본적으로 코르티솔의 과잉분비에 의해 나타나는 증상이기 때문에, 결국 코르티솔의 작용이 강해졌다고 생각하면 된다.

① 비만 (obesity)

코르티솔은 포도당 이용이 불가능할 때만 지방세포의 지방분해를 촉진하며, 역으로 포도당의 이용이 가능할 때에는 지방합성을 촉진하도록 작용한다. 그래서 비만이 되는 것이다. 이 비만은 상당히 특징적인 것으로, 흔히 **보름달 모양 얼굴**(moon-shaped face) 또는 **중심성 비만**(central obesity) 등으로 표현한다. 몸통, 목, 등을 중심으로 지방이 침착된 것을 볼 수 있고, 그에 비해 팔과 다리가 가늘어 중심성 비만이라고 부르는 것이다(p.202 그림 6-6). 발생빈도는 약 80%이다.

② 당뇨병 (DM)

코르티솔은 혈당을 높이도록 작용하여 인슐린과 길항하는 작용이 있기 때문에 **내당능의 저하, 당뇨병**이 나타난다. 발생빈도는 약 45%이다.

③ 적색 피부선조, 근력저하

코르티솔에는 단백질 이화를 촉진하는 작용이 있다. 근육의 단백질이 분해되기 때문에 근력이 저하된다. **피부선조**(striation)라는 것은 피부의 표면에 살이 갈라지듯이 나타나는 주름을 말한다. 발생빈도는 약 50%이다.

④ 출혈성 소인, 부종

단백질 이화를 촉진하는 작용 때문에 혈관내피의 단백질이 감소하여 모세혈관벽이 파열되므로 **피하출혈**과 **부종** 등이 발생한다. 발생빈도는 약 50%이다.

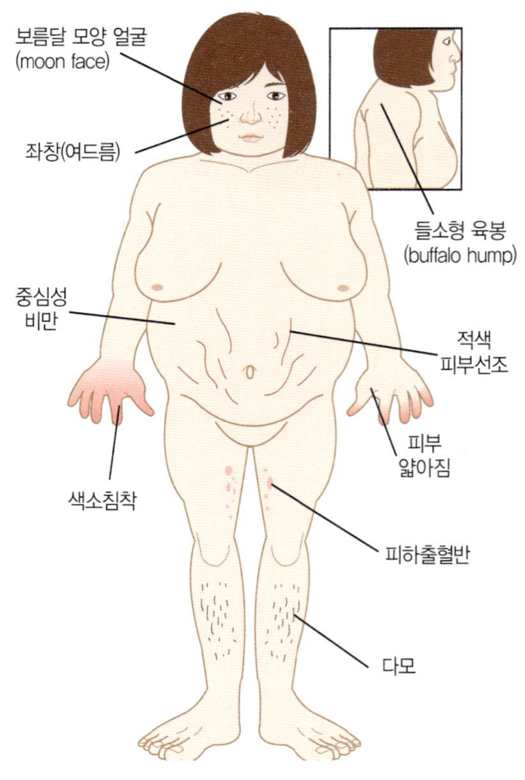

[그림 6-7] 쿠싱증후군의 증상

⑤ **고혈압 (hypertension)**

코르티솔에는 순환기계에 대한 작용으로서 혈관내피의 카테콜아민, 안지오텐신 II에 대한 감수성을 높이는 작용이 있다. 실제로는 이것만이 아니라 더욱 복잡한 기전에 의해 고혈압이 나타나는 것으로 알려져 있다. 이 고혈압은 **수축기, 확장기 모두 상승하는 고혈압**이다. 발생빈도는 약 80%이다.

⑥ **골다공증 (osteoporosis)**

코르티솔은 비타민 D와 길항적으로 작용한다. 그 결과 칼슘이 뼈로 침착되는 것이 억제되므로 뼈의 밀도가 감소하여 **골다공증**/뼈엉성증(osteoporosis)이 된다. 발생빈도는 약 50%이다.

⑦ **정신장애**

코르티솔의 신경계에 대한 작용 때문에, **감정 불안정**이나 **우울증** 등이 나타난다. 발생빈도는 약 20%이다.

⑧ **감염성 증가**

면역기능의 저하 때문에 발생한다. 발생빈도는 약 15%이다.

⑨ **생식선 기능의 저하**

남성에게는 발기부전(impotence)이나 정자 생산기능의 저하, 여성에게는 **무월경**이 나타난다. 발생빈도는 약 60%이다.

⑩ **들소형 육봉(buffalo hump)**

체지방 분포이상에 의해 견갑골/어깨뼈 근처에도 지방이 침착한다.

2) 남성호르몬 과잉에 의한 증상

쿠싱증후군 중에서도 **부신선종 이외의 쿠싱증후군**에서 나타나는 증상이다.

이것은 **dehydroepian-drosterone(DHEA)이 과잉분비되어 일어나는 증상**이다. ACTH의 과잉분비가 일어나는 경우, 즉 쿠싱증후군의 발생원인 가운데 **쿠싱병이나 이소성 ACTH 생산종양**의 경우에서는 과잉으로 분비된 ACTH가 프레그네놀론 이하의 모든 부신피질호르몬의 생산을 항진시키기 때문에, DHEA의 생산도 항진되는 것이다(단, 알도스테론만은 별도의 자극경로가 있으므로 함께 상승하지는 않는다). 또한 부신피질종양인 경우에는, 부신선종에서는 **코르티솔만이** 임의로 만들어지고 있는 상태이므로 오히려 음성되먹임(negative feedback) 때문에 **뇌하수체에서의 ACTH 생산이 억제되어**, 코르티솔 이외의 호르몬 생산은 저하된다.

따라서 **부신선종의 경우에는 DHEA의 생산이 저하되는 것이다**. 한편, 암의 경우에는 코르티솔 이외에도 **DHEA 자체가 과잉 생산되는 상태이므로 DHEA 그 자체의 분비가 항진된다**. 임상증상으로서는 **다모, 무월경, 불임증**이 있다.

3) ACTH 과잉에 의한 증상

쿠싱증후군의 원인 가운데, **쿠싱병**이나 **이소성 ACTH 생산종양**의 경우에는 혈중 ACTH 수치가 상승한다. 그 때문에 **피부에 색소침착**이 나타난다. 부신피질종양의 경우에는 종양으로부터 독립적으로, 즉, ACTH에 의해 제어되지 않는 코르티솔의 과잉분비가 일어나는 것이므로, 오히려 음성되먹임(negative feedback) 때문에 뇌하수체에서의 **ACTH 생산이 억제된다. 따라서 부신피질종양의 경우에는 선종이나 암 모두에서 혈중 ACTH 수치가 저하된다.**

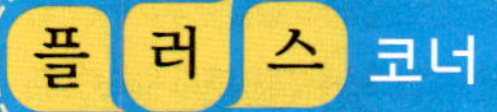

3. 의원성 쿠싱증후군

스테로이드제를 장기간 투여하면 글루코코르티코이드 과잉증상이 나타난다. 이 상태를 의원성 쿠싱증후군이라고 한다.

투여된 스테로이드에 의해 시상하부나 뇌하수체는 음성되먹임(negative feedback)에 의한 억제를 받는다. 그러면 ACTH분비는 억제되고 부신에서 코르티솔의 분비도 저하된다(혈중 코르티솔은 낮은 수치). 따라서 쿠싱증후군의 진단을 위한 각종 부하시험에서 무반응을 보인다.

신체소견으로는 구별할 수 없기 때문에 쿠싱증후군이 의심될 때는 환자로부터 병력 및 약제 사용에 대해 상세하게 듣는 것이 중요하다.

4. 무증상 쿠싱증후군 Subclinical Cushing's syndrome

부신종양이 존재하고 종양에서 코르티솔의 자율성 분비가 보이지만, 쿠싱증후군에 특징적인 신체증상을 동반하지 않는 병태를 (부신성) 무증상 쿠싱증후군이라고 한다.

지속적인 코르티솔의 과잉분비에 의해 고혈압, 지질이상증, 내당능장애 등이 높은 비율로 합병된다. 내분비학적 검사에서는 혈중 코르티솔이 정상이고, 코르티솔이 자율적으로 분비되며 ACTH의 분비가 억제된다.

최근에는 영상진단의 발달로 부신 우연종(adrenal incidentaloma)이 많이 발견되고 있다. 그 중 약 9%에서 이 질환이 합병된다는 보고가 있어 임상적 중요성이 높아지고 있다.

부신을 적출하면 증상이 개선되거나 내분비학적 정상화가 나타나기도 하지만, 진단기준이나 수술적응에 대해서는 이견이 있다.

이와 같이 ACTH생산 뇌하수체선종을 나타내지만 쿠싱병의 특징적인 소견을 동반하지 않는 것을 무증상 쿠싱증후군이라고 한다.

4. 검사소견

1) 일반검사

① 호중구의 상승, 림프구와 호산구의 감소

글루코코르티코이드의 성질에는 호중구수를 증가시키고, 림프구와 호산구 수를 감소시키는 작용이 있다. 호산구는 정상일 때에도 상당히 양이 적으므로 그것이 감소한다는 것은 거의 0에 가까워진다는 것을 의미한다. 따라서 호산구수가 0이라고 적혀 있다면, 우선 글루코코르티코이드(주로 코르티솔)가 증가한 상태라고 생각해야 한다.

② 고나트륨혈증(hypernatremia), 저칼륨혈증(hypokalemia)

부신에서 분비되는 호르몬 중에는 광물부신피질호르몬와 같은 작용을 갖는 호르몬(예를 들어, DOC) 등도 포함되어 있다. 따라서 광물부신피질호르몬와 유사한 작용이 강하게 나타나기 때문에, 신장 원위요세관에서의 나트륨의 재흡수와 칼륨의 분비가 항진되어 고나트륨혈증, 저칼륨혈증이 된다.

VI

2) 내분비학적 검사

① 혈장 코르티솔의 증가

② 요중 17-OHCS 증가, 요중 유리 코르티솔(free cortisol)의 증가

코르티솔의 주요 대사물이므로 요중으로 배설되는 17-OHCS도 증가한다.

③ 덱사메타손 소량 억제시험(low dose dexamethasone suppression test)

덱사메타손(dexamethasone) 2mg, 2일간의 투여로 혈중 코르티솔과 요중 17-OHCS가 저하되지 않는 경우, 쿠싱증후군일 가능성이 있다. 덱사메타손은 뇌하수체에서의 ACTH 분비를 억제하는 작용이 있으므로, 정상이라면 혈중 코르티솔과 요중 17-OHCS가 저하된다.

그러나 쿠싱증후군의 경우에는 그 원인이 어느 쪽이든, 소량의 덱사메타손 투여로는 혈중 코르티솔이나 요중 17-OHCS가 저하되지 않는다.

3) 방사선 의학적 검사

① 안장의 이상

뇌하수체선종 등이 원인으로 발생하는 쿠싱병의 경우에는 안장에 이상이 나타나는 경우가 있다. 그 경우에는 머리부위 단순 MRI 검사가 도움이 된다.

② 복부 단순 CT 검사

부신피질의 비대가 나타난다. 부신피질의 비대가 양쪽에서 나타나는가, 한쪽에서 나타나는가에 따라 쿠싱증후군의 원인을 어느 정도 구분할 수 있다.

쿠싱병, 이소성 ACTH 생산종양……………… 양쪽 부신의 비대
부신피질종양(선종, 암)………………………… 한쪽 부신의 비대

왜 이와 같은 차이가 발생하는 것일까?

위의 두 가지 질환은 ACTH가 과잉으로 분비되어 발생한다. 한편 아래의 두 가지 질환은 부신피질로부터 코르티솔이 과잉으로 분비되어 발생하는 것으로, 오히려 뇌하수체로부터의 ACTH의 분비는 음성되먹임(negative feedback)에 의해 억제되고 있다.

ACTH가 과잉으로 분비되는 경우에는 ACTH가 좌우 구별 없이 양쪽의 부신에 작용하기 때문에, 양쪽 부신에서 기능이 항진되어 ^{131}I의 집적이 나타나는 것이다.

그렇다면, 코르티솔이 과잉으로 분비되는 부신피질종양의 경우에는 어떻게 되는가?

코르티솔을 과잉으로 분비하고 있는 쪽의 부신은 종양에 ^{131}I가 흡수될 수 있지만, 정상인 다른 한쪽의 부신은 ACTH의 분비가 낮게 억제되고 있기 때문에 반대로 위축된다. 따라서 부신피질종양이 있는 쪽 부신에 ^{131}I이 집적되어 부신이 비대해지지만, 건강한 쪽의 부신에는 집적되지 않아 오히려 작아지는 것이다.

쿠싱병, 이소성 ACTH 생산종양……………… 양쪽 부신의 집적
부신피질종양(선종, 암)………………………… 한쪽 부신의 집적

③ Adosterol-^{131}I 투여에 의한 부신 신티그래피 (scinti-graphy)

^{131}I은 콜레스테롤과 마찬가지로 부신에 흡수되어, 스테로이드 호르몬을 만드는 원료가 된다. 따라서 ^{131}I로 표식을 붙여두면, 부신피질에 모여 부신이 찍혀 나오게 할 수 있다. 그 부신 신티그래피의 특징은 다음과 같다(**그림 6-8**).

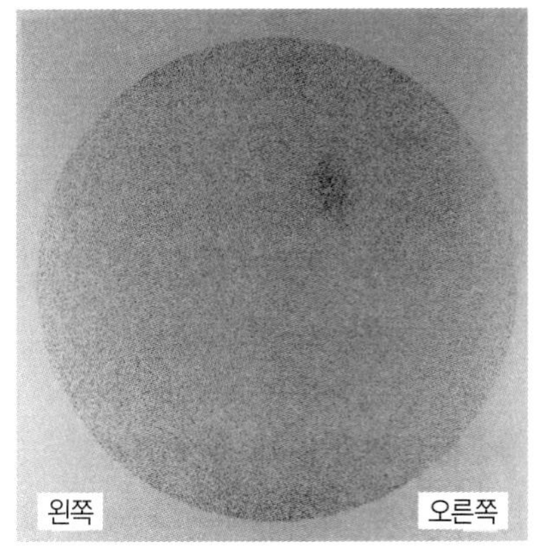

[그림 6-8] 부신선종

5. 감별

쿠싱증후군과의 감별이 필요한 질환에 단순 비만이 있다. 단순 비만이라는 것은 말 그대로, "그저 단순히 살이 찌는" 병이다. 단순 비만은 쿠싱증후군과는 달리 중심성 비만이 아니라 전체적으로 몸이 비만해진다. 그러나 단순 비만의 경우에도 코르티솔의 대사 회전이 빨라지기 때문에 쿠싱증후군과 마찬가지로 요중 17-OHCS가 상승한다. 이것이 감별이 필요한 이유이다. 감별을 위해서는 앞에서 이야기한 덱사메타손 소량 억제시험(low dose dexamethasone suppression test)을 실시한다. 쿠싱증후군에서는 소량의 덱사메타손으로 17-OHCS가 억제되지 않지만, 단순 비만의 경우에는 소량의 덱사메타손으로도 혈중 코르티솔이나 요중 17-OHCS의 억제가 나타난다.

1) 원인질환의 감별

위와 같은 임상증상과 검사소견으로부터 쿠싱증후군의 진단이 확정되면, 다음에는 그 원인을 감별한다.

우선, 감별을 위한 flow chart를 보자(그림 6-9). 맨 위의 "쿠싱증후군의 의심"이라고 하는 것은 예를 들면, 비만과 고혈압, 그리고 여성이라면 무월경, 남성이라면 발기부전(impotence)이 있는 경우이다. 그런 경우에는 우선 덱사메타손(dexamethasone) 소량 억제시험을 한다. 앞에서 설명한 것처럼 혈중 코르티솔이나 요중 17-OHCS의 저하가 나타난다면 정상인인 경우에 단순한 비만이므로, "단순 비만"이라는 진단을 내릴 수 있다. 만약 덱사메타손 소량 억제시험으로 억제되지 않으면 쿠싱증후군이므로, 이번에는 그 원인에 대한 분류가 필요하다.

원인을 살펴보면, 두 가지로 크게 나뉘는 것을 알 수 있다. 첫 번째는 ACTH가 높아지는 병인 쿠싱병과 이소성 ACTH 증후군, 두 번째는 반대로 ACTH가 낮아지는 병인 부신피질종양(선종과 암)이다(부신이 코르티솔을 분비하기 때문에, ACTH는 음성되먹임에 의해 저하).

이 두 가지를 감별하는 가장 좋은 방법으로는 혈중의 ACTH 농도를 측정하는 것이다.

다음으로 "메티라폰 부하시험(metyrapone test)"과 "덱사메타손 소량 억제시험"에 대해 살펴보겠다.

2) 메티라폰(metyrapone) 부하시험 (CRH 부하시험)

메토피론(metopirone)은 일반명으로 메티라폰이라고도 한다. 메티라폰은 부신피질에 작용하여 11β-hydroxylase를 억제하는 작용을 하는 물질이다.

그 결과로서 혈중 코르티솔의 농도를 저하시키는데, 혈중 코르티솔 농도가 저하되면 뇌하수체에서 ACTH 분비가 촉진된다. 따라서 메티라폰은 보통 뇌하수체에서의 ACTH 분비를 항진시키기 위한 시험에 사용되는 시약이다.

쿠싱증후군 환자에게 이 메티라폰을 투여하면 어떻게 될까? 뇌하수체에서 ACTH의 분비가 항진되고 있는 쿠싱병의 경우에는 이 메티라폰을 투여하면 ACTH의 분비가 더욱 항진되기 때문에, 당연히 요중 17-OHCS의 증가가 나타난다. 한편, 마찬가지로 ACTH 생산이 항진되는 이소

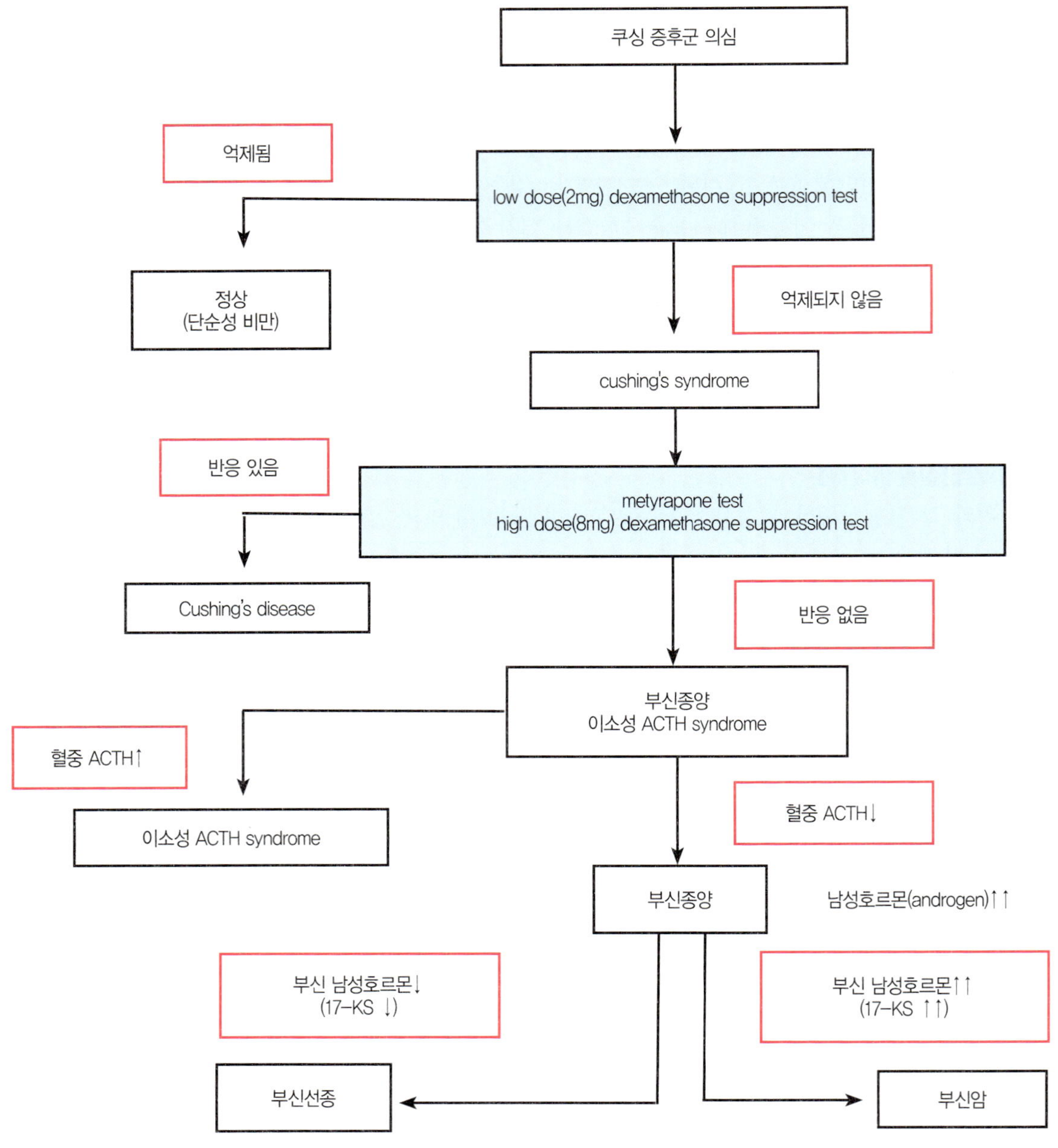

[그림 6-9] 쿠싱증후군의 감별

성 ACTH 생산종양의 경우에는 어떻게 될까? 이 경우에는 뇌하수체가 아닌, 신체의 다른 부위에서 생긴 종양이 멋대로 ACTH를 생산하므로 코르티솔의 영향을 받지 않는다. 따라서 메티라폰을 투여해도 혈중 ACTH의 농도가 높아지지 않는다.

또, 부신피질종양의 경우에는 어떻게 될까? 부신종양에서 분비되는 코르티솔이 뇌하수체에서 ACTH 분비를 억제하기 때문에, 역시 메티라폰을 투여해도 혈중 ACTH의 농도는 높아지지 않는다.

이상과 같이 쿠싱병 이외에서는 모두 메티라폰 부하시험에 반응하지 않는다. 즉, 요중 17-OHCS

가 더 이상 증가하지 않는다. 최근에는 안전성과 단시간에 끝난다는 점에서 CRH 부하시험이 메토피론 부하시험 대신으로 실시되고 있다. 이것은 CRH를 정맥주사 하는 것으로서, 주사하기 전후의 혈중 코르티솔을 측정하는 것이다. 그 결과의 해석은 메티라폰 부하시험과 같다.

3) 덱사메타손 Dexamethasone 소량 억제시험

덱사메타손 소량 억제시험은 쿠싱증후군의 판정에 필수적인 검사이다.

덱사메타손 0.5 또는 1mg(저용량)을 밤 11시에 1회 경구 투여하고, 다음날 아침 8시 전후로 공복 및 누운 상태에서 혈중 코르티솔을 측정하는 방법이다.

혈중 코르티솔 값이 1.8μg/dL(50nmol/L) 이상인 경우에는 쿠싱증후군을 의심한다.

4) 덱사메타손 대량 억제시험

원리는 덱사메타손 소량 억제시험과 같다. 즉, 덱사메타손이 뇌하수체에서의 ACTH 분비를 억제하는 작용을 이용한 시험이다. 단지 이 덱사메타손 대량 억제시험(또는 덱사메타손 8mg 억제시험이라고도 한다)이 소량 억제시험과 유일하게 다른 점은 덱사메타손의 투여가 대량이기 때문에 쿠싱병과 같이 뇌하수체에서 ACTH가 대량으로 분비되는 병인 경우에도 ACTH의 분비를 억제해 버린다는 점이다. ACTH의 분비가 억제되면 부신피질에서의 코르티솔 분비도 억제되기 때문에 최종적인 대사산물인 요중 17-OHCS도 저하된다.

한편 쿠싱병 이외의 쿠싱증후군, 즉 이소성 ACTH 생산종양, 부신종양(선종, 암)에서는 이 덱사메타손 대량 억제시험을 해도 요중 17-OHCS의 저하는 나타나지 않는다. 이유는 이소성 ACTH 생산종양의 경우에는 뇌하수체와는 전혀 관계없이 신체의 어딘가에서 생성된 종양이 자율적으로 ACTH를 생산하고 있으므로, 아무리 덱사메타손을 투여해도 ACTH의 생산은 억제되지 않는다. 부신에서 코르티솔 과잉분비가 계속되어, 요중 17-OHCS가 높은 수치를 유지하기 때문이다. 또한, 부신종양(선종, 암)의 경우에는 부신에서 생성된 종양이 자율적으로 코르티솔 등의 호르몬을 과잉으로 분비하고 있으므로, 그 코르티솔이 대사된 요중 17-OHCS도 투여된 덱사메타손에 관계없이 높은 수치 상태로 유지되는 것이다. 부신종양에서는 애초부터 뇌하수체로부터 ACTH의 분비가 억제되고 있으므로, 덱사메타손을 투여해도 그 이상의 ACTH의 분비저하는 일어나지 않고, 앞에서 말한 바와 같이 요중 17-OHCS가 높은 수치를 유지하는 것이다.

이상과 같이 메티라폰 부하시험과 덱사메타손 대량 억제시험의 두 가지는 쿠싱증후군 가운데서 쿠싱병만을 감별하는 데 굉장히 중요한 시험이다. 다시 한 번 정리하면 다음과 같다.

쿠싱병의 경우에는,

① 메티라폰 부하시험에서 요중 17-OHCS가 상승한다.
② 덱사메타손 대량 억제시험에서 요중 17- OHCS가 저하된다.

쿠싱병 이외의 쿠싱증후군에서는,

① 메티라폰 부하시험에서 요중 17-OHCS는 무반응이다.
② 덱사메타손 대량 억제시험에서 요중 17- OHCS는 무반응이다.
(무반응이라는 것은 높은 수치를 유지한 상태로 지속되는 것을 말한다)

5) 이소성 ACTH 생산종양과 부신종양과의 감별

그러면 다음으로 이들 두 가지 시험에서 모두 무반응이었던 쿠싱병 이외의 쿠싱증후군, 즉 이소성 ACTH 생산종양과 부신종양(선종, 암)의 감별에 대해서 살펴보자.

이 두 질환의 감별에는 앞에서도 간단히 설명한 것처럼 혈중의 ACTH 농도 측정이 효과가 있다. 이소성 ACTH 생산종양은 혈중 ACTH 농도가 높은 질환이고, 한편 부신종양(선종, 암)은 혈중 ACTH 농도가 낮아지는 질환이기 때문이다.

혈중 ACTH 농도가 높다 → **이소성 ACTH 생산종양**
혈중 ACTH 농도가 낮다 → **부신종양(선종, 암)**

6) 선종과 암의 감별

마지막으로 부신종양 가운데 선종과 암의 감별에 대해 알아보겠다. 이 두 가지의 감별에는 부신 안드로겐, 즉 디히드로에피안드로스테론(dehydroepiandrosterone :DHEA)의 혈중 농도와 그 대사산물인 요중 17-KS의 농도 측정이 중요하다.

일반적으로 선종보다 미분화된 암은 어떤 특정한 호르몬만을 생산, 분비하는 식의 정교한 기술을 가지고 있지는 않다. 즉 선종은 기능이 분화되어 있으므로 부신피질이 생산하는 호르몬 중 주로 코르티솔만을 전문적으로 과잉 분비하는 것이 가능하지만, 암이 되면 그러한 전문성은 상실된다.

그러므로 코르티솔 이외의 호르몬, 예를 들어 디히드로에피안드로스테론이 과잉으로 분비되고 있다면 암일 가능성이 더욱 높아지는 것이다. 또한 암인 경우에는 요중 17-KS도 상승한다. 한편 부신선종의 경우에는 코르티솔만이 전문적으로 과잉 분비되기 때문에, ACTH의 분비는 오히려 저하된다. 따라서 코르티솔 이외의 부신피질호르몬도 모두 저하된다. 그 결과, dehydroepiandrosterone의 분비도 저하되며 요중 17-KS의 농도도 저하된다. 정리하면 다음과 같다.

요중 17-KS가 높다 → **부신암**
요중 17-KS가 낮다 → **부신선종**

6. 치료 및 간호

1) 쿠싱병

① **접형골동**/나비뼈동굴 **통과 뇌하수체선종 적출술(Hardy수술)**
안장(Sella turcica)의 변형이나 MRI 등으로 뇌하수체선종을 찾아내지 못한다 해도, 내분비학적 검사에 의해 쿠싱병이라고 생각되는 경우에는 적극적으로 수술을 실시한다.

② **뇌하수체 X-선 조사(linac법, gamma knife)**

③ **양쪽 부신 적출**

Nelson 증후군이 약 10%의 비율로 발생한다.

2) 부신선종

환부 쪽의 부신을 절제한다. 그 후 건강한 쪽의 부신피질 기능이 회복될 때까지 코르티솔보충요법을 실시한다. 뇌하수체로부터 ACTH의 분비가 저하되는 상태가 계속되면 건강한 쪽의 부신은 위축된다. 따라서 혈중 코르티솔 수치가 저하된 상태가 계속되므로 코르티솔을 보충하면서 회복을 기다려야 한다.

3) 부신암

① 환부 쪽의 부신절제(완전 절제는 어렵다)

② 방사선 조사(irradiation)

③ 항암제

④ o,p'-DDD(ortho, para, dichlorodiphenyldichloroethane)

콜레스테롤에서 프레그네놀론으로의 전환을 억제하는 것 외에, 11위 수산화의 억제, 18위 수산화의 억제작용이 있다.

4) 이소성 ACTH 증후군

① 악성 종양 절제술

② 방사선 조사

③ 항암제

④ o,p'-DDD

TIP

넬슨증후군

넬슨증후군(Nelson's syndrome)은 쿠싱병 환자에게서 양쪽 부신 절제술을 실시한 경우에 발생한다. 쿠싱병은 뇌하수체선종이 원인이므로, 부신 절제술을 실시하는 경우가 많지 않지만, 환자가 Hardy 수술을 거부할 때나 방사선 조사만으로 증상이 경감되지 않을 때 실시할 수 있다. 쿠싱병 환자에게서 양쪽 부신을 절제해 버리면 혈중 코르티솔 농도는 현저하게 저하된다. 이것은 뇌하수체로부터의 ACTH의 생산, 분비를 더욱 높이는 작용을 하기 때문에, 뇌하수체선종의 크기는 점점 커진다. 그 결과 피부에 색소가 침착(과잉으로 분비된 ACTH의 작용)되거나 두통(종양의 크기 증가에 동반되는 증상), 시야협착(뇌하수체선종에 의한 시신경의 압박에 의한) 등의 증상이 심하게 나타난다.

그러나 쿠싱병 환자에게서 양쪽 부신 절제술을 시행해도, 모두 넬슨증후군이 나타나는 것이 아니라 10% 정도에서만 나타난다.

쿠싱증후군(부신피질기능항진증) 핵심정리

병태생리로 보는 쿠싱증후군

쿠싱증후군은 부신피질호르몬 중에 주로, 글루코코르티코이드의 대표인 코르티솔이 만성적으로 과잉 분비되는 병태를 말한다. 코르티솔의 작용이 많다는 것은 코르티솔의 과잉분비로 부신피질자극호르몬(ACTH)의 작용이 현저해지는 것을 의미한다. 이것으로 인해 여러 가지 증상이 나타나는 것을 쿠싱증후군이라고 한다. 부신종양, 뇌하수체종양, 장기간의 스테로이드 과량 투여 등의 원인으로 부신피질 기능이 항진되면 당류코르티코이드(코르티솔)가 과잉 분비된다. 이로써 프로락틴, TSH, 생식선자극호르몬의 분비가 감소한다.

병 인	**내인성** • ACTH의 과잉분비 : 쿠싱병, 이소성 ACTH증후군, CRH생산종양 • 코르티솔의 자율성 과잉분비 : 부신선종, 부신암, 부신피질과형성 **외인성** • 의원성(스테로이드 장기 투여 등) • 가성(알코올 등)
병 태	• 글루코코르티코이드의 대표인 코르티솔이 만성적으로 과잉 분비 • 코르티솔의 과잉분비로 ACTH의 작용이 현저해짐
증 상	**코르티솔 과잉에 의한 증상** • 중심성 비만(사지는 가늘다) • 보름달 모양 얼굴, 안면 홍조, 체모 증가 • 적색 피부선조, 여드름, 반상 출혈 • 고혈당, 고혈압, 고칼슘뇨, 저칼륨혈증, 고나트륨혈증 • 정신장애, 정서장애, 수면장애, 우울, 불안 • 생식선 기능의 저하, 과소월경 • 당뇨병 • 출혈성 소인, 부종 • 골다공증, 근육상실, 뼈기질 소실 • 면역기능 저하로 인한 감염성 증가, 상처치유 지연 • 들소형 육봉

진 단 및 검 사	**일반검사** • 호중구의 상승, 림프구와 호산구의 감소 • 고나트륨혈증, 저칼륨혈증 **내분비학적 검사** • 혈장 코르티솔의 증가 • 요중 17-OHCS 증가 • 요중 유리 코르티솔의 증가 • 덱사메타손 소량 억제시험 **방사선 의학적 검사** • 안장의 이상 • 복부 단순 CT 검사 • Adosterol-^{131}I 투여에 의한 부신 신티그래피

치 료	**쿠싱병의 치료** • 접형골동 통과 뇌하수체선종 적출술 • 뇌하수체 X-선 조사 • 양쪽 부신 적출 **부신선종의 치료** • 환부 쪽의 부신 절제 • 코르티솔 보충요법 **부신암의 치료** • 환부 쪽의 부신 절제 • 방사선 조사 • 항암제

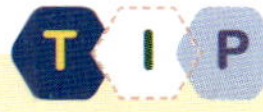

코르티솔 과잉분비

부신피질 호르몬제의 장기 복용 시 코르티솔 과잉이 나타나는데, 불면증, 혈소판 증가, 백혈구수 증가, 소화성 궤양 등의 부작용이 나타날 수 있다. 코르티솔 과잉은 쿠싱증후군의 증상과 비슷하다.

장기간에 걸친 부신피질호르몬제 투여 환자에게는 다음과 같은 간호를 실시한다.

- 고단백식과 칼슘을 섭취하도록 한다.
- 규칙적인 생활과 운동 습관을 들이고 스트레스를 줄이도록 한다.
- 약물 복용을 갑자기 중단하지 않도록 교육한다.
- 체중을 매일 측정한다.

2 부신피질부전 Adrenocortical insufficiency

1) 정의

부신피질에서 분비되는 스테로이드가 생체의 필요량 이하로 감소하는 질환이다.

2) 분류

(1) 급성으로 발생하는 질환

급성 부신피질부전(acute adrenocortical insufficiency)

(2) 만성으로 발생하는 질환

① 원발성

- 애디슨병(Addison's disease)
- 부신피질효소 결손증
- 선택적 저알도스테론증(aldosterone 단독 결손증)

플 러 스 코너

5. 부신피질부전의 분류

분류		주요 원인
원발성 부신피질부전 (부신이 원인)	후천성 (Addison병)	• 특발성 부신위축(특발성 애디슨병, Schmidt 증후군 등) • 수술, 방사선조사, 외상에 의한 부신장애 • 감염증(결핵, AIDS 등) • 악성 종양의 부신 전이(폐암, 간암, 악성 림프종 등) • 전신 질환(사르코이드증, 아밀로이드증 등)
	선천성	• 선천성 부신피질과형성, 선천성 부신저형성, ACTH 불응증
속발성 부신피질부전 (시상하부·뇌하수체가 원인)		• 시상하부 및 뇌하수체 종양성 병변(뇌하수체선종, 두개인두종 등) • 두부수술, 방사선조사, 외상에 의한 뇌하수체 장애 • 출혈, 경색, 혈전증(Sheehan 증후군, 뇌하수체졸중 등) • 감염증(결핵, 매독, 진균증, 화농성 염증 등) • 특발성 뇌하수체염(림프구성 뇌하수체염) • 전신 질환(사르코이드증 등)
의원성		• 글루코코르티코이드, ACTH 투여 중단

② 속발성

- 뇌하수체전엽 기능저하증
- 시상하부보다 상위 중추기능의 저하

속발성인 것에 대해서는 이미 '뇌하수체' 항목에서 설명했으므로 생략한다. 여기에서는 원발성 질환인 급성 부신피질부전, Addison병, 부신피질효소 결손증, 선택적 저알도스테론증(selective hypoaldosteronism)에 대해서 정리한다.

3) 증상과 검사소견 (표 6-3)

	임상소견	검사소견
코르티솔 결핍에 의한 소견	• 식욕부진 • 체중감소 • 피로감 증가 • 오심 및 구토 • 수분이뇨 부전	• 혈중 코르티솔 : 낮은 수치 • 요중 유리 코르티솔 : 낮은 수치 • 신속 ACTH시험 : 혈중 코르티솔의 반응 (원발성에서는 무반응, 속발성에서는 저~무반응) • 저혈당 • 호산구 증가(백혈구 전체는 감소) • 림프구의 상대적 증가 • ESR 상승
알도스테론 결핍에 의한 소견	• 저혈압 • 탈수 • 무력감	• 혈장 알도스테론 농도(PAC) : 낮은 수치 • 혈장 레닌 활성(PRA) : 높은 수치 • 저나트륨혈증 • 고칼륨혈증 • 대사산증
안드로겐 결핍에 의한 소견	• 남성 : 성욕저하 • 여성 : 치모 및 액모의 탈락	• 혈중 DHEA-S : 낮은 수치
ACTH과잉에 의한 소견	• 피부 및 점막의 색소침착	• 혈중 ACTH : 높은 수치

[표 6-3] 부신피질부전의 증상과 소견

4) 진단

부신피질부전(부신피질기능저하증)의 진단에는 신속 ACTH시험에 의한 혈중 코르티솔 측정이 유용하다. ACTH 부하 후 코르티솔 농도가 낮은 수치였던 경우는 알도스테론의 반응성이 원발성과 속발성을 감별하는 데 참고가 된다.

1. 급성 부신피질부전 Acute adrenocortical insufficiency

급속하게 부신피질이 파괴되어 부신피질기능이 저하되는 것을 Waterhouse-Friderichsen **증후군**이라고 하며, 중증의 감염증(수막염균, 폐렴구균, 사슬알균 등에 의한 감염이 중증화된 경우)이나, 출산 시의 출혈로 인해 신생아에게서 발생한다. 또 부신에 혈전이 생겼을 때나 허리부분 외상 시의 부신출혈에서도 발생하는 경우가 있다.

또한 애디슨병과 같은 만성 부신피질부전의 경우에서 외상, 수술, 마취, 감염, 정신적인 쇼크 등의 스트레스, 분만, 약제(metyrapone) 투여 등이 원인이 되어 급격한 보상(compensation)부전을 일으켰을 때에도, **급성 부신피질부전**(adrenocortical insufficiency)이라고 한다(이러한 경우에는 이미 있던 부신기능저하가 급격히 악화되기 때문에 **부신중독발작**이라고도 한다)**(표 6-4)**.

어떤 원인으로든, 부신피질이 괴사함으로써 급격하게 기능이 저하되는 것이기 때문에, 증상이나 검사소견도 부신피질호르몬의 감소와 밀접한 관련이 있다. 구체적으로는 **식욕부진, 오심, 설사, 변비, 복통, 발열, 혈압저하, 무뇨, 혼수** 등의 증상이 나타나며 치료가 늦으면 사망한다.

검사에서는 **혈청 Na의 저하, K의 상승, 코르티솔의 저하** 등이 나타나지만, 실제로는 급격하게 증상이 진행되기 때문에 제대로 검사를 할 수 없는 경우도 있다. 치료에서는 결핍된 부신피질호르몬을 보충하고, **코르티손(cortisone)을 투여하는 것이 중요**한데, 쇼크 시의 기본적인 치료도 필요하다. 자세한 증상과 검사는 다음에 나오는 애디슨병에서 자세하게 설명하겠다.

만성 부신피질부전의 경과 중에 새로운 스트레스가 가해진 경우	외상, 감염, 수술 등 강한 스트레스가 가해지면 보충요법을 실시하는 중에도 발병한다.
급격한 양측 부신출혈에 의해 부신피질이 광범위하게 장애를 받은 경우	외상, 항응고요법, DIC, Waterhouse-Friderichsen 증후군, 항인지질항체증후군
뇌하수체의 급격한 장애에 의해 ACTH 분비가 저하된 경우	Sheehan 증후군, 뇌하수체졸중, 뇌하수체 수술, 두부 외상
장기간 스테로이드를 투여한 환자에게 갑자기 투약을 중지한 경우	스테로이드를 장기 투여한 상태에서는 정상 부신피질이 위축되어 있기 때문에 급하게 중지하면 급성 부신피질부전에 빠진다.

[표 6-4] 급성 부신피질부전의 원인

2. 애디슨병 원발성 만성 부신피질부전 Addison's disease

어떤 원인에 의해 부신피질이 만성적, 원발성으로 기능저하를 일으키는 질환이다. 증상으로는 부신피질호르몬의 부족 증상을 보인다.

1) 원인

발병 원인에 대해서 **표 6-5**에 정리하였다.

후천성
특발성 부신위축(자가면역성 부신염)
부신결핵
부신으로의 암 전이
진균증(histoplasmosis, cryptococcosis, coccidioidomycosis)
사르코이드증(sarcoidosis)
아밀로이드증(amyloidosis)
부신의 X-선 조사
부신 수술
출혈, 경색
약제(o, p'-DDD, aminoglutethimide, metyrapone)
선천성
선천성 부신피질저형성
선천성 부신피질ACTH불응증
선천성 부신과형성(congenital adrenal hyperplasia)
부신백색질형성장애증(adrenoleukodystrophy:ALD)

[표 6-5] 애디슨병의 원인

이전에는 대부분 결핵에 의해 발병했지만, 최근에는 결핵환자 자체가 줄어들고 있기 때문에 그렇게 큰 원인이 되지 않는다.

오히려 현재 많은 것은 **특발성 부신위축**(idiopathic adrenal atrophy)이다. 이 질환은 원인이 명확하지 않지만, **일종의 자가면역 질환**이라고 생각되고 있으며, 혈중에 항부신항체가 나타난다는 보고도 있다. 세 번째로 많은 원인으로서는 **악성 종양의 전이**를 들 수 있다. 부신은 악성 종양이 전이하기 쉬운 곳이며, 특히 폐암으로부터의 전이가 많다. 부신피질이 암세포로 바뀌어 버리면 부신피질의 기능저하가 나타나게 된다.

2) 증상

애디슨병의 증상은 기본적으로 쿠싱증후군에서 나타나는 증상의 반대라고 볼 수 있다.

① 체중감소

쿠싱증후군에서는 비만이 되지만 그 반대이므로 체중이 감소한다.

② 저혈당

쿠싱증후군과 반대의 증상이다.

③ 저혈압

쿠싱증후군에서는 고혈압이 나타나는 반면 애디슨병에서는 저혈압이 나타나는데, 특히 서 있을 때 나타난다.

④ 식욕부진, 오심, 구토, 설사, 변비

쿠싱증후군에서는 이와 반대되는 증상이 없었지만, 애디슨병의 경우에는 이러한 증상이 나타난다. 체중감소와 관련해서 기억하면 어렵지 않을 것이다.

⑤ 전신권태감

식욕저하, 체중감소라면 다음으로 전신권태감이 나타난다.

⑥ 감정불안정, 정신적 자극성의 항진

앞의 설명에서 쿠싱증후군과 반대의 증상이 나타난다고 했지만 감정불안은 모두에게서 나타난다. 코르티솔은 너무 많아도(쿠싱병), 또 너무 적어도(애디슨병) 정신적인 이상을 초래한다.

⑦ **무월경, 체모의 탈락**

쿠싱병에서도 무월경이 나타나지만, 애디슨병에서도 마찬가지로 나타난다.

그러나 그 이유가 다르다. 애디슨병의 경우에는 부신피질이 위축된 결과 코르티솔 이외에도 디히드로에피안드로스테론 등의 부신성 안드로겐의 분비가 저하되기 때문에 무월경이나 체모의 탈락이 나타나는 것이다. 그러나 남성의 경우, 발기부전은 나타나지 않는다. 왜냐하면 남성의 경우에는 부신으로부터 유래하는 남성호르몬 안드로겐이 없어도 고환으로부터 분비되는 남성호르몬이 있으므로 생식선기능의 이상은 나타나지 않기 때문이다.

⑧ **색소침착**

코르티솔이 저하되기 때문에 뇌하수체로의 음성되먹임이 걸리지 않아, ACTH가 상승한다. 그 때문에 피부에 색소침착이 나타난다. 쿠싱증후군 중에서도 쿠싱병이나 이소성 ACTH 생산종양의 경우에는 혈중 ACTH 수치가 상승하여 피부에 색소침착이 나타난다.

3) 검사소견

(1) 일반검사

① **호산구의 증가**

글루코코르티코이드(glucocorticoid)에는 호중구 수를 상승시키고 림프구와 호산구 수를 감소시키는 작용이 있다. 쿠싱증후군에서는 코르티솔이 상승하므로, 호중구 수는 상승하고, 림프구 · 호산구 수는 감소한다. 한편 애디슨병에서는 코르티솔이 감소하므로, 림프구 · 호산구는 반대로 증가한다. 호중구의 감소도 나타나는 경우가 있지만 현저하지는 않다. **호산구의 증가는 진단가치가 높으므로 기억해 두기 바란다.**

② **저나트륨혈증(hyponatremia), 고칼륨혈증(hyperkalemia)**

애디슨병에서는 부신으로부터 분비되는 호르몬이 전반적으로 저하되기 때문에, 광물부신피질호르몬과 유사한 작용을 갖고 있는 호르몬(aldosterone과 DOC) 등도 저하된다. 광물부신피질호르몬과 유사한 작용이 저하되면 신장 원위요세관에서 나트륨 재흡수와 칼륨의 분비도 저하되므로 저나트륨혈증, 고칼륨혈증을 일으키게 된다.

③ **산증(acidosis), 중탄산이온(HCO_3^-)의 저하, 과다호흡**

위에서 설명한 것처럼 광물부신피질호르몬과 유사한 작용을 갖고 있는 호르몬은 신장 원위요세관에서의 Na의 재흡수와 K의 분비를 촉진하지만, 그 외에도 **수소이온(H^+)의 분비를 항진시키는 작용**이 있다. 애디슨병의 경우 광물부신피질호르몬과 유사한 작용을 갖는 호르몬이 저하되기 때문에, 수소이온의 분비가 이루어지지 않게 된다. 이것은 체내에 수소이온이 쌓이는 것을 의미하므로 **산증**의 원인이 된다. 신장에서 수소이온의 분비가 억제되기 때문에 산증이 되는 것이므로 정확히는 대사산증(metabolic acidosis)이라고 해야 하겠지만, 이번에는 그것을 보상하려고 호흡기 쪽에서 **과다호흡을 일으킨다.** 과다호흡은 혈중의 이산화탄소를 보다 많이 체외로 배출하도록 작용하기 때문에 $PaCO_2$는 저하되고 산증은 교정되지만 중탄산이온까지 함께 저하되어 버린다.

이것을 좀 더 알기 쉽게 식으로 나타내 보면 다음과 같다.

$$H^{+} + HCO_3 \rightarrow H_2CO_3 \rightarrow CO_2 + H_2O$$

H^{+}이 증가하기 때문에 식의 평형은 오른쪽으로 움직인다. CO_2가 증가하지만 이것은 허파를 통하여 체외로 배설되므로 오히려 감소한다. 한편 HCO_3^{-}은 CO_2로서 배설되어 버리기 때문에 점점 저하되어 간다. 이렇게 됨으로써 산증의 원인인 H^{+}의 체내 레벨을 낮출 수 있게 되는 것이다. 이것이 HCO_3^{-}에 의한 산(H^{+})의 완충이라는 의미이다.

(2) 내분비학적 검사

① 혈장 코르티솔의 감소

쿠싱증후군과 반대 되는 현상이다.

② 요중 17-OHCS, 17-KS, 유리 코르티솔 모두 낮은 수치

부신에서 만들어진 호르몬은 전반적으로 저하되므로, 이들의 주요 대사물인 17- OHCS와 17-KS, 유리 코르티솔의 요중 수치도 저하된다.

③ ACTH 시험

ACTH를 투여해서 혈장 코르티솔이나 요중 17-OHCS치의 상승을 조사하는 검사인데, 양쪽 모두 **상승하지 않고 낮은 수치를 유지한다.** 즉, 반응이 없는 것이다.

④ 혈중 ACTH의 높은 수치

애디슨병에서는 코르티솔이 저하되므로, 뇌하수체로 음성되먹임(negative feedback)이 걸리지 않아 ACTH가 상승한다.

⑤ PRA(plasma renin activity, 혈장레닌 활성)의 높은 수치

레닌(renin)은 안지오텐신을 통해 부신에서 알도스테론 분비를 촉진시킨다. 애디슨병에서는 알도스테론의 생산 · 분비가 저하되어 있으므로, 레닌은 알도스테론의 분비를 촉진하기 위해 높은 수치를 나타낸다. PRA 수치가 높다는 것은 혈장 레닌의 활성 수치가 높다는 것을 의미한다.

⑥ 수분대사 시험

아침 일찍 20ml/kg(체중이 50kg인 사람이라면 1,000ml의 물)을 마시게 하여 소변량을 조사하는 시험으로, 정상이라면 5시간 정도 후까지 먹은 물의 60% 정도가 배설되지만, 애드슨병에서는 거의 배설되지 않는다(이것을 Robinson-Kepler-Power water test라고 한다). 이것은 **글루코코르티코이드의 물 이뇨작용의 저하**에 의한 것으로, **코르티손(cortisone)을 투여하면 정상으로 돌아온다.** 즉 정상적인 소변량이 배설된다(코르티손을 투여하여 정상으로 돌아오는 것을 확인하는 시험을 Oleesky test라고 한다).

4) 치료

(1) 급성 부신피질부전

즉시 다음의 원칙에 따라 치료를 시작한다.

① 부신피질스테로이드제의 대량 정맥주사

히드로코르티손(hydrocortisone)을 사용한다.

② 충분한 NaCl, 포도당, 수분의 보급

5% 포도당을 포함한 생리식염수를 점적한다.

③ 노르에피네프린(norepinephrine), 도파민(dopamine) 등의 혈압상승제 및 강심제 투여

④ 감염증이 동반되어 있으면 강력한 항생제를 투여한다.

(2) 만성 부신피질부전

히드로코르티손을 보충한다.

부신피질효소 결손증에 대해서 살펴보기 전에 원발성 부신피질부전과 속발성 부신피질부전과의 간단한 증상의 차이에 대해 설명하겠다.

속발성 부신피질부전은 뇌하수체전엽 기능저하증의 한 가지이다. 상세한 것은 p.70를 참고하자.

애디슨병과 같이 원발성으로 일어나는 부신피질부전의 경우에는 부신피질호르몬 전부가 전반적으로 결핍되므로, 그 증상은 글루코코르티코이드의 결핍 증상에서부터 알도스테론 저하 증상까지 실로 다양하다.

한편 속발성으로 일어나는 부신피질기능저하증은 ACTH의 결핍에 의해 발생하므로, 글루코코르티코이드와 남성호르몬 안드로겐(androgen)의 저하에 그치며, 알도스테론은 그 밖에도 분비촉진인자(renin–angiotensin system)가 존재하므로 비교적 저하되지 않고 전해질 이상(저나트륨혈증은 종종 일어나지만 고칼륨혈증은 일어나지 않는다)은 별로 일어나지 않는다는 차이가 있다.

3. 부신피질효소 결손증 Adrenocortical enzyme deficiency (선천성 부신과형성〈congenital adrenal hyperplasia〉)

부신피질에 스테로이드 호르몬의 생합성에 필요한 효소가 선천적으로 결손되어 있는 질환이다. 따라서 부신피질호르몬의 생산과 분비가 저하되어 부신피질 기능저하증을 일으킨다.

어떤 효소가 결손되어 있는가에 따라 **그림 6–10**과 같이 7종류로 분류된다.

21–hydroxylase 결핍증이 압도적으로 많고, 실제로 접할 수 있는 부신피질효소 결손증도 이 유형이 가장 많다.

각각의 특징에 대해서는 부신피질호르몬 생합성계의 **그림 6-2(p.195)**를 보면서 공부하도록 하자.

결손증	빈도
21 - hydroxylase 결손증	95%
11β- hydroxylase 결손증	4%
3β- hydroxysteroid dehydrogenase 결손증	1%
17α- hydroxylase 결손증	드물다
18 - hydroxylase 결손증	드물다
18 - hydroxysteroid dehydrogenase 결손증	드물다
콜레스테롤측쇄절단효소 결손증	드물다

[그림 6-10] 부신피질효소 결손증의 종류

VI

1) 21-hydroxylase 결손증

21-hydroxylase가 결손되기 때문에 이보다 상류에 있는 호르몬은 상승한다. 또한 오른쪽으로도 흘러가므로 그쪽의 호르몬도 상승한다.

- **증가하는 것**
  pregnenolone, 17-OH pregnenolone, progesterone, 17-OH progesterone, dehydroepiandrosterone, androstenedione, testosterone, estrogen

- **감소하는 것**
  DOC, corticosterone, 11-deoxycortisol, cortisol

알도스테론은 정상으로 분비되는 경우도 있지만, 저하되는 경우도 있다. 어떤 유형이 되는가에 따라 두 가지 타입으로 나뉜다. 빈도는 단순 남성형 쪽이 많다.

- **단순 남성형** : 알도스테론의 분비는 정상
- **Na 상실형** : 알도스테론의 분비도 저하된다.

(1) 증상

① 남성화(여아에게서 발생)

출생 시에 외음부의 이상으로서 나타난다. 단 자궁, 난소, 난관 등은 정상 위치에 있다. 여성의 경우에는 여성으로서의 2차 성징이 나타나지 않는 것이 특징이다. 난소의 위축, 월경 시작의 지연, 무월경, 유방발육 부전, 피하지방의 감소, 근력 증강, 다모, 남성적인 발성 등이 나타난다.

② 성조숙(남아에게서 발생)

조기부터 음낭의 색소침착이 나타난다. 고환은 남성호르몬을 만드는 본래의 기능을 부신에게 빼앗겨 버렸기 때문에, 오히려 크기가 작아지고 부드러워진다.

③ 신체발육 이상

안드로겐의 단백질 동화작용에 의해 유아기에는 발육이 좋지만, 성장판(골단선)이 빨리 폐쇄되어 버리기 때문에 결국은 키가 작아진다.

④ 나트륨 상실

나트륨 상실형의 경우에는 저나트륨혈증, 고칼륨혈증을 일으키고 혈압이 저하된다. 단순 남성형에서는 나트륨이 정상이다.

(2) 검사소견

① 요중 17-OHCS의 저하, 유리 코르티솔의 저하

코르티솔, 11-deoxycortisol이 함께 저하되기 때문에, 요중 17-OHCS의 저하나 유리 코르티솔의 저하가 나타난다.

② 요중 17-KS의 상승

부신 남성호르몬이 증가하므로 그 대사물인 요중 17-KS는 상승한다.

③ 혈중 코르티솔의 저하, ACTH의 상승

혈중 코르티솔치의 저하가 나타나므로, 뇌하수체로의 음성되먹임(negative feedback)이 걸리지 않아 ACTH의 상승이 나타난다. 앞에서 언급한 바와 같이 ACTH의 상승은 부신피질의 과형성을 유도한다.

④ PRA는 정상이거나 또는 상승한다.

단순 남성형에서는 알도스테론의 분비는 정상이므로, PRA도 정상이다. 한편, 나트륨 상실형의 경우에는 알도스테론의 분비가 저하되어 있으므로 그것을 상승시키려고 PRA가 상승한다.

2) 11β- hydroxylase 결손증

- **증가하는 것**

  DOC, 11-deoxycortisol, dehydroepiandrosterone, androstenedione

- **감소하는 것**

  corticosterone, cortisol

(1) 증상

① 남성화(여아에게서 발생), 성조숙(남아에게서 발생)

21-hydroxylase 결손증의 경우와 동일하다.

② 고나트륨혈증, 저칼륨혈증과 고혈압

광물부신피질호르몬과 유사한 작용을 갖고 있는 DOC가 상승하므로, 원위요세관에서의 Na 재흡수와 K의 분비가 항진되어, 고나트륨혈증(hypernatremia)과 저칼륨혈증(hypokalemia)을 일으킨다. 고나트륨혈증 때문에 순환 혈액량이 증가하여 고혈압을 유발한다.

(2) 검사소견

① 요중 17-OHCS의 상승

코르티솔이 감소하므로 요중 17-OHCS도 감소한다고 생각할 수도 있을 것이다. 뇌하수체에서의 ACTH 증가의 영향을 받아 11-deoxycortisol이 현저하게 증가하므로, 대사물 레벨에서 보면 코르티솔에서 유래하는 요중 17-OHCS는 감소한다. 그러나 11-deoxycortisol에서 유래하는 요중 17-OHCS는 현저하게 증가하므로 전체적으로 볼 때는 요중 17-OHCS가 상승하는 것으로 나타나는 것이다.

② 요중 17-KS의 상승

부신 남성호르몬이 증가하므로 그 대사물인 요중 17-KS는 상승한다.

③ 혈중 코르티솔의 저하, ACTH의 상승

혈중 코르티솔의 저하가 나타나므로 뇌하수체로 음성되먹임이 걸리지 않아 ACTH가 상승한다. 앞에서 설명한 것처럼 ACTH의 상승은 부신피질의 과형성을 유도한다.

④ PRA 저하, 알도스테론 저하

앞에서도 설명한 바와 같이 광물부신피질호르몬과 유사한 작용을 갖는 DOC가 상승하므로, 신장 원위요세관에서의 Na 재흡수와 K의 분비가 항진되어 고나트륨혈증과 저칼륨혈증을 일으킨다. 또한 그 결과 순환혈액량은 증가하기 때문에, 레닌의 분비는 억제된다. 따라서 레닌에 의해 분비자극을 받고 있는 알도스테론의 분비도 저하된다.

3) 3β-hydroxysteroid dehydrogenase 결손증

- **증가하는 것**
  dehydroepiandrosterone

- **감소하는 것**
  DOC, corticosterone, aldosterone, cortisol,
  11-deoxycortisol, androstenedione, testosterone

(1) 증상

① 경도의 남성화

디히드로에피안드로스테론의 안드로겐활성은 약하므로 남성화가 일어나는 정도도 약한 것이 특징이다. 남아에게는 태생기의 테스토스테론(testosterone) 분비도 나타나지 않기 때문에, 남성 가성반음양이 된다.

② 저나트륨혈증, 고칼륨혈증과 저혈압

광물부신피질호르몬과 유사한 작용을 갖는 알도스테론과 DOC, 코르티코스테론이 모두 감소하므로, 신장 원위요세관에서의 Na 재흡수와 K의 분비를 할 수 없게 되어, 저나트륨혈증과 고칼륨혈증을 일으킨다. 그 때문에 순환혈액량은 저하되어 저혈압을 동반하게 된다.

(2) 검사소견

① 요중 17-OHCS의 저하

코르티솔, 11-deoxycortisol이 감소하므로, 그 대사물인 요중 17-OHCS도 감소한다.

② 요중 17-KS의 정상 또는 증가

디히드로에피안드로스테론(dehydroepiandrosterone)은 증가하지만, 안드로스텐디온(androstenedione)은 저하된다. 따라서 그들의 공통 대사물인 요중 17-KS는 ±1 공제하면
0이 되거나, ACTH 상승의 영향을 받아 디히드로에피안드로스테론의 생산이 증가하는 분량만큼 증가한다.

③ 혈중 코르티솔의 저하, ACTH의 상승

혈중 코르티솔치의 저하가 나타나므로 뇌하수체로의 음성되먹임이 걸리지 않아 ACTH의 상승이 나타난다. 앞에서 설명한 것처럼 ACTH의 상승은 부신피질의 과형성을 유발한다.

④ PRA는 증가, 알도스테론은 저하

광물부신피질호르몬과 유사한 작용을 하는 알도스테론이지만 DOC, 코르티코스테론이 모두 감소하므로, 신장 원위요세관에서의 Na 재흡수와 K의 분비가 불가능해져 저나트륨혈증(hyponatremia)과 고칼륨혈증(hyperkalemia)을 일으킨다. 그 때문에 순환혈액량이 저하되어, 조금이라도 체액량을 유지하려고 레닌의 분비는 증가한다(PRA는 증가). 따라서 레닌에 의해 분비자극을 받고 있는 알도스테론의 분비도 증가해야 하지만, 부신피질에는 그것을 만들기 위한 효소가 없으므로 알도스테론의 분비가 불가능하다. 따라서 혈장 중의 알도스테론은 감소한다.

⑤ 저나트륨혈증(hyponatremia)과 고칼륨혈증(hyperkalemia)

4) 17α−hydroxylase 결손증

- **증가하는 것**
  DOC, corticosterone

- **감소하는 것**
  cortisol, dehydroepiandrosterone, androstenedione,
  11 − deoxycortisol, aldosterone

(1) 증상

① 고나트륨혈증(hypernatremia), 저칼륨혈증(hypokalemia)과 고혈압

광물부신피질호르몬(mineralocorticoid)과 유사한 작용을 하는 DOC와 코르티코스테론이 상승하므로, 신장 원위요세관에서의 Na의 재흡수와 K의 분비가 증가하여 고나트륨혈증과 저칼륨혈증을 일으킨다. 그 때문에 고혈압을 동반하게 된다.

② 생식선기능저하증

17α−hydroxylase가 결손되면 부신 남성호르몬의 생산이 저하된다. 부신피질뿐이라면 특별히 문제될 것은 없지만, 생식선에서도 17α−hydroxylase가 결손되므로, 생식선기능저하증이 된다.

- **남아** : 태생기의 테스토스테론 부족으로, 가성 남성 반음양이 된다.
- **여아** : 2차 성징이 없고 원발성 무월경을 일으킨다.

(2) 검사소견

① 요중 17−OHCS의 저하

코르티솔(cortisol), 11−deoxycortisol이 감소하므로, 그 대사물인 요중 17−OHCS는 감소한다.

② 요중 17−KS의 저하

부신 남성호르몬이 감소하므로 그 대사물인 요중 17 − KS도 감소한다.

③ 혈중 코르티솔의 저하, ACTH의 상승

혈중 코르티솔치의 저하가 나타나므로, 뇌하수체로의 음성되먹임이 걸리지 않아 ACTH의 상승이 나타난다. 앞에서 말한 바와 같이, ACTH의 상승은 부신피질의 과형성을 유도한다.

④ PRA는 저하, 알도스테론도 저하

광물부신피질호르몬(mineralocorticoid)과 유사한 작용을 하는 DOC나 코르티코스테론이 상승하므로, 신장 원위요세관에서의 Na 재흡수와 K의 분비가 항진되어 고나트륨혈증(hypernatremia)과 저칼륨혈증(hypokalemia)을 일으킨다. 또한 그 결과 순환액량은 증가하므로 레닌 분비는 억제된다. 따라서 레닌에 의해 분비자극을 받고 있는 알도스테론의 분비도 저하된다.

5) 18-hydroxylase 결손증 및 18-hydroxysteroid dehydrogenase 결손증

알도스테론의 분비가 감소되는 것 외에는 모든 부신피질기능이 정상적으로 유지된다.

(1) 증상

① 저나륨혈증(hyponatremia), 고칼륨혈증(hyperkalemia)과 저혈압

광물부신피질호르몬(mineralocorticoid)과 유사한 작용을 하는 알도스테론의 분비가 감소하므로 신장 원위요세관으로부터의 Na 재흡수와 K의 분비가 불가능해져 저나트륨혈증과 고칼륨혈증을 초래한다. 그 때문에 순환혈액량이 저하되고 저혈압이 동반된다.

(2) 검사소견

- 요중 17-OHCS는 정상
- 요중 17-KS도 정상
- 혈중 코르티솔, ACTH도 정상
- PRA는 증가, 알도스테론은 저하
- 저나트륨혈증(hyponatremia) 및 고칼륨혈증(hyperkalemia)

광물부신피질호르몬(mineralocorticoid)과 유사한 작용을 하는 알도스테론이 감소하므로, 신장 원위요세관으로부터 Na 재흡수와 K의 분비가 불가능해져 저나트륨혈증(hyponatremia)과 고칼륨혈증(hyperkalemia)을 초래한다. 그 때문에 순환혈액량은 저하되고, 조금이라도 체액량을 유지하려고 레닌의 분비가 항진된다.

따라서 레닌에 의해 분비자극을 받고 있는 알도스테론의 분비도 증가해야 하지만, 부신피질에는 그것을 만들기 위한 효소가 없으므로 알도스테론을 분비하는 것은 불가능하다. 따라서 혈장 중의 알도스테론은 저하된 상태를 유지한다.

6) 콜레스테롤 측쇄절단효소 결손증 Prader 증후군

콜레스테롤 측쇄절단효소는 콜레스테롤로부터 프레그네놀론을 만드는 효소로, 그 이후의 모든 부신피질호르몬을 만드는 가장 근본이 되는 효소이다. 이 효소가 결손된다고 하는 것은 모든 부신피질호르몬의 생산장애를 일으킨다는 것을 의미한다. 부신피질호르몬은 우리 신체의 항상성 유지에 있어서 매우 중요한 호르몬이므로, 생성되지 않으면 생명유지가 불가능하게 되어 대부분의 경우, 생후 1년 이내에 사망한다. 증상은 애디슨병과 마찬가지이지만, 그 외에 성호르

몬의 생성장애에 의해 남아에게서는 남성 가성반음양, 잠복고환증(cryptorchidism), 요도하열증/요도밑열림증(hypospadia)을 일으킨다.

표 6-6에 부신피질효소 결손증을 정리하였다.

	21-OHase deficiency	11β-OHase deficiency	17α-OHase deficiency	3β-OHase deficiency*	18-OHase deficiency**	Prader syndrome
요중 17-OHCS	↓	↑	↓	↓	→	↓
요중 17-KS	↑	↑	↓	→ 또는 ↑	→	↓
코르티솔	↓	↓	↓	↓	→	↓
ACTH	↑	↑	↑	↑	→	↑
PRA	→ 또는 ↑	↓	↓	↑	↑	↑
알도스테론	→ 또는 ↑[1]	↓	↓	↓	↓	↓
Na^+	→[2]	↑	↑	↓	↓	↓
K^+	→[3]	↓	↓	↑	↑	↑
남성화	○	○	×	가볍다.	×	×
혈압	→[4]	↑	↑	↓	↓	↓

* … 3β – hydroxysteroid dehydrogenase deficiency

** … 18 – hydroxylase deficiency
18 – hydroxysteroid dehydrogenase deficiency

※ 위의 표에서는 혈압이 키포인트! 고혈압을 일으키는 것은 11과 17의 두 가지 뿐임을 기억하자.

1 ……… Na^+ 소실형의 경우
2 ……… Na^+ 소실형의 경우
3 ……… Na^+ 소실형의 경우
4 ……… Na^+ 소실형의 경우

[표 6-6] 부신피질효소 결손증의 정리

7) 부신피질효소 결손증의 치료

(1) 남성화를 나타내는 경우

21-hydroxylase 결손증과 11β-hydroxylase 결손증, 3β-hydroxysteroid dehydrogenase 결손증, 이 세 가지의 질환에서는 남성호르몬의 분비가 항진되어 남성화를 일으킨다. 이 경우에는 평생 동안 글루코코르티코이드를 투여한다. 글루코코르티코이드를 투여하면 ACTH의 분비가 억제되어 비정상적인 스테로이드 호르몬의 분비가 감소되므로 남성화의 진행을 막을 수 있다.

더욱이, 내인성 글루코코르티코이드가 감소되어 있으므로 그것을 보충하는 것이 되기도 한다. 투여하는 글루코코르티코이드로는 코르티솔(cortisol), 코르티손(cortisone), 프레드니손(prednisone), 프레드니솔론(prednisolone) 등이 있다.

(2) 나트륨 상실을 나타내는 경우

20ml/kg의 생리식염수를 정맥주사한다. 광물부신피질호르몬(mineralocorticoid)을 투여하기도 한다.

(3) 17α-hydroxylase 결손증의 경우

생식선기능이 저하되어 있으므로 사춘기에 성호르몬을 보충해 준다.

(4) 18-hydroxylase 결손증 및 18-hdroxysteroid dehydrogenase 결손증의 경우

글루코코르티코이드(glucocorticoid)는 투여할 필요가 없다. 염분과 광물부신피질호르몬(mineralocorticoid)을 투여한다.

(5) 외성기 이상의 처치

코르티솔 요법으로도 개선할 수 없으므로 2~4세 때에 성형외과적 수술(음핵 형성술)을 시행한다.

4. 선택적 저알도스테론증 Selective hypoaldosteronism

부신피질에서의 알도스테론 분비만 장애를 받고 ACTH-cortisol system에는 이상이 나타나지 않는 질환을 가리킨다.

1) 분류(원인)

① 레닌 분비 장애형

레닌 분비에 이상이 있어 알도스테론 분비를 자극하지 못하는 것으로, **저레닌성 저알도스테론증**(hyporeninemic hypoaldosteronism)이라고도 한다.

② 부신피질효소 결손증

레닌의 분비에는 아무런 장애가 없지만, 부신피질에서 알도스테론이 만들어지지 않는 것을 말한다. 앞에서 말한 18-hydroxylase 결손증 및 18-hydroxysteroid dehydrogenase 결손증이 대표적이다.

③ 원인불명인 것

2) 저레닌성 저알도스테론증 Hyporeninemic hypoaldosteronism

(1) 증상

체중감소, 전신권태감, 식욕부진, 피로감, 기립성 저혈압 등 애디슨병과 유사한 증상이 나타난다. 기초질환으로 당뇨병을 가지고 있는 경우가 많다.

(2) 검사소견

① PRA의 저하와 알도스테론(aldosterone)의 저하

앞에서 설명한 것처럼 어떤 원인에 의해 레닌의 분비가 감소함으로써, 알도스테론의 분비도 감소한다.

② 저나트륨혈증(hyponatremia)과 고칼륨혈증(hyperkalemia)

광물부신피질호르몬(mineralocorticoid)과 유사한 작용을 하는 알도스테론이 감소하므로, 신장 원위요세관으로부터 Na의 재흡수와 K의 분비가 불가능해져 저나트륨혈증(hyponatremia)과 고칼륨혈증(hyperkalemia)을 일으킨다.

③ 레닌 분비 자극시험에는 반응하지 않는다.

저나트륨 식사, 기립시험, 푸로세미드(furosemide) 부하시험은 정상인에게는 레닌의 분비를 촉진시키지만, 저레닌성 저알도스테론증인 사람에게서는 레닌 분비가 상승하지 않는다.

(3) 치료

① 염분 섭취량의 증가

저나트륨혈증이 원인으로 저혈압이 되었으므로, 염분을 대량으로 섭취함으로써 혈중 Na 농도를 유지하는 것이 중요하다.

② 광물부신피질호르몬의 투여

부족한 것을 보충하는 가장 이상적인 방법이다.

5. 선천성 부신피질과형성

부신피질 및 생식선에서 호르몬의 생합성에 관여하는 효소의 결손에 의해 호르몬 분비이상에 동반된 여러 증상을 나타내는 질환을 말한다. 코르티솔 생산 저하에 따른 ACTH의 과잉으로 부신은 과형성을 일으킨다. 상염색체 열성유전을 보이며 대략 20,000명에 한 명꼴로 발병한다.

1) 21-수산화효소(P450$_{C21}$) 결손증

(1) 개념

선천성 부신피질 과형성 중 가장 많은 비율을 차지하며 신생아 집단검사(mass screening)의 대상 질환이 된다. 소아(내분비)과에서는 남녀를 통틀어 이 질환이 선천성 부신피질 과형성 중에서 가장 중요하다. 또 이 질환은 46,XX DSD(Disorders of Sex Development)를 일으키는 부신성기 증후군의 가장 큰 원인이다.

(2) 증상

생후 1~3주에 포유력 저하, 구토 등이 나타난다(코르티솔 결핍증상). 여아는 출생 시부터 음핵비대 등의 남성화 증상이 나타나며 남아는 유아기부터 사춘기 조발증상으로 음경비대, 치모 등이 나타난다(안드로겐 과잉증상). 또 저혈압, 탈수, 쇼크 등의 알도스테론 결핍증상이나 피부색소침착 등의 ACTH과잉증상이 나타난다.

(3) 검사

신생아 집단검사에서 17－OHP가 높은 수치를 나타내며 혈액검사에서 Na↓, K↑, 산증(acidosis), ACTH↑, (코르티솔↓)가 나타난다.

(4) 치료

유아기부터 글루코코르티코이드 및 광물부신피질호르몬의 보충요법이 필요하다.

여아 성기의 남성화에 관해서는 외과적인 외성기 성형술을 실시한다.

부신피질부전(애디슨병) 핵심정리

병태생리로 보는 부신피질부전

부신피질에서 분비되는 스테로이드가 생체의 필요량 이하로 감소하는 질환이다. 급성으로 발생하는 부신피질부전 질환에는 급성 부신피질부전, 만성으로 발생하는 질환으로는 애디슨병, 부신피질효소 결손증, 선택적 저알도스테론증 등이 있다.

	급성 부신피질부전	원발성 만성 부신피질부전(애디슨병)
병 인	• 만성 부신피질부전의 경우에서 외상, 수술, 마취, 감염 등 스트레스, 약제 투여 등이 원인 • 부신에 혈전이 생겼을 때나 허리부분 외상 시의 부신 출혈 • 외상, 항응고요법, DIC, 항인지질항체 증후군	• 특발성 부신위축 • 부신결핵 • 부신으로의 암 전이 • 진균증, 사르코이드증, 아밀로이드증 • 부신 절제술 • 자가면역 질환 • 스테로이드 장기 투여 • 복부 방사선 요법
병 태	• 부신피질이 괴사함으로써 급격하게 기능이 저하하므로, 증상이나 검사소견도 부신피질호르몬의 감소와 밀접한 관련이 있다.	• 부신피질이 만성적, 원발성으로 기능 저하를 일으킨다. 증상으로는 부신피질호르몬의 부족 증상을 보인다.
증 상	• 식욕부진, 오심 • 변비, 복통, 발열, 설사 • 혈압저하, 무뇨, 혼수	• 체중감소, 전신권태감 • 기립성 저혈압, 저혈당 • 저나트륨혈증, 고칼륨혈증 • 식욕부진, 오심, 구토, 설사, 변비 • 색소침착, 무월경, 발기부전, 체모탈락
진 단 및 검 사	• 혈중 코르티솔, 요중 유리 코르티솔 : 낮은 수치 • 신속 ACTH 시험 : 혈중 코르티솔의 반응(원발성–무반응, 속발성–저~무반응) • 호산구 증가(백혈구 전체는 감소) • 림프구의 상대적 증가 • ESR 상승	

VI

치 료	**급성 부신피질부전** • 부신피질스테로이드제의 대량 정맥주사 • 충분한 NaCl, 포도당, 수분의 보급 • 노르에피네프린, 도파민 등의 혈압상승제 및 강심제 투여 • 감염증 동반되어 있으면 강력한 항생제 투여 **만성 부신피질부전** • 히드로코르티손 보충

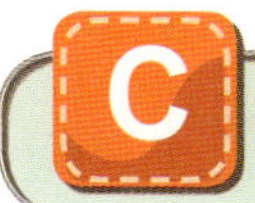

알도스테론증 Aldosteronism

1. 정의

알도스테론(aldosterone)의 분비항진에 의해 각종 수분 전해질의 대사이상을 일으키는 질환을 알도스테론증이라고 한다. 이것은 레닌(renin)과 상관없이 알도스테론이 대량으로 분비되는 원발성인 것(primary aldosteronism)과 신장으로부터의 레닌 분비항진에 의해 알도스테론의 분비도 증가하는 속발성인 것(secondary aldosteronism)으로 분류된다.

VI

2. 분류

① 원발성
알도스테론이 레닌의 자극과는 관계없이 독립된 상태에서 대량으로 분비되는 경우이다.

② 속발성
레닌이 비정상적으로 분비됨으로써, 그 결과 알도스테론이 대량으로 분비되는 경우이다.

원발성 알도스테론증 Primary aldosteronism, PA

1. 원인

어떤 원인에 의해 알도스테론이 과잉으로 분비되는 경우로, 그 원인질환에는 다음과 같은 것이 있다.

1) 부신선종 Adrenal adenoma

알도스테론만을 대량으로 분비하는 부신선종으로서 빈도가 가장 높다.

2) 부신암 Adrenal carcinoma

부신의 악성 종양으로 역시 알도스테론만을 대량으로 분비한다.

3) 과형성 Adrenal hyperplasia

① 글루코코르티코이드(glucocorticoid) 반응성 알도스테론증(reactive aldosteronism)

덱사메타손(dexamethasone)을 사용하면 알도스테론의 분비가 정상화된다.

② 특발성 알도스테론증(idiopathic aldosteronism)

덱사메타손을 사용해도 알도스테론의 분비는 정상화되지 않는다. 알도스테론만 단독으로 과잉분비된다.

TIP

글루코코르티코이드 반응성 알도스테론증과 특발성 알도스테론증에는 어떠한 차이가 있는가? 양쪽에서 모두 공통으로 볼 수 있는 특징은 부신의 과증식(adrenal hyperplasia)을 초래한다는 점이다.

과증식이라는 것은 뇌하수체로부터의 호르몬에 의해 부신이 지속적으로 자극되는 경우에 일어나는 것이다(예를 들어, 쿠싱병의 경우에는 뇌하수체에서의 ACTH 과잉분비에 의해 양측 부신의 과증식을 볼 수 있었다) .

위의 글루코코르티코이드 반응성 알도스테론증과 특발성 알도스테론증의 경우에도 같은 생각을 할 수가 있다.

즉 뇌하수체로부터 알도스테론분비자극호르몬이라고 명명된 호르몬이 지속적으로 분비됨으로써 양측 부신이 과증식을 일으킨다고 생각된다. 쿠싱병에서의 ACTH의 분비가 그런 것처럼, 이 알도스테론분비자극호르몬의 뇌하수체에서의 분비도 글루코코르티코이드(예를 들어, dexamethasone)에 의한 음성되먹임(negative feedback)을 받는 경우와 받지 않는 경우가 있다.

글루코코르티코이드에 의한 음성되먹임을 받는 경우에는 글루코코르티코이드 반응성 알도스테론증이라 불리며, 음성되먹임을 받지 않는 경우에는 특발성 알도스테론증이라 불린다.

2. 증상

병태생리에 관한 그림을 먼저 살펴보자(**그림 6-11**).

임상증상은 **크게 저칼륨혈증**에 의한 증상과 **고혈압**에 의한 증상, 두 가지로 나눌 수 있다. 특히 중요한 것은 저칼륨혈증에 의한 증상이다.

1) 저칼륨혈증 Hypokalemia에 의한 증상

① 근력저하, 사지마비

저칼륨혈증(hypokalemia)에서는 막흥분성의 탈분극이 일어나기 어려워, 근력저하와 사지마비가 일어난다. 환자는 몸 전체에서 힘이 빠져나가는 무력감을 호소하는 경우가 많다.

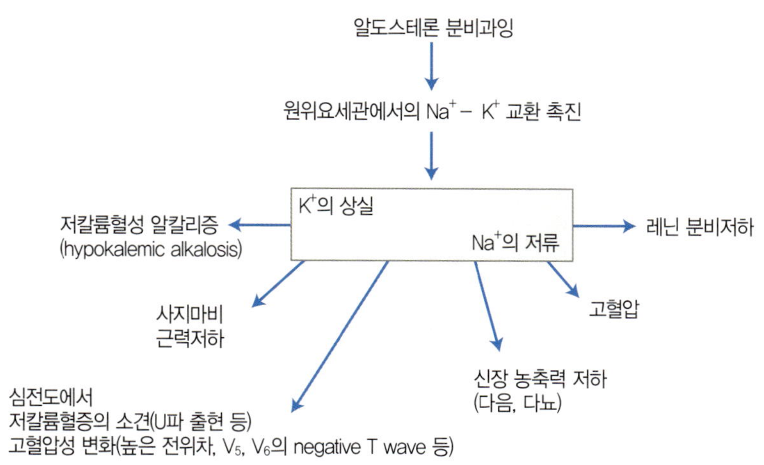

[그림 6-11] 원발성 알도스테론증의 병태생리

② 강직(tetany)

드물기는 하지만 강직(tetany, 테타니)이 나타나는 경우가 있다. 저칼륨혈증이 되면 그것을 보충하기 위해서 세포 내에 대량으로 존재하는 K^+이 세포 밖으로 나간다. 이 상태가 오래 지속되면 세포 내에는 양이온이 상대적으로 적어지므로, 다른 양이온이 세포 내로 들어가려고 한다. 이때, 주로 H^+이 세포 내로 들어간다. 그 결과 세포외 H^+이 감소하여 알칼리증(alkalosis)이 된다**(그림 6-12)**.

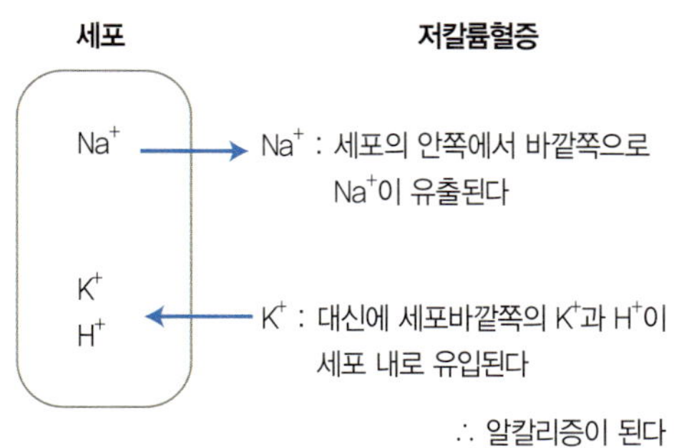

[그림 6-12] 저칼륨혈증에서 알칼리증이 되는 이유

알칼리증(alkalosis)이 되면 그때까지 혈장 단백질을 둘러싸고 있던 H^+이 적어져, 단백질이 갖고 있는 음성 전하가 그대로 밖으로 노출되는 상태가 된다. 노출된 음성 전하는 양성으로 하전된 Ca^{2+}을 끌어당긴다. 그 결과, 혈장 중에 이온의 형태로 존재하고 있던 Ca^{2+}은 단백질과 결합함으로써 감소된다. 그리고 이것이 강직을 일으키는 원인이 되는 것이다.

③ 요농축력 장애

저칼륨혈증(hypokalemia)일 때에는 요세관에서의 수분 재흡수 장애가 원인이 되어 신장에서 요농축력 장애가 나타난다(병리조직학적으로는 요세관의 공포 변성〈vacuolation〉이 나타나는 것으로 알려져 있다). 요농축력 장애라는 것은 오줌을 진하게 할 수 없는 상태를 가리킨다. 따라서 묽은 오줌이 대량으로 만들어져 배설된다. 묽은 오줌이 대량으로 배설되면 신체로부터 수분만 빠져나가게 되므로 혈액은 진해지고 환자는 목마름을 강하게 느낀다. 그래서 대량의 물을 섭취하는 다음상태가 된다.

참고로, 신장 농축력 장애를 일으키는 원인으로는 저칼륨혈증(hypokalemia) 외에 **고칼슘혈증**(hypercalcemia)을 기억해 두어야 한다. 어떤 경우이건 요세관 이상에 의해 다음, 다뇨의 상태가 된다. **다음, 다뇨**라고 하면 뇌하수체에서 배운 요붕증(diabetes insipidus)이 떠오를 것이다. 이 질환은 뇌하수체후엽에서 분비되는 ADH(항이뇨 호르몬)의 양이 감소됨에 따라 신장 집합관에서 수분의 재흡수가 저하되어 다뇨가 되는 것이었다.

그런데 저칼륨혈증(hypokalemia), 고칼슘혈증(hypercalcemia)으로 일어나는 요붕증의 증상은 뇌하수체후엽에서 분비되는 ADH와는 관계가 없다. 따라서 ADH가 많이 있어도 요붕증이 일어날 수 있는 것이다. 이것은 신장 쪽에 문제가 있어서, ADH에 반응할 수 없게 되기 때문에 일어나는 것이다. 이러한 요붕증을 **신장기원요붕증**(nephrogenic DI)이라고 한다. 따라서 이 경우에 나타나는 다음, 다뇨는 ADH를 투여해도 낫지 않는다.

④ 내당능의 저하

인슐린의 분비는 췌장에 있는 β－세포에 의해 이루어지고 있는데, β－세포로부터의 인슐린 분비가 저칼륨혈증(hypokalemia)에 의해 억제되어, 혈당이 상승하기 쉬운 상태, 즉 내당능 저하가 나타난다.

또 저칼륨혈증은 인슐린의 분비를 억제할 뿐만 아니라 인슐린의 작용도 저하시킨다. 혈

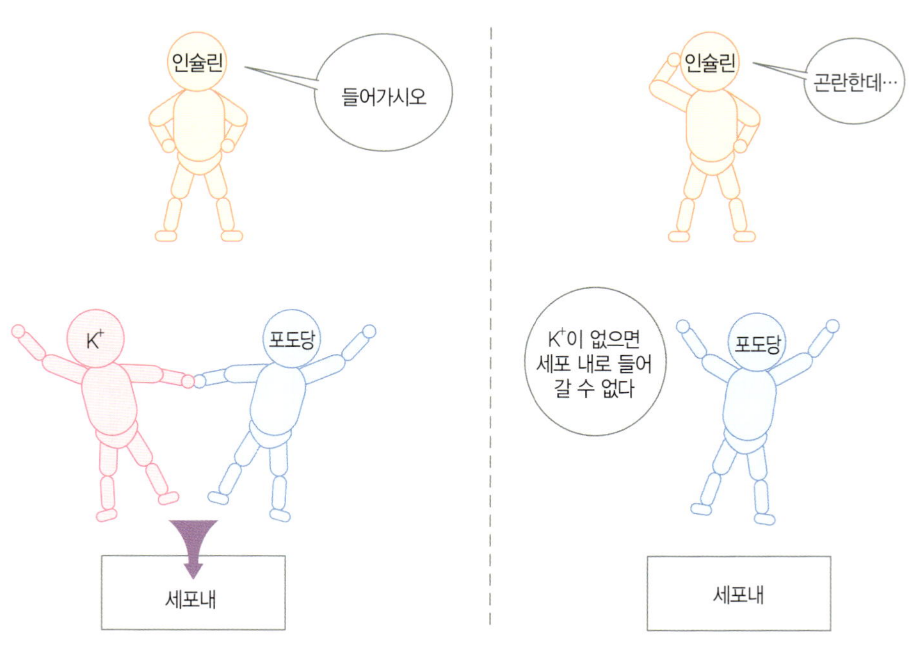

[그림 6-13] 저칼륨혈증에서는 혈중의 포도당이 세포내로 들어가지 못해 혈당이 상승하기 쉽다

당, 즉 혈중 포도당은 인슐린이라는 호르몬에 의해 세포 속으로의 이동이 촉진된다. 따라서 인슐린은 포도당을 혈액으로부터 세포 속으로 이동시킴으로써 혈당을 내린다. 내당능 저하는 혈당을 내리는 인슐린의 작용이 약해진 상태로, 즉 혈당이 상승하기 쉬운 상태를 말한다. 그런데 이러한 인슐린의 작용에 의해 혈당이 세포 내로 이동할 때 혈중의 K^+도 함께 세포 내로 들어간다. 즉 포도당과 칼륨은 한 쌍이 되어 혈중에서 세포 내로 들어가는 것이다.

따라서 저칼륨혈증 상태가 되면 K^+이 적어 포도당과 짝을 잘 이룰 수 없게 되기 때문에 포도당의 세포 내 흡수가 감소된다. 이것이 다시 내당능 저하를 일으키는 것이다(**그림 6-13**).

2) 고혈압에 의한 증상

신장에서 Na 재흡수가 항진되는 것이 원인이 되어 순환혈액량이 증가하기 때문에 고혈압이 나타난다. 고혈압에 의한 증상으로는 제일 먼저 두통이다. 그 외에도 머리에 피가 몰리는 증상, 현기증 등이 나타나기도 한다. 또한 고혈압이 장기간에 지속되면 안저혈관의 장애에 의해 시력장애와 신장경화증(nephrosclerosis) 등의 위험한 증상이 나타나기도 한다.

VI

3) 대사알칼리증에 의한 증상

수소(H) 배설항진으로 대사알칼리증이 된다.

대사알칼리증에서는 Alb · H가 H를 방출하고 Alb · Ca이 되기 때문에 유리 Ca이 감소해서 강직(tetany) 등의 저칼슘혈증 증상이 나타나는 경우가 있다.

3. 진단

고혈압, 저칼륨혈증에 추가해서 PRA의 저하와 높은 알도스테론 수치가 나타나면 원발성 알도스테론증(primary aldosteronism)의 진단이 내려진다(알도스테론이 단독으로 상승하고 있으므로 레닌은 음성되먹임(negative feedback)에 의해 반대로 저하). PRA가 낮기 때문에 레닌 분비자극 시험을 하고 싶지만, 이 경우 자극을 주어도 PRA는 상승하지 않는다(레닌 분비자극 시험의 방법으로서는 저나트륨식 시험, furosemide 부하시험, 기립시험 등이 있다. 모두가 신장 혈류량을 감소시킴으로써 Na^+을 유지하려는 생체방어반응을 이용한 시험). 그러나 ACTH 수치는 정상이고, 요중 17- OHCS 및 17- KS도 정상이다.

플 러 스 코너

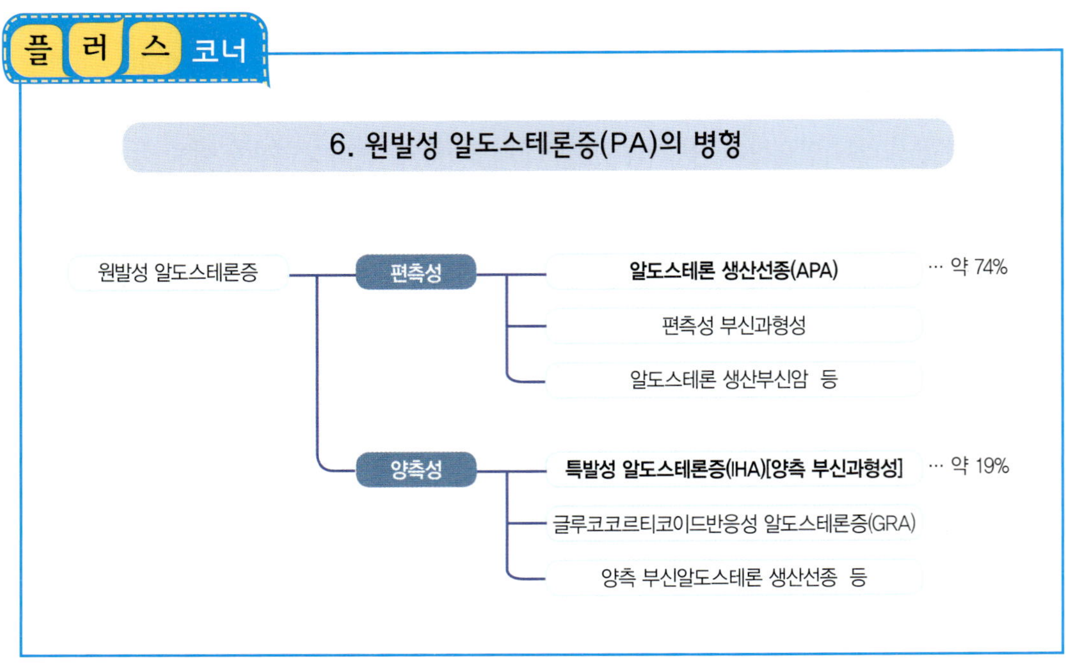

4. 원인질환 검사

원발성 알도스테론증(primary aldosteronism)의 진단을 내린 후에는 그 원인이 무엇인가를 생각해야 한다.

여기에서 원인 감별에 도움이 되는 것을 한 가지 소개하겠다. **부신선종(adrenal adenoma), 부신암(adrenal carcinoma), 글루코코르티코이드(glucocorticoid) 반응성 알도스테론증(corticoid-reactive aldosteronism)**에서는 혈장 알도스테론의 증가와 혈장 ACTH가 평행한 관계임을 알 수 있다. 즉, **일중변동**/하루변이(diurnal variation)이 있는 것이다. 앞에서도 언급했지만, ACTH의 분비는 아침에 높고 저녁에 낮은 일중변동이 나타난다. 이와 마찬가지로 앞의 질환에서는 혈장 알도스테론의 농도도 아침에 높고 저녁에 낮은 일중변동을 볼 수 있다. 이에 비해서 **특발성 알도스테론증(idiopathic aldosteronism)에서는 일중변동을 볼 수 없고, 오히려 저녁에 알도스테론 농도가 높을 때도 있다.** 따라서 혈장 알도스테론 수치를 시간에 따라 측정하는 것만으로도 특발성 알도스테론증을 감별할 수 있다.

그러나 종양과 과형성과의 감별에 있어서 일반적으로 중요한 검사는 병변이 부신 한쪽뿐인가 아니면 양쪽인가를 보는 검사이다. 병변이 **편측성이면 종양**(특히 빈도가 높은 선종)이라고 생각할 수 있고, 반면에 양측성이라면 과형성이라고 생각할 수 있다.

병변이 편측이면 선종(adenoma)
병변이 양측이면 과형성(hyperplasia)

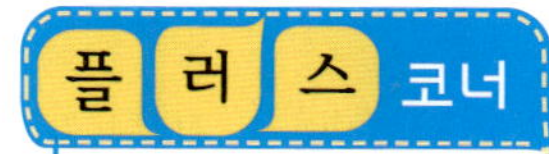

7. PA의 감별질환과 병태

PA와 감별해야 할 질환은 다음 **표 A**와 같다.

속발성 알도스테론증은 순환혈장량 저하(신증후군, 울혈성 심부전)나 신장혈류량 저하(신장 혈관성 고혈압) 등 다양한 원인에 의해 RAA계의 항진(알도스테론의 과잉분비)을 일으키는 병태이다.

질환	병태
원발성 알도스테론증(PA)	• 부신선종 및 과형성 등으로 알도스테론 과잉분비
본태성 고혈압	• 원인이 명확하지 않은 혈압상승(혈중 칼륨은 정상)
가성 알도스테론증	• 글리시리진(glycyrrhizin)의 과잉투여에 의한 혈압상승
Liddle 증후군	• 신장집합관 장애(나트륨 재흡수 과잉)에 의한 RAA계 저하
쿠싱증후군	• 코르티솔이 가진 광물부신피질호르몬의 활성에 의한 혈압상승
속발성 알도스테론증	• 부신피질 이외의 질환에 의한 RAA계 상승
바터(Bartter)증후군	• 헨레고리 장애에 의한 RAA계 상승
가성 Bartter 증후군	• 설사 및 구토, 설사제 및 이뇨제의 남용 (다이어트 목적)*에 의한 나트륨 이뇨
Gitelman 증후군	• 원위요세관 장애에 의한 RAA계 상승

[표 A] PA 감별질환

이와 같이 병변의 장소를 확정하는 검사와 진단방법을 국소진단법(localizing)이라 한다. 이것에 관해 간단히 정리하겠다. 가장 빈도가 높은 것이 선종이므로 병변이 편측성으로 나타나는 선종의 국소진단(localizing)에 대해서 살펴보기로 하자.

1) 부신선종의 국소진단

① 복부 단순 CT

선종을 발견하기 위한 영상진단으로서 가장 효과가 있지만, 원발성 알도스테론증의 부신선종은 크기가 작은 것이 많기 때문에 복부 단순 CT로도 놓치는 경우가 있다.

② 부신 신티그래피(scintigraphy)

덱사메타손을 투여하여 ACTH을 억제함으로써 코르티솔(cortisol)의 생성을 멈추게 한 상태에서 부신 신티그래피를 실시한다. 핵종으로는 ^{131}I-콜레스테롤을 사용한다. 콜레스테롤은 부신피질호르몬의 원료로서 부신피질에 흡수되기 때문에, 그 흡수가 높은 부분에서는 ^{131}I 동위원소가 붙은 콜레스테롤의 집적도 높으므로 부신 신티스캔(scintiscan)을 실시하면 존재하는 부위를 확실하게 알 수 있다. 그러나 선종의 경우, 그 크기가 2cm를 넘는 것은 그다지 많지 않고 직경이 수 mm 정도의 극히 작은 종양은 발견하기 어렵다.

③ **초음파검사 (echo)**

선종의 크기가 작기 때문에 발견율이 낮다.

④ **부신정맥 혈중 알도스테론 함유량의 측정**

이 검사는 중요하다. 좌우의 부신정맥, 좌우 신장정맥과 하대동맥의 신장정맥 유입부의 상하, 6곳에서 채혈하여 그 혈장알도스테론 농도를 측정함으로써 선종의 국소위치(local)를 아는 방법이다. ACTH 부하 전후에 양쪽 부신정맥에서 채혈하여 알도스테론을 측정하는 방법이 가장 좋다.

이상과 같은 방법으로 좌우 어느 한쪽의 부신에 선종이 있다는 것이 증명되면 부신선종이라고 진단할 수 있다.

한편 좌우의 차이가 보이지 않는 경우에는 과형성일 가능성이 높아진다. 과형성이라면, 덱사메타손(dexamethasone)을 투여하여 알도스테론이 억제되면 글루코코르티코이드(glucocorticoid) 반응성 알도스테론증, 억제되지 않으면 특발성 알도스테론증이라고 진단한다. 부신암의 경우, 원격전이되었다면 ^{131}I-알도스테롤에 의한 부신 신티그래피를 했을 때 이소성으로 ^{131}I의 집적을 볼 수 있으므로 진단을 내릴 수 있지만 그렇지 않은 경우에는 수술로 적출한 다음 병리학적 진단으로 확정한다.

5. 치료 및 간호

1) 개요

편측성 병변은 외과치료(복강경하 부신적출술), 양측성 병변은 약물치료를 원칙으로 한다.

(1) 외과치료

PA의 외과치료는 일반적으로 복강경하 부신적출술이 이루어진다.

복강경 수술은 개방수술에 비해 침습이 적고 수술 상처가 작으며, 출혈량이 적고 수술 후의 회복이 빠르다는 장점이 있다.

수술 후 1~2일이면 저칼륨혈증은 정상화되지만 혈압은 느리게 개선된다. 고혈압 병력이 길수록 수술 후에 혈압이 정상화되기 어렵다.

최근에는 복강경 수술과 개방수술의 장점을 결합한 미니멈창 내시경하 수술도 실시되고 있다. 장기를 꺼낼 수 있는 최소한의 절개(미니멈창)를 통해 부신을 적출한다. 침습이 적고 안전성이 높은 수술이다.

(2) 약물치료

PA의 내과치료는 고알도스테론혈증, 고혈압, 저칼륨혈증 등에 대한 약물치료가 중심이 된다(그림 6-14).

PA의 약물치료에는 알도스테론 길항제(스피로놀락톤과 에플레레논)가 제1선택약이다.

알도스테론 길항제로 혈압이 충분히 내려가지 않는 경우에는 칼슘길항제, ACE저해제, ARB 등의 혈압강하제를 병용한다.

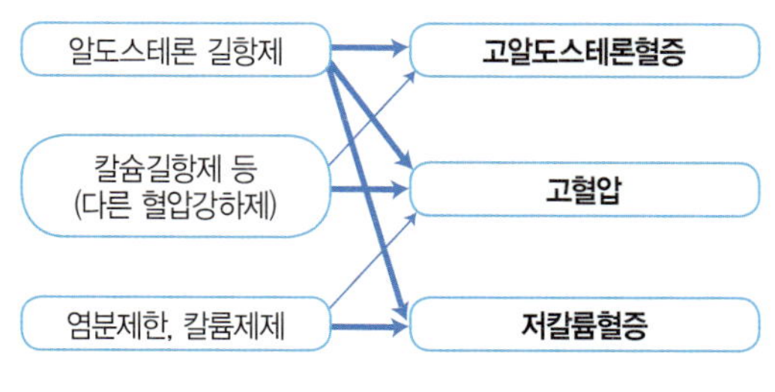

[그림 6-14] PA의 약물치료

① 알도스테론 길항제

광물부신피질호르몬 수용체(MR)를 저해하고 알도스테론에 길항하는 작용을 한다.

② 스피로놀락톤과 에플레레논

스피로놀락톤(spironolactone)은 MR에 대한 선택성이 낮아, 안드로겐 수용체나 프로게스테론 수용체와도 결합해 저해작용을 한다. 따라서 남성은 여성화 유방, 여성은 월경이상 등의 부작용이 나타나는 경우가 있다.

반면, 에플레레논(eplerenone)은 MR에 대한 선택성이 높기 때문에 선택적 알도스테론 길항제라고 불린다.

③ 알도스테론 길항제의 장기 보호 작용

최근 심부전 등을 대상으로 한 대규모 임상시험에서 레닌-안지오텐신계 억제제(ACE저해제 등)를 포함한 표준 치료에 알도스테론 길항제를 추가하자 생명예후가 뚜렷하게 개선되는 것으로 나타났다. 또한 PA에서도 알도스테론 길항제에 의한 장기보호 작용이 나타났다.

2) 부신종양 Adrenal tumor

원칙적으로 수술로 절제한다. 수술을 할 수 없는 경우(암이 원격 전이된 경우 등)에는 내과적 치료법으로서 다음과 같은 약물을 사용한다.

① 스피로놀락톤(spironolactone)

원위요세관에서 알도스테론이 길항하는 약제로 Na의 재흡수와 K의 분비를 억제한다. 이로 인해 혈압을 낮추는 효과와 저칼륨혈증(hypokalemia)을 막는 효과를 기대할 수 있다.

② 칼슘길항제 등의 강압제

혈압을 낮추는 목적으로 사용된다.

3) 과형성

① 특발성 알도스테론증(idiopathic aldosteronism)

- 스피로놀락톤(spironolactone)

② 글루코코르티코이드 반응성 알도스테론증

- 덱사메타손(dexamethasone)

치료 후의 예후(종양 절제 후)를 보면 선종을 절제한 후에는 저칼륨혈증(hypokalemia)에 의한 증상은 곧 사라지지만, 고혈압은 치료될 때까지 수개월에서 1년 정도 걸린다.

 속발성 알도스테론증 Secondary aldosteronism

속발성 알도스테론증은 레닌의 분비 항진에 의해 2차적으로 알도스테론 분비가 항진되는 질환이다. 어떤 경우에 레닌 분비의 항진이 나타나는지 우선 그 원인을 분류해 보자.

1. 분류

1) 부종, 복수를 동반하는 것

① 심부전

심박출량의 감소에 의해 다음과 같은 증상이 나타난다.

- 유효 신장관류량의 감소에 의해 레닌 분비가 상승한다.
- 간울혈에 의해 알도스테론의 대사가 늦어지고 알도스테론의 혈중 농도가 상승한다.

② 간경변증

- 알부민(albumin) 합성장애 때문에 일어나는 저알부민혈증(hypoalbuminemia)에 의해 삼투압이 저하되어 간질/사이질(interstitium)로 물이 이동하기 때문에 순환혈장량이 감소하여 레닌 분비를 자극한다.
- 간에서 알도스테론의 대사가 지연되어 알도스테론의 혈중 농도가 상승한다.

③ 신증후군(nephrotic syndrome)

요중으로 단백질이 많이 상실됨으로써 저알부민혈증(hypoalbuminemia)이 나타나 삼투압이 저하되어 간질로 수분이 이동하므로 순환혈장량이 감소되어 레닌 분비를 자극한다.

2) 고혈압에 동반되는 것

① 신장혈관성 고혈압(renovascular hypertension)

신장동맥 또는 그 동맥과 연결된 분지의 협착에 의해 그쪽 수입세동맥의 혈류와 혈압이 약해져 레닌의 분비가 증가한다.

② 악성 고혈압(malignant hypertension)

고혈압으로 인해 혈압이뇨(pressure diuresis)가 일어나 순환혈액량이 감소하여 레닌 분비가 증가한다.

③ 레닌 생산종양

신장에 생긴 사구체방세포종/토리곁세포종과 소아의 신장암인 윌름종양(Wilms tumor)이 레닌을 분비하는 경우가 있다.

VI

2. 치료 및 간호

기본적으로는 원인 질환을 치료한다. 그러나 곧바로 치료할 수 없는 경우나 수술 전 혈압의 조절 등에 대해서는 다음과 같은 내과적 치료법이 사용된다.

1) 안지오텐신 전환효소 억제제 Angiotensin converting enzyme inhibitor

- Captopril
- Enalapril 등

레닌(renin)은 안지오텐시노겐(angiotensinogen)을 안지오텐신(angiotensin) I로 전환시키고, 안지오텐신 I은 안지오텐신 전환효소에 의해 안지오텐신 II로 전환된다. 고혈압 증상은 혈압상승 작용이 있는 안지오텐신 II의 영향에 의한 것으로 생각된다. 따라서 **안지오텐신 전환효소 억제제에 의해 안지오텐신 II의 생산을 억제하면 그것이 혈압의 개선으로 연결된다.**

2) 안지오텐신 II 수용체 길항제

3) β –blocker

레닌(renin)은 사구체방세포/토리곁세포에서 분비되지만, 레닌의 분비자극에는 교감신경의 β - 작용이 관여한다. 그래서 β - blocker를 사용하여 β - 작용을 억제하면 사구체방세포로부터의 레닌 분비의 감소를 기대할 수 있다.

3 기타 알도스테론 관련 질환

RAA계에 이상을 일으키는 유전성 요세관 질환에는 Bartter 증후군이나 Gitelman 증후군(상염색체 열성유전), Liddle 증후군(상염색체 우성유전) 등이 있는데 모두 드문 질환이다.

1. Bartter 증후군과 Gitelman 증후군

1962년 미국의 국립위생연구소(NIH)의 Bartter F.C. 등은 성장장애가 있는 5세와 25세의 흑인 남성에게서 고알도스테론혈증(hyperaldosteronism)과 저칼륨혈증(hypokalemia), 대사알칼리증(hyperalkalosis), 신장의 사구체방/토리곁 장치의 과형성을 발견하여 이것을 새로운 증후군으로 발표하였다.

Bartter 증후군에서는 혈중의 레닌이나 알도스테론이 높은 수치임에도 불구하고, 혈압은 거의 정상이다. 그래서 Bartter F.C.는 처음에 혈관의 안지오텐신 수용체 이상이 Bartter 증후군의 병태라고 생각했다. 즉 안지오텐신에 대해 혈관이 반응하지 않기 때문에 당연히 저혈압이 되어야 하는 것이, 부신의 안지오텐신 수용체가 정상으로 반응하기 때문에 알도스테론이 대량으로 분비됨으로써 혈압이 보상(compensation)작용을 받아 정상으로 유지된다고 생각했던 것이다. 이것은 설득력 있는 가설이었지만 알도스테론의 분비를 담당하는 부신을 절제해도 저칼륨혈증(hypokalemia)이 개선되지 않았기 때문에 K의 이상은 알도스테론의 상승에 의한 것이 아니라는 사실이 밝혀졌다.

그 후에도 여러 가지 가설이 제창되었지만, 현재는 신장요세관 Henle 상행각의 $Na^{+}/K^{+}/2Cl^{+}$공동 수송체의 유전자 이상에 의한 것이라고 생각하게 되었다. Henle 상행각에서의 Na－Cl의 재흡수 장애가 원위요세관으로 가는 Na과 물의 유량을 증가시키기 때문에 레닌 분비의 항진과 Na-K의 교환에 의해 K이 분비되는 결과 저칼륨혈증을 초래하는 것으로 추측된다. 한편 최근 화제가 되고 있으며, 빈도도 처음에 생각한 것보다 많은 Gitelman 증후군은 Bartter 증후군과 비슷하지만, 그 특징은 요중 Ca 배설 저하와 저마그네슘혈증이 추가로 나타난다는 것이다.

이것은 티아지드(thiazide) 감수성 Na^{+}/Cl^{+} 공동 수송체의 유전자 이상에 의한 것이다. 티아지드는 혈압강하 이뇨제이며 부작용으로는 고칼슘혈증이나 저마그네슘혈증이 드물게 나타난다). Bartter 증후군의 진단기준(**표 6-7**)은 기억해 두자.

1. 혈장 레닌 활성(PRA)의 높은 수치
2. 알도스테론의 혈장농도(분비량)의 증가
3. 저칼륨혈증
4. 대사 알칼리증(metabolic alkalosis)
5. 정상 또는 저혈압
6. 안지오텐신 II에 대한 혈압상승반응 저하
7. 신경성 식욕부진증, 만성 설사, 구토와 설사, 이뇨제의 장기 투여가 없다.
8. 신장생검으로 사구체방세포의 과형성을 증명하는 것이 좋다.

[표 6-7] Bartter 증후군의 진단기준

마지막으로 치료에 대해 설명하겠다. 앞에서도 설명한 것처럼 인도메타신(indomethacin)이 대부분의 증상을 경감시킨다. Bartter 증후군에서 프로스타글란딘(prostaglandin)의 생산 항진이 나타나고 있는 것으로 미루어보아도 인도메타신의 사용은 합리적이다.

그러나 인도메타신과 같은 비스테로이드계 항염증제(NSAID)는 신장장애를 초래할 가능성이 있으므로 장기 투여에는 주의가 필요하다. 또한 저칼륨혈증(hypokalemia)에 대해서는 칼륨제제의 투여나, 알도스테론에 의한 저칼륨혈증의 촉진을 조금이라도 억제한다는 의미에서 스피로놀락톤(spironolactone)을 투여하고 있다.

2. 가성 Bartter 증후군 Pseudo Bartter's syndrome

가성 Bartter 증후군이라는 이름은 **Bartter 증후군처럼 보이는 질환**이라는 뜻이므로, 역시 Bartter 증후군과 마찬가지로 **혈압, 혈청 나트륨은 정상이지만 저칼륨혈증(hypokalemia)을 일으키고, 혈장 레닌 활성수치와 알도스테론 수치가 높아지는 질환**이다. 그러나 Bartter 증후군과 다른 점은 가성 Bartter 증후군은 원인이 확실하다는 점이다.

그렇다면 어떤 원인으로 가성 Bartter 증후군이 일어나는 것일까? 원인 중 한 가지는 **이뇨제를 장기간에 걸쳐 사용했을 때**이다. 정상인이라고 할지라도 이뇨제를 장기간 사용하면 Bartter 증후군과 비슷한 상태가 되는데 이것을 가성 Bartter 증후군이라고 한다. 그 외에도 여러 가지 원인이 있다. 예를 들어 **설사약을 대량으로 장기간 사용한 경우**나 **구토가 오랜 기간 자주 반복되는 경우** 등이다. 이 모든 경우, 체내에서 전해질이 상실되므로 그것을 조금이라도 유지하려고 레닌-알도스테론 체계가 활성화되기 때문에 Bartter 증후군과 같은 상태가 되는 것이다. 특히 가성 Bartter 증후군의 원인으로서 유명한 것이 **"신경성 식욕부진증"**이다. 신경성 식욕부진증 환자는 자신의 체중을 줄이려고 먹은 것을 토하거나 설사약을 남용하여 전해질 균형이 무너지기 때문에 가성 Bartter 증후군의 상태를 보이는 경우가 많다. 원인을 제거하는 것이 치료법이 되겠지만, 신경성 식욕부진증 같은 경우에는 전해질 균형의 보정이 치료법으로서 중요하다.

표 6-7의 Bartter 증후군의 진단기준 가운데 '7.'과 같은 항목이 있는 것도 이 가성 Bartter 증후군을 배제하기 위한 것이다.

Ⅵ

3. Liddle 증후군

Liddle 증후군은 아밀로이드 감수성 상피성 Na채널(ENaC)의 유전자 이상에 의해 이 채널의 활성이 항진되는 질환으로, 이해하기 힘든 질환 중 하나이다.

병태생리에 대해서 좀 더 생각해 보자(**그림 6-15**).

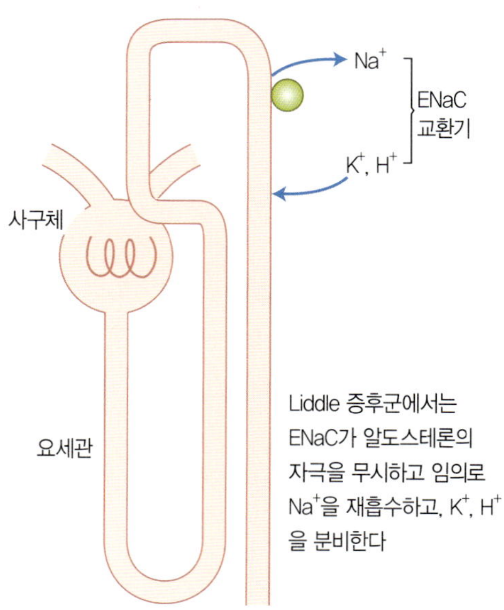

[그림 6-15] Liddle 증후군의 병태

Liddle 증후군을 간단히 말하자면 **"알도스테론과는 관계없이 신장 원위요세관에서 Na^+-K^+의 교환이 활발하게 이루어지는 질환"**이다. 즉 정상 신장의 원위요세관에서 ENaC는 알도스테론이 작용하기 때문에 Na^+의 재흡수와 K^+, H^+의 분비가 촉진되지만, Liddle 증후군의 경우에는 알도스테론과는 관계없이 ENaC 교환이 제멋대로 이루어진다. 이렇게 되면, Na^+의 재흡수와 K^+, H^+의 분비가 임의로 이루어지기 때문에 **고나트륨혈증을 초래하고, 이어서 저칼륨혈증과 알칼리증을 나타낸다는 것을 알 수 있다.**

증상을 볼 때 고나트륨혈증이 되면 순환혈액량이 증가하여 고혈압이 되고, 저칼륨혈증이 되면 앞의 원발성 알도스테론증에서 설명한 것과 같은 증상이 나타난다. 그러면 레닌이나 알도스테론의 혈중 농도는 어떻게 되는가? 원발성 알도스테론증과는 달리 알도스테론이 멋대로 만들어져 고나트륨혈증, 저칼륨혈증이 되는 것은 아니다. 레닌이나 알도스테론은 정상적인 반응을 보인다. 따라서 체내에 Na^+이 축적되어 고혈압이 되면 **레닌의 분비는 감소되고, 알도스테론의 혈중 수치도 저하된다.** 혈장 레닌의 활성 수치가 낮아진다는 점에서는 원발성 알도스테론증과 같지만, 혈중 알도스테론 수치까지 낮아진다는 것은 원발성 알도스테론증과 Liddle 증후군의 큰 차이점이다.

그렇다면 치료제에는 어떠한 것이 있을까?

앞에서 언급한 스피로놀락톤(spironolactone)은 효과가 없다. 스피로놀락톤은 알도스테론에 길항함으로써 $Na^{+}-K^{+}$ 교환활동을 억제하는 약이다. 그러나 Liddle 증후군의 경우에는 알도스테론과 관계없이 $Na^{+}-K^{+}$ 교환이 활발하기 때문에 아무리 알도스테론에 길항하는 약을 투여해도 증상을 개선할 수 없다. $Na^{+}-K^{+}$ 교환을 직접 억제하는 약이 아니면 효과가 없기 때문이다. 이러한 작용을 하는 약으로서 트리암테렌(triamterene)이 있다. 트리암테렌은 알도스테론에 길항하지 않고 $Na^{+}-K^{+}$ 교환을 억제하여 Na의 재흡수와 K의 분비를 억제한다.

4. 가성 알도스테론증 Pseudoaldosteronism

가성 알도스테론증이란 "알도스테론이 높아져 있는 듯한 증상을 보이는 병태"를 의미한다. 예를 들어 한방약으로 인해 고혈압이 되는 경우가 있는데, 그것은 생약으로 사용되고 있는 감초 등에 포함된 글리시리진(glycyrrhizin) 때문이다. 이 글리시리진을 복용하면 혈중 알도스테론의 수치가 높아졌을 때와 거의 같은 증상을 나타낸다. 즉, 고혈압, 고나트륨혈증, 저칼륨혈증, 그리고 여기에 동반해서 무력감 등이 나타난다.

왜 이러한 증상이 나타나는가?

알도스테론의 작용은 세포 내에 있는 알도스테론 수용체(이하 AR)를 매개로 하여 발생한다.

한편 글루코코르티코이드인 코르티솔의 작용은 글루코코르티코이드 수용체(이하 GR)를 매개로 하여 발생한다. 알도스테론은 신장의 피질집합관(원위요세관)에 작용하여, Na의 재흡수를 항진시키고 K의 분비를 촉진시킨다. 피질집합관을 포함한 대부분의 알도스테론 표적세포에는 AR은 물론이고 GR도 함께 존재하는 경우가 많다. 게다가 코르티솔의 혈중 농도는 알도스테론에 비해 1,000배 정도 높지만 코르티솔은 알도스테론의 10~100배의 농도에서 AR과 결합해서 알도스테론 작용을 나타낸다고 알려져 있다. 이러한 사실로부터 생각할 수 있는 것은 AR과 GR 양쪽 모두 가지고 있는 세포에서는 AR의 작용은 항상 글루코코르티코이드(glucocorticoid)에 의해 발현되고 있어, 다양한 생리적 또는 병리적인 반응에 의해 혈중의 알도스테론 농도가 변화해도 이 작용은 발현할 수 없게 되는 것이다.

다시 말해 AR은 항상 글루코코르티코이드에 의해 점거된 상태에 있기 때문에 알도스테론이 결합할 수 없는 것이다. 그러면 왜 알도스테론의 작용이 AR을 매개로 하여 일어나는 것일까? 그것은 이들 세포 중에 11β-hydroxysteroid dehydrogenase라는 효소가 있기 때문이다. 이 효소는 글루코코르티코이드를 대사시키는 효소이므로 이 효소가 세포내에서 작용하고 있으면 글루코코르티코이드가 AR이나 GR에 결합할 수 없게 된다. 이 때문에 AR의 알도스테론 결합 부위가 비게 되고 혈중 알도스테론의 농도 변화에 따라 알도스테론이 AR에 결합하여 그 작용을 발휘할 수 있게 된다. 이처럼 알도스테론의 표적세포에서는 알도스테론의 수용체와 11β-hydroxysteroid dehydrogenase라는 효소가 동시에 존재하지 않으면 알도스테론 작용이 발휘되지 못하는 것이다(**그림 6-16**).

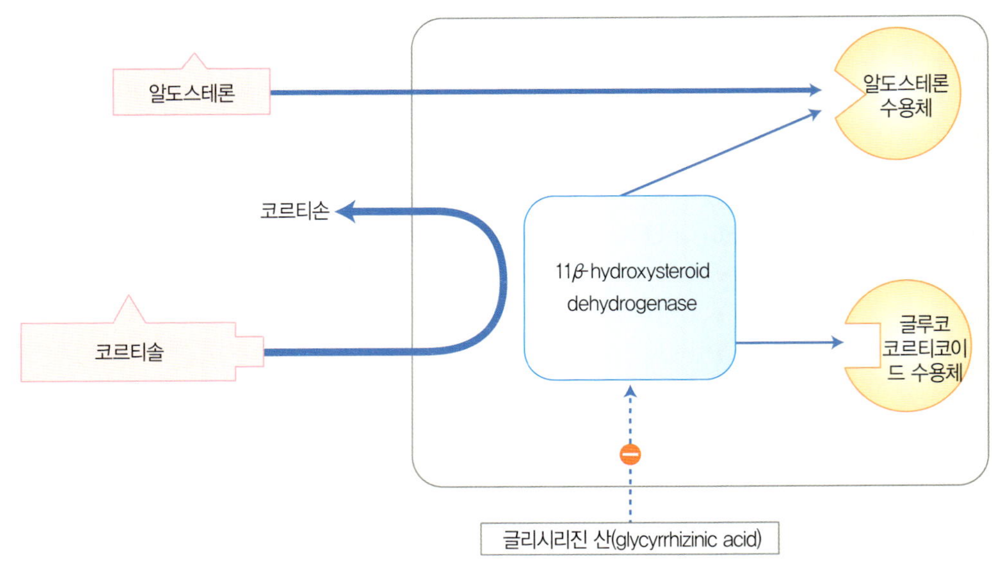

[그림 6-16] 글리시리진(glycyrrhizin)의 작용기전

그렇다면 왜 글리시리진(glycyrrhizin)의 복용에 의해 알도스테론과 같은 작용이 발생하는 것일까? 그것은 **글리시리진산에는 11β-hydroxysteroid dehydrogenase의 활성을 억제하는 작용이** 있기 때문이다. 이 때문에 내인성이 있는 글루코코르티코이드는 파괴되지 않고 세포 내에 머무르며 AR에 결합된다.

이렇게 되면 결과적으로 AR의 작용이 발휘되어 알도스테론 과잉 상태가 발생하게 된다. 이와 같은 상태를 가성 알도스테론증 즉, 알도스테론이 과잉으로 존재하는 것처럼 보이는 상태라고 한다. 가성 알도스테론증에서는 알도스테론이 높은 수치일 때와 마찬가지로 고나트륨혈증이나 저칼륨혈증 등이 나타나지만, **혈중 알도스테론의 농도나 PRA 등은 오히려 낮게 억제되고** 있다.

5. Gordon 증후군

Gordon 증후군은 고혈압, 고칼륨혈증, 대사 산증(acidosis), 저레닌혈증을 초래하는 증후군이다. 알도스테론은 거의 정상 수치를 나타낸다. Bartter 증후군과 마찬가지로 원인에 대해서는 일원적으로 설명할 수 없지만, 현재는 Henle's loop 상행각 및 원위곡요세관의 Cl 재흡수 항진, 또는 Cl 투과성이 항진되는 Cl 단락(shunt)이 중요시되고 있다.

Cl^-의 재흡수가 항진되면 체액량이 증가하므로 신장의 관류압이 높아지고 레닌의 분비가 억제된다. 본래, 레닌이 저하되면 알도스테론도 낮은 수치가 되어야 하지만 고칼륨혈증이 있기

때문에 그것이 자극이 되어 알도스테론은 정상을 유지하게 된다. 그러면 왜 고칼륨혈증이 되는 것일까? 이유는 Cl의 재흡수 항진에 있다. Cl의 재흡수 항진이 일어나는 부위는 K^+ 분비를 담당하는 피질부 집합관(CCT) 바로 앞에 존재하므로 CCT를 통과하는 Cl^- 농도가 저하되는 것이다. 이 CCT에서의 K^+의 분비는 요세관액 중의 Cl^- 농도가 중요한 역할을 한다.

Gordon 증후군에서는 이 CCT를 통과하는 Cl의 양이 감소한다. 요세관액 중의 Cl^- 농도가 저하되면 (–)의 하전량이 줄어들기 때문에 세포내에서 K^+가 분비되기 어려워져 고칼륨혈증이 되는 것이다. 또 동시에 H^+ 분비도 장애를 받기 때문에 산증(acidosis)이 된다. 또한 요세관액 중의 Cl의 저하에 의해 Na의 재흡수가 항진되므로 순환혈액량이 증가하여 고혈압이 된다.

이상으로 Gordon 증후군의 병태에 대해서 살펴보았다.

그림 6–17에 Bartter 증후군, Liddle 증후군 및 Gordon 증후군의 신장요세관 장애부위와 증상에 대해서 정리하였다.

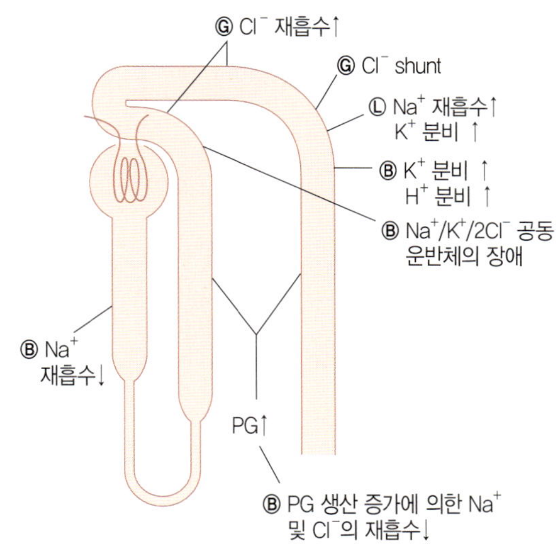

Bartter 증후군 Ⓑ	Liddle 증후군 Ⓛ	Gordon 증후군 Ⓖ
저칼륨혈증	저칼륨혈증	고칼륨혈증
대사알칼리증	대사알칼리증	대사산증
레닌 상승	레닌 저하	레닌 저하
알도스테론 상승	알도스테론 저하	알도스테론 정상
혈압 정상	고혈압	고혈압

[그림 6–17] 각 증후군의 요세관에서의 전해질 수송 이상과 증상

알도스테론증 핵심정리

병태생리로 보는 알도스테론증

알도스테론(aldosterone)의 분비항진에 의해 각종 수분 전해질의 대사이상을 일으키는 질환을 알도스테론증이라고 한다. 이것은 레닌과 상관없이 알도스테론이 대량으로 분비되는 원발성인 것과 신장으로부터의 레닌 분비항진에 의해 알도스테론의 분비도 증가하는 속발성인 것으로 분류된다.

병 인

알도스테론이 과잉분비되는 원인질환

- 부신선종
- 부신암
- 부신과형성

병 태

- 원발성 알도스테론증(PA): 레닌과 상관없이 알도스테론이 대량으로 분비된다.
  - 병변이 편측성이면 선종(알도스테론 생산 선종), 양측성이면 부신과형성(특발성 알도스테론증, 양측 부신과형성)으로 볼 수 있다. 원발성 알도스테론증의 대부분은 편측성으로 발생한다.
- 특발성 알도스테론증 : 양측성 부신피질 사구대의 과형성으로 알도스테론이 과잉분비되고, 음성되먹임에 의해 레닌분비가 억제된다.
- 속발성 알도스테론증 : 신장으로부터의 레닌 분비 항진에 의해 알도스테론이 대량으로 분비된다.

증 상

- 근력저하, 사지마비
- 강직(테타니)
- 요농축력 장애
- 내당능 저하
- 두통, 시력장애(고혈압에 의한 증상)
- 다뇨, 야뇨, 다음, 다갈

진 단 및 검 사	**진단** • 고혈압, 저칼륨혈증에 추가해서 PRA의 저하와 높은 알도스테론 수치가 나타나면 원발성 알도스테론증의 진단을 내린다. **검사** • 복부 단순 CT • 부신 신티그래피 • 초음파 검사 • 부신정맥 혈중 알도스테론 함유량의 측정

치 료	**외과치료** • 복강경하 부신적출술 • 미니멈창 내시경하 수술 **약물치료** • 원발성 알도스테론증의 내과치료는 고알도스테론혈증, 고혈압, 저칼륨혈증 등에 대한 약물치료가 중심 • 알도스테론 길항제(스피로놀락톤, 에플레레논) • 혈압강하제(칼슘길항제, ACE저해제, ARB 등)

VI

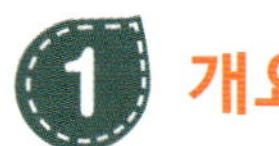

부신수질 Adrenal medullary

개요

1. 부신수질과 교감신경계

부신수질/부신속질은 발생학적으로 교감신경계의 일부이며, 기능적으로도 교감신경계와 공통된 성질을 가지고 있어 상호 연계해서 생리작용을 나타낸다.

카테콜아민은 티로신에서 합성되며 도파민, 노르에피네프린, 에피네프린의 세 종류가 있다.

교감신경종말(신경절이후섬유, postganglionic fiber)에서는 노르에피네프린이 최종 산물이 되고, 부신수질에서는 에피네프린이 최종 산물이 된다. 그 차이는 노르에피네프린→에피네프린의 반응을 매개하는 효소(PNMT)가 부신수질에만 존재하기 때문이다.

부신수질에서 방출된 카테콜아민은 호르몬으로서 혈중으로 들어가 표적세포의 세포막에 존재하는 에피네프린수용체와 결합한다. 반면, 교감신경종말에서 유리된 카테콜아민은 신경전달물질로서 효과기의 세포막에 존재하는 에피네프린수용체와 결합한다. 이 수용체의 자극으로 세포정보전달계를 매개로 한 표적세포(효과기)의 생리반응이 일어난다.

노르에피네프린, 에피네프린에 대한 수용체는 모두 에피네프린수용체라고 한다. 에피네프린수용체는 α, β의 두 종류가 있으며, 다시 각각 α_1, α_2 수용체, β_1, β_2, β_3 수용체의 아형(subtype)이 존재한다. 이들 수용체는 장기나 조직에 따라 다르게 분포한다. 또 수용체를 매개로 한 생리작용은 수용체에 결합하는 카테콜아민의 종류나 양, 친화성, 수용체 수의 증감에 의해서도 영향을 받는다. 따라서 생체에서의 카테콜아민의 작용은 이들 요인의 종합적인 작용으로서 나타난다.

부신수질호르몬 Adrenal medullary hormone

1. 카테콜아민의 작용

카테콜(catechol)은 벤젠고리(benzene ring)에 수산기가 두 개 결합된 물질이며, 여기에 모노아민($R-CH_2-NH_2$)이 결합하여 카테콜아민(catecholamine)이 된다. 카테콜아민에는 도파민(dopamine), 노르에피네프린(norepinephrine, 노르아드레날린), 에피네프린(epinephrine, 아드레날린) 3종류가 포함된다.

노르에피네프린(norepinephrine)은 부신수질만이 아니라 교감신경의 신경절후신경에서도 방출되지만 에피네프린(epinephrine)은 부신수질에서만 분비된다. 에피네프린, 노르에피네프린의 작용은 효과기 쪽에 존재하는 수용체의 성질에 따라 달라진다. 수용체(receptor)에는 α-수용체와 β-수용체의 2종류가 있다. 그들의 분포 형태는 장기의 종류에 따라서도 다르기 때문에 그 작용도 장기에 따라 차이가 있다.

일반적으로 노르에피네프린은 α-작용이 강하고 에피네프린은 β-작용이 강하다. 또한, 노르에피네프린이나 에피네프린의 효과는 생체가 흥분되어 있을 때나 싸우려고 할 때에 현저하게 나타난다. 각 장기에 대한 작용을 **그림 6-18**에 나타내었다.

또 도파민도 카테콜아민의 한 종류이지만 주로 그 작용은 중추에 한정되어 있다.

말초에서 도파민의 작용으로는 신장동맥이나 장간막동맥에 대해 확장작용이 있다고 알려져 있다. 부신수질질환으로는 갈색세포종이 대표적이다.

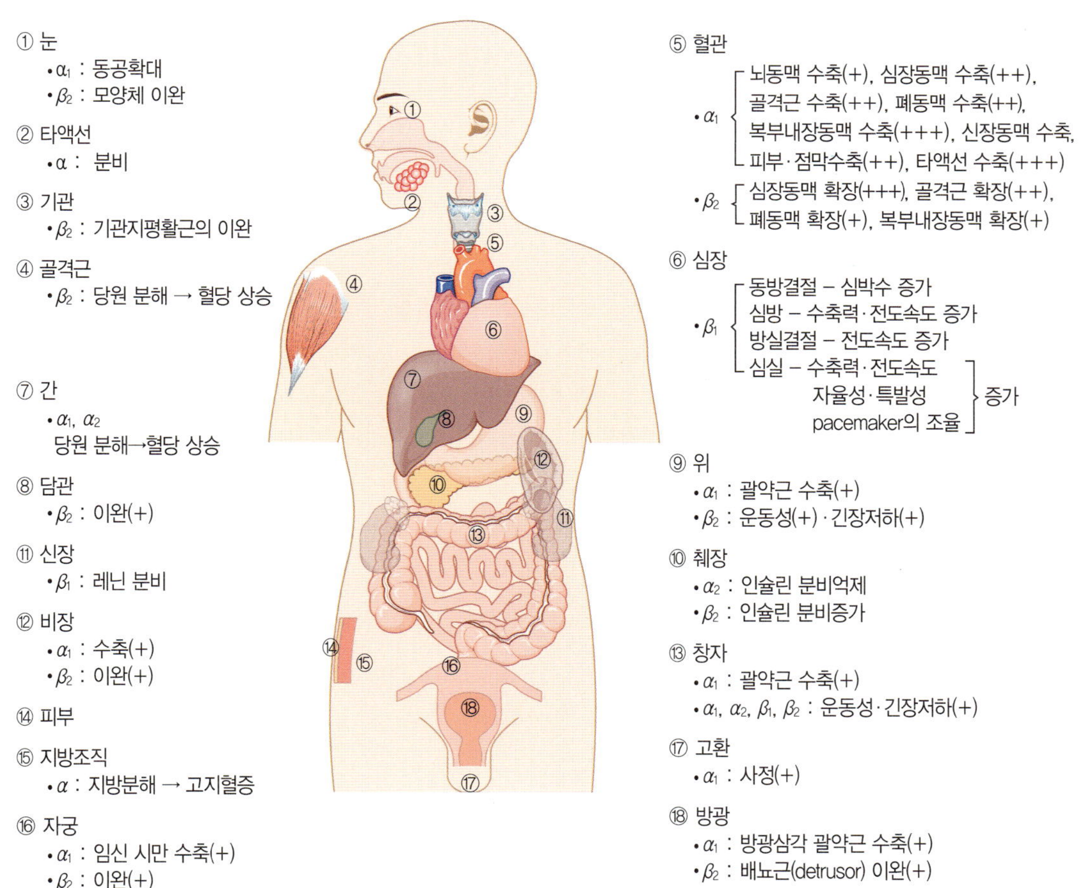

[그림 6-18] 에피네프린 수용체의 분포

2. 카테콜아민의 생합성 및 대사

부신수질/부신속질에서는 혈중에서 세포내로 흡수된 티로신이 효소반응을 받아 도파민, 노르에피네프린, 에피네프린이 합성된다.

카테콜아민은 주로 간에서 COMT, MAO에 의한 대사를 받아 HVA, VMA로서 소변으로 배설된다.

3. 카테콜아민의 분비조절

부신수질에서의 카테콜아민 분비는 중추로부터 압력을 받은 교감신경절전섬유에 의해 조절된다.

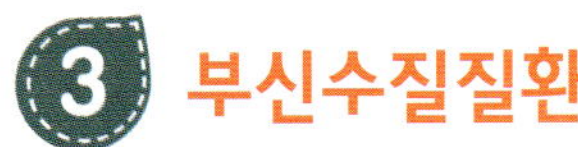

3 부신수질질환

1. 갈색세포종 Pheochromocytoma

1) 정의

카테콜아민을 대량으로 생산, 저장하고 분비하는 종양으로, 부신수질 또는 부신경절/곁신경절(paraganglion) 조직의 크롬 친화성 세포에서 발생한다.

부신수질에서 유래하는 종양을 협의의 갈색세포종(pheochromocytoma : PHEO), 부신밖 부신경절에서 유래하는 종양을 부신경절종(paraganglioma : PGL)으로서 명확하게 구별하는 경우가 있다. PHEO와 PGL는 양성 및 악성의 빈도나 유전자 변이의 종류, 예후에 차이가 나타나는데 PGL은 복부대동맥 주위나 방광, 드물게 종격/세로칸 등에서 발생한다.

갈색세포종은 다발성 내분비종양증 2형(MEN2), von Hippel-Lindau병(VHL), 신경섬유종증 1형(NF1) 등을 기초로 해서 발병하는 경우가 있다. 따라서 진단할 때에는 반드시 이들 질환의 합병을 염두에 두어야 한다.

2) 증상

- Hypertension(고혈압)
- Hyperglycemia(고혈당)
- Hypermetabolism(대사항진)
- Hyperhidrosis(발한과다)
- Headache(두통)

이들 다섯 가지 증상은 카테콜아민이 대량으로 분비되었을 때에 나타나는 전형적인 증상들이므로 반드시 알아두어야 한다.

다섯 가지 증상 이외의 증상으로는 심계항진, 오심, 여윔, 구갈, 다뇨 등이 있으며, 가끔 시험에도 출제되고 틀리기 쉬운 증상의 하나로 **기립성 저혈압**이 있다. 갈색세포종이라면 보통 고혈압으로 알고 있기 때문에 기립성 저혈압이라고 하면 완전히 반대인 것으로 생각하기 쉽지만, 자율신경기능의 장애로 인해 기립성 저혈압을 초래하는 경우가 있다.

3) 발생부위(그림 6-19)

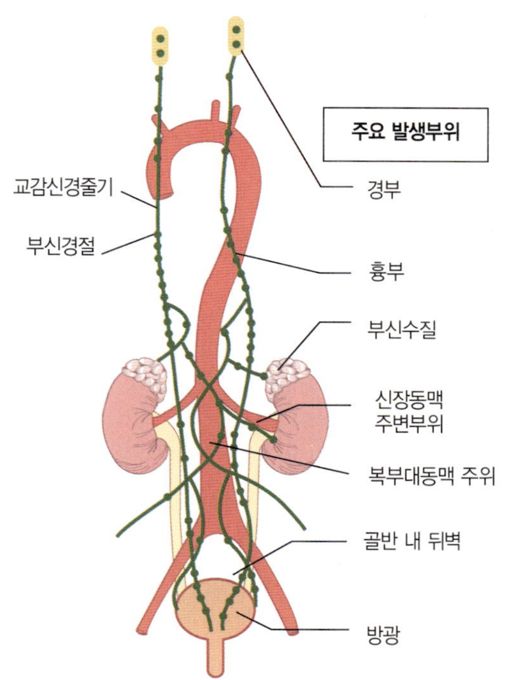

[그림 6-19] 갈색세포종의 발생부위

4) 검사소견

일반적인 검사로 다음과 같은 것이 유명하다.

- 당뇨(+) : 고혈당이 되기 때문이다.
- 대사항진 : 단, 갑상선호르몬은 정상이다.
- 고지혈증 : 카테콜아민의 지방 동원 작용에 의해 발생한다.
- 혈장 레닌 활성(PRA)

갈색세포종에서는 고혈압을 초래하므로 음성되먹임에 의해 혈장 레닌 활성이 저하된다고 생각하기 쉽다. 그러나 실제로는 순환혈액량의 저하나 카테콜아민에 의한 직접 자극(β_1-작용) 등에 의해 신장으로부터 레닌의 분비가 항진되고, 혈장 레닌 활성(PRA)이 높은 수치가 된다.

다음은 특수한 검사에 대해 살펴보겠다. 우선 약물 시험에 대해 알아보자.

(1) 분비자극 시험(발작유발 시험)

티라민(tyramine, 흔히 치즈나 초콜릿 속에 포함), 글루카곤(glucagon), 히스타민(histamine), 메토클로프라미드(metoclopramide) 등을 사용하여 카테콜아민의 분비를 자극, 발작을 유발하는 시험이다. 발작이 유발되면 혈압은 상승한다. 단, 지속성 고혈압 환자에 대해서는 유발하는 의미가 없으며, 무리하면 혈관이 파열되는 등 위험하기 때문에 실시하지 않는다.

(2) 펜톨라민(phentolamine) 시험

펜톨라민이란 α-blocker를 말한다. 이 시험은 혈압이 높은 환자에 대해서 실시한다. 고혈압이 카테콜아민에 의해 유발된 경우에는 혈압이 저하된다. 이것은 갈색세포종 진단의 참고가 된다. 단, 이 시험에서도 반대로 혈압이 지나치게 내려갈 위험이 있으므로 임산부 등에 대해서는 금기이다.

(3) 내분비 검사

현재 카테콜아민과 그 대사물을 측정하는 것이 가능해졌기 때문에 비교적 안전하고 또한 진단에서 의미가 큰 이 검사가 많이 이용되고 있다. 혈중의 에피네프린, 노르에피네프린을 측정하거나 요중에서 이들 대사물을 측정한다(에피네프린, 노르에피네프린의 최종 대사산물은 메타네프린, 노르메타네프린, VMA〈vanillymandelic acid〉이다). 갈색세포종에서는 혈중 및 요중에서 이들 물질이 높은 수치를 나타낸다.

이러한 검사에서 갈색세포종이 의심되는 경우에는 종양의 위치를 확인하기 위해 다음과 같은 검사가 필요하다.

3) 부위 진단

- CT
- 초음파검사
- 신티그래피

^{131}I-MIBG(^{131}I-meta-iodobenzylguanidine)를 사용한다.

앞에서 설명한 바와 같이 갈색세포종은 반드시 부신수질에만 존재한다고는 할 수 없으므로 전신을 자세하게 조사할 수 있는 검사가 바람직하다. 동맥 및 정맥조영도 실시되고 있지만, 조영할 때 종양으로부터 카테콜아민의 분비가 촉진되어 발작을 유발할 위험이 있으므로 현재는 많이 실시되지 않는다.

4) 치료 및 간호

원칙적으로는 수술하여 종양을 절제한다. 수술이 불가능한 경우나 수술 전 · 수술 중의 전신 관리 등에 약물요법도 이용된다.

(1) 수술요법

유일한 완치요법은 수술로 종양을 절제하는 것이다. 단, 수술 중이나 마취 시에 발작을 일으킬 가능성이 있으므로 일반적으로 다음의 약물요법을 병용한다.

(2) 약물요법

수술 전이나 수술 중, 발작 시, 수술이 불가능한 경우 등에 실시한다.

① α-blocker

혈압을 낮추기 위해 사용한다. 펜톨라민(phentolamine)은 작용 시간이 짧기 때문에 발작 시에 사용한다. 장기간의 치료를 위해서는 phenoxybenzamine이나 prazosin, doxazosin을 사용한다.

② β-blocker

β-blocker는 심장의 수축력을 약하게 하여 수축기의 혈압을 낮춤과 동시에, 빈맥이나 부정맥의 예방을 목적으로 사용한다. 그러나 혈관에 대해서는 오히려 수축시키는 쪽으로 작용하므로 단독으로 사용하는 것은 금기이다. 따라서 반드시 먼저 α-blocker를 사용하고 난 후 β-blocker를 병용하도록 한다.

③ $\alpha_1\beta$-blocker

라베탈롤(labetalol)은 α_1과 β 양쪽 수용체를 모두 차단하는 약이다.

플 러 스 코너

8. 갈색세포종

1) 10% 병

갈색세포종은 "10% 병"이라는 별명으로 불리기도 한다. 무엇이 10%인지 알아보자.

- 이소성(ectopic) : 갈색세포종의 90%는 부신수질에 존재하지만, 10%의 빈도로 부신수질 이외의 장소에 종양이 존재한다.
- 양측성(bilateral) : 갈색세포종의 90%는 좌우 어느 한쪽의 부신에 존재하지만, 10%의 빈도로 양쪽의 부신수질에서 종양이 발생한다.
- 악성(malignancy) : 갈색세포종의 90%는 양성 종양이지만, 10% 빈도로 악성 종양이 있다(특히 고령자에게서 발견).
- 가족성(familial) : 갈색세포종의 90%는 단독으로 발생하지만, 10% 빈도로 가족 내에서 발생한다.

이와 같이 통계학적으로 10%라는 숫자가 자주 나오는 것이 특징이기 때문에 10% 병이라고 불리기도 한다.

2) 난폭한 촉진은 피하자

'혈관조영 검사' 부분에서도 잠깐 다루었지만 갈색세포종은 약간의 자극에 의해서도 카테콜아민을 방출하는 종양이므로, 혈압상승 발작 등을 일으키기 쉬워 매우 위험한 질환이다.

특히 조심성 없이 복부를 촉진하면, 그것이 자극이 되어 카테콜아민이 방출되는 경우도 있다. 그러므로 5H의 전형적인 증상이 모두 나타나는 환자에 대해서는 갈색세포종일 경우를 생각하여 복부 촉진은 신중하게 해야 한다.

3) 갑상선도 촉진해 보자

갈색세포종으로 진단될 가능성이 높아지면 복부만이 아니라 목부분도 만져 본다. 특히 갑상선에 종양이 없는지 확인하는 것이 중요하다. 나중에 나오겠지만, 이것은 MEN – type IIa(Sipple 증후군)일 가능성이 있기 때문이다(갑상선수질암의 유무를 확인).

갈색세포종 핵심정리

병태생리로 보는 갈색세포종

갈색세포종이란 카테콜아민을 대량으로 생산, 저장하고 분비하는 종양으로, 부신수질 또는 부신경절 조직의 크롬친화성 세포에서 발생한다.
부신수질에서 유래하는 종양을 협의의 갈색세포종, 부신밖 부신경절에서 유래하는 종양을 부신경절종으로 명확하게 구별하는 경우가 있다.

VI

병 인	• 다발성 내분비종양증 2형(MEN2), von Hippel-Lindau병(VHL), 신경섬유종증1형(NF1) 등을 기초로 해서 발병하는 경우가 있다.

병 태	• 순환혈액량의 저하나 카테콜아민에 의한 직접 자극(β_1-작용) 등에 의해 신장으로부터 레닌의 분비가 항진되어, 혈장 레닌 활성(PRA)이 높은 수치가 된다.

증 상	• 고혈압 • 고혈당 • 대사항진 • 발한과다 • 두통, 빈맥, 심계항진 • 기립성 저혈압

진 단 및 검 사	• 혈장 카테콜아민 및 소변 카테콜아민 검사 시 수치 증가 • 분비자극 시험(발작유발 시험) • 펜톨라민 시험 • 내분비 검사

치 료	**수술요법** • 종양 절제(부신절제술: 양측성 부신절제술 후에는 평생 글루코코르티코이드 투여) • 약물요법을 병용 **약물요법** • α−blocker : 혈압 낮추기 위해 사용 • β−blocker : 심장 수축력 약하게 하여 수축기의 혈압을 낮춤과 동시에, 빈맥이나 부정맥의 예방을 목적으로 사용 • α_1 β−blocker : α_1과 β양쪽 수용체를 모두 차단(labetalol)

VII 췌장내분비종양

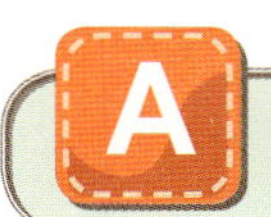

A 총론

1. 췌장의 구조

췌장/이자의 위치는 제1~2요추/허리뼈의 높이에 있고 후복막으로 고정되어 있다.

상장간막정맥과 문맥의 왼쪽 가장자리에서 췌두/이자머리와 췌체(췌장몸통부분 및 췌장꼬리부분)로 분류된다(**그림 7-1**).

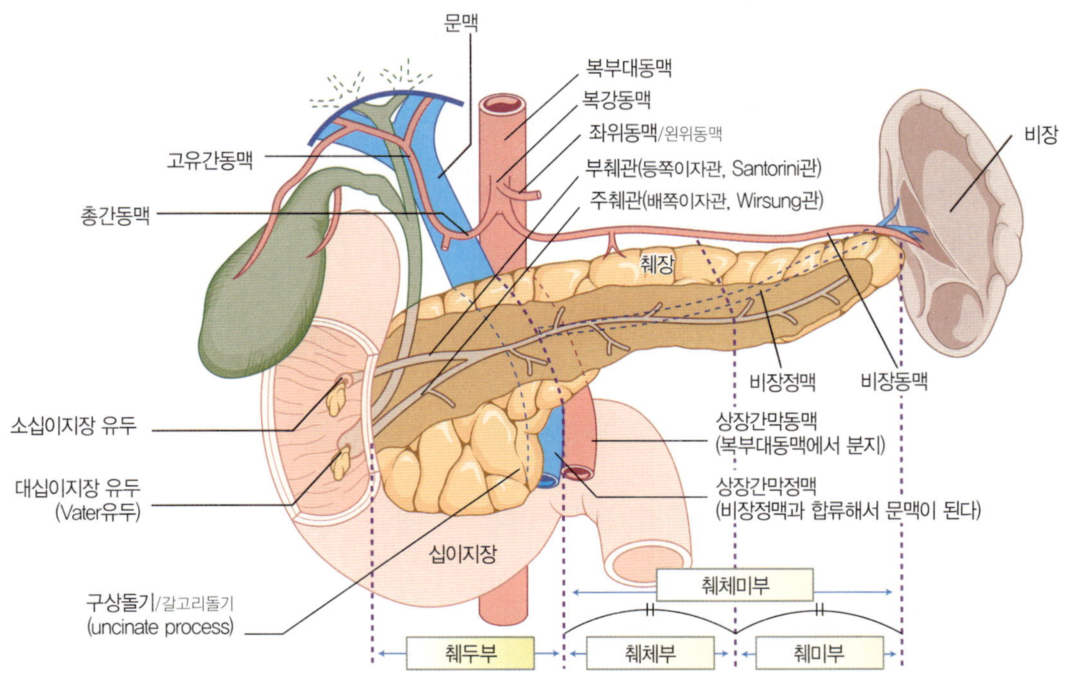

[그림 7-1] 췌장의 구조

2. 췌장의 내분비기능

췌장에는 랑게르한스섬(Langerhan's island)이 산재하며 다양한 호르몬을 생산한다(표 7-1). 또 α, β, δ 세포 외에 위산분비 자극작용이 있는 가스트린을 분비하는 G세포나, 췌외분비 억제작용이 있는 폴리펩티드를 분비하는 PP(pancreatic polypeptide)세포도 존재한다.

	분비물질	작용
α세포	글루카곤	글리코겐 분해나 당신생 등에 의해 혈당치를 올린다.
β세포	인슐린	세포 내에 글루코오스를 흡수해 혈당치를 낮춘다.
δ세포	소마토스타틴	인슐린이나 글루카곤 등의 분비를 억제한다.

※ 소마토스타틴은 시상하부나 소화관 등에서도 생산된다.

[표 7-1] 췌장 세포의 기능

3. 췌장내분비종양

췌장 및 십이지장의 내분비세포에서 유래하는 종양을 췌내분비종양이라고 한다.

췌내분비종양에는 랑게르한스섬에 존재하는 세포에서 발생하는 종양과 랑게르한스섬 이외의 세포에서 발생하는 종양이 있다(표 7-2).

	명칭 → 생산호르몬	주요 증상	발생모지	호발부위	
				췌장	췌장 외
랑게르한스섬에서 발생	인슐린종 → 인슐린	• 저혈당 증상 • 비만	β세포	췌체미부 (이자몸통꼬리부분)	–
랑게르한스섬에서 발생	글루카곤종 → 글루카곤	• 고혈당 • 괴사성 유주홍반	α세포	췌체미부 (이자몸통꼬리부분)	–
랑게르한스섬에서 발생	소마토스타틴종 → 소마토스타틴	• 고혈당 • 지방변 • 담석증 →90%는 무증상	δ세포	췌두부 (이자머리부분)	십이지장
랑게르한스섬 이외에서 발생	가스트린종 → 가스트린	• 난치성 소화궤양 • 만성 수양성 설사	비β세포	췌두부 (이자머리부분)	십이지장, 위, 장간막
랑게르한스섬 이외에서 발생	VIPoma (WDHA증후군) → VIP	• 만성 수양성 설사 • 저칼륨혈증 • 위무산증	비β세포	췌장 전체	십이지장

[표 7-2] 대표적인 내분비종양

췌내분비종양은 다발성 내분비종양증 I형(MEN 1)에 합병되는 경우가 있다.

췌내분비종양은 이전에는 독립된 질환으로 알려져 있었지만, 현재는 신경내분비종양(neuro-endocrine tumor : NET)의 일종으로 간주된다. 췌내분비종양은 NET의 10% 이하를 차지하며 비교적 드문 질환이다.

발생빈도는 비기능성 종양(PP생산종양 등)이 가장 많고(약 50%), 다음으로 인슐린종(약 30%), 가스트린종(약 9%), 글루카곤종(glucagonoma, 약 5%)의 순서이다.

4. 췌내분비종양의 감별(조영 CT)

췌장에서 발생하는 종양으로는 췌장암이 있어 내분비종양과의 감별이 중요하다. 감별에는 조영 CT가 유용하며, 조영효과의 유무에 따라 감별한다.

췌내분비종양에서는 혈행이 풍부(hypervascular)하여 조영하면 종양이 고흡수역을 나타낸다. 췌장암에서는 혈행이 부족하여(hypovascular) 조영하면 종양이 저흡수역을 나타내며, 꼬리쪽 췌관이 확장되어 있다.

B 인슐린종 Insulinoma

1. 개념

췌장 랑게르한스섬 β세포의 종양성 증식으로 인슐린이 자율적으로 분비되고, 저혈당 증상으로 공복 시 의식장애, 경련발작 등을 일으키는 질환이다. 건강해 보이는 사람(40~60세에 많다)이 공복 시에 저혈당 증상을 일으켰을 때에는 인슐린종일 가능성이 가장 높다고 볼 수 있다. 증상으로는 아급성, 만성의 저혈당 증상을 보이므로 중추신경장애에 의한 증상이 먼저 나타난다. 또, 진행되면 비가역적으로 중추신경기능 장애를 일으키므로 정신질환으로 착각하는 경우가 있다. 실제로 인슐린종 환자가 정신병원에서 발견되는 경우도 드물지 않다. 흥분성 조증, 간질, 몽롱한 상태, 건강염려증(hypochondria), 혼미 등의 증상이 중심이 되어 나타나기 때문이다. 또한 인슐린종에서는 비만 경향이 종종 나타나는 점이 중요한데, 이것은 인슐린에 동화를 촉진하는 작용이 있기 때문이다.

이 질환의 90%는 양성이며 단발적으로 발생하지만, 때로 악성 종양으로 발견되거나 또는 부갑상선종, 뇌하수체선종을 동반하는 경우가 있다(이 세 가지를 모두 갖춘 것은 다발성 내분비선종증 I형 : MEN type I, 또는 Wermer 증후군이라고 한다.). 인슐린종에 양성 종양이 많다는 점은 췌장에 발생하는 또 다른 유명한 종양인 가스트린종(gastrinoma : Zollinger-Ellison 증후군을 일으키는 것으로 유명)에 악성 종양이 많은 것과 정반대이므로 함께 기억해 두는 것이 좋다. 발생하는 장소를 보면 대부분 췌장의 몸통 · 꼬리부분이다.

식사섭취 및 포도당 투여로 증상이 개선된다.

2. 병태생리

인슐린종은 인슐린의 지속적 분비에 의해 동화작용이 항진하고, 비만경향을 나타내는 경우가 많다. 뚜렷한 피하지방의 축적이 특징적이다.

인슐린의 작용으로 저혈당이 진행되면 식은땀, 떨림, 빈맥 등의 교감신경증상을 일으키지만 이들 증상은 음식을 섭취하면 호전된다. 따라서 인슐린종 환자는 과식하기 쉬워 비만으로 진행되기 쉽다.

3. 증상

다음과 같은 세 가지 징후(Whipple's triad)가 나타난다.

① 공복 시(또는 운동시)에 의식소실발작(저혈당 발작)을 일으킨다.

② 발작 시의 혈당치는 50mg/dL 이하이다.
③ 섭식(포도당 투여)으로 증상이 개선된다.

이 외에 심계항진, 발한, 이상행동, 비만 등의 증상이 나타난다.

4. 진단

인슐린종의 존재진단 및 종양의 국소진단이 필요하다.

Whipple's triad가 진단가치가 높다. 또한 공복 시의 저혈당과 그때의 높은 혈중 인슐린 수치가 증명되면 된다. 즉 저혈당이 나타나면 인슐린이 분비되지 않는 것이 정상적인 반응이지만, 반대로 인슐린의 분비가 상대적으로 높은 수치를 지속하고 있다는 점이 인슐린종의 특징이다. 인슐린종에서는 인슐린 분비에 자율성이 있어 분비억제를 받지 않는다.

따라서 혈중 인슐린이 정상 범위에 있다고 해도 혈당이 낮으면 상대적으로 인슐린이 과잉 분비되고 있다는 진단이 내려진다. 이와 같은 경우를 진단하기 위해 "수정 인슐린 혈당치"라고 하는 지표가 사용되기도 한다.

$$\text{수정 인슐린 혈당치} = \frac{\text{공복시 IRI}(\mu\text{U/mL})}{\text{공복시 혈당} - 30(\text{mg/dL})} \times 100$$

이 수정 인슐린 혈당치가 200 이상이면 인슐린종이라고 진단해도 된다. 이 식에서 보면 건강한 사람은 혈당치가 30(mg/dL) 이하까지 내려가면 인슐린의 분비가 0이 된다는 점이다. 인슐린의 정상치는 5~10(μU/dL)이므로, 예를 들어 공복 시 인슐린이 10으로 정상수치를 나타내어도, 공복 시 혈당이 35(mg/dL)라고 한다면 수정 인슐린 혈당치는 200이 되어 인슐린종이라고 진단을 내리는 것이다.

또한 이와 같은 수정 인슐린 혈당치 등을 사용하지 않고 단순히 다음과 같은 것을 지표로 하는 진단법도 있다.

혈당/인슐린 : 2.5 이하이면 인슐린종
(정상이라면 2.5 이상)
인슐린/혈당 : 0.5 이상이면 인슐린종
(정상이라면 0.3 이하)

공복 시 인슐린과 공복 시 혈당의 두 가지를 측정하는 것은 인슐린종의 진단에서 매우 중요하다.

5. 그 밖의 검사법

1) C – peptide 억제시험

인슐린을 주사해서 저혈당을 유발하면 건강한 사람에서는 인슐린의 분비가 억제되므로 C-peptide의 분비가 절반 이하까지 감소한다. 그러나 인슐린종 환자에서는 인슐린이 자율적으로 과잉 분비되고 있으므로 C-peptide의 분비가 감소되지 않는다.

2) 영상진단

① 복부 CT

조영 CT에서 enhancement된 종양으로 보인다.

② 선택적 혈관조영

혈관이 많은 종양 농염상이 나타난다.

3) 선택적 동맥내 자극물 주입시험 SACI test

Ca을 이용한 SACI(selective arterial calcium injection) test를 실시하여 종양의 위치를 결정한다.

이상이 인슐린종의 검사법이다. 일반적으로, 호르몬의 분비과잉이 의심될 때에는 진단 시 분비 억제시험을 이용하는 것이 원칙이다. 따라서 인슐린종의 경우에도 환자를 저혈당 상태로 하여 인슐린의 분비가 억제되는 방향으로 유도한다는 점이 중요하다. 억제시험에서 "억제되지 않으면 인슐린종"이라고 진단 내릴 수 있기 때문이다.

6. 치료 및 간호

기본적으로 외과적 수술로 선종을 제거하는 것이 가장 좋다. 혈관조영에 의한 진단율은 20% 이하라는 보고도 있고, 종양이 발견되지 않아 부위를 진단할 수 없는 경우도 있었지만 최근에는 앞에서 말한 SACI test를 병용함으로써 거의 100% 국소진단이 가능하게 되었다.

양성 종양인 경우에는 핵출을 실시하는데, 핵출이 어려운 경우는 췌체미부를 절제한다.

핵출

종양 등을 도려내듯이 전체가 파손되지 않도록 적출하는 수술이다.
양성 종양의 근치를 목적으로 실시하는 경우가 많다.

절제가 불가능한 증례에 대해서는 다음과 같은 약물요법이 사용된다.

- 항암제
- Streptozotocin(STZ) : 췌장 β세포를 선택적으로 파괴하는 약이다.
- Somatostatin analogue : 인슐린종(insulinoma)은 somatostatin 수용체 발현이 50% 정도이므로 절반은 무효이다.

다발성이나 악성으로 수술적응이 되지 않는 경우는 약물요법을 실시한다.

또한 야간 저혈당에는 위장 카테터를 통해 소량의 포도당을 지속적으로 투여하는 것이 효과적이다.

7. 감별진단

인슐린종과의 감별진단이 필요한 질환으로서 인슐린 자가면역 증후군이 있다. 증상은 인슐린종과 같지만, 때때로 반응성(식후성) 저혈당증과 유사한 증상을 나타내는 경우가 있다. 진단은 혈중 인슐린에 대한 항체가 검출되면 확정된다. 또한 혈중 인슐린 수치가 비정상적으로 높게 나타나면 인슐린 자가면역 증후군을 의심해야 한다. 저혈당이 지속되는 경우에는 부신피질 스테로이드제를 사용한다.

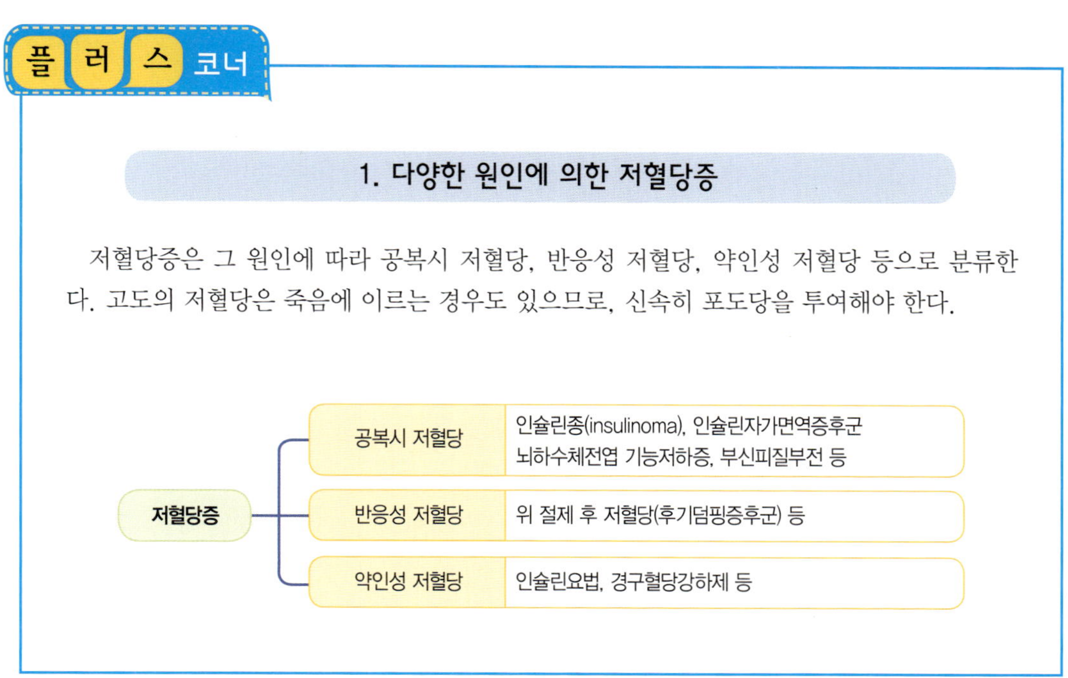

C 가스트린종 Gastrinoma

1. 정의

주로 췌장과 십이지장에서 발생하는 가스트린생산종양으로 가스트린의 과잉분비에 의해 위산분비가 항진해 소화궤양이 발생한다. 악성 종양인 경우가 많고 간으로 전이되기 쉽다.

2. 병태생리

가스트린종에서는 가스트린이 자율성으로 과잉 분비되어 위 · 십이지장궤양을 일으킨다.

3. 증상

명치통증, 반복되는 상복부통, 만성 수양성 설사 및 지방변이 보인다.

가스트린종의 약 25%는 MEN1형으로 발병한다. 그 경우에는 뇌하수체 종양, 부갑상선종양 · 과형성이 합병되는 경우가 많다.

재발성, 다발성의 위 · 십이지장궤양(gastroduodenal ulcer)이나 십이지장팽대 후구부 궤양(postbulbar duodenal ulcer, 구부에서 항문측 궤양)이 나타난 경우는 반드시 가스트린종(Zollinger-Ellison증후군)을 고려해야 한다.

4. 진단

진단에는 가스트린종의 존재진단 및 종양의 국소진단이 필요하다.

① 존재진단

혈청가스트린이 200pg/mL 이상 상승하고, 기초 위산분비량(BAO)이 상승하면 가스트린종이 존재하는 것이다.

세크레틴 정맥주사 부하시험, 칼슘 정맥주사 부하시험을 실시한다.

② 국소진단

- 복부초음파, CT(종양은 매우 작은 경우가 많으므로 영상진단은 어렵다)
- 선택적 동맥내 세크레틴 주입시험(SASI시험), 선택적 동맥내 칼슘 주입시험(SACI시험)

5. 치료 및 간호

① 외과적 요법

원발소를 절제할 수 있으면 췌장종양 절제술을 실시하고 절제할 수 없으면 전체위제거술을 실시한다.

② 내과적 요법

대증요법으로 H_2수용체 길항제, 프로톤펌프저해제를 투여하고 항종양요법으로 소마토스타틴아날로그(옥토레오타이드), mTOR저해제(에베로리무스)를 투여한다.

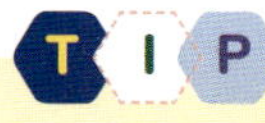

십이지장 가스트린종

가스트린종은 췌장뿐만 아니라 십이지장 등에도 발생한다.

췌장에서 발생하는 가스트린종은 발견하기가 어렵지만, 십이지장의 병소에서는 상부소화관 내시경 하에서 점막하종양으로 나타나는 경우가 많다.

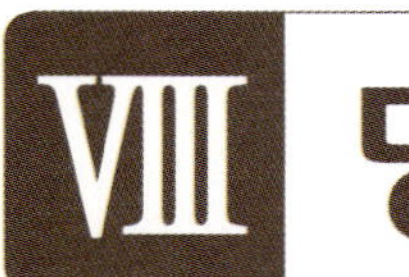

당 대사이상

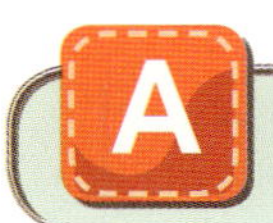

총론

당의 이용

글루코오스(glucose, 포도당)는 몸에 가장 중요한 에너지원으로 혈액 속에서 전신의 세포로 유입된다. 일반적으로 혈중 글루코오스 농도(혈당치)는 좁은 범위에서 일정하게 유지된다. 이것은 인슐린을 비롯한 호르몬이나 신경계의 활동으로 당의 출입이 세밀하게 조절되기 때문이다.

식후에 포도당의 양이 많아지면 인슐린의 작용으로 간이나 근육에서 글리코겐으로 변하거나, 지방조직에서 지방으로 저장되기도 하여, 혈당치는 공복상태의 값으로까지 저하된다.

한편, 식간에 혈당치가 저하되면 글루카곤 등 인슐린 길항호르몬의 작용으로 간에 저장되어 있던 글리코겐이 포도당으로 분해되어 혈액 중으로 공급된다. 그 결과 혈당치는 정상범위로 유지된다.

당의 흐름

당의 흐름은 췌장에서의 인슐린 분비와 그 작용을 받는 장기의 당 흡수에 의해 조절된다. 따라서 혈당치는 식간이나 야간에는 정상 범위를 유지하고, 식후에 일시적으로 상승한 혈당치는 재빨리 정상범위로 회복된다.

혈당과 호르몬

생체 내에서 혈당은, 혈중으로 당이 출입함으로써 조절되고 있다. 당이 출입한다는 것은 혈중에서 나가는 당이 있는가 하면, 혈중으로 들어오는 당도 있다는 의미이다. 그렇다면, 혈중으로 당을 들어가게 하는 장기는 무엇이며, 거꾸로 혈중에서 당을 빼내는 장기는 무엇일까?

먼저 혈중으로 당을 들어가게 하는 장기에는 다음의 두 가지가 있다.

① 소화관(음식으로부터)
② 간(glycogen의 분해와 glucose의 신생에 의해)

반대로 혈중에서 당을 빼내는 장기는 다음의 다섯 가지이다.

① 신장 ② 근육
③ 뇌 ④ 간
⑤ 지방조직

이것을 보면 알 수 있듯이, 혈중으로 당을 들여보내고 빼내는 것이 모두 가능한 장기는 간뿐이다(그림 8-1).

이들 조직으로 가는 당의 출입을 조절함으로써 혈당이 조절된다. 그리고 조직으로 가는 당의 출입을 조절하는 호르몬이 당 대사에 관여하는 호르몬이 되는 것이다. 그러면 구체적으로 어떠한 호르몬이 당 대사에 관여하고 있는지 살펴보자.

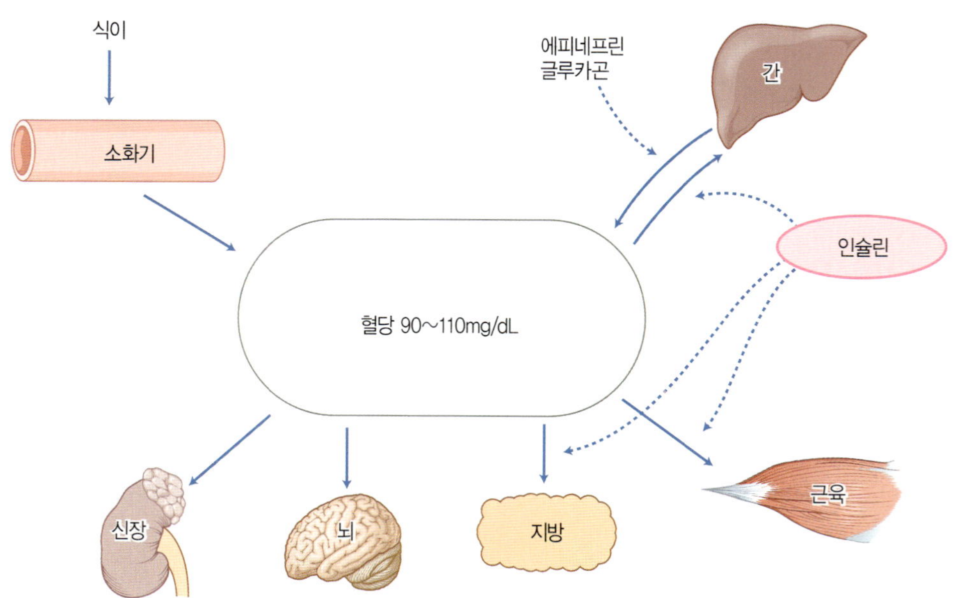

[그림 8-1] 혈당을 출입시키는 장기

	호르몬명	분비기관
혈당강하작용 호르몬	인슐린	췌장 랑게르한스섬 β세포
혈당상승작용 호르몬	글루카곤	췌장 랑게르한스섬 α세포
	코르티솔	부신피질
	성장호르몬	뇌하수체전엽
	카테콜아민	교감신경, 부신수질

[표 8-1] 혈당조절에 관여하는 호르몬

표 8-1에 나타낸 것처럼, 혈당을 낮추는 작용을 하는 것은 인슐린밖에 없다. 부신피질호르몬, 부신피질 자극호르몬(ACTH), 성장호르몬(GH) 등의 호르몬은 혈당을 높이는 쪽으로 작용한다. 혈당을 낮추는 것은 하나뿐인 데에 비해 혈당을 높이는 호르몬이 많은 이유가 무엇일까?

이것은 생체가 고혈당보다는 저혈당에 대해 강하게 제어되고 있다는 것을 의미한다. 혈당은 생체에 있어서 매우 중요한 에너지원이기 때문에 혈당이 너무 내려가지 않도록 여러 단계로 대비하고 있는 것이다. 반면에, 밥을 먹지 않으면 혈당 치료를 하지 않아도 내려가므로 혈당을 낮추려고 특별히 몇 단계의 장치를 할 필요는 없기 때문이다.

 당질대사

공복상태(저혈당상태)에서는 지방이 분해되어 글리세롤과 유리지방산(FFA)이 생산된다. 글리세롤은 간에서의 당신생에 의해 글루코오스가 되고, FFA는 전신조직에서 에너지원으로 직접 이용된다.

혈액 속의 당이 감소했을 때 간에서 글리코겐 이외의 물질로부터 글루코오스를 합성해서 부족한 당을 보충하는 것을 당신생이라고 한다. 간은 축적되어 있는 당을 방출하거나 당 이외의 물질로 당을 만들 수 있다.

FFA가 간에서 대사되면 케톤체라는 산성의 부산물이 생성된다. 보통, 뇌는 당만 에너지원으로 하고 다른 조직처럼 FFA를 에너지원으로 이용할 수는 없지만, 저혈당 상태에서는 생명을 유지하기 위해 케톤체를 에너지원으로 이용하게 된다. 다만, 케톤체가 체내에 과잉 축적되면 케토산증(ketoacidosis)을 일으킨다.

5 인슐린

인슐린은 췌장에서 합성, 분비된다.

인슐린을 분비하는 세포는 랑게르한스섬(Langerhans' island)의 β-cell이며, 이것은 췌장 중에서도 꼬리부분에 주로 분포되어 있다(표 8-2).

	분비물질	작용
α세포	글루카곤	혈당치를 올린다.
β세포	인슐린	혈당치를 낮춘다.
δ세포	소마토스타틴	인슐린이나 글루카곤 등의 분비를 억제한다.

[표 8-2] 랑게르한스섬에 존재하는 세포

1. 인슐린의 합성 및 분비

인슐린은 A chain(아미노산 21개)과 B chain(아미노산 30개)이 2군데의 S-S 결합으로 연결된 분자량 5,734의 단백질이다. 인슐린은 먼저 ribosome 상에서 **전전구인슐린**/풋인슐린전구물질(preproinsulin)의 형태로 합성되는데, 골지 장치에서 전구인슐린/풋인슐린(pro-insulin)의 형태로 바뀌며, 다시 인슐린과 C-peptide(CPR, 인슐린이 떨어져 나간 나머지 부분)의 두 부분으로 분리된다. 분비과립 중에는 인슐린뿐만 아니라 C-peptide도 포함되어 있어 인슐린과 함께 분비된다(**그림 8-2**).

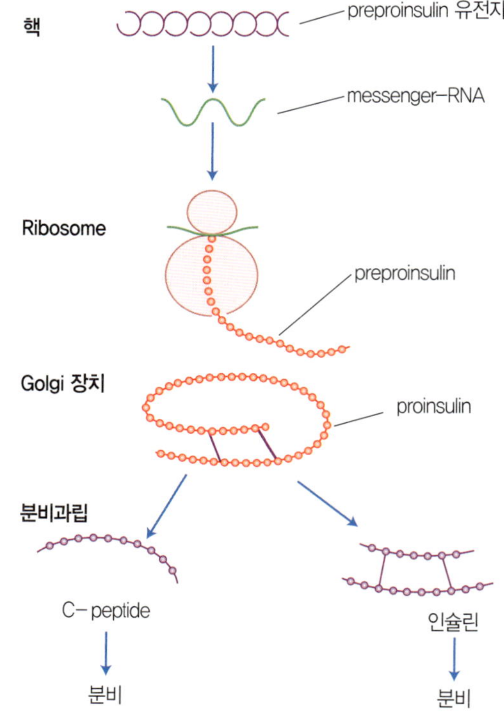

[그림 8-2] 인슐린의 합성과 분비

2. 인슐린 분비 촉진인자

인슐린의 분비를 촉진하는 인자로는 다음과 같은 것들이 있다.

- 포도당(glucose)
- arginine
- 글루카곤(glucagon)
- 미주신경 자극
- 교감신경 β작용
- K^+
- 케톤체(ketone body)
- 지방산(fatty acid)

1) 포도당 Glucose

혈당이 올라가면 혈당을 낮추기 위해 인슐린이 분비된다.

2) Arginine

일반적으로 식사를 하면 혈당이 높아진다. 식사를 하면 위에서 단백질이 분해되므로 아미노산이 많이 생기는데, 이것이 인슐린 분비를 자극하는 신호로 작용한다.

3) 글루카콘 Glucagon

글루카곤에는 혈당을 높이는 작용이 있는데, 혈당이 높아지면 인슐린이 분비된다.

4) 미주신경자극

식사를 했을 때는 위가 움직인다. 위가 움직일 때에는 미주신경(vagus nerve)이 작용하는데, 이 작용이 동시에 인슐린의 분비도 촉진시킨다.

5) 교감신경 β작용

β-수용체에 대한 자극은 호르몬의 분비를 촉진하는 방향으로 작용하는 경우가 많다(레닌의 분비자극을 생각해 보자).

Ⅷ

6) K^+(칼륨이온)

인슐린이 작용하여 혈당이 낮아지는 이유는 인슐린이 혈당을 세포 속으로 흡수시키도록 작용하기 때문이다. 이때 K^+도 함께 세포 속으로 흡수된다. 따라서 인슐린은 저칼륨혈증(hypokalemia)을 일으키는 방향으로 작용하게 된다. 반대로 고칼륨혈증(hyperkalemia)은 인슐린의 분비를 일으키도록 작용한다.

7) 케톤체 Ketone body, 지방산 Fatty acid

당뇨병 환자를 생각하면 이해할 수 있을 것이다. 인슐린의 분비가 부족해지면 세포가 당을 이용할 수 없기 때문에 케톤체, 지방산이 쌓이게 된다(이유는 나중에 설명하겠다). 따라서 혈중 케톤체, 지방산의 상승은 인슐린 분비의 발화점이 되는 것이다.

3. 인슐린 분비 억제인자

한편 인슐린의 분비를 억제하는 인자로는 다음의 두 가지가 있다.

1) 교감신경 α작용

β-수용체에 대한 자극과는 반대로 α-수용체에 대한 작용은 호르몬의 분비를 억제하는 방향으로 작용하는 경우가 많다.

2) Serotonin과 diazoxide

이들은 교감신경 α-수용체를 자극함으로써 인슐린의 분비를 억제하는 작용을 한다.

이상을 요약하면 **표 8-3**과 같다.

인슐린 분비를 촉진하는 인자	인슐린 분비를 억제하는 인자
• 글루코스 • 아르기닌 • 글루카곤 • 미주신경자극 • 교감신경β작용 • K^+ • 케톤체 • 지방산 • 아미노산 • 인크레틴	• 교감신경 α작용 serotonin diazoxide • 소마토스타틴

[표 8-3] 인슐린 분비에 작용하는 인자

4. 인슐린의 작용

인슐린은 혈당을 낮추는 작용이 있는 호르몬으로, 당이 세포 내에 흡수되도록 작용한다. 따라서 인슐린의 작용을 생각할 때에는 단순히 "혈당이 내려간다"는 것뿐만이 아니라, "당을 흡수한 세포는 그 다음에 어떻게 되는가" 생각해야 한다. **인슐린이 작용하는 주요 장기는 간, 근육, 지방조직이다.** 각각의 장기에서 인슐린이 어떠한 작용을 하는지 자세히 살펴보겠다.

1) 간에 대한 작용

인슐린에 의해 간의 세포 속으로 당이 흡수되면, 세포는 그것을 글리코겐(glycogen)의 형태로 저장한다. 또한 당을 이용해서 에너지를 생산하는 것도 가능하기 때문에 해당계의 key enzyme이 유도된다.

요약하면 다음과 같다.

- 글루코겐의 합성촉진
- 글루코겐의 분해억제
- 해당계의 key enzyme의 유도
- 당 신생계의 key enzyme의 유도억제

인슐린이 부족한 경우에는 이와 반대의 현상이 일어난다. 즉, 글리코겐의 분해가 촉진되어 혈당을 상승시키는 방향으로 바뀌고, 해당계의 key enzyme 유도가 억제되어 당의 이용도 억제된다. 그 결과 TCA회로가 작동하기 어려워져, TCA회로의 원료이기도 한 acetyl-CoA가 쌓이게 된다. 쌓인 acetyl-CoA는 케톤체로 바뀌거나 콜레스테롤로 합성된다.

2) 근육에 대한 작용

간에서와 마찬가지로 근육에서도 인슐린이 작용하면 글리코겐의 합성이 촉진된다. 더욱이 아미노산의 흡수도 촉진되어 단백질의 합성이 왕성해진다. 앞에서 서술한 것처럼 당을 세포 내로 흡수할 때에는 K^+도 함께 흡수되기 때문에, 세포 내의 K^+량이 증가하여 막전위(membrane potential)가 상승한다. 이처럼 인슐린이 존재하면, 단백질의 합성이 촉진되어 근육이 두꺼워지게 된다. 즉 성장기에 꼭 필요한 호르몬이므로 유년기에 인슐린이 부족해 발생하는 소아 당뇨병의 경우 키나 체중 등에서 발육부전이 일어난다. 성인이 되고 나서도 인슐린이 부족하면 근육량이 감소하고, 세포막전위가 낮아지기 때문에 무력감과 권태감을 느끼게 된다.

다시 한 번, 근육에 대한 인슐린의 작용을 요약하면 다음과 같다.

- 글리코겐의 합성촉진
- 아미노산의 흡수촉진 → 단백질의 합성촉진
- K^+의 흡수촉진 → 막전위의 상승

3) 지방조직에 대한 작용

지금까지 간·근육을 살펴보면서 어느 정도 예상할 수 있겠지만, 인슐린은 당이나 단백질 등, 물질의 합성과 저장에 관여한다는 것을 알 수 있다. 인슐린은 지방조직에 대해서도 예외 없이 지방합성을 촉진하는 쪽으로 작용하여 지방조직으로 당이 흡수되도록 촉진하는 작용도 한다. 지방도 어떤 의미에서는 글리코겐과 마찬가지로 당의 저장 형태의 하나이므로 역시 인슐린은 물질의 합성 · 저장에 관여한다고 할 수 있다. 또 인슐린은 지방조직 내에서 단백질의 합성도 촉진한다. 지방조직에 대한 인슐린의 작용을 정리해 보면 다음과 같다.

- 지방 합성의 촉진
- 지방 분해의 억제
- 당 흡수·소비의 촉진
- 단백질 합성의 촉진

이상을 요약하면 인슐린은 간, 근육, 지방조직에 작용하여 **당의 흡수를 촉진하는 작용**이 있으며, 그 결과로 혈당을 낮추는 것이다. 앞에서 서술한 것처럼 혈중에서 당을 빼낼 수 있는 장기로는 신장, 뇌, 간, 근육, 지방조직의 다섯 가지이지만, **인슐린이 신장과 뇌에 대해서는 당의 흡수를 촉진하지 않는다**는 것이 중요하다. 신장과 뇌는 에너지 소비가 매우 높은 장기이지만, 매우 중요한 기능을 담당하는 장기인 만큼 인슐린 수치의 높고 낮음에 따라 그 기능이 직접적으로 영향을 받지 않도록 되어 있는 것이다.

VIII

플러스 코너

1. 인슐린 분비와 작용기전

1) 랑게르한스섬β 세포

① GLUT(glucose transporter, 포도당수송체)2를 통해 췌장의 랑게르한스섬 β 세포 안에 당(글루코오스)이 유입된다.

② 세포 내로 유입된 당은 해당계나 TCA회로에서 대사되어 ATP가 생산된다.

③ 일반적으로 세포 내는 K^+채널에서의 K^+의 유출로 마이너스 전하를 띠지만 생산된 ATP가 이 K^+채널을 봉쇄하기 때문에 세포 내에 K^+가 축적되어 점차 플러스 전하를 띠게 된다.

④ 그 결과 세포막의 탈분극이 일어나고 그 자극으로 Ca^{2+}채널이 열린다.

⑤ Ca^{2+}채널을 통해 세포 내로 유입된 Ca^{2+}에 의해 세포 내의 Ca^{2+}농도가 상승한다.

⑥ Ca^{2+}농도의 상승 자극으로 분비된 과립내 인슐린이 혈중으로 분비된다.

2) 인슐린 표적세포

인슐린이 표적세포막상의 수용체와 결합하면(인슐린 수용체는 α, β 두 종류의 서브유닛으로 이루어진다) 수용체는 인산화되고 활성화되어, 세포내 다른 단백질(인슐린수용체 기질 〈IRS〉 등)을 인산화한다. 그러면 이 단백질은 다시 하류의 다양한 단백질로 신호를 전달하고 최종적으로는 GLUT4의 세포막상으로 이동해 대사효소의 활성화, 불활성화, 유전자발현 등이 일어난다.

그 결과, 세포 내로 당이 흡수되거나 글리코겐, 지방, 단백질의 합성이 촉진되고, 당신생 및 지방, 단백질의 분해는 억제된다.

3) GLUT2와 GLUT4

세포내 당(글루코오스)의 흡수는 세포막상의 특이적 운반(carrier)단백질인 GLUT에 의해 이루어진다. GLUT에는 1~5개의 종류가 있는데 당뇨병을 이해하려면 특히 GLUT2와 GLUT4가 중요하다.

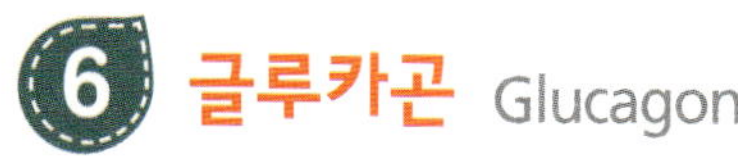

6 글루카곤 Glucagon

글루카곤(glucagon)도 인슐린과 마찬가지로 췌장에서 합성, 분비되는 호르몬이다. 인슐린을 분비하는 세포가 랑게르한스섬(Langerhans' island)의 β 세포인 것에 비해, 글루카곤은 α 세포로부터 분비된다는 점이 다르다.

1) 글루카곤의 합성 · 분비

글루카곤은 29개의 아미노산으로 이루어진 분자량 3,485의 단백질이다. 인슐린과 달리 직쇄상 구조로 되어 있다.

2) 글루카곤의 분비조절

글루카곤의 분비를 조절하는 인자를 요약하면 **표 8-4**와 같다.

3) 글루카곤의 작용

글루카곤의 작용을 요약하면 **표 8-5**와 같다. 간에 대한 작용이 중요하며, "인슐린의 작용과 정반대"라고 기억하면 된다.

글루카곤의 분비를 촉진하는 인자	글루카곤의 분비를 억제하는 인자
• 아미노산 { arginine alanine 등 • hypoglycemia • 에피네프린 • 교감신경β – 수용체 자극제 • cyclic AMP, theophylline, peptide hormone { GIP VIP bombesin 등	• 당류 { glucose xylitol mannose fructose 등 • 교감신경α – 수용체 자극제 • 아세틸콜린 • L – dopa • free fatty acid • 소마토스타틴

[표 8-4] 글루카곤의 분비 조절

간	• 글리코겐의 분해촉진 • 글리코겐의 합성억제 • cyclic AMP의 농도상승 • 해당계 key enzyme 등의 유도 • 당 신생계 key enzyme 등의 억제
간 외	• 지방분해 • 인슐린의 분비촉진 • 성장호르몬의 분비 • 가스트린의 분비억제 • 에피네프린의 상승 • 심근에 대한 수축 • 위산분비의 억제 • 담즙의 배설촉진 • cyclic AMP의 농도상승

[표 8-5] 글루카곤의 작용

7 검사 및 정상치

1) 혈당치

정상치는 아침 공복 시에 70~109mg/dL이다.

당뇨병 진단에 이용되는 혈당치에는 공복 시 혈당치, 75g OGTT 2시간치, 수시 혈당치의 세 종류가 있다. 각각의 검사방법과 특징은 **표 8-6**과 같다.

혈당치의 종류	특징
공복 시 혈당치	• 식후 10시간 이상 간격을 두고 측정한다. • 일반적으로는 전날 밤 9시 이후 절식하고 다음날 아침식사 전에 채혈한다.
75g OGTT 2시간치	• 10시간 이상 절식한 후 75g의 포도당을 경구 부하하고 2시간 후에 채혈한다.
수시 혈당치	• 식사와는 관계없이 측정한 혈당치

[표 8-6] 혈당치의 종류와 특징

2) 혈장 인슐린 수치

정상치는 아침 공복 시에 3~17μU/mL이다.

3) 혈장 C-peptide(CPR) 수치

C-peptide는 인슐린이 분비될 때에 분비된 인슐린과 똑같은 개수만 분비된다. 따라서 혈장 C-peptide 수치는 인슐린의 분비량을 반영한다.

정상치는 1~3ng/mL이다.

혈장 C-peptide 수치를 측정하는 것은 인슐린이 실제로 어느 정도 분비되고 있는가를 알려고 할 때이다. 이해하기 쉽게 구체적인 예를 들어 보자.

당뇨병 환자의 경우, 췌장의 β 세포가 인슐린을 어느 정도 더 분비할 능력이 있는지를 판정하는 것은 치료를 진행시켜 가는 데 있어서 매우 중요하지만, 그럴 경우 혈장 인슐린 수치를 측정하는 것만으로는 판정이 불충분할 때가 있다. 왜냐하면 당뇨병 치료에 인슐린을 사용하면, 인슐린에 대한 항체가 체내에서 만들어지게 되므로 측정 방법상 혈장 인슐린 수치가 정확하게 나타나지 않기 때문이다. 또한 인슐린은 신장에서 대사되지만, 당뇨병이 진행되어 신장 기능이 저하되면 신장에서의 인슐린 대사도 저하되기 때문에 혈장 인슐린 수치는 완만하게 저하되는 것처럼 보이거나, 오히려 상승하고 있는 것처럼 보일 때가 있다. 그러나 실제로는 증상이 오히려 악화되어 β 세포에서의 인슐린 분비는 이전보다 더욱 저하되어 있다.

이와 같은 이유로 혈장 인슐린 수치는 인슐린의 분비량을 반영하는 인자로서 불확실한 경우가 있으므로, 혈장 C-peptide 수치를 측정하는 것이다. C-peptide는 당뇨병의 치료 상태나 신장기능의 상태에 좌우되지 않기 때문에 당뇨병의 진행 여부에 상관없이 인슐린의 분비량을 반영한다.

4) 혈장 글루카곤 수치

정상치는 40~180pg/mL이다.

5) 당화 헤모글로빈 Glycosylated Hb : 헤모글로빈 A1c(HbA1c)

HbA1c는 헤모글로빈(Hb)의 α chain이나 β chain에 포도당이 결합된 당화 헤모글로빈(글리코헤모글로빈)을 말하는 것으로, 혈당치가 높으면 증가한다. **장기간(약 2개월간)의 평균 혈당 조절상황을 추정하기 위한 지표가 된다.**

정상치는 4.3~5.7%이다.

성인 Hb의 약 90%를 차지하는 HbA는 정상 혈당치에서는 당과 결합하지 않는다.

고혈당의 상태가 지속되면 HbA와 당이 결합해 HbA1c가 되는데 초기에는 결합이 가역적이기 때문에 혈당치가 떨어지면 분리된다. 그러나 고혈당이 1~2개월 지속되면 HbA와 당의 결합은 더욱 견고해져 적혈구가 수명을 다할 때까지 120일간 혈중에 존재한다. 이렇게 장기간 고혈당이 지속되면 안정형 HbA1c가 증가하게 된다.

HbA1c(NGSP)값이 6.9%(HbA1c[JDS]값 6.5%)이상이 되면 미세혈관의 합병증이 진행되기 시작한다.

그러나 HbA1c가 평균혈당을 정확하게 반영하지 않는 경우가 있다.

전격성 1형 당뇨병처럼 급격하게 고혈당을 일으키는 병태에서는 HbA1c가 상승하지 않는 경우가 있다.

HbA1c는 어디까지나 혈당치의 평균을 반영한 것이고, HbA1c가 정상이라도 고혈당과 저혈당을 반복하는 경우가 있으므로 주의해야 한다.

혈당조절의 지표로서 HbA1c 이외에 당화 알부민과 1,5-AG가 있다.

6) 당화 알부민 Glycosylated albumin

당과 결합한 알부민의 비율을 말하며, 과거 2~3주일간의 혈당치를 반영한다. 좀 더 세밀한 혈당조절을 필요로 하는 임신 당뇨병의 경과를 보는 데 유용하다.

7) 1,5 anhydroglucitol (1,5AG)

1,5AG는 구조가 포도당(glucose)과 비슷한 polyol로서 체내에 많이 존재하고 있다. 고혈당에 동반되는 포도당 배설(요당)에 의해 재흡수가 경합 억제를 받아 요중으로 소실되어 혈중 농도가 낮아진다. 1,5AG는 요당의 영향을 받아 증감하기 때문에 현재 또는 앞으로의 혈당조절 상태와 상관관계를 나타낸다.

8) 경구 포도당 부하시험 Oral glucose tolerance test : OGTT

아침 공복 시에 포도당을 복용시켜 30, 60, 90, 120, 180분 후에 채혈하여, 혈당치, 혈장 인슐린 수치 등을 조사하는 시험이다.

B 당뇨병 Diabetes mellitus : DM

 개념

당뇨병을 명확히 정의하기는 매우 어렵지만 WHO의 정의에 따르면 당뇨병이란 만성 고혈당 상태(혈중 포도당 농도의 과잉상태)로서 그 원인에는 다수의 환경인자, 유전인자 및 그들의 복합인자가 있는데, 고혈당은 인슐린의 결핍 또는 인슐린과 길항작용이 있는 호르몬의 과잉에서 기인한다고 추정되며, 이 불균형에 의해 당질, 단백질, 지질대사 이상이 야기된다. 그 중대한 결과로서, 당뇨병에 특징적인 여러 증상, 케톤산증(당뇨병성 혼수), 신장, 망막의 혈관병변, 말초신경장애, 고도의 동맥경화증이 초래되는 병이라고 되어 있다. 당뇨병의 분류는 **표 8-7**에 제시되어 있다.

 분류

1) 1형 당뇨병 (type 1)

15세 이하의 연소자들에게 많으며 당뇨병 전체에서 5% 이하를 차지한다.

2) 2형 당뇨병 (type 2)

40세 이상의 성인에게서 나타나며 당뇨병 전체에서 70% 이상의 비율을 차지한다. 여기에 대해서는 나중에 자세하게 설명하겠다.

3) 기타 형태

그 밖의 형태에는 유전자 이상에 의한 당뇨병과 특정 상태나 증후군에 관련되어 증상이 나타나는 당뇨병이 있다.

① 췌장질환에 의한 것

급성, 만성 췌장염이나 혈색소증(hemochromatosis) 등에서 췌장분비선뿐만 아니라, 랑게르한스섬(Langerhans' island)의 β 세포까지 장애를 받으면 인슐린의 분비가 저하되어 당뇨병이 된다.

당뇨병은 원인과 병태로서 분류한다.

1 당뇨병의 원인에 의한 분류

Ⅰ. 1형 당뇨병

β세포의 파괴, 보통 절대적 인슐린 결핍상태에 이른다.

① 자가면역성

② 특발성

Ⅱ. 2형 당뇨병

인슐린 분비저하를 주체로 하는 것과 인슐린 저항성이 주체로서 거기에 인슐린의 상대적 부족을 동반하는 것이 있다.

Ⅲ. 그 밖의 특정한 기전, 질환에 의한 경우

① 유전인자로서 유전자 이상이 확인된 경우

- 췌장 β세포 기능에 관련된 유전자 이상
- 인슐린 작용의 전달기전에 관련된 유전자 이상

② 기타 질환, 조건에 의해 동반되는 경우

- 췌장질환
- 내분비질환
- 간질환
- 약제나 화학물질
- 감염증
- 면역기전에 의한 드문 병태
- 그 밖의 유전적 증후군으로 당뇨병을 동반하는 경우

Ⅳ. 임신 당뇨병

2 당뇨병의 병태에 의한 분류와 특징

당뇨병은 1형, 2형이라는 원인에 의한 분류뿐만 아니라 병태(인슐린 분비능력의 잔존도)에 의해서도 분류할 수 있다.

[표 8-7] 당뇨병의 분류

② 내분비질환에 의한 것

인슐린 작용에 길항하여 혈당상승 작용이 있는 호르몬이 높은 수치를 나타내는 질환에서는 당뇨병을 일으킨다. 구체적으로는 이미 설명한 질환들이므로 질환명만 열거하겠다.

- 말단비대증(acromegaly, 성장호르몬의 분비항진)
- 갑상선 기능항진증(hyperthyroidism, 갑상선호르몬의 분비항진)
- 쿠싱증후군(코르티솔의 분비항진)
- 원발성 알도스테론증(알도스테론의 분비항진)
- 갈색세포종(pheochromocytoma〈크롬친화세포종〉, 카테콜아민의 분비항진)

③ 간질환에 의한 것

④ **약제나 화학물질에 의한 것**

- 인슐린 작용을 감소시키는 것 : 부신피질스테로이드제, 피임약
- 인슐린 분비를 억제하는 것 : diazoxide, phenytoin
- 저칼륨혈증(hypokalemia)에 의한 것 : thiazide계 이뇨제, furosemide

⑤ **인슐린 수용체(insulin receptor) 이상증**

인슐린 작용기전의 장애에 의해 일어나는 당뇨병을 말한다. 즉, 인슐린의 분비에는 문제가 없지만, 인슐린의 수용체가 장애를 받고 있는 경우를 가리킨다. 인슐린 수용체가 장애를 받는 형태에 따라 다음과 같이 분류되기도 한다.

- A형 : 인슐린 수용체의 선천적인 결손에 의한 것
- B형 : 항인슐린 수용체(anti-insulin receptor)가 존재하고 있어 인슐린이 수용체에 결합하는 것을 방해하는 것
- C형 : 인슐린 수용체의 이상도 없고, 항인슐린 수용체도 존재하지 않지만, 인슐린에 대한 반응이 장애를 받는 것. 수용체 이후의 세포 내 전달계 장애로 추정된다.

각 유형의 임상소견이나 검사소견 등의 비교를 **표 8-8**에 요약하였다.

		A형	B형	C형
성		여성에게 많다.	여성에게 많다.	여성에게 많다.
연령		연소자	중년	연소자
임상증상		흑색표피증 다낭포 난소 남성화, 다모 조기발육	흑색표피증 자가면역질환 합병 Sjögren 증후군 SSc*, SLE 등	흑색표피증 다낭포 난소 남성화, 다모
공복 시 혈당(mg/dL)		정상~200	낮은 수치~600	낮은 수치~정상
내당능 이상		(+)	(−) ~ (+)	(+)
인슐린 수용체 변화	수	감소	변화없음	변화없음
	친화성	변화없음	저하	변화없음
항인슐린 수용체 항체		(−)	(+)	(−)
원인		인슐린 수용체 결손	항인슐린 수용체 항체	인슐린 수용체 이후의 이상

* 진행성 전신경화증(= 전신피부경화증)
(systemic sclerosis : SSc)

[표 8-8] 인슐린 수용체 이상증(A, B, C형)의 분류

⑥ 기타 유전적증후군

a. Prader - Willi 증후군

비만, 성기발육장애, 근육긴장저하, 정신적 · 육체적 발육지연에 당대사 이상을 동반하는 증후군

b. Werner 증후군

저신장, 노인형 얼굴, 사지말단의 강피증과 유사한 피부변화, 백내장, 골다공증, 성기발육장애 등에 당대사 이상을 동반하는 증후군

c. Laurence-Moon-Biedl 증후군

비만, 망막색소 변성증, 지능저하, 생식선기능저하 등에 당대사 이상을 동반하는 증후군

4) 임신 당뇨병 Gestational diabetes mellitus : GDM

임신 당뇨병이란 임신 중에 생기는 당뇨병 또는 내당능 장애를 가리킨다. 흔히 틀리기 쉬운 것은 당뇨병 환자가 임신한 경우인데, 이 경우에는 임신 당뇨병이라 부르지 않으므로 주의해야 한다. 당뇨병이 아닌 여성이 임신 중에 내당능이 저하되거나, 당뇨병이 되는 것을 임신 당뇨병이라고 한다. 그렇다면 왜 임신 당뇨병을 특별하게 취급하는가? 그것은 다음과 같은 이유 때문이다.

- 주산기 이상의 위험성이 크다
- 출산 후 5~10년 이내에 당뇨병으로 이행될 위험이 크다.

임신 당뇨병은 전체 임산부의 1~2%에서 볼 수 있으며, 임신 당뇨병의 임산부 중에서 특히 거대아(4,000g 이상의 아이)를 출산한 산모의 30%가 당뇨병에 걸리는 것으로 알려져 있다.

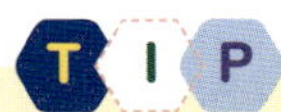

내당능장애 Impaired glucose tolerance : IGT

내당능장애란 WHO의 진단기준으로 당뇨병과 정상의 중간에 들어가는 장애의 총칭이다. 내당능장애에서 2형 당뇨병(NIDDM)으로 이행되는 경우는 매년 1~5% 정도로 그다지 많지 않다.

3 1형 당뇨병과 2형 당뇨병

1. 1형 당뇨병(1형 DM) Insulin dependent diabetes mellitus:IDDM

1) 개념

1형 당뇨병은 랑게르한스섬(Langerhans' island)의 β 세포가 파괴되어 인슐린 분비가 급격하게 불가역적으로 감소되기 때문에 고혈당이 되는 질환이다.

자가항체가 검출되는 자가면역성과 자가항체가 증명되지 않는 특발성으로 분류된다.

2) 원인

대부분의 1형 당뇨병은 유전원인 외에 바이러스, 감염 등의 환경인자로 인해 자가면역에 이상이 발생해 췌장 β 세포가 파괴됨으로써 발병한다.

- **항랑게르한스섬항체**(islet-cell antibody : ICA)
- **보체결합성 랑게르한스섬 항체**(complement-fixing islet-cell antibody : CF-ICA)
- **항랑게르한스섬 세포표면 항체**(islet-cell surface Ab : ICSA)

등이 환자의 혈중에서 발견되기 때문에 자가면역질환으로 생각되고 있다.

Coxsackie B군 4형, 유행성 이하선염(mumps), 홍역(measles), 풍진(rubella), 거대세포바이러스(cytomegalovirus) 등의 바이러스에 의한 감염증도 원인으로 생각된다.

또한 HLA 항원과의 관계도 원인으로 추측되고 있다. 즉, 백인에게는 HLA DR4, DR3, 동양인에게는 HLA DR4, DRw9가 환자에게 많이 나타나고 있어, 발병원인과의 관계가 주목을 받고 있다. HLA DR4는 위에서 언급한 바이러스에 대하여 감수성이 높고, HLA DR3, DRw9는 자가면역질환을 갖고 있는 사람에게서 많이 발견되는 유형이다.

3) 증상

비교적 **젊은 연령층**에서 발병하여 급격하게 진행되는 경우가 많다는 것이 특징이다. 치료하지 않고 방치해 두면 사망하는 경우도 있다. 처음에는 전신권태감, 식욕저하 등의 비특이적인 증상에서 시작되어 환자 본인은 감기라고 생각해 방치해 두는 경우가 많은데 점차 **구갈**, **다음**, **다뇨**, **체중감소** 등이 나타나 병원을 찾게 된다. 때로는 **복통**을 호소하는 경우도 있다. 계속 진행되면 기면상태로부터 혼수상태가 되어 사망한다. 인슐린이 결핍된 결과 케톤체(ketone body)가 혈중에서 증가하기 때문에 케토산증(ketoacidosis)을 일으키는 것이 혼수의 원인으로 생각된다.

4) 치료의 흐름

1형 당뇨병이 의심되는 경우에는 곧바로 인슐린요법을 시작한다.

소견에서 당뇨병 케토시스, 케토산증의 가능성이 높은 경우, 특히 환자의 반응이 둔하거나 몽롱한 상태인 경우에는 긴급처치를 하고 재빨리 전문의에게 보낸다.

지속적인 치료는 강화 인슐린요법이 기본이고 병행해서 식사 및 운동요법을 실시한다.

2. 2형 당뇨병(2형 DM) Non-insulin dependent diabetes mell-itus:NIDDM

1) 개념

당뇨병의 대부분이 2형 당뇨병으로서, 역시 랑게르한스섬에서 포도당에 대한 인슐린 분비반응의 저하, 또는 인슐린 저항성이 증가하여 만성 고혈당 상태가 되는 질환이다. 복수의 유전인자에 과식, 운동부족, 스트레스 등의 환경인자(생활습관의 불량)나 연령증가가 요인이 되어 발병한다. 당뇨병의 대부분이 이 유형에 속하며 대표적인 생활습관병이라고 할 수 있다. 1형 당뇨병(IDDM)의 경우와는 달리 발병이 상당히 느리고 완만하다는 차이가 있다.

Ⅷ

2) 원인

2형 당뇨병의 발병에는 인슐린 분비장애와 인슐린 저항성이 관여하고 있으며, 모두 복수의 유전인자에 의해 규정되고 있다. 또한 인슐린 저항성에는 주로 생활습관에 기인한 환경인자도 크게 관여하고 있다. 1형 당뇨병(IDDM)에서는 HLA가 관계하고 있어서 유전적 관계를 시사했는데, 2형 당뇨병(NIDDM)의 경우에는 그 이상으로 강한 유전적 관계가 존재한다고 알려져 있다. 인슐린 분비능력과 관련된 다양한 유전자 이상으로 인슐린 분비장애가 일어나며, 또한 인슐린감수성과 관련된 다양한 유전자 이상으로 인슐린저항성이 증가된다. 여기에 비만, 과식, 고지방식, 운동부족, 스트레스, 연령증가 등의 환경인자가 가세해서 인슐린작용 부족으로 고혈당이 나타나 2형 당뇨병이 발병하게 된다.

2형 당뇨병(NIDDM)은 HLA와의 관련성이 없으므로, 2형 당뇨병의 발병에 관여하는 유전자는 HLA와는 전혀 무관한 장소에 있는 것으로 생각된다.

이러한 점에서 보면 1형 당뇨병(IDDM)과 2형 당뇨병(NIDDM)은 완전히 별개의 질환이라고 할 수 있다. 2형 당뇨병(NIDDM)의 발병과 관련된 유전자에 대해서는 명확하게 밝혀지지 않고 있다.

3) 증상

1형 당뇨병(IDDM)과는 달리 2형 당뇨병(NIDDM)의 발병은 상당히 느리고 완만하며 중년 이후에 많이 발병하는 것이 특징이다. 발병해도 장기간 자각증상이 없어 알아차리지 못하거나 조기에 진단을 받아도 자각증상이 없어 치료를 중단하는 경우가 많기 때문에 합병증이 발상해 중증화되는 경우가 있다. 따라서 고혈압과 마찬가지로 'silent killer'라고 불리기도 한다.

또한 IDDM은 비교적 마른 사람에게서 많이 나타나는 데 비해, NIDDM은 비만인 사람에게서 많이 나타난다는 특징도 있다. NIDDM 환자의 90% 이상은 발병 전에 몸이 비만하며, 유전적으로 당뇨병이 되기 쉽다는 근본적 원인 외에, 환경인자가 복합적으로 작용하여 증상이 나타난다.

증상은 IDDM에도 나타나는 **피로감**, **구갈**, **다음**, **다뇨**, **체중감소**(앞에서 말한 바와 같이 NIDDM 환자의 대부분은 발병 전에는 비만이지만, 발병 시에 일시적으로 약간 마른다)가 나타나지만, NIDDM의 경우에는 발병이 느리고 완만하기 때문에 매우 다양한 증상이 나타난다. 그 외에 NIDDM에서 나타나는 증상을 요약하면 다음과 같다.

- 피부증상 : 만성 화농성 피부염증
- 시력장애 : 백내장
- 신경증상 : 당뇨병성 신경병증(diabetic neuropathy, 말초신경장애가 나타나는데, 이것은 감각신경 우위의 장애이다)
- 기타 : 감염성 증가

1형 당뇨병(IDDM)과 2형 당뇨병(NIDDM)의 차이에 대해서 정리하면 **표 8-9**와 같다.

	1형 당뇨병		2형 당뇨병	
비율	약 5%		약 **95%** 이상	
환자의 특징	주로 소아 ~ 청년기 정상 ~ 마름		주로 중장년 정상 ~ 비만체형이 많다.	
원인	**자가면역** 및 유전인자 등		**유전인자, 생활습관 등**	
가족력	낮은 빈도		**높은 빈도**	
인슐린분비장애	**고도**		경도 ~ 중등도(다양)	
인슐린저항성	없음		**있음**(정도는 다양)	
당대사이상의 진행	**개선되지 않고 진행**되는 경우가 많다.		비의존상태라면 **경계영역까지 개선되는 경우도 있다.**	
증상(구갈, 다음, 다뇨, 체중감소)의 진행	대부분 급격하게 증상이 나타난다.		초기에는 무증상이지만 진행됨에 따라 서서히 증상이 나타난다.	
혼수	당뇨병 케토산증이 많다.		고삼투압 고혈당증후군이 많다.	
인슐린의 필요성	최종적으로 **의존성**이 된다.	초기는 비의존성인 경우도 있다.	중증화되면 의존성이 된다.	**비의존성**이 많다.

[표 8-9] 1형 당뇨병과 2형 당뇨병의 비교

4) 치료의 흐름

당뇨병의 병태는 다양해서 각 환자의 상태를 종합적으로 평가해서 치료를 선택하는 것이 중요하다.

① 치료의 첫걸음은 환자 자신이 당뇨병의 병태를 충분히 이해하여 적절한 식사요법이나 운동요법을 실시해서 생활습관을 개선해 나가는 것이다.
따라서 환자에 대한 요양지도는 치료의 기본으로 지속적으로 실시해야 한다.

② 2~3개월간 충분히 식사요법 및 운동요법을 실시했는데도 혈당이 조절되지 않는 경우에는 경구혈당강하제를 사용한다.
약제는 합병증이나 부작용을 고려해서 각 환자의 병태에 맞추어 선택한다.
체중감소나 생활습관의 개선, 혈당치 개선으로 약제를 감량하거나 중지해도 되는 경우가 있다. 손상된 췌장을 쉬게 할 목적으로 일시적으로 인슐린요법을 실시하기도 한다.

③ 제1선택제인 경구혈당강하제의 단독투여로도 혈당이 조절되지 않는 경우, 제1선택제의 증량이나 다른 약제로의 변경, 또는 작용기전이 다른 약제의 추가 투여를 고려한다. 필요하다면 기초 인슐린제제를 병용하거나 인슐린 치료를 변경한다.

④ 식사요법, 운동요법 및 경구혈당강하제로도 개선되지 않는 경우에는 주저하지 말고 인슐린 치료를 실시한다. 강화인슐린요법을 포함한 인슐린 치료도 고려한다.

VIII

플 러 스 코너

2. 식후고혈당 Postprandial hyperglycemia

식후고혈당이란, 공복 시의 혈당치가 정상 범위에 있더라도 식후혈당치가 높아 정상 범위로 돌아오는 데 상당한 시간이 걸리는 상태를 말하며, IGT(내당능이상)나 2형 당뇨병의 초기에 나타나는 특징적인 소견이다.

식후고혈당을 알기 위해서는 OGTT를 시행해 2시간치를 보아야 하는데, 일반적인 건강진단에서는 당뇨병 스크리닝으로서 공복 시 혈당을 이용하기 때문에 발견이 어렵다. 따라서 '숨은 당뇨병'이라고도 불린다. 식후고혈당이 나타나는 단계에서 동맥경화가 진행되기 때문에 식후고혈당을 조기에 파악해 치료를 해야 하는 중요성이 점점 커지고 있다.

4 당뇨병의 진단

당뇨병이라고 진단하기 위해서는 다음과 같은 과정이 필요하다.

1) 다음 사항 중 한 가지라도 해당되는 경우에는 당뇨병형이라고 판정한다.

① HbAlc가 6.5% 이상이다.
② 수시로 측정한 혈당치가 200mg/dL 이상이다.
③ 아침 공복시 혈당이 126mg/dL 이상이다.
④ 75g 포도당 부하시험에서 2시간 수치가 200mg/dL 이상이다.

2) 상기 1)에 추가해서 다음 4항목 가운데 어느 한 가지라도 해당되는 경우에 당뇨병이라고 진단한다.

① 당뇨병 특유의 증상(구갈, 다음, 다뇨, 체중감소 등)이 나타난다.
② 현재 「당뇨병형」이라고 판정되었으며, 과거의 검사에서 높은 혈당치가 나온 적이 있다.
③ 당뇨병 망막증이 있다.

3) 다른 날 검사해서 상기의 1)이 다시 확인된 경우, 2)가 없어도 당뇨병이라고 진단한다.

※ 「당뇨병형」이란 검사상의 소견을 말하며, 당뇨병이라고 진단하려면 2회의 검사가 필요하다.

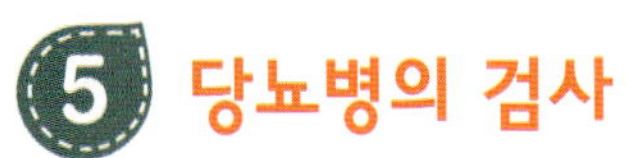

당뇨병의 검사

1. 경구 포도당 부하시험 OGTT

OGTT는 피검자에게 포도당을 복용시키고, 시간의 경과에 따라 혈당치를 측정하는 검사이다. 투여하는 포도당의 양은 100, 75, 50g이며, 방법에 따라 차이가 있지만 현재는 **보통 75g이 사용되고 있다.**

성인에게는 75g, 소아에게는 1.75g/체중(kg)(최대 75g)의 포도당을 200~350ml의 물에 녹여, 하룻밤 금식한 후 피검자에게 마시게 한다.

마시기 전 공복 시의 혈당을 측정하고, 마신 후에는 30~60분 간격으로 120분, 경우에 따라서는 180분에도 채혈하여 혈당을 측정한다. 필요에 따라 혈중의 인슐린 농도도 측정한다. 결과는 **표 8-10**과 같이 판정한다.

	혈당측정시간			판정 구분
	공복 시		부하 후 2시간	
포도당 농도 (정맥혈장)	126mg/dL 이상	◀ 또는 ▶	200mg/dL 이상	당뇨병형
	당뇨병형에도 정상형에도 속하지 않는 것			경계형
	110mg/dL 미만	◀ 그리고 ▶	140mg/dL 미만	정상형

[표 8-10] 75g 경구 포도당 부하시험에 의한 판정구분과 판정기준

2. IRI(혈장 인슐린 수치)

혈중 인슐린 농도는 면역항체법에 의해 측정되므로, immunoreactive insulin(IRI)으로 불린다. 혈장 인슐린의 정상치는 3~17μU/mL로, OGTT를 시행하면 30분 후에 50μU/mL까지 상승하였다가 2시간이 지나면 원래대로 돌아간다. 당뇨병의 경우, 인슐린 수치의 상승이 지연된다. **그림 8-3**에 OGTT를 시행했을 때의 혈당과 혈장 인슐린 농도의 시간적 변화모습을 나타내었다.

또한 앞에서 설명한 것처럼 IRI는 반드시 랑게르한스섬(Langerhans' island)에서 분비되는 인슐린의 양을 반영하는 것은 아니기 때문에 혈장 C-peptide(CPR) 수치를 참고로 하는 경우가 있다.

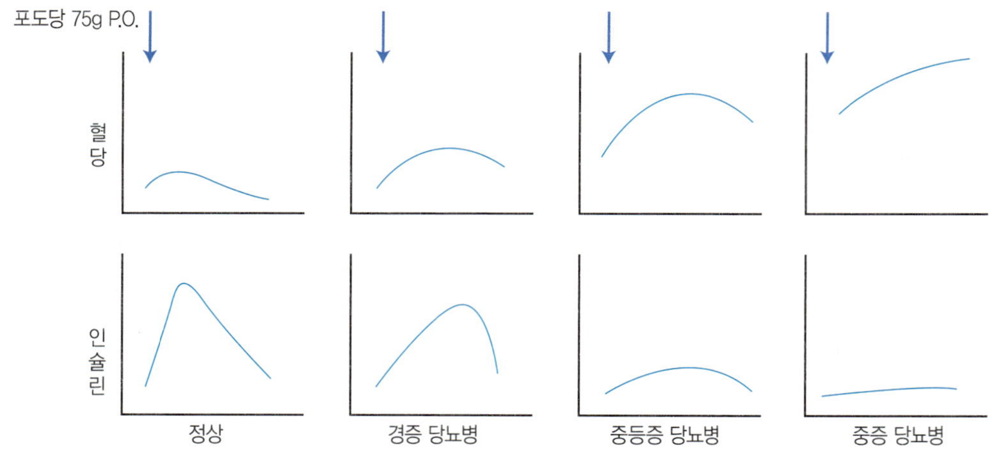

[그림 8-3] OGTT를 시행했을 때의 혈당과 혈장 인슐린 농도의 시간적 변화 형태

플러스 코너

3. 당뇨병 검사

진단에 필요한 검사

- 혈당치(공복 시 혈당, 수시 혈당)
- HbA1c
- 요당
- 75g 경구포도당 부하 시험(OGTT)

→

병형 분류를 위한 검사

인슐린 분비능 평가
- 혈중 인슐린(IRI)*
- HOMA-β
- CPR
- 인슐린 분비 지수(II)
- 글루카곤 부하 시험

인슐린 저항성 평가
- 혈중 인슐린(IRI)*
- HOMA-R
- 고인슐린 정상혈당 클램프법

기타
- GAD항체 등 췌도 관련 자가항체
- 요중 및 혈중 케톤체

→

혈당조절 검사

- 혈당치(혈당자가측정, 지속혈당 모니터 등)
- HbA1c
- 당화알부민
- 1,5-AG
- 요당
- 요중 및 혈중 케톤체

* 혈중 인슐린(IRI)는 OGTT와 동시에 측정되는 경우가 많다.

합병증 검사

급성 합병증
- 혈당치
- 요중 및 혈중 케톤체
- 혈장삼투압
- 혈청전해질
- 혈중 젖산치
- 동맥혈 가스분석

만성 합병증
- 당뇨병성 망막병증
  - 안저검사
- 당뇨병성 신장병증
  - 요단백검사
  - 요중 미량 알부민 검사
  - eGFR
- 당뇨병성 신경장애
  - 힘줄반사 검사
  - 진동각 검사

3. 당뇨병의 조절 지표

당화 헤모글로빈(glycosylated hemoglobin)과 당화 알부민(glycosylated albumin : GA)이 있다. 앞에서도 설명한 것처럼 당화 헤모글로빈은 Hb의 α chain이나 β chain에 포도당이 결합한 HbA1c를 말한다. 당뇨병 환자에서는 혈당이 조절되지 않으면 HbA1c의 양이 증가한다. 치료에 의해 혈당이나 요당이 정상화되어도, HbA1c의 정상화는 1~2개월 늦어지기 때문에 측정시를 기준으로 1~2개월 전의 혈당 상태를 반영한다.

한편 당화 알부민도 과거의 혈당상태를 반영하는 검사로, 이것은 1~2주일 전의 혈당상태를 추측하는 데에 사용된다.

이와 같은 검사가 필요한 이유는, 당뇨병 환자 중에는 식사요법, 운동요법, 약물요법 등을 실천한다고 해도 평상시에는 식사에 주의하지 않다가, 병원에 오기 2~3일 전에만 식사에 조심하거나 약을 먹거나 해서 당뇨수치만 정상으로 보이려고 하는 사람이 있기 때문이다. 그러나 그러한 것은 아무 의미도 없고, 의사의 입장에서는 그 환자가 평상시에 혈당을 정상으로 유지하기 위해 어떠한 방법으로 치료를 계속하고 있는가를 알아야 한다. 그러한 경우, 과거의 혈당 상태를 반영해 주는 검사가 매우 편리하다.

또한 최근에는 혈청 1,5-Anhydro-D-glucitol이 혈당의 지표로서 이용되고 있다. 이것은 혈당의 상승에 반비례해서 그 측정치가 감소한다. 정상치는 14μg/mL 이상이지만 당뇨병에서는 낮은 수치가 된다.

플 러 스 코너

4. C 펩티드 C-peptide reactivity, CPR

C펩티드(C-peptide)란 인슐린의 전구체인 프로인슐린에서 생산되는 물질을 말하는데, 1분자의 프로인슐린에서 1분자의 인슐린과 C펩티드가 생산된다.

혈중에 분비되는 인슐린과 C펩티드는 분자 수가 같기 때문에 C펩티드를 측정하면 내인성 인슐린 분비를 평가할 수 있다. 외인성 인슐린(인슐린 제제)에는 C펩티드가 함유되어 있지 않다. 혈중 CPR을 측정하면 그 시점에서의 인슐린 분비량을 평가할 수 있으며 또한 소변으로 안정적으로 배설되기 때문에 소변내 CPR을 측정하면 어느 일정 시간 내의 인슐린 분비 총량을 평가할 수 있다.

그러나 신부전 환자인 경우에는 혈중 CPR은 상승하고 요중 CPR은 저하되기 때문에 주의해야 한다.

5. 요당검사

집단검진 등에서 당뇨병 환자를 감별하는 경우에 요당검사를 실시한다.

요당검사로 요중의 당(글루코오스)의 유무를 조사한다. 요당이 양성이면 먼저 당뇨병을 의심한다. 요당은 당뇨병의 징후 중 하나지만, 당뇨병이라도 요당이 음성으로 나타나는 경우도 많으므로, 보조적인 검사라는 데 주의한다.

IGT나 초기 2형 당뇨병에서는 공복 시 요당이 음성이라도 식후에는 식후고혈당으로 인해 요당이 양성이 되는 경우가 있다.

또 혈당치가 정상이라도 요당을 보이는 병태도 있으므로 주의해야 한다. 신장의 당배설 역치가 저하되면 혈당치는 정상이라도 요당이 나타나는데 이것을 신장당뇨라고 한다.

6 당뇨병의 치료

당뇨병 치료는 어떻게 해야 할까? 당뇨병의 합병증은 너무 진행되면 비가역적 상태가 되어 혈당치를 정상으로 되돌려도 아무런 효과를 기대할 수 없다. 그런 경우에는 당뇨병 그 자체의 치료보다도 신부전/콩팥기능상실에 대한 치료나 망막박리에 대한 직접적인 치료가 필요하다. 따라서 당뇨병 본래의 치료가 아니라 각 과별 치료가 요구된다. 당뇨병 본래의 치료에서는 가능한 한 조기에 혈당치를 조절하는 것이 중요하다.

당뇨병의 치료 목표는 당뇨병 환자가 건강한 사람과 똑같이 활동적인 사회생활을 오랫동안 지속할 수 있는 것이다. 이 목표를 달성하기 위해서는 먼저, 치료 그 자체가 일상생활에 장애가 되지 않아야 하며(치료는 입원을 하지 않는 것을 원칙으로 하고, 만일 인슐린 주사가 필요한 경우에는 자기가 직접 주사하는 것을 원칙으로 한다), 또한 대사상태를 정상화하여 당뇨병성 혼수, 저혈당, 감염 등으로부터 환자를 보호하는 것과 동시에 장기간에 걸쳐 발생하는 각종 혈관장애에 의한 합병증을 예방해야 한다. 이것을 실현시키기 위해서는 당뇨병에 대한 환자의 이해와 사회적인 지원이 필요하다. 따라서 환자가 당뇨병에 대해서 올바른 지식을 가질 수 있도록 교육시켜 지나친 공포심을 없애며 또한 치료 도중에 좌절하지 않도록 하는 것이 무엇보다도 중요하다. 환자가 올바른 지식을 갖고 있지 않다면 혈당치의 조절도 불가능하다.

치료법은 구체적으로 다음 세 가지로 나눌 수 있다.

① 식사요법 ② 운동요법 ③ 약물요법

각 치료법에 대해 상세하게 살펴보기로 하자.

1. 식사요법 Diet

당뇨병 치료에서 식사요법에 대한 중요성은 두말할 필요도 없이 중요하다. 그러나 실제의 당뇨병 치료에서는 가장 소홀해지기 쉬운 부분으로, 끈기와 노력이 가장 요구되는 요법이라고 할 수 있다. 식사요법에 대한 기본적인 개념을 잘 이해하고 그것을 환자에게 잘 전달하도록 해야 한다.

1) 칼로리

당뇨병의 식사요법에서 기본이 되는 것은 "필요 최소한의 에너지를 영양소의 균형에 맞추어 공급해 주는 것"이다. 이 말은 예전의 식사요법을 근본적으로 부정하고 있다. 예전에는 중증일수록 무조건 칼로리를 절제해야 한다고 생각했었다.

그러나 최근의 사고방식은 당뇨병 환자의 식사는 환자의 생활과 활동에 필요한 에너지를 공급하되, 필요량 이상으로 초과해서는 안 된다는 것이다. 최저량이면서 동시에 필요량이 되어야 한다. 따라서 당뇨병 환자의 식사량(칼로리)은 당뇨병의 중증도에 따라 정해지는 것이 아니라 필요 에너지에 따라 정해진다. 예를 들어, 운동량이 많은 사람이라면 당뇨병이 중증이어도 칼로리를 많이 공급해 주어야 하는 것이다. 구체적으로 하루에 섭취하는 칼로리는 표준체중과 활동량에 따라 산출된다. 활동량의 차이로 본 경우, 표준체중 1kg당 하루에 필요한 칼로리는 다음과 같다.

- 중노동 : 35~40kcal/kg
- 보통노동 : 30~35kcal/kg
- 경노동 : 25~30kcal/kg

특별한 전제가 없는 한, 25~30kcal/kg을 기준으로 하면 된다. 예를 들어, 표준체중이 50kg의 경노동자라면, 1,250~1,500kcal가 하루에 필요한 에너지이다. 또한 임신 중인 경우의 칼로리 산출은, 위의 방법으로 구한 값에 임신 전반에는 150kcal/day, 임신 후반에는 350kcal/day를 추가한다.

2) 영양의 균형

영양소의 균형에 대해 단적으로 말하면, "각 영양소에 대해서 최저 필요량을 충족시켜야 한다"는 것이다. 이를 초과하여 섭취하는 경우라도 최저 필요량을 충족시키면 일단 균형을 유지할 수 있는 것으로 간주한다.

이러한 사고방식에 근거하여 당뇨병의 식사요법을 실시하기 위해서 실제로는 식품교환표라는 것을 이용한다(그림 8-4). 이 식품교환표를 사용해 환자에게 식사요법에 대해서 설명하고 이해시킨 다음에 실행하는 경우가 많다.

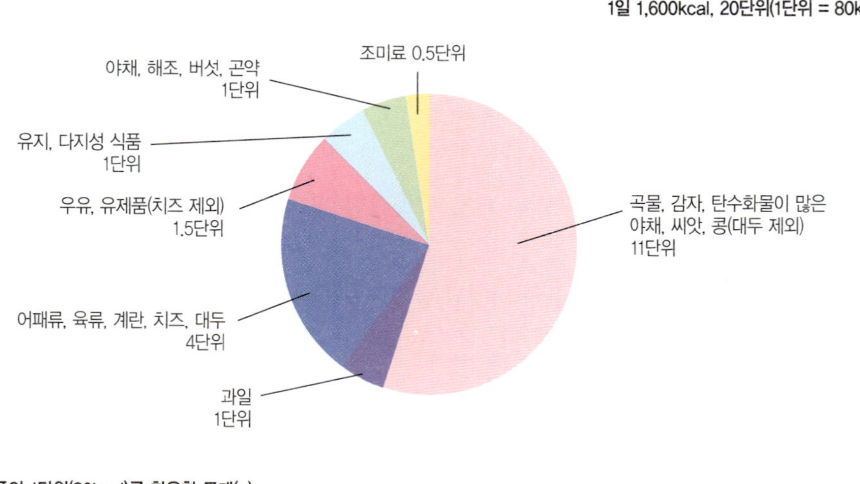

주요 식품의 1단위(80kcal)를 함유한 무게(g)

밥	50	사과	150	쇠고기등심	40	우유	120	버터	10	야채류	300
식빵	30	수박	200	돼지고기	40	저지방우유	160	식물성기름	10		
우동	80	귤	200	연어	60	요구르트	120	마요네즈	10	해조, 버섯, 곤약	
감자	110	바나나	100	계란	50			참깨	15	은 제한이 없다	
잠두콩	70	딸기	250	두부	100			베이컨	20		

[그림 8-4] 식품교환표에 의한 당뇨병 식사요법의 기본

이 교환표에서는 지시된 섭취 에너지를 지키기 위해 모든 식품에 대해서 80kcal에 해당하는 양을 1단위로 한다. 따라서 하루에 1,600kcal의 에너지를 섭취하려면 20단위의 식사를 하면 되는 것이다.

이 식품교환표에서는 식품을 탄수화물, 단백질, 지방, 비타민, 미네랄 등의 함유량에 따라 여섯 개의 그룹으로 나누고 각 그룹 안에서는 식품의 교환이 가능하며, 각 영양소의 하루 최저 필요량을 충족시키기 위해 필요한 각 그룹의 단위를 나타낼 수 있게 되어 있다.

기본적인 영양소의 균형은 칼로리 비율로 탄수화물 : 지방 : 단백질 = 60 : 25 : 15가 기준이다. 단백질은 1~1.2g/kg/day(표준 체중 1kg당)을 기준으로 생각하면 된다. 또한 어린이 당뇨병 환자에 대한 식사요법에서는 하루 칼로리를 연령에 맞는 소요량으로 하고, 영양소 균형은 탄수화물 : 지방 : 단백질 = 50 : 30 : 20으로 한다. 성인에 비해 탄수화물을 낮게 억제하고 지방과 단백질을 조금 많게 한다. 이것은 지방이나 단백질에는 필수지방산과 필수 아미노산 등 반드시 섭취해야 하는 영양소가 많이 함유되어 있어 이것들을 줄이면 성장에 나쁜 영향을 미치기 때문이다. 한편, 탄수화물에는 필수요소가 없으므로 다소 줄여도 성장장애를 일으키지는 않는다.

그림 8-4에서 보면 총계 20단위, 1,600kcal의 배분이 되는데 이 균형을 당뇨병 기초식이라고 한다. 이것으로 부족하면 별도의 것을 보충하고 많으면 빼면 된다. 이때에 어떤 식품이 1단위에서 몇 g인가 하는 것도 식품교환표를 이용해 산출할 수 있다. 식품교환표를 사용하면 각 영양소의 균형에 대해서는 걱정하지 않아도 된다.

3) 표준 체중

필요한 칼로리를 결정하는 데 있어서 중요한 인자가 되는 표준체중의 설정 방식에 대해 설명하겠다.

- 체중(kg) ÷ 신장^2(m) = 22

가 되는 경우에 가장 수명이 길다는 보고가 있어 최근 수년간, 이 식으로 표준체중을 산출하는 경우가 많다. 즉,

- 표준체중(kg) = 22 × [신장(m)]^2

이 되는 것이다. 예를 들어, 신장이 1.7m의 사람의 표준체중은 다음과 같다.

22 × 1.7^2 = 약 63.6kg

표준체중은 기준일 뿐이므로, 이 숫자가 그대로 목표체중이 되는 것은 아니다. 목표체중은 표준체중의 ±10%가 되는 경우가 많다. 즉 골격이 건강하고 근육이 발달한 사람은 표준체중의 +10%가 목표체중이 되고, 그 반대로 골격이 가늘고 근육이 발달하지 않은 사람은 표준체중의 −10%가 목표체중이 된다. 실제 식사요법에서는 비만한 사람에게는 목표체중을 달성하도록 하며, 더 비만해지지 않도록 경고할 필요가 있다. 이것과 반대로 마른 사람에 대해서는

마른 상태가 갑자기 발생하여 장애가 되지 않는 한, 현재의 체중을 목표체중으로 해야 하며 표준체중을 목표로 하지 않는다는 것이 원칙이다.

NIDDM(2형 당뇨병)의 식사요법 목적은 환자의 대사상태를 가능한 한 정상화시켜 인슐린 분비이상 및 인슐린 저항성을 개선하여 합병증의 발병과 진행을 방지하는 데 있다.

2. 운동요법

운동요법은 특히 운동을 제한할 필요가 있는 합병증이 없는 한, 적극적으로 실시해야 하는 것이 기본적인 견해이다. 예를 들어, 협심증 등의 동맥경화성 병변이 있는 경우에는 운동을 제한해야 한다. 또 증식성 망막증이나 신증후군이 있는 경우에도 운동은 제한해야 한다. 이러한 경우 이외에는 일상생활에서나 일할 때에 가능한 한 적극적으로 신체를 움직이는 것이 운동요법으로서 바람직하다.

운동요법에는 단기적 효과와 장기적인 효과가 있다(그림 8-5). 식후 고혈당인 시점에서 동맥경화가 시작되는 경우가 많기 때문에 이것을 방지하기 위해서 식후의 운동은 매우 중요하다.

운동요법을 실시하는 경우에는 식사요법과 함께 2~3가지 주의할 점이 있다. 한 가지는, 비만인 경우에 운동을 했다고 해서 식사량을 늘린다면 아무런 의미도 없어지므로 원칙적으로는 운동량에 따라 섭취량을 늘리지 않는다.

그러나 마른 사람이나 인슐린·경구 혈당강하제를 복용 중인 환자가 운동요법을 실시할 때에는 칼로리를 늘려야 하는데, 주로 탄수화물을 통해서 보충해 주어야 한다. 특히 저혈당을 일으킬 위험성이 있을 때는 자주 여러 번 섭취해야 한다. 대략적인 기준이지만 격렬한 운동을 한 경우에는 약 10분간의 운동으로 1단위(80kcal)를 보충하면 된다.

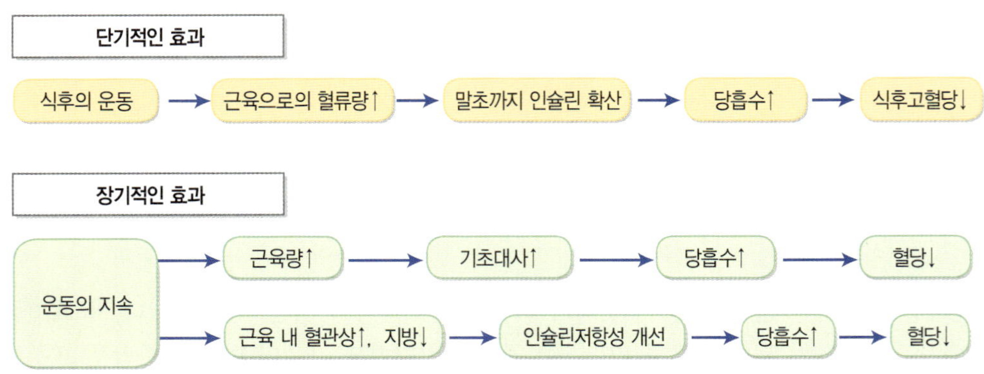

[그림 8-5] 운동요법의 효과

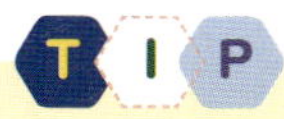

운동요법의 금기

당뇨병 환자 중에는 운동요법을 금지하거나 제한하는 것이 효과적인 사람도 있다. 따라서 운동요법을 시작하기 전에는 충분한 검사가 필요하다.

다음과 같은 경우는 운동요법을 금지하거나 제한하는 것이 효과적이다.

- 당뇨병의 대사조절이 매우 나쁘다
  (공복 시 혈당 250mg/dL 이상 또는 요케톤체 중등도 이상 양성).
- 심폐기능에 장애가 있다.
- 증식망막증에 의한 신선한 안저출혈이 있다.
- 고도의 당뇨병자율신경장애가 있다.
- 신부전이 있다(혈청 Cr : 남성 2.5mg/dL 이상, 여성 2.0mg/dL 이상).

3. 약물요법

1) 경구 혈당강하제

표 8-11에 나타나 있는 것처럼 경구 혈당강하제에는 여러 가지가 있는데 크게 다섯 가지로 분류할 수 있다.

	종류	작용기전	일반명	혈중반감기(h)	작용시간(h)
인슐린 분비 촉진	sulfonylurea	췌장 β세포에 결합해서 인슐린 분비를 촉진	glibenclamide	2.7	12~24
			gliclazide	6 ~ 12	6 ~ 24
			glimepiride	1.5	6 ~ 12*
	속효형 인슐린 분비 촉진제	췌장 β세포막상의 SU수용체에 결합해서 인슐린 분비를 촉진(속효성)	nateglinide	0.8	3
식후 고혈당 개선			mitiglinide calcium hydrate	1.2	3
	α-glucoside 억제제	당의 소화를 억제해서 흡수를 지연	acarbose		2 ~ 3
			voglibose		2 ~ 3
인슐린 저항성 개선	biguanide계 약제	간에서 당신생을 억제하여 인슐린 감수성을 개선	metformin hydrochloride	1.5 ~ 4.7	6 ~ 14
			buformin hydrochloride	3	6 ~ 14
	thiazolidine계 약제	인슐린 저항성을 개선	pioglitazone hydrochloride	5	20

* 기재되어 있는 혈중 반감기는 짧지만 혈당 강하에서 본 작용시간은 glibenclamide와 비슷하다.

[표 8-11] 경구 당뇨병약 일람표

① β 세포의 인슐린 분비를 촉진하는 sulfonylurea계 약제와 그 초속효형 약
② 장관 내에서 다당류가 단당류로 분해되는 것을 저해해서 장관으로부터 당의 흡수를 억제하는 α-glucosidase 억제제
③ 간에서 글리코겐으로부터 글루코오스로의 분해를 억제하고 또 인슐린에 대한 감수성도 개선하는 비구아니드(biguanide)계 약제
④ 인슐린 감수성을 개선하는 티아졸리딘(thiazolidine)계 약제
⑤ 보다 신속한 인슐린 분비의 촉진 · 식후 고혈당을 개선하는 속효형 인슐린 분비 촉진제

이들 약제의 적용은 2형 당뇨병(NIDDM, 성인형 당뇨병)의 경우로 한정되어 있으며, 약제를 필요로 하며 효과가 있는 경우에만 사용한다. 바꾸어 말하면 식사요법이나 운동요법만으로는 조절할 수 없는 NIDDM이 경구 혈당강하제를 사용하는 조건을 충족시키는 것이다. 원칙적으로 비만한 2형 당뇨병은 식사요법과 운동요법으로 치료해야 하며, 갑작스런 경구 혈당강하제의 투여는 금물이다. 또한 이들 경구 혈당강하제는 결코 인슐린을 대용하는 약이 아니라는 것도 충분히 염두에 두어야 한다. 만약 절대적으로 인슐린을 적용해야 하는 경우(예를 들면, 당뇨병성 혼수와 1형 당뇨병〈IDDM〉)에 대해 경구 혈당강하제를 투여하면 매우 위험한 상태를 초래할 가능성이 있다. 다음으로 각 계통 약제의 작용기전, 부작용에 대해서 상세히 살펴보기로 하자.

(1) Sulfonylurea(요소)계 약제(SU계 약제)

- glibenclamide
- gliclazide
- glimepiride

효과가 강한 것부터 순서대로 열거한 것이다. 이들 약제의 작용기전을 간단하게 정리해 보자.

① 작용기전

i) Sulfonylurea계 약제는 랑게르한스섬(Langerhans'island)의 β세포로부터 인슐린을 신속하게 방출시킴으로써 혈당치를 낮춘다.
ii) Glucose 등 인슐린 분비자극물질에 대한 β 세포의 감수성을 높인다. 따라서 정상적인 β 세포가 없으면 sulfonylurea계 약제는 작용할 수 없다.
iii) 인슐린 수용체의 수를 증가시키며, 또한 수용체 이후의 과정에 작용하여 인슐린의 작용을 증강시킨다.

② 부작용

i) 당뇨병이 없는 사람, 또는 당뇨병 환자라도 과잉으로 투여하면 저혈당을 일으킨다.
ii) 발진을 일으키는 경우가 있다.
iii) 드물게 간장애, 위장장애, 백혈구 감소, 빈혈을 일으키는 경우가 있다.
마지막으로 sulfonylurea계 약제를 사용할 때에는 약제의 상호작용에 대해서 알아두어야 한다.

③ 약제의 상호작용

i) Phenylbutazone(pyrazolone계 소염제 : 혈중에서 90% 이상이 단백질과 결합한다), probenecid(통풍약), salicylic acid, β -blocker 등을 병용하면 sulfonylurea계 약제의 작용이 증강되는 경우가 있다.

ii) 반대로 부신피질호르몬, 갑상선호르몬, 경구피임약, 이뇨제 등을 병용하면 작용이 감소된다.

속효형 sulfonylurea계 약제(글리니드계 약제)

Nateglinide, mitiglinide calcium hydrate는 sulfonylurea계 약제이지만 속효성이 있기 때문에 식후 고혈당을 나타내는 경증 당뇨병 환자가 식사 직전에 복용하면 식후 고혈당의 개선효과가 있다.

(2) α- glycosidase 억제제

Acarbose, voglibose 등이 있다. 이것은 다당류에서 단당류로의 분해를 지연시키기 때문에 탄수화물을 지나치게 많이 섭취한 환자에게 적합하다. 또한 식후 고혈당을 나타내는 환자에게 적합하다. 주된 부작용은 복부팽만감과 방귀이다.

(3) Biguanide계 약제

이 약은 젖산산증(lactic acidosis)에 의한 혼수를 일으킬 수 있으므로 사용할 때에는 작용기전을 잘 이해하고 주의해서 사용해야 한다. 이 약은 혐기성 해당작용을 촉진하여 당의 새로운 생산을 억제함으로써 혈당치를 낮추는 작용을 한다. 작용기전도 앞의 sulfonylurea계 약제와는 완전히 다르다(sulfonylurea계 약제와 같이 랑게르한스섬에 작용하지 않는다).

구체적으로는 다음의 두 가지가 있다.

① Metformin

Biguanide계 약제 중에서 가장 많이 사용되고 있다. 특히 공복 시 혈당치가 높은 증례에 효과적이다.

② Buformin

Penformin이라는 약제도 있지만 젖산산증의 발생, 사망률이 높기 때문에 판매가 중지되어 있다. 따라서 biguanide계 약제의 부작용은 당연히 젖산산증이다.

그 외에도 위장장애(식욕부진, 오심, 구토, 설사) 등의 부작용이 있다. 이처럼 큰 부작용이 있는 약이므로 신중하게 적용하지 않으면 안 된다. 예를 들어 과민증이 있기 때문에 도저히 sulfonylurea계 약제를 사용할 수 없는 2형 당뇨병 환자나 sulfonylurea계 약제의 단독 투여로는 충분히 조절되지 않으며, 시력장애나 기타의 이유로 인슐린 치료가 곤란한 2형 당뇨병 환자에게 biguanide계 약제가 사용되는 경우가 있다. 그러나 최근에는 biguanide계 약제가 인슐린 감수성을 개선한다고 하여 2형 당뇨병의 초기부터 사용하는 경우가 많아지고 있다.

마지막으로 biguanide계 약제의 사용이 금기되는 경우에 대해서 정리해 보자. 젖산산증(lactic acidosis)을 유발하기 쉬운 경우에는 금기가 된다.

① 신장기능 장애, 간기능 장애 등 젖산산증(lactic acidosis)을 유발하기 쉬운 환자에는 금기이다.

② 수술 전후, 중증 감염증, 심각한 외상이 있는 환자도 역시 젖산산증을 유발하기 쉬운 상태가 되기 때문에 biguanide계 약제의 사용은 금기이다.

(4) 티아졸리딘(thiazolidine) 유도체

Pioglitazone은 PPAR γ 를 자극해서 인슐린 감수성을 높여 당뇨병을 개선한다. 비만 경향이 있고 인슐린 저항성이 있는 환자에게 효과가 높지만 다른 경구약으로 조절이 안 되는 증례에서도 효과가 있으며, 인슐린으로 치료받는 사람의 인슐린 필요량도 감소시키는 효과가 있다. 부작용에는 수분의 저류(부종, 심부전)와 드물게 간기능장애가 있다.

(5) 속효형 인슐린분비 촉진제

SU기를 갖고 있지 않지만, B세포의 SU수용체와 결합하여 인슐린을 분비하는 새로운 약제이다. 이 제제는 소화관에 신속하게 흡수되어 SU수용체에서 해리하므로, 속효성 또는 단시간 작동형이라는 특징이 있다. 이 때문에 α 글루코시다아제 저해제와 함께 식후 고혈당만을 나타내는 경도의 2형 당뇨병 환자에게 적응된다. 식사 직전에 복용한다.

2) 인슐린 요법

(1) 인슐린 요법의 적용

인슐린 요법이란, 외부에서 인슐린을 투여함으로써 가능하면 정상에 가까운 인슐린 분비동태를 얻는 것을 목적으로 하는 치료법이다.

인슐린이 절대적으로 결핍되어 있는 1형 당뇨병은 물론, 적절한 치료를 실시해도 혈당이 양호하게 조절되지 않는 2형 당뇨병이나 엄밀한 혈당관리가 요구되는 당뇨병 합병 임신, 혼수 등 재빨리 혈당을 떨어뜨려야 하는 경우에도 실시된다.

① 절대적 적응(대표적인 예)

a. 인슐린 의존상태(주로 1형 당뇨병)

랑게르한스섬(Langerhans' island)의 β 세포로부터 인슐린의 분비가 영구적으로 완전히 상실되어 버린 경우이다.

b. 당뇨병 혼수 : 당뇨병 케토산증, 고삼투압고혈당증후군

c. 당뇨병 합병 임신

d. 중증 감염증, 외상, 중등도 이상의 외과수술 시

e. 중증 간장애, 신장장애의 합병

② **상대적 적응(대표적인 예)**

a. 인슐린 비의존 상태라도 현저한 고혈당이나 케톤증을 나타내는 경우

b. 2형 당뇨병으로 경구혈당강하제 요법으로는 혈당이 양호하게 조절되지 않는 경우

- 경구 혈당강하제가 효과가 없는 경우(SU제 2차 무효)
- 경구 혈당강하제에 과민증을 나타내는 경우
- 중등도 이상의 간, 신장장애를 동반하는 경우
- 대수술을 받은 경우
- 중증의 감염증을 동반하는 경우
- 임신 예정, 또는 임신한 환자의 경우
  (경구 혈당강하제는 기형을 유발할 위험이 있다. 따라서 임신부에게는 인슐린 투여가 원칙이다)

(2) 인슐린 제제의 종류

생체에서의 인슐린 분비는 항상 일정량이 분비되는 "기초분비"와 섭식 시에 혈당상승에 따라 일과성으로 분비되는 "추가분비"가 있다.

인슐린 제제에는 여러 종류가 있는데, 각각 다음과 같이 생체의 인슐린 분비와 대응한다.

인슐린 치료 시에는 가능하면 생리적인 인슐린 분비동태에 근접하도록 각각의 병태에 따라 제제를 구분해서 사용한다.

(3) 인슐린 제제의 투여방법

투여방법에는 피하주사, 근육내주사, 정맥내주사가 있다. 일반적으로 인슐린은 피하주사를 이용하지만, 속효형 제제에 한해서는 긴급 시에 정맥 내, 또는 근육 내 투여도 가능하다. 중간형 제제는 작용시간을 늘리기 위한 지속제로서 아연을 이용하는 제제와 프로타민(protamine)을 이용하는 제제가 있다. 혼합형 제제는 속효형과 중간형이 혼합된 제제로, 속효 성분이 식후의 고혈당을 억제하는 데 적합하다.

자가주사의 경우, 최근에는 대부분의 환자가 펜형주사기를 사용한다. 펜형주사기는 일회용 바늘을 장착해 필요한 만큼 인슐린 양을 피하에 주사하면 되므로 조작이 간편하다.

펜형 주사기에는 카트리지식과 일회용이 있으며, 카트리지 교환이 필요 없는 일회용이 주류를 이룬다.

① **인슐린 주사방법(그림 8-6)**

주사부위를 소독하고 피하에 주사한다.

주사 부위는 문지르지 않도록 하는데 인슐린이 급격하게 혈관 내로 들어가 저혈당을 일으키는 경우가 있기 때문이다.

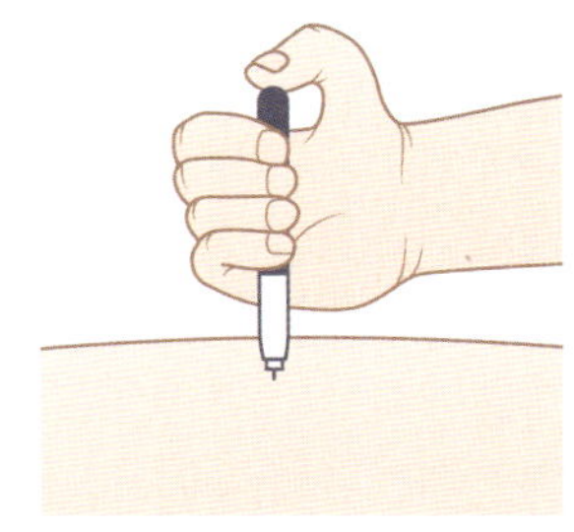

[그림 8-6] 인슐린 주사방법

② 인슐린 주사부위

주사하는 부위에 따라 인슐린의 흡수속도는 다르다. 흡수가 빠르고 운동의 영향을 받지 않으며 온도변화가 적은 복벽이 가장 적합한 부위이다(그림 8-7).

(4) 인슐린 제제의 특징

① 초속효형 인슐린 제제의 특징

인슐린 추가 분비를 보완하는 인슐린 제제로는 기존의 속효형을 대신해 현재 인슐린 아날로그제제인 초속효형 인슐린이 표준이 되고 있다.

인슐린리스프로(휴마로그®), 인슐린 아스파르트(노보라피드®), 인슐린글루리딘(아피도라®)이 있다(표 8-12).

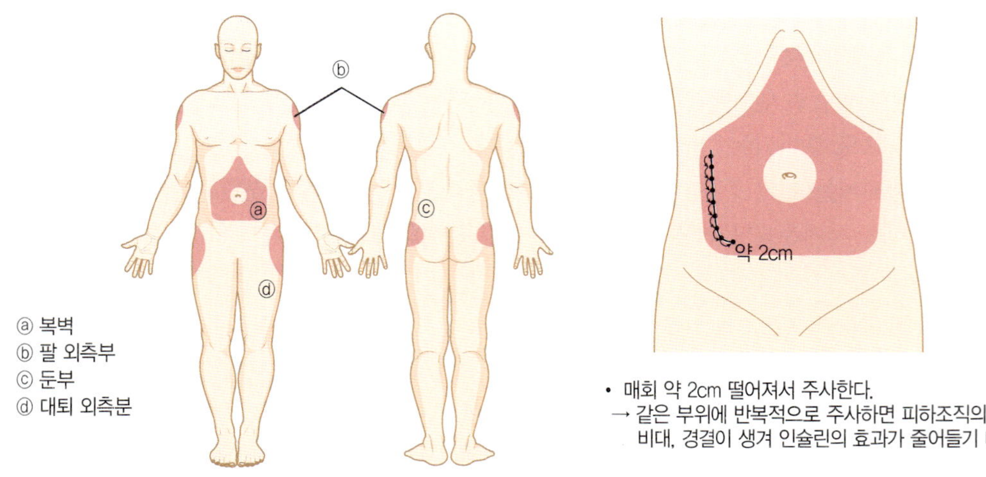

[그림 8-7] 인슐린 주사부위

	속효형 인슐린제제	초속효형 인슐린아날로그제제
구조 및 흡수까지의 시간	• 인슐린 분자가 6개 모인 6량체를 형성하며 피하주사 후 2량체, 단량체로 해리된 후 혈액 속으로 흡수되기 때문에 효과발현까지 시간이 걸린다.	• 6량체, 2량체를 형성하지 못하는 구조이며, 주사 후 재빨리 단량체로 해리되어 흡수되기 때문에 효과발현이 빠르다.
작용 발현시간	• 피하주사 후 30분 → 식사 30분 전에 투여가 필요	• 피하주사 후 10 ~ 20분 → 식사 직전에 투여. 식사 직후의 투여도 가능
작용 지속시간	• 작용지속시간은 약 8시간으로 소실까지는 시간이 걸린다. → 다음 식전까지 저혈당을 일으키기 쉽다.	• 3~5시간이면 급속히 소실된다. → 다음 식전까지 저혈당을 일으키지 않는다.

[표 8-12] 인슐린 제제의 특징

② 혼합형 인슐린 제제의 특징

혼합형 인슐린은 초속효형 인슐린과 중간형 인슐린, 또는 속효형 인슐린과 중간형 인슐린을 다양한 비율로 함유한 제제이다.

혼합형 인슐린의 2회 주사는 불완전하지만 인슐린의 추가분비와 기초분비를 대체할 수 있어, 잦은 주사보다 간편하다. 다만, 초속효형 인슐린과 지속형 용해인슐린의 잦은 주사에 비해 엄밀한 혈당조절은 어렵다.

③ 지속형 용해인슐린 제제의 특징

인슐린 기초분비를 보완하는 인슐린 제제로는 기존의 NPH를 대신해 현재는 인슐린아날로그제제인 지속형 용해인슐린이 표준이 되고 있다.

인슐린그랄긴(랜터스®)이나 인슐린데테미르(레베밀®)가 있다.

현재 지속형 용해인슐린을 기초분비의 대체제로 하고, 초속효형 인슐린을 추가분비의 대체제로 한 조합이 피하주사에서는 가장 우수한 인슐린요법이다.

(5) 2형 당뇨병(NIDDM)의 인슐린 요법

NIDDM 환자의 경우 술포닐요소(sulfonylurea)제의 효과가 없어지면, 충분한 양의 인슐린이 분비되지 않는데, 이때에는 즉시 인슐린 요법을 실시하는 것이 일반적이다. 술포닐요소제는 췌장의 β 세포를 자극해 인슐린을 분비시키지만, 장기간 사용하면 β 세포의 파괴를 초래하여 인슐린 분비가 저하된다. 이때 인슐린 요법으로 전환하면 β 세포가 쉴 수 있어 인슐린 분비능력이 회복되는 경우가 있다.

인슐린은 건강한 사람의 인슐린 분비동태와 유사하게 투여하는 것이 기본이다. 건강한 사람의 인슐린 분비동태는 **그림 8-8**에 있는 것처럼 24시간에 걸친 기초분비와 식후 혈당상승에 동반되는 추가분비의 합으로 규정되어 있다.

NIDDM 환자에 대해서 인슐린 요법을 실시할 때에도, 대상 환자의 인슐린 수요와 체외로부터의 인슐린 공급의 불균형을 최소한으로 하는 것이 목표가 된다. IDDM 환자의 경우에는 인슐린의 기초분비와 추가분비가 모두 현저하게 저하되지만, NIDDM 환자의 경우에는 일반적으로 처음에 추가분비가 장애를 받고, 중증화됨에 따라 기초분비도 감소되는 형태를 나타낸다. 따라서 당뇨병의 진행상황에 맞추어 투여하는 인슐린의 양, 시간, 형태 등을 변화시킬 필요가 있다. 또한 투여된 인슐린이 혈중농도에 따라 효과를 나타낸다고 생각해서는 안된다. 인슐린의 효과는 환자의 인슐린 감수성에 의해 좌우된다. 특히 **비만, 대사 실조, 감염증 등을 동반했을 경우 인슐린 감수성은 저하되므로** 인슐린은 효과를 나타내기 어려워진다. 따라서 더욱 세밀하게 인슐린의 투여량을 조절해 주어야 한다.

일반적인 인슐린 제제의 사용법에 대해서 다시 한 번 말하면, **원칙적으로 인슐린의 분비가 정상치에 근접해지도록 투여하는 것이 최선의 사용법이다.** 그러나 환자 한 사람 한 사람에 대해 인슐린 분비의 특징을 조사하여 그 부족한 부분을 보충하도록 인슐린을 투여하는 것은 현실적으로 상당히 어렵다. 그래서 여기에서는 일반적인 인슐린 요법에 대해서 정리하겠다.

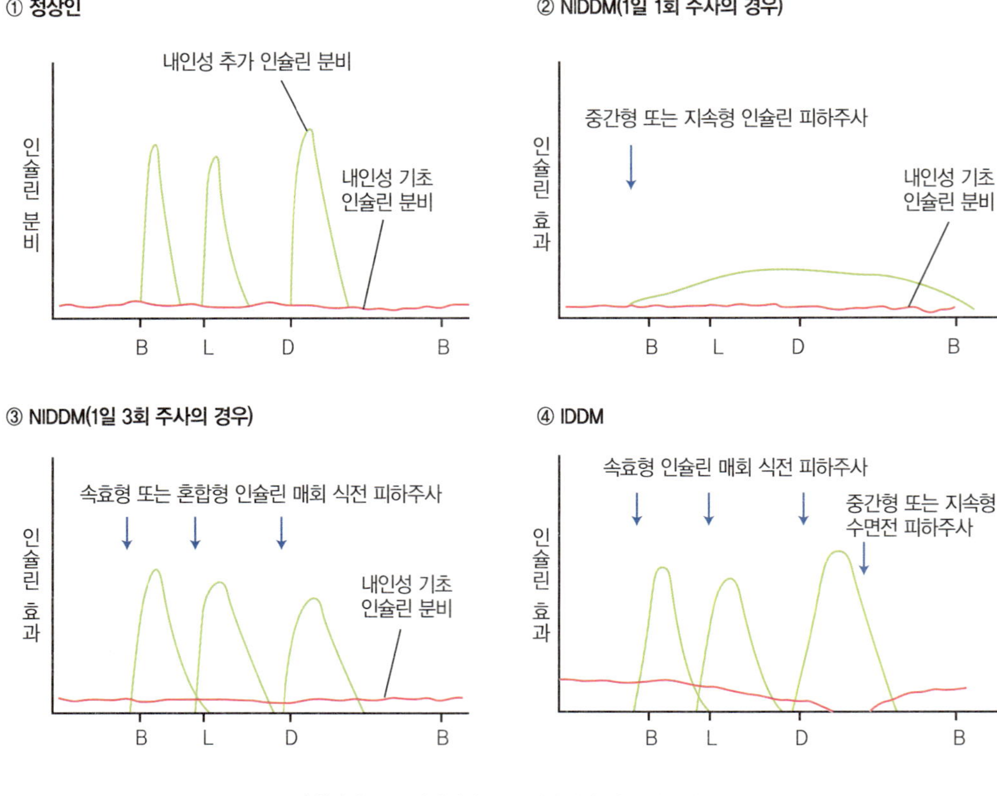

[그림 8-8] 인슐린 분비의 특성 및 1형 당뇨병, 2형 당뇨병에 대한 인슐린 투여법과 그 효과

일반적으로 처음에는 8~12단위(약 10단위)의 중간형(또는 지속형) 인슐린 제제를 하루 1회, 피하주사로 투여한다**(그림 8-8-②)**. 투여하는 시간은 아침식사 전이나 취침 전으로 한다. 그 후 4~5일간은 아침식사 전의 혈당치를 참고로 하여 추이를 보면서 필요에 따라 4단위 정도 증감시켜 준다. 단 중간형(또는 지속형)의 경우에는 작용이 나타나기까지 시간이 걸리므로, 아침식사 후의 고혈당이 문제가 되는 경우가 있다. 그러한 경우에는 앞에서 설명한, 식후의 고혈당을 억제하는 데 적합한 혼합형 제제(속효형과 중간형이 3 : 7로 혼합된 제제)를 사용하기도 한다**(그림 8-8-③)**.

NIDDM의 인슐린 분비 형태의 특징은 식후의 혈당치 상승에 대응하는 인슐린의 추가분비가 결여되어 있다는 점인데, 기초 분비가 제대로 이루어지지 않고 있을 뿐 결여된 것은 아니다(그 이유는 ketoacidosis가 되지 않기 때문). 이것을 고려하면, 속효형 인슐린 제제를 매회 식사 전에 투여하는 것이 가장 합리적인 인슐린 투여방법이 되는 것이다. 따라서 위와 같은 방법에 의해서도 충분히 조절되지 않는 경우에는 강화 인슐린 요법으로 속효형 인슐린 제제를 잦은 빈도로 투여한다. 수술이나 감염증의 합병, 임신 중인 환자에 대해서는 이와 같은 강화 인슐린 요법이 선택되는 경우가 많다.

(6) 1형 당뇨병 IDDM 의 인슐린 요법

IDDM 환자의 경우에는 자가 인슐린의 분비가 완전히 결여되어 있으므로, 건강한 사람의 인슐린 분비 형태와 비슷하게 외부로부터 인슐린을 보충해 주어야 한다**(그림 8-8-④)**. 이 경우에는 **강화 인슐린 요법**을 사용하는 것이 최선이다. 강화 인슐린 요법이란, 인슐린의 잦은 투여나 지속피하 인슐린주입요법(CSII)을 실시하면서 자가혈당측정을 하여 피드백을 하고, 의사의 지도하에 환자 본인이 인슐린 주사량을 정해진 범위 내에서 조절하면서 가능한 양호한 혈당조절을 목표로 하는 치료법이다. 강화 인슐린 요법에는 중간형과 속효형을 조합하여 **자주 주사하거나**, 또는 혼합해서 주사하는 경우, 그리고 **속효형 제제를 인슐린 주입 펌프를 이용해서 주입하는 인슐린 지속 피하주입 요법**이 있다.

인슐린 지속 피하주입 요법은 휴대형 인슐린 주입 펌프로 기초분비에 해당하는 인슐린을 피하에 삽입한 바늘을 통해 지속적으로 주입하고 추가분비량을 매 식사 전에 추가로 주입하는 방법이다. 어떠한 방법이든 강화 인슐린 요법을 실시할 경우에는 **자기 혈당을 측정(self-monitoring of blood glucose)할 필요가 있다**. 자기 혈당을 측정함으로써 환자는 스스로 생활습관을 재검토할 수 있으며, 인슐린요법을 실시하는 경우에는 주사량의 미세조절도 가능해진다. 또 주치의에게는 인슐린 제제의 선택이나 양의 조절, 생활지도를 하는 데 있어 유용한 정보가 된다.

Ⅷ

이처럼 최근의 인슐린 제제는 매우 사용하기 편리하게 되어 있지만, 편리한 반면 사용량을 잘못 계산하여 과잉으로 투여하면 저혈당을 일으킨다. 현저한 저혈당이 장시간 계속되면 뇌에 비가역적인 손상을 주어 식물인간 상태가 되는 경우도 있다. 인슐린 치료 중에 의식장애가 일어나면 우선 저혈당을 의심하여, 신속하게 50% 포도당을 20~60mL 정맥 주사하는 것이 중요하다.

(7) 경구제 병용요법 BOT

2형 당뇨병에서 술포닐요소제 등의 경구혈당강하제로 충분히 혈당조절이 되지 않는 경우에 경구혈당강하제에 지속형의 기초 인슐린을 병용하는 치료(BOT : basal supported oral therapy)가 주목을 받고 있다.

효과면에서는 강화 인슐린요법에는 미치지 못하지만 1일 1회의 지속형 용해인슐린 투여는 외래에서도 도입하기 쉬운 간편한 방법으로, 인슐린의 잦은 투여에 비해 환자의 저항감이 적어 초기에 도입할 수 있다.

또 경구제와의 병용으로 적은 인슐린 양으로 안정된 혈당조절을 할 수 있다는 장점이 있다.

(8) 지속 피하인슐린주입요법 CSII:continuous subcutaneous insulin infusion

전용 인슐린 주입 펌프를 사용해서 지속적으로 (초)속효형 인슐린제제를 피하에 주입하는 방법이다. 인슐린의 잦은 주사보다 더욱 정상에 가까운 인슐린 분비동태를 재현할 수 있다.

기존의 잦은 인슐린 투여로 혈당을 충분히 조절할 수 없었던 불안정형 당뇨병이나 수술 전후의 혈당조절, 당뇨병 합병 임신 등 엄격하게 혈당을 조절해야 하는 증례에 적응된다.

TIP

지속혈당모니터 CGM

현재 혈당치의 측정에는 혈당자가측정(SMBG)이 널리 이용되고 있다. 최근 혈당치의 24시간 연속측정이 가능한 지속혈당모니터(CGM)가 승인을 받았다. 따라서 혈당의 일내변동 파악과 함께 여기에 기초한 치료의 적정화를 기대할 수 있게 되었다.

복부 등의 피하에 장착한 센서에서 조직간질액 속의 글루코오스 농도를 연속적으로 측정한다. CGM의 사용으로 SMBG에서는 알 수 없었던 야간의 저혈당, 아침식사 및 점심식사 후의 고혈당을 발견할 수 있다.

당뇨병의 합병증

1) 당뇨병성 망막증

유리체 출혈이나 견인성 망막박리를 일으키고 시력이 저하된다. 방치하면 실명에 이른다.

2) 당뇨병성 신장병증

사구체의 미세혈관이 장애를 받아 진행되면 만성 신부전이 된다. 방치하면 투석도입 또는 신장이식을 해야 하는 상태가 된다.

3) 당뇨병성 신경장애

말초신경장애가 진행되면 온도나 통증을 느낄 수 없게 되어 화상이나 상처의 원인이 된다. 비교적 초기에 나타나며 빈도도 높다. 또한 자율신경장애도 발생한다.

4) 허혈성 심장질환, 뇌경색

대혈관의 동맥경화에 의해 허혈성 심장질환 및 뇌경색이 되기 쉽고, 중증 장애가 남거나 사망에 이르기도 한다.

5) 당뇨병성 족부병변

신경장애나 말초혈관 병변, 감염이 관여하여 궤양 및 괴저로 진행되고, 발을 절단하게 되는 경우도 있다.

6) 당뇨병혼수

급격하게 고혈당이 되면 의식장애, 혼수상태에 빠지게 되어 사망에 이르기도 한다.

당뇨병혼수 Diabetic coma (당뇨병의 급성 합병증)

당뇨병에서 볼 수 있는 특수한 병태의 한 가지로 당뇨병성 혼수가 있다. 이것은 아래와 같이 분류되고 있다.

① 당뇨병성 케톤산성 혼수(diabetic ketoacidotic coma)
② 고삼투압성 비케토산성 혼수(hyperosmolar nonketotic coma)
③ 젖산산증에 의한 혼수(lactic acidosis에 의한 coma)
④ 저혈당성 혼수(hypoglycemic coma)
⑤ 혼합형

이들 중에서 치료상 문제가 되는 것은 저혈당성 혼수와 그 이외의 혼수와의 감별이다. 치료법이 완전히 정반대이기 때문에 가장 먼저 이것부터 감별해야 한다.

저혈당성 혼수는 당뇨병의 치료 중에 인슐린의 과잉 효과가 원인이 되어 발생한다는 점이 가장 중요하다. 따라서 당뇨병 환자가 혼수상태로 병원에 실려 온 경우는 곧바로 혈당을 측정하여 저혈당성 혼수인지 아니면 그 외의 원인으로 혼수가 되었는지를 감별해야 한다. 또한 곧바로 혈당을 측정할 수 없는 경우라고 해도, **일단 포도당 정맥주사를 시도해 보아야 한다.** 저혈당성 혼수라면 이 처치는 치료적 진단으로 연결되기 때문이다.

저혈당성 혼수 외의 당뇨병성 케토산성 혼수, 고삼투압성 비케토산성 혼수, 젖산산증에 의한 혼수는 감별이 중요하다. 이들 세 가지는 원래 인슐린의 결핍을 기반으로 하여 일어나는 질환군이기 때문에 각기 중복되는 부분이 있다.

1. 당뇨병성 케토산성 혼수 Diabetic ketoacidotic coma

1) 개념

고도의 인슐린 작용부족에 인슐린 길항호르몬의 상승이 더해져 발생하는 대사실조 상태이다. 당이용 저하, 지방분해 항진에 기인하며 고혈당과 현저한 케톤체의 축적이 나타난다. 이를 바탕으로 발생하는 탈수와 산증(acidosis)이 본체이며 의식장애(중증에서는 혼수)를 초래한다. 1형 당뇨병에 많지만 2형 당뇨병 환자가 소프트드링크를 많이 마셔 발생하는 경우도 있다(소프트드링크케토산증).

2) 병태생리

당뇨병성 케토산성 혼수는 처음 발생해서 아직 치료되지 않은 1형 당뇨병(IDDM)이나 IDDM 환자가 치료에 사용하던 인슐린을 갑자기 중단했을 때나, 2형 당뇨병(NIDDM) 환자가

VIII

감염증을 일으켰거나 폭음, 폭식을 했을 때(페트병 증후군)에 발생한다. 이러한 요인이 되는 것은 여러 가지가 있지만, 원인을 한 마디로 말하면, **"인슐린 작용의 극도의 부족"**이다. 따라서 병태생리를 생각할 때에는 인슐린 작용이 부족한 경우 어떠한 일이 발생하는가하는 점에 초점을 맞추면 된다. 여기에는 앞에서 공부한 "인슐린의 작용"에 관한 지식이 필요하다.

인슐린은 간, 근육, 지방조직에 작용해서 글리코겐의 합성을 촉진하기도 하고, 당 신생계의 key enzyme의 유도를 억제하거나 지방의 합성을 촉진하기도 한다. 인슐린이 부족한 경우에는 이것과 정반대의 일이 일어난다. 즉, 글리코겐의 분해가 촉진되어 당 신생이 항진되고, 이어서 지방분해가 촉진된다. 순서대로 설명하자면, 우선 간에서 글리코겐의 분해가 촉진되어 당 신생이 항진되기 때문에 **혈당치가 상승**한다. 또한 지방조직에서는 지방분해가 일어나 지방산과 글리세롤로서 혈중으로 방출되지만, 그것이 간에 모이기 때문에 **간에서의 지방산의 농도가 높아진다**. 그러나 간에서도 지방의 분해가 항진되어 과잉으로 모여 있던 지방산은 acetyl-CoA로 변하게 되고, 이어서 acetoacetyl-CoA로 바뀌어 아세트산(acetic acid)이 됨으로써 케톤증(ketosis)을 일으키게 된다.

케토산증(ketoacidosis)은 **케톤체(ketone body)**가 혈중에 증가하기 때문에 발생하는 산증(acidosis)을 가리키는 것인데, 이 케톤체라는 것은 실제로 생체 내에서 발생하는 다음과 같은 3종류의 케톤(ketone)을 총칭하는 말이다.

- acetic acid
- β – hydroxybutyric acid
- acetone

이들 가운데 **아세트산(acetic acid)**과 **β – hydroxybutyric acid**가 **혈액을 산성으로 만드는 작용을 하고 있다**. 그리고 이와 같은 케톤체(ketone body) 생산의 근본 원인은 acetyl-CoA이 acetoacetyl-CoA로 전환되는 데 있다는 점이 중요하다. 그러나 이것만으로 혼수상태가 되지는 않는다. 산증 상태에, 다시 고혈당에 의한 삼투압 이뇨가 일어나는 결과 신장으로부터 수분, Na, K, P 등이 상실(**일종의 탈수상태**)되며, 그것이 다시 순환혈액량의 저하, 혈압저하를 야기함으로써 당뇨병성 혼수에 빠지는 것이다.

3) 증상

① 급격한 구갈, 다음

탈수에 의해 일어난다.

② 식욕저하, 메스꺼움, 구토, 체중감소

산증(acidosis)에 의한 영향이나 항인슐린호르몬(anti-insulin hormone) 작용의 상대적 상승에 의한 이화의 항진 때문에 발생한다.

③ **전해질 균형의 붕괴**

고혈당에 의한 삼투압 이뇨의 결과 발생한다.

④ **피부점막의 건조, 혈압의 저하,** 쇼크

탈수에 의해 일어난다.

⑤ **Kussmaul 호흡**

대사산증을 보상하기 위한 과다호흡(hyperventilation)으로, 깊고 잦은 호흡이다. 이 과다호흡의 유무가 케토산증(ketoacidosis)과 고삼투압성 비케토산성 혼수(hyperosmolar non-ketotic coma, 산증은 되지 않는다)의 감별에 중요한 증상이 된다.

⑥ **호기의 아세톤 냄새**

혈중의 아세톤(acetone)이 호기/날숨 중에 배설되기 때문이다.

⑦ **의식장애**

VIII

4) 검사

당뇨병성 케토산성 혼수의 경우에는 진단에 시간을 소비할 여유가 없기 때문에, 필요한 최소의 검사만을 신속하게 끝낸 다음 곧 치료를 시작해야 한다. 그 최소한의 검사는 다음과 같다.

① 요당 : 강한 양성을 나타낸다.
② 혈당 : 매우 높은 수치를 나타낸다.
③ 요중 케톤체 : 높은 수치를 나타낸다.
④ 혈청 케톤체 : 양성을 나타낸다.
⑤ 적혈구용적률(hematocrit) : 탈수 때문에 높은 수치를 나타낸다.
⑥ 백혈구 수 : 증가한다.
⑦ 심전도 : 전해질 균형의 붕괴에 의해 변화가 나타난다.

이 모든 것을 검사할 수 없는 경우라도 최소한 요당, 혈당, 요중 케톤체, 혈청 케톤체만은 측정해야 한다. 또한 이러한 생화학적 검사 외에도 체온, 맥박수, 호흡수, 혈압, 요량 등을 항시 모니터해야 한다.

또한 동맥혈 pH, PO_2, PCO_2 등도 시간의 경과에 따라 추적할 필요가 있다.

5) 치료 및 간호

여기에는 다음과 같이 분명한 순서가 있으므로 그 흐름을 우선 정확히 이해해야 한다.

① 생리식염수를 1,000ml/시간(14~20ml/kg/시간)의 속도로 정맥주사한다(단 고령자나

소아인 경우에는 7~10ml/kg/시간으로 한다.). 원칙적으로 7% 중조수에 의한 산증(acidosis)의 교정은 실시하지 않는다.

② 속효형 인슐린 0.2U/kg형을 정맥주사한 후, 소량의 생리식염수에 섞은 속효형 인슐린 소량을 0.1U/kg/시간 속도로 정맥내로 지속적으로 주입한다. 그 다음, 혈당치에 맞춰 투여량을 증감한다. 혈당치가 250mg/dL 전후가 되면 0.45% 식염수로 변경하고 총 주사량의 절반은 5% 포도당액으로 보충한다.

③ 산증에서는 혈청 K이 높은 수치를 나타내는 경우가 많으므로, 인슐린의 보충으로 K이 급속하게 세포 밖에서 세포 안으로 이동하여 저칼륨혈증(hypokalemia)을 나타내기 쉽다. 그러므로 경과에 따라 K의 보충도 필요하게 된다. K의 투여량은 보통 20mEq/시간 이하의 속도로 한다.

④ 의식이 돌아오면 당질을 보충해 준다.

이상이 치료의 대략적인 흐름이다.
이와 같이 치료방법이 명확해졌기 때문인지 최근에는 사망률이 1% 이하로 감소되었다.

2. 고삼투압성 비케토산성 혼수 Hyperosmolar nonketotic coma

1) 개념

인슐린 저항성에 동반되는 인슐린의 작용부족과 인슐린 길항호르몬의 작용항진으로 발생하는 병태이다. 뚜렷한 고혈당, 고삼투압, 탈수를 특징으로 하며, 이로 인해 의식장애나 경련 등을 일으킨다. 당뇨병케토산증과 달리 케토산증은 발생하지 않거나 발생해도 경미하다. 2형 당뇨병을 가진 고령자에게 많이 나타난다.

2) 병태생리

고삼투압성 비케토산성 혼수는 스테로이드 치료, thiazide계 이뇨제, 뇌졸중, 심근경색, 췌장염, 신장장애, 감염증, 폭음 폭식, 수술 등이 원인이 되어 발생한다. 전형적인 예는 고령의 2형 당뇨병(NIDDM) 환자에게서 볼 수 있지만, 원인질환인 당뇨병이 없어도 발생하는 것이 고삼투압성 비케토산성 혼수의 특징이다. 원인도 인슐린 작용의 부족만으로는 설명이 되지 않는다. 따라서 병태생리도 당뇨병성 케토산성 혼수(diabetic ketoacidotic coma)와 유사하지만, 어느 정도 혈중에 인슐린이 유지되고 있기 때문에 지방이 분해되지 않고, 케톤체도 생산되지 않는다. 그러나 혈당치만은 상승하므로 혈장삼투압의 상승이나 탈수 등의 증상이 일어나는 것과 같은 병태로 고삼투압성 비케토산성(hyperosmolar non ketotic)이라는 상태가 발생하게 된다.

3) 증상

① 참기 어려운 갈증, 다음, 다뇨 : 탈수 정도가 매우 심하다
② 오심, 구토, 복통, 설사
③ 심한 권태감
④ 토혈, 혼수
⑤ 과다호흡은 일어나지 않는다
⑥ 피부·구강점막 건조

4) 검사

검사소견에는 다음과 같은 특징이 있다.

- 현저한 고혈당
- 고나트륨혈증(hypernatremia)
- 혈장삼투압 증가(350mOsm/kg 이상)
- 케톤체는 혈중이나 요중에서 모두 적다
- 혈압 저하, 빈맥

혈장삼투압은 아래와 같은 식으로 계산할 수 있다.

혈장삼투압 = 2(Na + K) + 혈당/18 + BUN/2.8

5) 치료 및 간호

치료는 당뇨병성 케토산성 혼수(diabetic ketoacidotic coma)의 경우와 거의 같지만, 한 가지 다른 점은 보통의 생리식염수 대신에 0.45%의 저장(hypotonic) 식염수를 사용한다는 것이다. 이것은 고삼투압성 비케토산성 혼수 환자의 혈장삼투압이 비정상적으로 높기 때문이다.

고삼투압성 비케토산성 혼수의 사망률은, 고령 환자가 많기 때문에 50% 정도로 상당히 높은 편이다.

3. 젖산산증 lactic acidosis에 의한 혼수

1) 병태생리

젖산산증에 의한 혼수도 당뇨병에만 국한되는 것이 아니고 심한 저산소혈증을 일으키는 상황으로, 젖산(lactic acid)의 생산이 증가하는 상황에서는 어떠한 경우에도 일어날 수 있다.

그러나 이것이 당뇨병 중에서 주목을 받게 된 이유 중 한 가지는 당뇨병의 치료약으로 사용되는 biguanide계 약제의 부작용 때문이라고 생각된다.

Biguanide계 약제는 혐기성 해당계를 촉진하여 당신생을 억제하는 작용이 있다. 따라서 혐기성 해당계의 최종 산물인 젖산이 축적되기 쉬운 상황이 발생되는 것이다. Biguanide계 약제를 사용할 때에는 그 작용기전을 이해해서 젖산산증이 발생하기 쉽다는 것을 충분히 고려해야 한다.

그 밖의 젖산산증성 혼수의 원인으로서는 감염증, 신장장애, 간질환 등이 있다. 이 모두에서 젖산의 생산이 증가하고, 더구나 젖산의 이용이 장애를 받는 경우에는 젖산산증성 혼수가 발생한다.

2) 증상

젖산산증(Lactic acidosis)성 혼수는 증상이 급격하게 나타나는데, 특히 다음과 같은 주요 증상이 나타난다.

① 심한 권태감
② 무력감
③ 오심, 구토, 복통
④ Kussmaul 호흡

3) 검사소견

고혈당은 그다지 뚜렷하지 않다는 점이 중요하다. 또 젖산이 높은 수치를 나타내기 때문에 주된 검사소견은 다음과 같다.

① 동맥혈 pH가 저하된다.
② 중탄산이온(HCO_3^-)의 농도가 저하된다.
③ PCO_2가 저하된다(대사산증을 보상하기 위해 과다호흡이 되기 때문).
④ Anion gap이 증가한다.

4) 치료

치료는 당뇨병성 케토산성 혼수의 경우와 같지만, 예후가 불량하며 사망률도 높다.

 당뇨병 만성 합병증

만일 당뇨병이 혈당치만 높아질 뿐, 그 밖에 다른 증상을 일으키지 않는다면 전혀 위험한 질환이 아닐 것이다. 당뇨병을 치료하기 힘든 병으로 생각하는 한 가지 이유는 높은 수치의 혈당치가 장기간 지속될 경우에 발생하는 다양한 신체적 합병증이다. 당뇨병은 합병증의 질환이라고 할 정도로 당뇨병의 신체적 합병증은 중요한 문제점이다.

당뇨병의 만성적 합병증에 의한 증상은 간단하게 설명할 수 없을 정도로 매우 다양하다. 신체적 소견만을 정리해 보아도 **그림 8-9**와 같이 매우 많다.

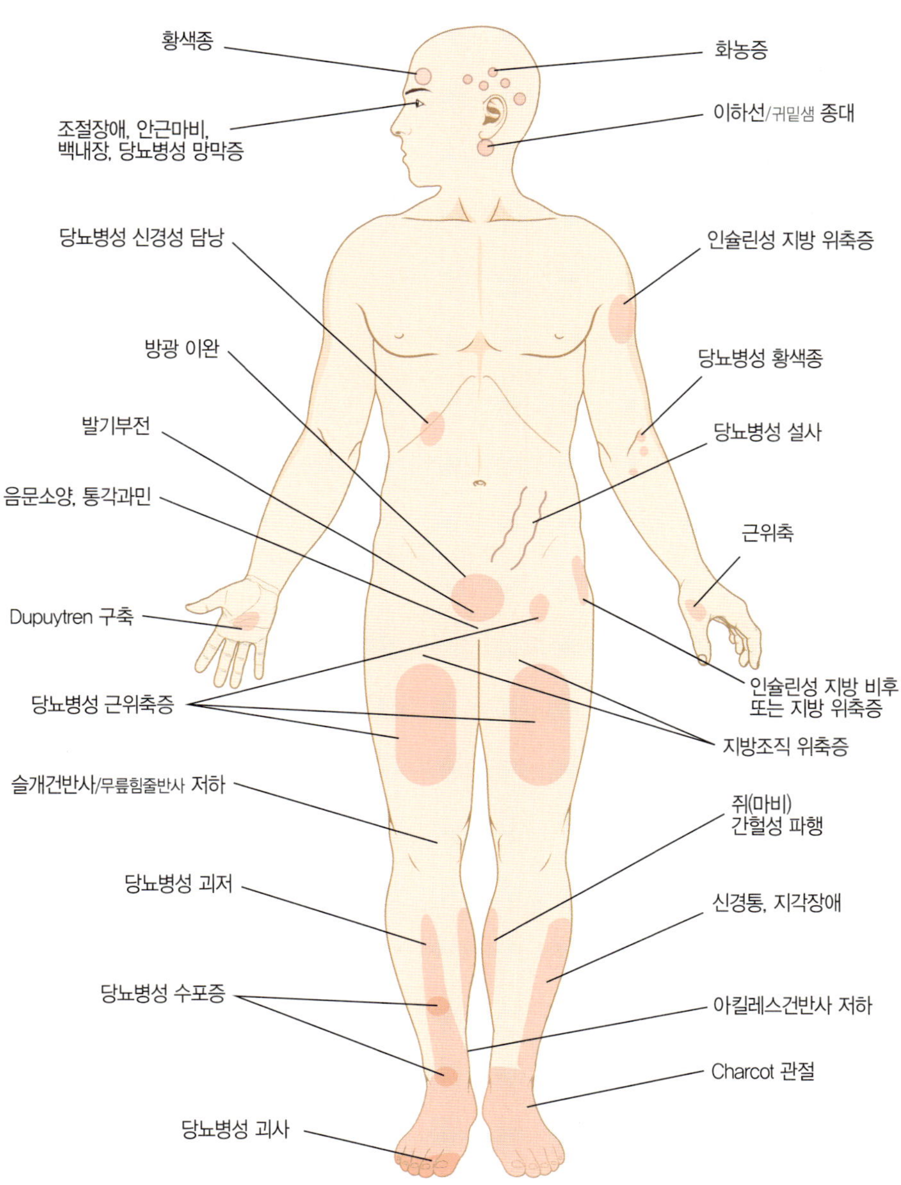

[그림 8-9] 당뇨병의 신체소견

고혈당 상태가 장기간 지속되면 다양한 왜 신체적 합병증이 나타나는지에 대해서는 아직 명확하게 밝혀지지 않았다. 그러나 최근 점차 해명되고 있는 것은 **장기적인 고혈당 상태에서는 혈관장애가 촉진된다**는 점이다. 그리고 혈관장애야말로 뒤이어 발생하는 모든 병의 근원이라는 사실도 밝혀졌다. 그러나 고혈당 상태가 혈관장애를 촉진하는 이유에 대해서는 아직 밝혀지지 않았다.

1. 만성 합병증의 분류

당뇨병의 만성 합병증으로는 고혈당이 지속됨으로써 발생하는 혈관성 합병증이 중요하다.

① 혈관성 합병증 (표 8-13)

② 그 밖의 합병증

- 당뇨병 족부병변 …신경장애나 혈관장애를 동반하는 다리의 감염증, 궤양, 괴저
- 망막증 이외의 눈 합병증 …백내장 등
- 피부합병증 …당뇨병성 황색종 등
- 치아, 구강합병증 … 치주질환

※ 최근에는 위와 같은 합병증 외에도 당뇨병 환자는 암을 합병하기 쉬운 것으로 밝혀졌다.

분류	합병증	특징
미세혈관장애(3대합병증)	• 망막증 • 신장증 • 신경장애	당뇨병에 특이적이다.
대혈관장애(동맥경화증)	• 허혈심장질환 • 뇌혈관장애 • 폐쇄동맥경화증	당뇨병에 특이적이지 않다.

[표 8-13] 혈관성 합병증의 분류와 특징

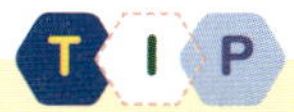

당뇨병 만성 합병증에 관한 최근의 연구

합병증의 발생기전에 관해서는 아직 불분명한 점이 많지만 주로 고혈당에 의한 polyol 대사의 항진이나 세포내외 단백질의 비효소적인 당화 항진에 초점을 맞춘 연구가 진행되고 있다. 특히 고혈당 상태에서 polyol 대사가 항진되어 세포내에 sorbitol이 축적됨으로써, 세포기능이 장애를 받아 합병증이 진행된다는 가설(polyol 대사 이상설)은 많은 실험적 연구에 의해 지지를 받고 있어 몇 가지 가설 중에서 가장 유력하다.

따라서 이들 대사과정을 억제하는 약으로서 각종 알도스 환원효소 억제제(aldose reductase inhibitor : ARI)나 aminoguanidine 등의 약제가 개발되어, 합병증의 진행을 막기 위한 기초적, 임상적 연구가 진행되고 있다.

신체합병증이 혈관장애라는 병태와 어떻게 관련되어 있는지 살펴보자.

당뇨병성 신장병증, 신경장애, 망막증 등이 나타나는 어떤 장기(또는 기관)에도 아주 가느다란 혈관이 분포되어 있다. 신장에는 모세혈관이 실타래처럼 모여 있는 사구체/토리라는 구조가 있어 혈액의 여과라고 하는 중요한 역할을 한다. 또한 신경의 경우에도, 말초신경 주위에는 매우 가는 혈관들이 둘러싸고 있어, 이 혈관들이 신경에 영양을 공급해 말초신경이 기능을 발휘하는 데 중요한 역할을 하고 있다.

망막의 경우에도 역시 매우 가는 혈관이 시각세포 등에 영양을 보내고 있다.

신장이나 말초신경(특히 자율신경) 등은 몸 전체의 기능을 조절하는 데 있어서 매우 중요한 역할을 하기 때문에, 이들의 기능장애는 중대한 영향을 미친다.

이들 신체적 합병증의 형성 원인이 공통되어 있다는 것은, 또 한 가지 중요한 점을 시사해 준다. 그것은 당뇨병 환자를 진찰할 때, 명확하게 신장장애가 원인으로 생각되는 합병증이 나타났을 때에는, 동시에 신경이나 망막 등에도 어떠한 장애가 미치고 있을 가능성을 생각해야 한다는 점이다.

당뇨병에 의한 신체적 합병증은 어느 정도의 차이는 있지만, 거의 전신에 균등하게 미치기 때문에 만일 어떤 장기의 장애가 관찰되었을 경우에는 반드시 다른 장기에 대해서도 생각해야만 한다. 이 점은 당뇨병 환자를 치료하는 데 있어서 중요하다.

2. 혈관장애

당뇨병에서는 전신의 혈관이 전반적으로 장애를 받는 것이 특징 중의 하나이다. 여기서는 대혈관 장애와 미세혈관 장애의 두 가지로 나누어 설명하겠다.

1) 대혈관 장애

대혈관이라고 해도 대동맥과 같이 아주 굵은 혈관만이 아니라, 쇄골하동맥, 대퇴동맥, 심장동맥과 같이 중간 정도의 굵기를 가진 혈관까지 포함해서 생각해 보자. 당뇨병에 걸리면 이들 혈관에 어떤 일이 일어나는가?

한 마디로 말하면, **동맥경화의 촉진**이다. 동맥경화가 촉진되면 혈관의 내강이 좁아지고 협착이 일어난다. 그렇게 되면 혈관은 조직으로 충분한 혈액을 보낼 수 없게 되므로 조직의 허혈, 나아가서는 경색, 괴사가 일어나는 것이다.

① 허혈성 심장질환, 심근경색

동맥경화의 결과로서 일어나는 무서운 질환의 하나가 **심근경색**이다. 당뇨병으로 일어나는 심근경색은 **통증이 없다**는 중요한 특징이 있다. 당뇨병의 경우 신경장애가 동반되는 경우가 많기 때문에 **통각이 마비되어 통증을 느끼지 못하는** 경우가 있다(통증이 있다고 해도, 치아, 등, 목 등의 방사통〈radiating pain〉). 이와 같은 **무통성 심근경색**(silent myocardial infarction이라고도 한다)은 심근경색 전체의 약 10% 정도를 차지한다. 그 모두가 당뇨병에 의한 것이라고는 말할 수 없지만, **무통성 심근경색을 발견했을 경우에는 반드시 당뇨병의 이환 여부를 고려해서 검사해야 한다.** 당뇨병에 동반된 심근경색은 예후가 매우 나빠, 심근경색 후 단기 사망률이 10~20%로서 당뇨병 환자가 아닌 경우의 1.2~2.0배이다.

② 뇌혈관장애

대표적인 질환으로 뇌경색이 있다. 비교적 굵은 혈관이 단번에 폐쇄되어 큰 뇌경색을 일으키는 경우도 있지만, 당뇨병의 경우에는 혈관 전체가 서서히 장애를 받기 때문에 가는 혈관이 폐쇄됨으로써 작은 경색이 다발하며, 최종적으로는 큰 혈관이 폐쇄되는 경과를 보인다. 뇌저동맥/뇌바닥동맥에 동맥경화가 진행되어, 뇌경색이 되는 경우가 비교적 많다. **당뇨병에 의한 뇌경색의 경우에도 역시 예후가 나쁘며**, 특히 장애를 받은 신경기능의 회복이 느리다.

③ 폐쇄성 동맥경화증

대표적인 질환이 당뇨병성 괴저(diabetic gangrene)인데, 당뇨병에서 주목받는 증상 가운데 하나이다. 원인이 폐쇄성 동맥경화증에 있지만, 심근경색일 때와 마찬가지로 통각신경이 먼저 장애를 받기 때문에 환자는 **그림 8-10**과 같은 정도까지 증상이 진행되어도 통증을 호소하지 않고 방치해 두는 경우가 있다.

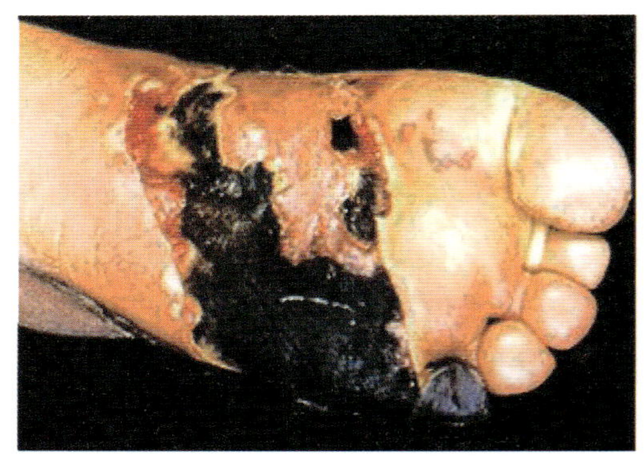

[그림 8-10] 당뇨병성 괴저

이와 같은 상태로 방치한 경우에는 반드시 감염증을 동반한다고 보아야 한다. 특히 부패균이라고도 할 만한 혐기균(anaerobe)에 감염되면 매우 고생하게 되는데, 예를 들어 가스괴저균(gas gangrene) 등의 감염에서는 다리의 광범위한 조직에 가스가 정체되어 다리가 크게 부어오른다.

2) 미세혈관 장애

미세혈관장애는 주로 고혈당이 지속됨에 따라 발생한다. 혈관이 가늘어질수록 고혈당에 의한 장애를 받기 쉽기 때문에 체내에서도 특히 가는 혈관을 가지고 있는 눈, 신장, 신경에 합병증이 나타나기 쉽다(**표 8-14**).

미세혈관장애	기전
망막증	• 만성 고혈당에 의해 망막미세혈관이 장애를 받아 신생혈관이 발생한다. 이것이 파열되면 출혈이 나타나고, 증식막이 생겨 망막을 견인함으로써 망막박리를 일으킨다.
신장증	• 사구체고리(loops)의 미세혈관장애로 사구체에 경화성 병변이 발생한다.
신경장애	• 신경영양혈관의 미세혈관장애나 혈전증 또는 신경조직의 대사이상으로 감각신경이나 자율신경이 장애를 받는다.

[표 8-14] 미세혈관 장애의 기전

10 당뇨병성 심근병증

앞에서 대혈관의 장애로 인해 허혈성 심장질환, 심근경색이 일어난다고 설명하였다. 굵은 관상동맥에 병변이 없어도, 말초의 모세혈관이 장애를 받으면 심근병증과 유사한 증상을 보이는 경우가 있다. 심근병증의 증상은 심부전 증상(피로감, 운동 시의 호흡곤란, 기좌호흡/앉아숨쉬기〈orthopnea〉 등)을 말한다. 허혈성 심장질환의 경우에도 심부전 증상이 나타나는 것을 고려하여 진단시에는 심전도와 관상동맥조영 등을 실시한다. 이들 검사에서 관상동맥 장애가 없음에도 불구하고 심부전 증상만 지속되는 경우에는 당뇨병성 심근병증을 의심해야 한다.

11 당뇨병성 망막병증

당뇨병성 망막병증은 당뇨병의 3대 합병증의 하나로 당뇨병의 약 40%에서 합병된다. 당뇨병에 걸려 10년 정도 경과하고 나서 나타나는 당뇨병에 특이적인 증상이다. 당뇨병성 망막병증은 진행 단계에 따라 크게 세 가지로 나뉜다(**표 8–15**).

- 단순망막증(비증식형 망막증)
- 증식전망막증
- 증식망막증

'단순망막증 → 증식전망막증 → 증식망막증'의 순서로 진행되며, 안저/눈바닥 소견도 그와 함께 추가된다.

분류에 따라 A, B, C 모두가 갖추어진 증식성 망막증의 안저사진과 그 형광 안저조영사진을 참고하라(**그림 8–11**).

망막증 (−) ⇨ 망막증이 발견되지 않는다.
망막증 (+)

I. 단순망막증
(non–proliferative diabetic retinopathy)
망막내의 병변(A)
분류 A : 모세혈관류, 점·얼룩모양의 출혈, 경성백반, 부종

II. 증식전망막증
(preproliferative diabetic retinopathy) (A+B)
분류 B : 표층 병변(연성백반, 선상출혈)
고도의 정맥변화(염주모양, loop 형성, 중복화 등)
망막내 미세혈관 이상
그 외에 세동맥의 백선화

III. 증식망막증(proliferative diabetic retinopathy)
분류 C : 신생혈관, 섬유증식, 망막전·유리체 출혈,
견인성 박리

황반증 ⇨ 황반부위의 병변으로 시력장애를 일으킨다.
황반부위의 백반축적, 부종, 허혈, 변성
증식정지(진정화) ⇨ 안과적 치료 또는
자연경과로 진정화

[표 8–15] 당뇨병성 망막병증의 분류

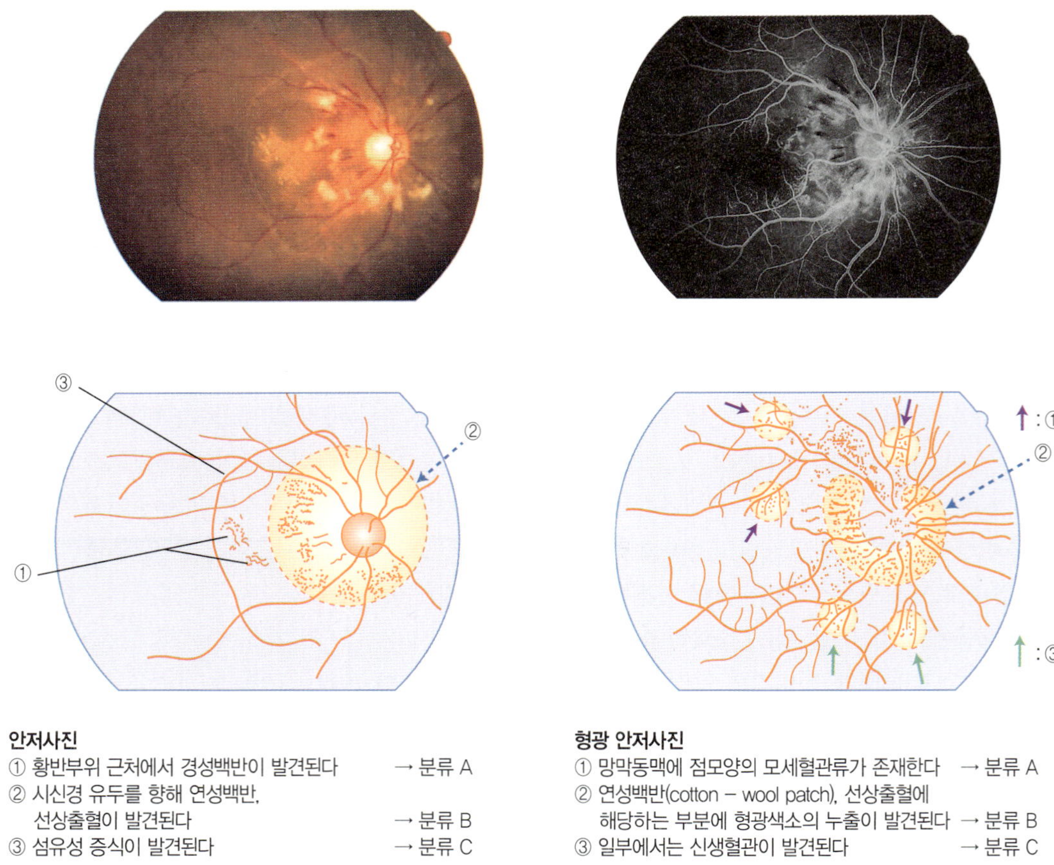

[그림 8-11] 표 8-19의 분류 A+B+C에 해당하는 증식망막증

1. 발생기전

1) 단순망막증

단순망막증에서 처음으로 일어나는 일은 모세혈관의 폐쇄와 모세혈관류이다. 당뇨병이 되면 어떤 기전에 의해 안저의 모세혈관이 장애를 받아 내강의 폐쇄가 일어난다. 혈관이 막히면 혈류도 막혀버리기 때문에 혈관 내 압력이 높아져 모세혈관류가 형성된다. 이것이 단순망막증에서 가장 먼저 일어나는 현상이다(그림 8–12).

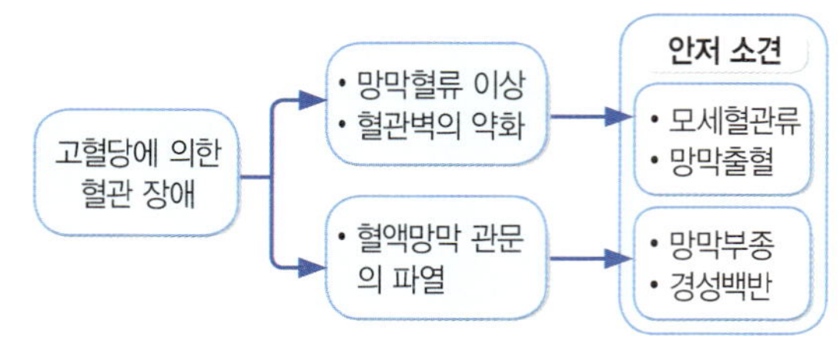

[그림 8–12] 단순망막증의 발생기전

이와 같이 형성된 모세혈관류는 결국 혈관내압의 상승에 견디지 못하고 파열되어 버린다. 이때 작은 점상 출혈이 일어난다. 또 파열이 일어나지 않아도 모세혈관에서 누출이 발생해 망막이 붓는다. 이러한 누출물은 망막 심층에 달라붙어 경성백반을 형성한다. 이러한 현상이 일어나는 시기가 단순망막증의 시기이다. 이 시기는 진행이 비교적 완만하여 황반부가 침범당하지 않는 한 시력의 저하가 일어나지는 않는다. 또한 예후도 양호하다. 그러나 종종 병변이 황반부(시야의 중심을 보는 중요 부분)에 집중되는 경우가 있는데, 이것을 당뇨병성 황반증이라고 한다. 이 상태가 되면 시력도 저하하고 시력의 예후도 나쁘지만 증식성 망막증으로 진행하여 실명을 하는 경우는 적다. 또 단순망막증의 시기는 병변의 진행이 가역적이다. 즉 이 시기에 혈당치를 정상화시키면 병변부위가 더 이상 진행되는 것을 막을 수 있다.

2) 증식전망막증

표 8-15에 A+B라고 되어 있듯이, 증식전망막증에서는 단순망막증의 소견 외에 연성백반과 정맥확장 등의 소견이 나타난다. 연성백반은 경계가 선명하지 않은 망막 표층에서 하얗게 혼탁된 부분을 말한다. 이것은 모세혈관의 폐쇄부위에 해당하며, 폐쇄된 혈관으로부터의 누출이라 생각된다. 경성백반은 망막의 심층에서 발생하지만, 연성백반은 유리체에 가까운 망막의 표층에서 발생하는 차이가 있다(**그림 8-13**).

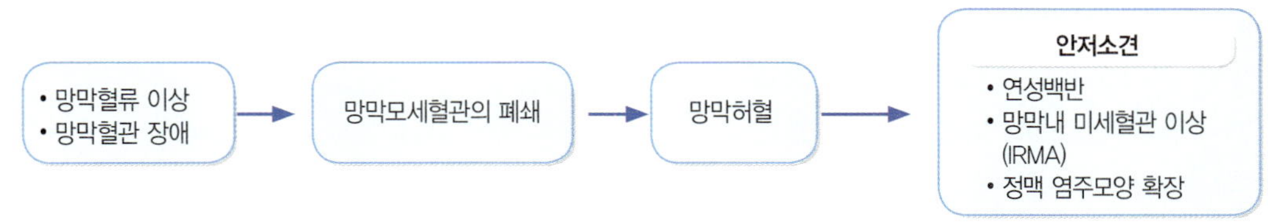

[그림 8-13] 증식전망막증의 발생기전

3) 증식망막증

출혈과 삼출물이 점차 증가하여 경성백반과 연성백반이 더 많이 발생하면 그 부분을 중심으로 파열된 모세혈관을 복구하기 위해서 새로운 혈관이 재생하게 된다(**그림 8-14**).

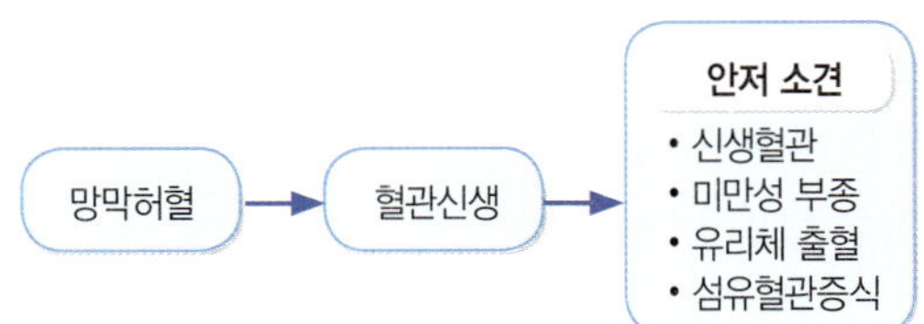

[그림 8-14] 증식망막증의 발생기전

이 신생혈관의 출현이 증식망막증을 진단하는 결정적 단서이다. 새로운 혈관이 형성되는 것이 긍정적인 현상처럼 보이지만, 그러한 신생혈관은 매우 약해서 재출혈을 일으키기 쉽다. 따라서 재출혈을 일으킨 곳에 또 신생혈관이 생기고, 다시 그곳이 터져 재출혈을 일으키는 것이 반복되기 때문에 망막 전체가 순식간에 피투성이가 되어 버린다.

이어서 유리체에서도 출혈이 발생하면(유리체 출혈) 시력이 갑자기 악화된다. 또 출혈은 점차 흡수되지만, 그것을 대신이라도 하듯 출혈 부분에 섬유화가 일어난다. 섬유화도 일종의 복구 과정이지만, 이것이 오히려 해를 끼치게 된다. 유리체 출혈 부분에 막과 유사한 끈모양 물체가 부착되어 그것이 섬유화의 과정과 함께 경련을 일으키기 때문에 망막이 유리체 쪽으로 끌려가 버린다.

즉 망막이 안저로부터 떨어져 버리게 되는 것이다. 이것이 바로 망막박리가 일어나는 과정이다. 증식망막증의 진행은 빠르고 시력의 저하가 두드러지며, 망막박리를 일으키면 실명을 피할 수 없게 된다. 또한 이 단계에 이르면 혈당치를 조절해도 이미 늦어, 증상의 진행을 막을 수 없게 된다.

당뇨병성 망막병증의 치료법으로 가장 좋은 것은 당뇨병을 조기에 발견해서 혈당을 잘 조절함으로써 망막증의 발생과 악화를 막는 것이다. 단순망막증인 경우에는 혈당조절만으로도 충분하다. 그러나 증식전 또는 증식망막증의 경우에는 혈당조절과 관계없이 망막증은 진행된다. 특히 증식망막증의 경우에는 급격한 혈당치의 저하가 오히려 유리체 출혈을 일으킬 수 있다.

현재 널리 시행되고 있는 치료법은 광응고술(photocoagulation)이다. 광응고의 기전에는 아직 불명확한 점이 많지만, 치료원리는 망막의 저산소 영역을 응고에 의해 반흔화시켜 혈관신생인자의 방출을 저하시키거나, 광범위한 망막응고에 의해 망막의 산소수요를 저하시키는 방법 등이다.

망막광응고술에는 병소응고와 범망막응고술이 있지만, 중요한 것은 후자인 범망막광응고술(panretinal photocoagulation)이다. 이것은 황반부위 근처를 제외한 망막 전역에 수백에서 최대 2,000개의 광응고반을 만드는 방법이다. 광선에는 argon laser나 krypton laser 등이 사용된다.

또한 백내장이나 유리체 출혈 등으로 안저까지 빛이 도달하지 않아 광응고를 할 수 없는 경우에는 망막 냉동응고술(−40℃ 이상의 저온을 공막을 통해서 망막에 가하는 방법)을 이용한다. 유리체 출혈이나 망막박리가 진행되고 있는 경우에는 유리체 절제술이 행해진다(그림 8-15).

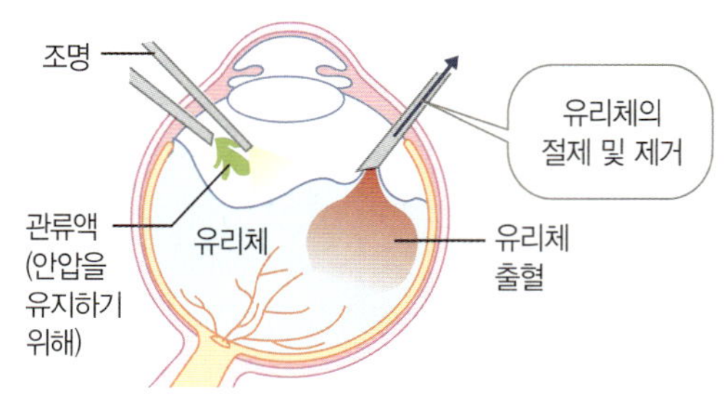

[그림 8-15] **유리체 절제술**

지금까지 당뇨병성 망막병증에 대해서 살펴보았는데, 당뇨병에서는 망막증 외에도 눈의 병변을 동반하는 경우가 있는데 대표적인 것으로 녹내장(glaucoma)과 백내장(cataract)이 있다.

녹내장은 역시 혈관신생에 의해 안방수(humor aqueous)의 흡수가 장애를 받아 일어나는 것으로 알려져 있으며, 백내장의 발병기전은 아직 밝혀지지 않았다.

 12 당뇨병성 신장병증 Diabetic nephropathy

1. 개념

당뇨병성 신장병증은 당뇨병 3대의 합병증의 하나로 당뇨병성 망막병증과 함께 미세혈관이 장애를 받는 대표적인 질환이다. 주징후는 단백뇨이지만, 초기에는 자각증상이 없다. 고도의 단백뇨가 보이는 경우 가끔 신증후군이 유발된다. 만성 신부전이 되어 투석요법을 도입해야 하는 증례의 원인질환으로서 1위이므로 매우 중요하다. 당뇨병성 신장병증은 당뇨병에 의한 고혈당과 사구체 고혈압으로부터 사구체 구성세포의 기능이상이 일어나 세포외기질 생산 항진을 유발하는 것이 원인으로 발생한다. 사구체 고혈압에는 고혈압이 악영향을 미쳐 사구체 수입세동맥의 확장, 그리고 사구체 국소에서의 angiotensin II가 수출세동맥을 수축시키는 것이 악화의 요인이 된다. 또한 유전인자가 당뇨병성 신장병증의 발병과 진행에 크게 관련되어 있다는 것도 명백하다. 다만, 어떤 인자가 관여하는지에 대해서는 아직 연구 중이다.

당뇨병성 신장병증의 병리조직상은 당뇨병성 사구체경화로 인해, 미만성 병리조직상은 당뇨병성 사구체경화로 인해 미만성 병변에서 결절성 병변으로 진행해간다. 당뇨병성 결절성 병변은 Kimmelstiel Wilson 결절이라고도 한다.

2. 병기분류 및 임상증상

당뇨병성 신장병증의 진행과정은 크게 1기에서 5기로 분류된다. 제1기(신증후군 전기)는 신장에 명확한 영향이 없는 시기이다.

제2기(조기 신증후군기)는 미량의 알부민뇨가 검출되는 시기이다. 1기와 2기에서는 사구체 여과치(GFR)가 정상이거나 오히려 증가한다.

그 이유는 사구체의 출구인 수출세동맥이 수축함으로써 여과압이 상승하기 때문이다. 제3기는 A와 B로 나뉜다. 제3기 A(현성 신증후군 전기)는 지속성 단백뇨(1g/일 미만)가 나타나지만, GFR는 저하되지 않은 시기이다. 제3기 B(현성 신증후군 후기)는 지속성 단백뇨(1g/일 이상)가 나타나고 GFR도 저하되는 시기이다. 이 시기가 되면 사구체경화증이 진행되어 사구체 모세혈관 내강이 협소해지며 여과면적이 감소하고 GFR이 저하된다. 제4기(신부전)는 지속성 단백뇨가 나타나고 GFR이 현저하게 저하되며, 혈청 creatinine의 상승이 나타나는 시기이다. 제5기(투석요법기)는 신장기능이 상실되어 생명유지를 위해 투석이 필요한 시기이다.

3. 치료

치료에서는 혈당·혈압조절 및 식사제한이 기본이 된다. 일반적으로 합병증이 없는 고혈압증의 혈압강하 목표는 140/90mmHg 미만이지만, 당뇨병성 신장병증이 있는 경우에는 130/80 mmHg 미만, 제3기 B 이후에는 125/75mmHg 미만으로 한 단계 혈압을 낮출 필요가 있다. 제1선택약은 레닌-안지오텐신(renin-angiotensin)계를 억제하는 혈압강하제인 안지오텐신 전환효소 억제제나 안지오텐신 II 수용체 길항제이다. 신부전이 진행되면 혈당조절은 쉬워진다. 그것은 신장에서 인슐린이 분해되지 못해 인슐린의 생물학적 반감기가 연장되기 때문이다. 분비량은 같아도 대사가 늦어지면 작용이 강해진다. 따라서 혈당강하제로 치료하는 경우에는 저혈당에 주의를 기울여야 한다.

식사요법에서는 단백질, 염분, 칼륨을 제한하는데, 주로 3기 이후에 실시한다(**표 8-16**).

	혈당 조절	혈압 조절	식사요법 (단백질, 염분, 칼륨제한)
목표	HbA1c 6.9%(NGSP) [6.5%(대한당뇨병학회)]	130/80mmHg 미만(요단백 1g/일 이상 : 125/75mmHg 미만)	목표치는 병기에 따라 다르다
적응 병기	제1기 ~ 제5기	제2기(조기 신장증기) 이후	주로 제3기(현성 신장증기) 이후
상세	• 엄격한 혈당조절이 신장증의 발병 및 진행을 방지하는 데 효과적이다. • 제4기(신부전기)에서는 신장기능 저하로 원칙적으로 SU제나 바이구아니드(biguanide)제는 투여할 수 없다. → 인슐린요법으로 대체해야 한다.	• 제1선택제는 레닌 – 안지오텐신계 저해제(ACE저해제, ARB) • ACE저해제나 ARB는 단백뇨의 증가나 신장기능의 저하를 억제한다.	• 단백질을 제한하는 것이 가장 중요(단백질대사에 의해 발생하는 요소질소 등의 노폐물이 신장에 부담을 주기 때문)하다. • 또 신장증이 진행됨에 따라 염분(나트륨), 칼륨의 배설이 장애를 받기 때문에 염분, 칼륨의 제한이 필요하다.

[표 8-16] 당뇨병성 신장병증의 3대 주요 치료

4. 투석요법과 신장이식

말기 신부전으로 신장의 기능이 거의 상실된 경우에는 생존을 위해서 투석요법(혈액투석, 복막투석) 또는 신장이식이 필요하다. 투석요법 중에서 특히 혈액투석을 하는 사람이 많다.

신장이식은 정상에 가까운 신장기능을 보상할 수 있어, QOL(삶의 질)의 면에서 훌륭한 방법이다.

① 혈액투석

혈관에서 혈액을 체외로 빼내고 투석장치를 이용해 노폐물과 수분을 제거하거나 전해질 이상을 교정하여 체내로 돌아오게 한다. 주 3회 정도의 통원치료를 하며 치료 중(약 4시간)에는 침대에서 안정을 취해야 한다.

② 복막투석

카테터를 유치하여 복강 안으로 투석액을 주입해 복막을 통해 노폐물과 수분이 제거되고 전해질 이상이 교정되는 것을 기다렸다가 투석액을 교환한다.

1일 4회 정도, 보통 환자 또는 가족이 투석액을 교환한다.

③ 신장이식

제공자(donor)에게서 받은 신장을 이식하는데, 생체 신장이식과 사체 신장이식이 있다.

신장이식 후에는 거부반응을 예방하기 위해 면역억제제를 복용해야 한다.

13 당뇨병성 신경병증

1. 개념

당뇨병의 3대 합병증의 하나로 가장 조기에 나타나며 발생빈도도 높지만 경시되기 쉽고 발견이 늦는 경우도 많다. 고혈당에 동반되는 신경세포의 대사이상이나 영양혈관의 장애 등에 의해 발생한다.

당뇨병에 의한 미세혈관 장애는 신경에 영양을 전달하는 작은 혈관에도 영향을 미치기 때문에 신경에 충분한 영양이 도달하지 않게 되어 신경장애를 일으킨다.

2. 분류 및 증상

① 대칭성 말초성 다발신경장애(peripheral polyneuropathy)

좌우대칭으로 사지의 원위부(특히 다리)에 지각장애가 조기부터 나타난다. 장갑과 양말을 착용하는 부분에 지각장애가 일어나기 때문에 glove and stocking형 장애라 불린다. 지각장애 중에 특히 가장 처음에 나타나는 것은 다리의 진동각(vibration sense) 장애이다. 이것은 다리의 진동각을 담당하는 신경이 가늘고 길기 때문에 영양을 보내는 혈관이 장애를 받으면 침범될 기회도 많아지기 때문이다.

그 밖에, 다음과 같은 감각장애가 나타난다.

- 자발통증
- 촉·압각의 둔화
- 감각과민

② 당뇨병성 근위축증(diabetic amyotrophy)

대퇴근육, 골반근육, 상지대근육/팔연결근육 등과 같은 근위근이 비대칭성으로 침습당해 근력저하나 근육위축이 일어나, 종종 근육통 등의 증상을 나타내는 것을 당뇨병성 근위축증이라고 한다. 말초신경장애가 사지의 원위부에 좌우대칭으로 일어나는 것에 비해, **당뇨병성 근위축증은 근위부의 근육에 비대칭성으로 일어난다**. 증상의 유형이 정반대이므로 구별해서 알아두자.

③ 단신경장애형 신경장애(mononeuropathy)

다발성 신경장애와는 달리 단신경장애가 일어나는 경우가 있다. 이것은 장애를 받는 부위도, 유형도 다르기 때문에 주의해야 한다. 단신경장애가 일어나는 부위로서 특히 중요한 것은 뇌신경(III, IV, VI)이다. 동안신경/눈돌림신경(III), 활차신경/도르래신경(IV), 외전신경/갓돌림신경(VI) 등 모두 안구의 움직임을 담당하는 신경이므로 이들의 장애는 안구운동의 장애로서 나타난다. 당뇨병에 의한 단신경장애에서는 안구운동의 장애가 비교적 조기에 일어나기 쉬운 데 비해, 빛반사(light reflex)는 소실되는 경우가 거의 없다. 그 이유는 무엇일까?

동안신경(III)에는 안구나 눈꺼풀의 움직임을 담당하는 외안근/바깥눈근육(**상직근**/위곧은근 · **하직근**/아래곧은근 · **내측직근**/안쪽곧은근 · **하사근**/아래빗근, 상안검거근/위눈꺼풀올림근)의 지배신경 외에도, 빛반사나 시력조절을 담당하는 내안근/안쪽눈근육(동공괄약근, 모양체근/섬모체근〈Ciliary muscle, Muller근〉)의 움직임을 지배하는 신경이 통과하고 있다.

그림 8-16에 나타나 있는 것처럼 내안근을 지배하는 신경은 동안신경의 바깥쪽을, 외안근을 지배하는 신경은 동안신경의 안쪽을 통과하고 있다. 동안신경에 영양을 전달하는 혈관은 동안신경의 바깥쪽에서 안쪽으로 진입하므로, 영양혈관의 원위측 즉, 동안신경의 안쪽이 영양을 받지 못하게 되어 장애를 받는다. 한편, 동안신경의 바깥쪽은 신경 주위를 둘러싼 비특이적 혈관으로부터도 영양을 받을 수 있으므로 곧바로 장애를 받지는 않는다. 따라서 안쪽을 통과하는 외안근을 지배하는 신경의 장애가 먼저 나타나고, 바깥쪽을 통과하는 내안근을 지배하는 신경의 장애가 늦게 나타나기 때문에 안구운동의 장애가 먼저 나타나고 빛반사의 장애는 잘 나타나지 않는 것이다.

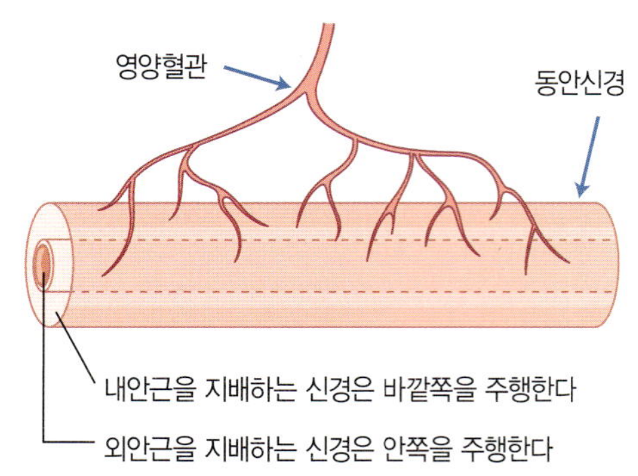

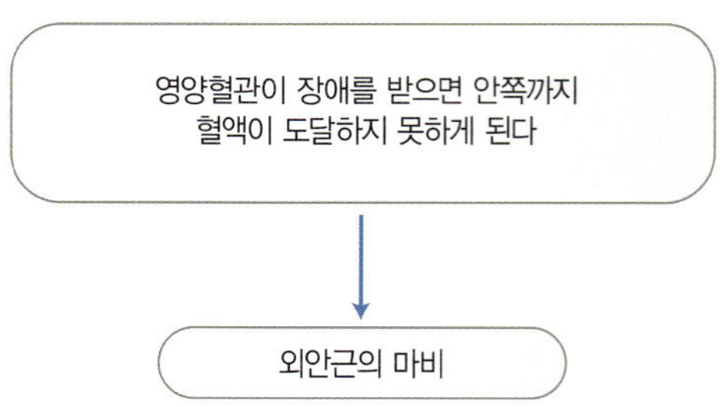

[그림 8-16] 당뇨병에 의한 동안신경마비

④ 자율신경장애

자율신경의 장애는 매우 다양한 증상으로 나타나며, 다음과 같은 증상이 있다.

- 기립성 저혈압
- 눈깜빡임의 지연
- 소화관의 이상

  소화관의 연동운동이 저하되어 변비경향이 나타나는 경우가 있다. 그러나 담낭의 수축도 나빠지기 때문에 담즙산이 잘 나오지 않게 되며, 미포(micelle) 형성이 나빠져 지방의 흡수가 저하되므로 지방변이 되어 설사경향이 나타나기도 한다.
- 역행성 사정
- 이완성(저긴장성) 방광
- 발기부전

⑤ 무통성 심근허혈

당뇨병 환자는 허혈성 심장질환이 높은 비율로 합병되는데, 이때 자율신경장애가 있으면 협심통 등의 자각증상이 없어 인식하지 못하므로 무통성 심근허혈을 반복하는 경우가 있다.

그 결과 중증 심근경색이 되어서야 진단을 받는 경우가 많아 예후를 악화시키는 요인이 된다.

⑥ 무자각성 저혈당

저혈당에 의한 교감신경 자극증상이 나타나지 않고 갑자기 의식소실 등 중증의 중추신경 증상이 나타난다. 만성 자율신경장애와 함께 반복되는 저혈당 발작이 원인이 된다.

⑦ 운동장애

당뇨병에 의한 다발성 신경장애에서는 운동신경장애에 의한 증상은 비교적 적다. 그러나 단발성 신경장애로는 얼굴신경마비, 외안근마비 등의 운동장애가 나타나는 경우가 있다.

이상으로 당뇨병에 의한 미세혈관의 장애로 일어나는 합병증에 대해서 살펴보았다. 증상이 매우 다양한데, 당뇨병성 망막병증, 당뇨병성 신장병증, 당뇨병성 신경병증에 관한 부분은 매우 중요하다.

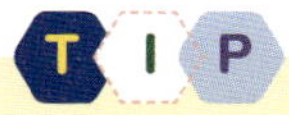

Charcot 관절

통각신경이 장애를 받고 있기 때문에 관절을 지나치게 사용해도 통증을 느끼지 못하므로 과도한 사용에 의해 관절이 염증을 일으켜 부어오르는 경우가 있다. 심한 경우에는 관절이 변형되기도 한다. 이와 같은 관절의 무통성 종창과 변형은 다리관절에 발생하는 경우가 많은데 이를 Charcot 관절이라고 한다.

3. 검사

당뇨병신경장애의 대표적인 검사는 **표 8-17**과 같다.

	검사의 명칭
감각·운동신경 검사	• 아킬레스건반사, 슬개건반사 검사 • 진동각 검사 • 촉·압각 검사(모노필라멘트 등으로 판정) • 통각 검사 • 신경전도 검사
자율신경 검사	• 심박수변동 검사 • 기립시험(Schellong시험) • 위기능 검사 • 방광기능 검사

[표 8-17] 당뇨병 신경장애의 검사

4. 치료 및 간호

대증요법과 진행을 예방하는 치료가 중심을 이룬다.

① 혈당조절 및 생활습관 개선
경증인 경우에는 이것만으로 증상이 개선되기도 한다.

② 통증 관리
프레가발린(pregabalin), 멕실레틴(mexiletine), 항경련제, 삼환계 및 사환계 항우울제 등

③ 대사개선
알도오스 환원효소저해제, 비타민B_{12} 제제 투여

14 당뇨병에 의한 감염증

당뇨병에는 혈관장애 외에 중요한 장애가 일어나는데, 호중구기능저하를 비롯한 면역기능저하이다. 이것도 정확한 발병기전에 대해서는 명확하게 밝혀져 있지 않지만, 당뇨병 환자를 진찰할 때 잊어서는 안 되는 병태의 한 가지이다. 구체적으로는 호흡기 감염증, 요로 감염증 등이 많지만, 소화관 감염증(대장염, 특히 게실염)도 발생하는 경우가 있으므로, 모든 부위의 감염증에 주의할 필요가 있다. 또한 기회감염을 일으키므로 보통 때에는 감염되지 않는 병원체(녹농균이나 cytomegalovirus)의 감염에도 주의해야 한다.

당뇨병 족부병변 Diabetic foot

1. 개념

당뇨병에 장기간 이환된 환자에게서 나타나는데 신경장애와 혈류장애를 기초로 외상이나 감염이 추가되어 굳은살, 발톱백선, 발의 변형, 궤양, 괴저 등의 다양한 병변을 초래한다. 병이 진행되면 발을 절단해야 하는 경우가 발생하고, 삶의 질(QOL)을 현격히 떨어뜨리기 때문에 조기발견 및 치료와 함께 예방적 발관리가 중요하다.

2. 증상

발바닥, 관절부, 발가락 끝부분에 상처, 굳은살, 발톱백선, 발의 변형, 궤양, 괴저 등이 나타난다. 족부병변에 작은 상처가 생기면 그곳이 세균에 감염되어 봉와직염 등을 일으켜 병변의 악화

를 초래한다. 간혹 가스괴저, 괴사성 근막염 등의 중증감염으로 이어지기도 한다.

감염 등으로 상처가 악화되면 궤양(피부결손)이나 괴저(조직괴사)로 진행된다.

3. 발병기전

당뇨병 환자는 신경장애, 혈류장애, 감염성 증가 등에 의해 신발 마찰에 의한 상처, 외상, 굳은살, 발 · 발가락 변형 등을 일으키기 쉽다.

감염 등을 계기로 진행되면 궤양, 괴저가 생기고, 혈류장애에 의해 간혹 급격하게 괴저로 진행되는 경우도 있다. 최종적으로는 불가피하게 발을 절단해야 하는 경우도 있다.

4. 검사

신경학적 검사에서 발의 촉 · 압각, 진동각, 온통각의 저하가 나타난다.

또 발등동맥, 뒤정강동맥의 박동저하 및 ABI(ankle-brachial index, 발목상완지수)의 저하가 나타난다.

5. 치료 및 간호

당뇨병 족부병변의 치료에 대해서는 궤양을 중심으로 설명한다.

궤양은 종종 괴저로 진행되어 발의 절단으로 이어지기 때문에 신속한 중증도 평가와 치료가 필요하다.

1) 중증도 평가

① 중증을 시사하는 소견

- 궤양의 깊이 : 뼈, 관절까지 도달한다.
- 감염 : 봉와직염, 농양, 골수염, 괴저 등이 있다.
- 전신증상 (발열, 오한, CRP 상승, 백혈구 증가)을 동반한다.
- 혈류장애 : 허혈증상, 동맥박동의 감약이 있다.
- ABI < 0.9

중증인 경우에는 입원치료가 필요하다.

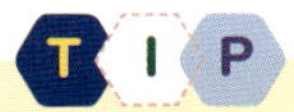

ABI

다리의 허혈도를 평가하는 방법으로 발목의 수축기 혈압/상완(팔)의 수축기 혈압으로 표시된다. 정상치는 1.0~1.29이며, 0.9 미만은 ASO가, 0.5 미만은 중증 허혈이 의심된다. 단, 동맥의 석회화가 있을 때는 바르게 측정되지 않는 경우가 있다.

2) 치료

① 국소치료

괴사조직의 외과적 제거(debridement), 드레싱, 음압폐쇄요법을 실시한다.

② Off-loading

상처부위에 체중을 가하지 말아야 하기 때문에 침대에서 안정하거나 목발 및 하중 감소용 신발 등을 사용한다.

③ 혈류장애 치료

약물요법(혈관확장제, 항혈소판제, 항응고제 등)이나 혈행재건술(혈관내 치료, 우회술 〈by-pass〉)을 실시한다.

④ 감염증 치료

항균제를 투여한다. 경증인 경우는 경구투여하고 중증인 경우는 정맥내 투여한다.

⑤ 전신치료

엄격한 혈당조절을 실시하며 부종을 개선한다.

치료는 관련된 다른 과(피부과, 성형외과, 혈관외과, 정형외과 등)와 연계해서 실시한다. 위와 같은 치료를 실시해도 개선되지 않으면 발을 절단하는 경우도 있다.

6. 발 관리 Foot care

예방적으로 발 관리를 지도하는 것이 중요하다. 각 환자의 상태에 따라 필요한 발 관리가 다르므로 진찰 후에 지도하도록 한다.

① 이상 증상이 나타나면 즉시 연락

외상이나 부기, 통증, 삼출액 등이 나타난 경우에는 곧바로 의료진에게 연락한다(다음 진료까지 기다리지 않는다).

② 금연

담배는 말초의 혈류를 저하시키기 때문에 금연을 권장한다.

③ 매일 발 상태의 점검

발을 청결하게 유지하고 이상이 없는지 매일 확인한다. 잘 보이지 않는 경우에는 거울을 사용한다.

④ 발에 맞는 신발 착용

뒤축이 높은 구두는 피하고 신발을 신기 전에 이물질이 없는지 확인한다.

⑤ 발톱을 직선으로 자르기

발톱을 깊숙이 자르지 않도록 주의한다.

발톱이 비대해졌거나 함입된 경우에는 의사와 상담한다.

⑥ 화상에 주의

물의 온도를 확인한 후 입욕한다.

난방기구는 몸에서 멀리 놓아, 저온화상에 주의한다.

이 외에도 굳은살이나 티눈은 혼자 깎지 말고, 가능하면 맨발을 피하는 등 부상을 예방한다.

족부병변 예방을 위한 포인트

① 위험성이 높은 환자를 특정한다.
② 위험성이 높은 환자의 발에 대한 정기검진을 실시한다.
③ 환자, 가족, 의료진에 대한 교육을 실시한다.
④ 적합한 신발을 착용한다.
⑤ 궤양 이전의 단계에서 치료한다.

플 러 스 코너

6. 치주질환

치주질환은 치아와 잇몸 사이의 치은열구/잇몸고랑에 그람음성 혐기균 등이 감염하여 발생하는 만성 염증이다. 진행되면 치아의 지지조직인 치주인대나 치조골의 파괴를 초래한다.

당뇨병 환자는 치주질환의 유병율이 높고 중증으로 진행되기 쉽다.

그 원인으로는 고혈당에 의한 감염성 증가 외에 최근에는 당뇨병이 치주질환을 악화시키고 치주질환은 당뇨병을 악화시키는 악순환이 반복되는 것으로 나타났다.

또 치주질환은 염증성 질환이기 때문에 TNF-α 분비항진을 통해 동맥경화를 악화시킬 가능성도 있다. 따라서 치주질환은 망막증, 신장증, 신경장애, 족부병변, 대혈관 장애에 이어 여섯 번째 당뇨병 합병증으로 주목을 받고 있다.

16 당 대사이상 합병 임신

1. 임신 중의 당대사

임신 중에는 태반 호르몬(hPL 등)의 영향으로 인슐린 저항성이 증가하고 임신 후반기(특히 임신 20주 이후)에 당대사가 악화되는 경향을 보인다.

인슐린 저항성이 증가되는 데 비해 인슐린 분비에 의한 보상이 불가능하면 임신 중에 당대사이상이 발병하거나(임신당뇨병) 당뇨병이 악화되기도 한다.

2. 임신 중의 당 대사이상

임신 중의 당 대사이상에는 임신 중에 발견되는 경우와 임신 전부터 당뇨병이 존재하는 경우가 있다. 임신 중에 발견되어 당뇨병에 이르지는 않지만 당 대사이상을 보이는 경우를 임신당뇨병이라고 한다.

한편, 임신 중에 발견되어 당뇨병의 진단기준을 충족하는 경우에는 임신 시에 진단된 확실한 당뇨병으로 간주한다.

3. 임신당뇨병의 정의 및 위험인자

임신당뇨병은 임신하지 않았을 때의 당뇨병 진단기준에는 해당되지 않는 경도의 당대사이상을 말한다. 당뇨병에 이르지 않은 가벼운 당대사이상이라도 태아의 과잉발육이 일어나기 쉽고 주산기의 위험이 높아져, 임부와 태아에게 영향을 미치기 때문에 보다 엄격한 기준을 두고 점검해야 한다. 모체의 당대사이상이 출산 후 일단 개선되어도 일정 기간이 지난 후에는 당뇨병으로 발병할 위험성이 높다(표 8-18).

임신당뇨병의 위험인자

요당 양성, 당뇨병 가족력, 비만, 과도한 체중증가, 거대아 출산 경력, 노화

임신당뇨병의 정의	임신 중에 처음으로 발견 또는 발병했지만 당뇨병에 이르지 않은 당 대사이상
진단기준	75gOGTT에서 다음 기준의 1점 이상을 충족한 경우에 진단한다. 공복 시 혈당치 ≧ 92mg/dL 1시간치 ≧ 180mg/dL 2시간치 ≧ 153mg/dL 단, 임상진단에서 당뇨병으로 진단되는 것은 제외한다.

[표 8-18] 임신당뇨병의 정의와 진단기준

4. 합병증

당 대사이상 합병 임신(임신당뇨병, 당뇨병 합병임신)에서는 모체와 태아에게 다양한 합병증이 일어날 가능성이 있다.

당뇨병 합병 임신의 경우, 모체와 태아의 합병증을 예방하려면 임신 전부터 혈당을 조절해야 하므로 계획임신이 중요하다.

1) 모체의 합병증

① 임신 당뇨병

- 당뇨병 합병증 → 향후 당뇨병 발병

② 당뇨병 합병 임신

- 당뇨병 합병증 →당뇨병 케토산증, 당뇨병 망막증의 악화, 당뇨병 신장증의 악화, 저혈당
- 산과 합병증 : 유산, 조산, 임신고혈압증후군, 양수과다(증), 거대아에 의한 난산

2) 태아의 합병증(주산기 합병증)

- 태아가사(fetal distress) 및 태아사망
- 신생아 고빌리루빈혈증
- 선천기형
- 신생아 저칼슘혈증
- 거대아
- 신생아 다혈증
- 견갑난산에 의한 분만장애
- 신생아 호흡궁박증후군
- 신생아 저혈당증
- 태아 발육지연 등

3) 성장기 합병증

- 비만
- 당뇨병

5. 임신 중의 혈당관리와 치료

모체와 태아의 합병증을 예방하기 위해 임신 중에는 엄격한 혈당관리가 필요하다. 식사요법과 인슐린요법을 중심으로 실시한다.

식사요법은 모체의 혈당을 정상화하고 적정한 체중증가를 목표로 하며 동시에 태아의 발육에 필요한 에너지와 영양소를 부가하여 모체의 공복 시 케톤증이나 저혈당을 예방하는 것이 중요하다. 식사요법만으로 목표를 달성할 수 없는 경우에는 인슐린요법을 실시한다. 임신중기 이후에는 인슐린저항성이 증가하면서 인슐린 필요량이 늘어나기 때문에 혈당치에 따라 조정한다.

임신 중에는 공복 시 혈당치가 낮고 식후 혈당치가 높아지는 특징이 있다. 따라서 같은 식사량이라도 하루 4~6회에 나누어 식사하는 것이 효과적이다. 특히 임신 후반기에는 케톤증이 발생하기 쉬우므로 인슐린 양의 조정이나 보충식이 필요한 경우도 있다.

6. 분만 후의 관리

임신당뇨병으로 진단된 경우 분만 후 6~12주에 모체의 내당능을 재평가한다.

분만 후에 정상화되어도 임신당뇨병의 과거병력이 있는 여성은, 향후 당뇨병으로 발병할 수 있는 고위험군에 속하기 때문에 장기간의 추적관리가 필요하다.

당뇨병 핵심정리

병태생리로 보는 당뇨병

당뇨병이란 만성 고혈당 상태(혈중 포도당 농도의 과잉상태)를 말하는 것으로, 고혈당은 인슐린의 결핍 또는 인슐린과 길항작용이 있는 호르몬의 과잉에서 기인한다.

병 인

1형 당뇨병의 원인

- 바이러스, 감염 등의 환경인자로 인해 자가면역에 이상이 발생해 췌장 β세포가 파괴된다.

2형 당뇨병의 원인

- 인슐린 분비능력과 관련된 다양한 유전자 이상으로 인슐린 분비장애가 일어난다.

환경인자

- 과식, 비만, 고지방식, 운동부족, 스트레스 등

병 태

	인슐린 비의존상태	인슐린 의존상태
인슐린 투여	• 분비능력장애가 있어도 어느 정도는 분비 가능	• 인슐린 투여가 필수(분비 불가능)
혈당치	• 다양하지만 비교적 안정적임	• 높고 불안정함
케톤체	• 증가하지만 경미하다.	• 현저하게 증가하는 경우가 많음
췌장에서의 인슐린 분비능력	• 약간 있다.	• 거의 없다.

증 상

- 인슐린 분비 장애
- 인슐린 저항성 증가
- 구갈, 다음, 다뇨, 체중감소, 피로
- 시력 장애 : 백내장, 녹내장, 당뇨병성 망막병증
- 신경 증상 : 당뇨병성 신경병증
- 피부 증상 : 만성 화농성 피부염증
- 저혈당 증상 : 창백, 발한, 빈맥, 혼돈, 저혈당성 쇼크로 인한 의식상실

진 단 및 검 사	**진단** • HbA1c가 6.5 이상(정상 : 4.3~5.7%) • 식후 2시간 혈당치가 200mg/dL 이상 • 공복시 혈당이 126mg/dL 이상(정상 : 70~110mg/dL), 보통시 200mg/dL이 적어도 2회 증상 동반 • 75g 포도당 부하시험에서 2시간 수치가 200mg/dL 이상(정상 : 140mg/dL 이하) • C-peptide : 췌장의 β-세포의 인슐린 분비량을 반영 **검사** • 경구 포도당 부하시험 OGTT(보통 포도당의 양 75g 사용) • IRI(혈장 인슐린 수치)

치 료	**식사요법** • 적당한 칼로리 공급 • 영양의 균형(각 영양소의 최저 필요량의 충족) **운동요법** • 운동을 제한할 필요가 없는 한 적극적으로 실시한다. • 혈당치가 최고치인 시간에 가벼운 유산소 운동을 하도록 한다. **약물요법** • 경구 혈당강하제 • 인슐린 요법 : 속효형 인슐린(RI), 지속형 인슐린(Determir), 중간형 인슐린(Lante, NPH)

TIP

인슐린의 작용

·칼륨과 마그네슘의 유입을 촉진하여 세포 외 전해질 수준을 낮춘다.

·모든 세포에서 포도당의 사용을 강화시켜 혈당을 낮춘다.

C 저혈당 Hypoglycemia

저혈당이란 혈당치가 생리적인 변동범위를 넘어 50mg/dL 이하로 낮아짐으로써 다양한 증상을 나타내는 상태를 말한다. 저혈당을 일으킬 수 있는 상태를 분류하여 **표 8-19**에 제시하였다.

공복 시 저혈당	인슐린종(insulinoma)	
	췌도모세포종(nesidioblastosis) 랑게르한스섬 과형성	
	췌장 외 종양	
	간질환	후천성 : 광범위한 간병변
		선천성 : 당원병, 갈락토오스 혈증
	알코올 저혈당 및 저영양	
	내분비질환 : 뇌하수체전엽, 부신피질, 갑상선, 췌장 α세포의 기능저하	
	인슐린 자가면역 증후군	
반응성 저혈당	덤핑증후군(dumping syndrome)	
	초기 당뇨병(reactive secondary to early diabetes)	
	류신감수성(leucin hypersensitivity)	
	기능성(reactive functional)	
외인성 저혈당	의원성(iatrogenic) 인슐린 주사, 혈당강하제 등	
	타살(homicidal)	
	자살(suicidal)	

[표 8-19] 저혈당의 분류

분류

1. 공복 시 저혈당

장시간의 금식 후에 일어나는 저혈당을 말하며, 일상생활 중에는 이른 아침에 나타나는 경우가 많다. 일반적으로 기질적 질환이 있는 경우가 많다는 것도 한 가지 특징이므로, 이른 아침에 저혈당이 나타난 경우에는 아래와 같은 질환을 고려하여 검사를 진행할 필요가 있다.

1) 인슐린종 Insulinoma

췌장의 랑게르한스섬 종양으로부터 인슐린이 과잉 분비되어 발생한다.

2) 췌도모세포종 및 랑게르한스섬 과형성

인슐린의 과잉분비에 의해 저혈당이 발생한다.

3) 췌장 외 종양

간암, 위암, 간엽계 종양 등의 경우에 저혈당이 나타난다.

4) 간질환

중증 간경변 등에 의해 광범위하게 간조직이 파괴되면 저혈당이 나타난다. 당원병(von Gierke disease)이나 갈락토오스혈증(galactosemia) 등으로도 발생한다.

5) 알코올

알코올은 강력한 저혈당 유발물질이다. 또한 영양상태가 나쁠 때 저혈당이 된다.

6) 내분비질환

뇌하수체전엽 기능저하증, 부신피질 기능저하증, 갑상선 기능저하증, 췌장 α 세포의 기능저하증에서는 각각 ACTH, 코르티솔, T_3, T_4, 글루카곤의 분비가 저하되기 때문에 저혈당이 나타난다.

7) 인슐린 자가면역 증후군

인슐린 결합항체에 의해 저혈당이 유발된다. 인슐린에 대한 항체가 형성되어 있으면 인슐린의 작용이 억제되어 오히려 고혈당이 될 것이라 생각하기 쉽다. 하지만 고혈당이 되지 않도록 항상 인슐린이 과잉분비되며, 분비되는 인슐린이 정상일 때와 비교해 높은 수준이므로, 공복시나 어떤 계기로 항체가 인슐린으로부터 떨어져 나가면, 인슐린 효과가 발휘되어 저혈당이 발생한다.

2. 반응성 저혈당

식후 일정 시간 후에 나타나는 저혈당으로 기능성인 것이 많다(즉 기질적인 병변은 존재하지 않는다).

소화관으로부터 흡수가 항진되어 급격하게 혈당이 증가하기 때문에 인슐린이 과잉 분비되어 나타나거나 췌장 랑게르한스섬(Langerhans' island)이 분비자극에 대해서 비정상적으로 반응하여 나타난다. 다음과 같은 경우에 나타난다.

1) 덤핑증후군 Dumping syndrome

위 · 십이지장 궤양 등의 수술 후에 나타난다.

2) 당뇨병 초기

당뇨병 초기에는 저혈당이 나타나는 경우가 있다.

3) 류신 과민증 Leucine hypersensitivity

류신에 대해서 췌장랑게르한스섬이 과민하게 반응하는 경우를 류신 과민증이라고 한다.

4) 기능성 저혈당

정신적인 요인에 의해 발생하나 원인은 확실하지 않다.

3. 외인성 저혈당

외부로부터의 인슐린 투여, 또는 인슐린의 분비를 증가시키는 약제의 투여에 의해 발생하는 저혈당이다. 의원성(iatrogenic)으로 발생하는 경우 외에 살인이나 자살 목적으로 인슐린이 사용된 경우에 발생한다.

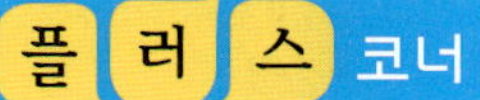

7. 당뇨병 환자의 저혈당

1) 저혈당의 원인

당뇨병에서는 혈당을 낮추는 치료를 너무 자주 하거나 심한 운동을 하면 혈당치가 너무 낮아져 저혈당을 일으키는 경우가 있다. 저혈당은 뇌에 장애를 남길 수 있으므로 오히려 고혈당보다 위험하다.

저혈당 증상이 나타나는 경우를 대비해 외출 시에는 포도당 등 단당류(없는 경우는 사탕이나 주스 등의 이당류)를 준비하고 다니도록 지도한다.

2) 저혈당의 치료

저혈당의 대처법으로는, 환자가 의식이 있는 경우에는 환자 본인이 포도당 등을 섭취하도록 지도하며 의식이 없는 중증인 경우에는 다음과 같은 치료를 실시한다.

① 의료기관 진료 전

경구섭취가 가능하면 포도당(5~20g) 또는 포도당을 함유한 청량음료수(150~200mL)를 마시게 한다. 경구섭취가 불가능하면 가족이나 지인에 의한 응급처치가 기본인데 포도당이나 설탕을 입술과 잇몸 사이에 문지르거나 글루카곤 1mg을 근육주사로 투여한다.

② 의료기관의 응급처치

혈당을 측정해서 저혈당 상태가 확인되면 50% 포도당 주사액 20mL를 정맥주사한다. 그 후 의식이 회복되면 저혈당의 재발을 막기 위해 경구적으로 당질을 투여하고, 의식이 회복되지 않으면 다시 정맥주사를 실시하거나 5~10%의 포도당액을 점적한다.

③ 치료상의 주의

α-글루코시다아제 저해제를 복용 중인 환자가 저혈당을 일으킨 경우, 설탕 등의 이당류는 흡수가 느리기 때문에 반드시 포도당을 섭취하게 한다.

술포닐요소제(SU제)에 의한 저혈당이나 음주를 한 경우에는 저혈당이 지연되거나 일단 의식이 회복되더라도 다시 저혈당이 되는 경우가 있다. 따라서 입원시켜 경과를 관찰하는 것이 좋다.

2 증상

누구나 저혈당을 경험한 적이 있을 것이다. 예를 들어 집중력이 떨어진다거나, 쉽게 피로해진다거나, 자주 졸린다거나 하는 등의 증상이 바로 그것이다. 이러한 저혈당에 의한 증상은 크게 두 가지로 나뉜다(표 8-20).

① 자율신경 증상(교감신경 자극증상)
② 중추신경 증상

자율신경 증상	중추신경 증상
① 심한 공복감 ② 심한 무력감 ③ 식은땀 ④ 심한 떨림 ⑤ 창백 ⑥ 빈맥 ⑦ 자극성 항진	① 정신장애(알코올중독증·정신분열증·조울증과 유사, 지능저하) ② 성격, 인격의 변화(광폭, 지둔함) ③ 소발작(petit mal)과 유사한 증상 ④ 간질과 유사한 증상 ⑤ 기억력 저하 ⑥ 의식장애(기면 → 혼수) ⑦ 경련 ⑧ 반신마비(뇌졸중과 유사)

[표 8-20] 저혈당의 증상

중추신경계의 에너지원은 포도당(glucose)이므로 혈당이 저하되면 그 증상은 뇌의 기능저하 증상으로서 나타난다. 저혈당이 진행됨에 따라 뇌의 산소소비량이 감소되며, 뇌의 기능장애가 발생하는데 발생학적으로 새로운 대뇌피질로부터 가장 오래된 연수까지 순서대로 장애를 받는다.

그러나 저혈당 증상은 혈당치와 반드시 비례하지는 않는다. 저혈당 상태라는 것은 저혈당의 정도만이 아니라, 혈당치의 강하속도, 강하폭, 지속시간 등에도 영향을 받기 때문이다. 저혈당이 급속하게 진행되는 경우에는 중추신경보다 교감신경의 반응이 현저하게 나타난다. 한편 혈당치가 완만하게 하강하거나, 저혈당 상태가 만성적으로 지속되는 경우에는 교감신경 증상을 제외한 중추신경 증상, 즉 정신 · 신경증상이 중심이 된다.

전자와 같이 급격하게 혈당치가 떨어지는 경우의 증상은 반응성 저혈당(식후에 일어나는 저혈당)에서 볼 수 있다. 한편 후자와 같이 만성적인 저혈당 상태에서 오는 증상은 기질적 저혈당(이른 아침이나 공복시에 나타나는 저혈당)에서 볼 수 있다.

진단은 우선 임상증상에 주목하는 것이 중요하며, Whipple's triad가 참고가 된다.

Whipple's triad

1. 증상에서 저혈당증이 의심된다(사용 약제 및 식사와의 관계를 밝힌다).
2. 혈당을 측정한다(50mg/dL 이하. 단 증상이 없는 경우의 정상치에는 진단적 가치가 없다).
3. 혈당 상승에 의한 증상의 호전을 확인한다.

혈당치의 측정은 긴급을 요하는 경우가 많기 때문에 간단한 기준으로 신속하게 측정하고, 저혈당이 명확해지면 다시 10mL 정도 채혈하고, 계속해서 50% 포도당을 20~40mL 정맥주사한다. 또한 환자나 그 주위 사람에게, 증상이 나타났을 때의 식사 섭취의 유무와 약제, 특히 당뇨병과 경구 혈당강하제의 사용 유무에 대해서 물어보아야 한다.

Salicylic acid, phenylbutazone 등의 약제는 저혈당을 심화시키므로 주의가 필요하다. 간질환, 내분비질환(뇌하수체 기능저하증, 부신피질 기능저하증, 갑상선 기능저하증), 알코올중독증, 영양불량 등은 모두 공복 시 저혈당을 초래하지만, 보통은 저혈당 외에도 각 질환에 특이적인 증상이 나타나므로 감별진단은 비교적 쉽다. 이런 것들에 비해 저혈당이 유일한 증상인 경우에는 인슐린종(insulinoma), 인슐린 자가면역 증후군, 외인성 인슐린 또는 경구 혈당강하제의 과잉투여에 의한 저혈당을 감별해야 한다.

반응성(식후성) 저혈당은 저혈당이 식후 조기에 나타나는 것과 지연되어 나타나는 것의 두 가지 종류로 분류된다. 전자와 같이 식후 곧바로 교감신경 자극증상이 전면에 나타날 때에는 덤핑증후군(dumping syndrome)인 경우가 많고, 반면에 후자와 같이 증상이 느리게 나타날 때에는 경증 당뇨병인 경우가 많다.

반응성 저혈당증 Reactive hypoglycemia

식사 후나 포도당을 섭취한 후에 볼 수 있는 반응성 저혈당증으로, 기질적인 병변을 나타내지 않는 것을 가리킨다. 대표적인 질환으로는 위 절제 후에 일어나는 덤핑증후군(dumping syndrome)이 있다. 덤핑증후군은 식사중이나 식사 후 곧 일어나는 조기 덤핑증후군과 식사 후 2~3시간 지나서 저혈당 증상을 보이는 만기 덤핑증후군으로 나뉜다.

조기 덤핑증후군은 위를 절제한 사람의 입장에서 생각해 보면 쉽게 이해할 수 있다. 위가 없다고 생각하며 식사를 한다면 상당히 불안할 것이다. 특히 수술한 지 얼마 되지 않았을 때에는 매우 불안한 느낌이 든다. 그런 상태에서 식사를 할 때 심계항진, 식은땀, 현기증, 메스꺼움, 구토 등의 증상이 나타나는 것이 조기 덤핑증후군이다. 따라서 심리적인 요인이 크고, 저혈당은 있는 경우도 있고 없는 경우도 있다. 기전은 입으로부터의 들어온 음식이 식도에서 바로 소장으로 내려가기 때문에(dumping) 삼투압 균형이 붕괴되는 등의 원인으로 소장에서 다양한 소화관 호르몬이 분비되어 복잡하게 작용함으로써 일어나는 것으로 추측되지만 명확한 것은 밝혀지지 않았다. 히스타민(histamine)이나 세로토닌(serotonin), 브라디키닌(bradykinin) 등의 인자가 혈중에서 증가하는 것이 원인이라고 주장하는 사람도 있다.

만기 덤핑증후군의 기전은 조금 더 확실하다. 위 절제 후에는 포도당의 흡수가 촉진된다. 따라서 식사를 한 후에 일과성으로 급격하게 혈당치가 상승한다. 실제로 위 절제 후의 환자에게 포도당을 경구 섭취시키면 30~60분 후에는 혈당치가 급격하게 상승하여 대부분 180mg/dL 이상이 된다. 그로 인해 인슐린의 분비가 촉진되지만 인슐린의 작용으로 혈당치가 정상화된 후에도 혈중에 잔존하는 인슐린이 기능을 유지하기 때문에 혈당이 지나치게 내려가 버린다. 이 때문에 저혈당 증상이 일어나게 되고, 저혈당 증상이 나타나는 것이 만기 덤핑증후군이다. 일반적으로 식사 후 2~3시간이 경과하면 저혈당 증상이 나타난다.

덤핑증후군(dumping syndrome)의 치료는 조기이든 만기이든 우선 식사를 소량으로 나누어서 자주 먹게 하는 것이 중요하고, 식사 내용물은 흡수가 느린 지방과 단백질을 중심으로 천천히 소화, 흡수되는 것으로 구성한다.

 소아, 신생아의 저혈당

신생아와 소아의 저혈당은 다음과 같이 정의한다.

- 성숙아인 경우 30mg/dL 이하
- 미숙아인 경우 20mg/dL 이하
- 소아의 경우는 40mg/dL 이하

영유아기 저혈당의 원인도 다양하다(**표 8-21**). 영유아기에 저혈당을 일으키는 질환의 특징은 발병 연령 및 월령(개월 수)이 그 개개의 병에 따라 밀접하게 관련된다는 점이다(**그림 8-17**).

신생아기에 일과성으로 나타나는 일과성 저혈당증은 미숙아나 임신 고혈압증후군, 당뇨병에 걸린 모친에게서 태어난 아이에게서 나타나기 쉽고, 이 시기에 가장 높은 빈도로 나타나는 저혈당이다. 일과성이기 때문에 예후는 양호하지만, 만약 저혈당증이 지속되는 경우에는 유전적 질환에 의한 저혈당증을 의심해야 한다(간효소의 결손에 의한 당원병이나 류신(leucine) 과민증 등의 가능성을 생각할 수 있다). 그 외에 케톤(ketone)혈성 저혈당증은 18개월 이후부터 10세 정도에 나타나고 인슐린종(insulinoma)은 4세 이후에 증가한다.

	특 징	원인질환
신생아 저혈당증	• 미숙아에게 일과성으로 나타나는 저혈당 • 고인슐린혈증(hyperinsulinemia)를 동반하는 것	• 당뇨병 모체로부터의 출생아 • 태아 erythroblastosis • 과형성(류신 과민증) • 췌도모세포종(nesidioblastosis)
소아 저혈당증	• 췌장 β세포질환에서 hyperinsulinemia를 동반하는 것 • 케톤혈성 저혈당증 • 간효소 결손에 의한 저혈당증	• 당원병 • fructose 1, 6-diphosphatase 감소증 • 유전성 과당 불내증 (fructose 1-phosphate aldolase 감소증) • 갈락토오스혈증(galactosemia) • Glycogen synthetase deficiency

[표 8-21] 소아, 신생아의 저혈당

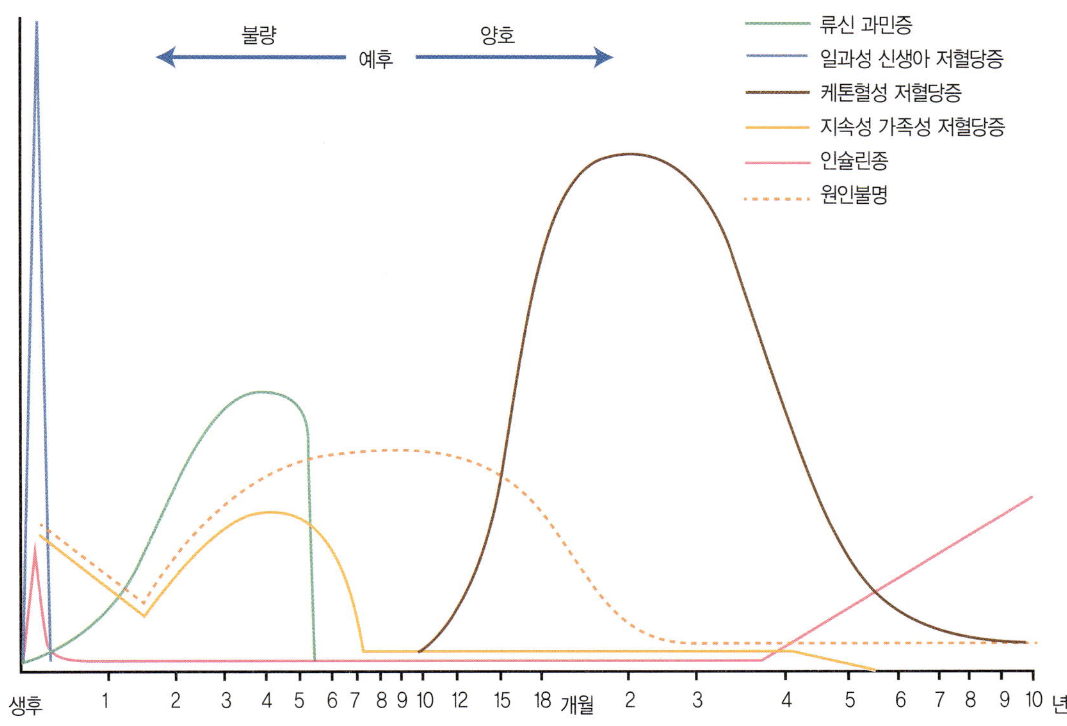

[그림 8-17] 소아·신생아 저혈당증의 발병시기

IX 기타 내분비질환

 다발성 내분비종양증 Multiple endocrine neoplasia : MEN

내분비선에 다발성으로 선종 또는 과다형성이 발생하는 질환으로, 대부분 가족성으로 발병하기 때문에 상염색체 우성유전질환이라고 알려져 있다. 따라서 내분비종양을 발견한 경우는 다른 종양이 합병되었는지 검색해야 한다. 이 다발성 내분비종양증(MEN)은 type I, type IIa, type IIb의 3가지 유형으로 분류된다.

1. MEN type I Werner 증후군

뇌하수체, 췌장 랑게르한스섬, 부갑상선의 선종 또는 과다형성을 일으키는 질환이다(Pituitary, Pancreas, Parathyroid이므로 PPP로 기억). 원인은 메닌(menin)을 코드하고 있는 MEN I 유전자 이상에 의한 것이다. 각각의 특징을 간단하게 살펴보자.

1) 뇌하수체선종 Pituitary adenoma

발병빈도는 다음과 같다.

- 유즙분비호르몬 생산종양(65%)
- 성장호르몬(GH) 생산종양(25%)
- ACTH 생산종양(드물다.)

유즙분비호르몬/젖분비호르몬 생산종양이 가장 발생빈도가 높다.

2) 췌장 랑게르한스섬종양

- 가스트린종(gastrinoma) (80%)
- 인슐린종(insulinoma) (20%)

발생빈도는 가스트린종(gastrinoma)이 압도적으로 높다. 가스트린종은 소화관과 관련된 것으로 Zollinger-Ellison 증후군이라고도 불리며, 가스트린(gastrin)이 대량으로 분비되는 질환이다. 가스트린은 위산분비를 항진시키는 작용이 있으므로 다발성 난치성 위궤양이 나타나는 것이 특징이다. 그 밖에, 복통, 설사, 지방변 등의 증상도 초래한다.

3) 부갑상선종 또는 과다형성

PTH(parathyroid hormone, 파라소르몬)의 분비가 항진되어 부갑상선 기능항진증이 된다. PTH는 혈중 Ca의 수치를 상승시키고 P의 수치를 저하시키는 작용이 있으므로 고칼슘혈증(hypercalcemia)과 저인산혈증(hypophosphatemia)을 일으킨다. 이 질환이 발견되는 중요한 계기가 되는 것은 고칼슘혈증이다.

2. MEN type IIa Sipple 증후군

갈색세포종, 갑상선수질암, 부갑상선종 또는 과잉형성을 초래하는 질환이다(Pheochromo-cytoma, Thyroid, Parathyroid이므로 PTP라고 기억). 원인은 RET유전자 이상이며, 상염색체 우성유전이다. 각각의 특징을 간단하게 살펴보자.

1) 갈색세포종

가족성으로 발생하는 것은 특히 Sipple 증후군을 동반할 가능성이 높기 때문에 세밀한 검사가 필요하다. 보통 양쪽 부신에 생긴다.

2) 갑상선수질암

갑상선수질암은 p.143에서 자세히 설명하였다. 갑상선수질암은 칼시토닌(calcitonin)을 생산하기 때문에 내분비학적으로는 저칼슘혈증(hypocalcemia)을 일으킬 수 있지만 그 다음에 나오는 부갑상선종이 PTH를 분비하기 때문에 Ca의 저하가 보상되어 거의 정상 범위 내에서 유지된다. 또한 수질암으로부터는 종양 표지인 암태아성 항원(CEA)이 생산되기 때문에 혈청 CEA가 높은 수치가 된다.

3) 부갑상선종 또는 과다형성

PTH의 분비항진이 나타나 부갑상선 기능항진증이 된다. PTH는 혈중 Ca의 수치를 상승시키는 작용을 하므로 위에서 설명한 것처럼 칼시토닌(calcitonin)의 작용에 길항하여 혈중 Ca 수치는 정상으로 유지된다.

3. MEN type IIb

갈색세포종, 갑상선수질암, 점막하 신경절세포종(ganglioneuroma)을 초래하는 질환이다(Pheochromocytoma, Thyroid, Ganglioneuroma이므로 PTG라고 기억). MEN type

IIa(Sipple 증후군)와 매우 유사하다. 원인은 RET 유전자 이상이며, 상염색체 우성유전이다. 몇 가지 특징적인 증상을 살펴보자.

1) 증상

Marfan 증후군과 같이 키가 크고 마른 체형을 갖고 있으며, 관절 가동역이 큰 것이 특징이다. 또한 입술이 크고, 혀와 입술 등의 점막에 점막신경종(mucosal neuroma)이 나타나며 눈꺼풀의 비후, 각막에서의 신경 비후 등을 초래한다.

소화관의 증상으로서 소화관에 생긴 신경절신경종증(ganglioneuromatosis)의 영향으로 변비와 설사를 반복하는 것도 특징이다. 그 밖의 증상은 MEN type IIa(Sipple 증후군)와 대체로 동일하다.

2) 치료

MEN의 치료는 type I, IIa, IIIb의 차이에 관계없이 한 가지이다. 즉, 종양을 외과적으로 절제하는 것이다.

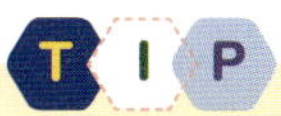

내분비종양과 유전자변이

최근에는 MEN1유전자, RET유전자 외에도 내분비종양을 일으키는 유전자가 확인되고 있다. Von Hippel-Lindau병의 원인유전자인 VHL유전자나 신경섬유종증 1형의 원인유전자인 NF1유전자의 변이는 갈색세포종을 일으킨다.

반면, 부신경절종/곁신경절종(paraganglioma)에서는 TCA회로의 호박산 탈수소효소 서브유닛을 코드하는 유전자(SDHB, SDHD유전자 등)의 변이가 관여한다는 것이 밝혀졌는데, 특히 SDHB유전자 변이는 높은 비율로 악성화와 원격전이를 일으킨다.

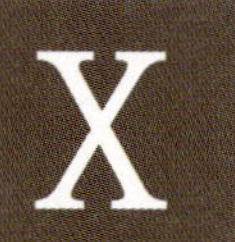

생식선 Gonad

남녀의 성차

유전적으로 보았을 때 남성에게는 Y염색체가 있으며 여성에게는 없다. 또 내분비학적으로 보면 남성에게는 고환이 있고 여성에게는 난소가 있다. 유전적인 성차는 모친의 난자와 부친의 정자가 가진 성염색체에 의해 결정된다. 난자(X염색체만 가질 수 있다)와 Y염색체를 가진 정자가 수정하면 남성이 되고, X염색체를 가진 정자가 수정하면 여성이 된다**(그림 10-1)**.

남녀, 각각의 생식선은 태아 초기에는 원시 생식선이라고 불리는 것으로, 이것은 남녀 어느 쪽의 생식선도 될 수 있다. 이것이 Y염색체에 코드(code)되어 있는 고환결정유전자(sex determing region of Y chromosome ; SRY)의 유무에 의해 변화되어 태생기부터 내분비를 함으로써 남녀 생식기의 차이가 발생하게 된다**(그림 10-2)**.

남성의 경우에는 SRY에 의해 원시 생식선의 수질이 발생하여 태생기 고환이 되는데, testosterone, MIS(Müllerian duct inhibiting substance : müller관 억제인자)를 분비한다. MIS는 Müllerian duct를 없애고, 계속해서 테스토스테론(testosterone)의 작용으로 Wolffian duct는 부고환과 수정관과 정낭이 된다. 또한 테스토스테론은 외생식기를 만든다. 여성의 경

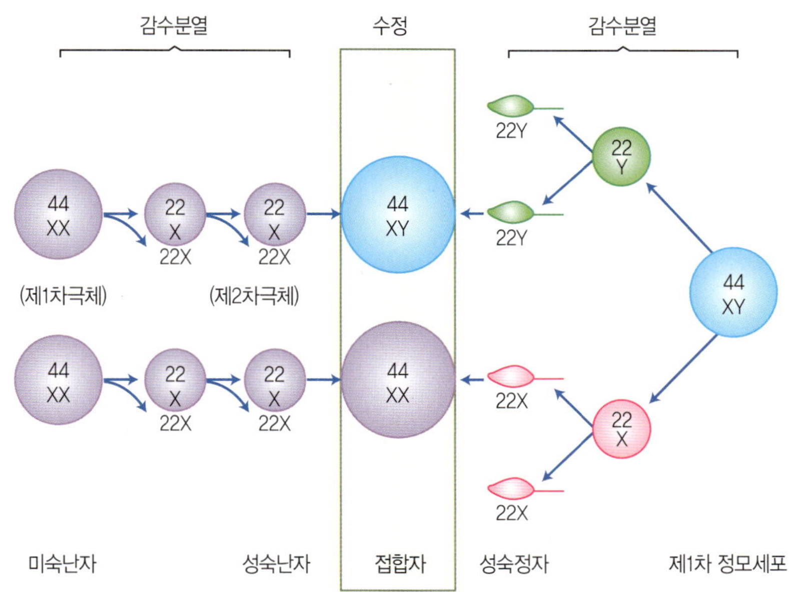

[그림 10-1] X염색체와 Y염색체

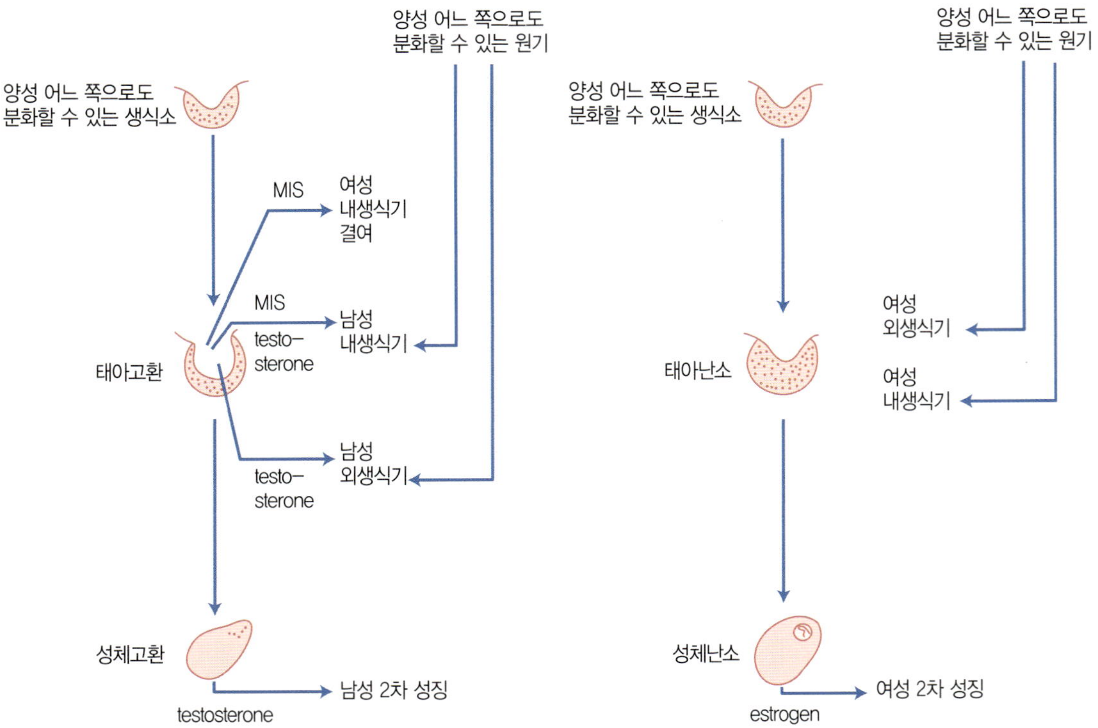

[그림 10-2] 생식기의 발생

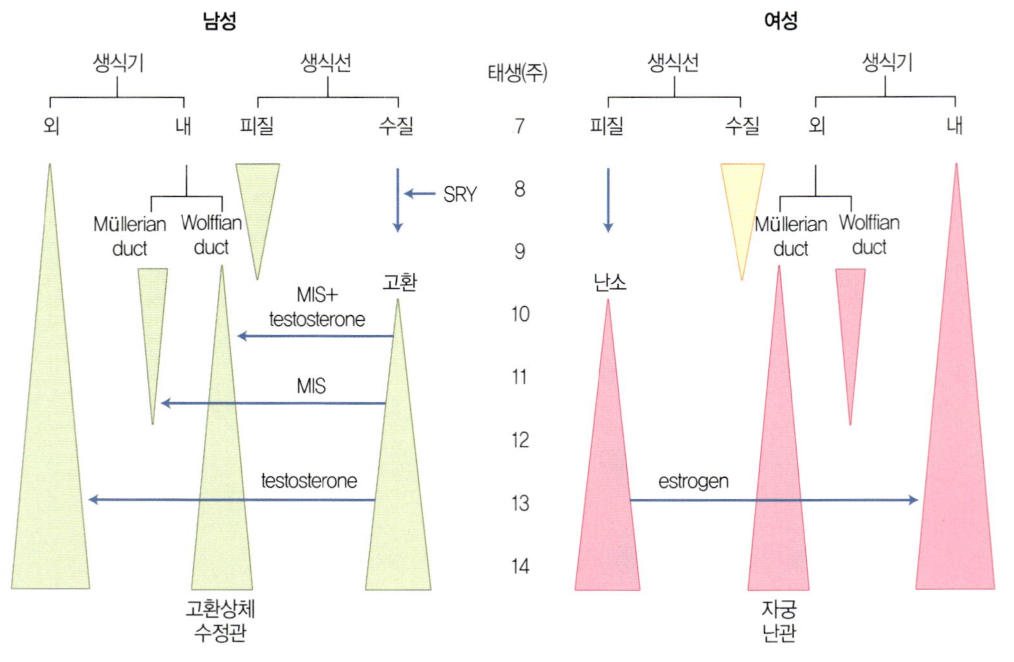

[그림 10-3] 성분화의 남녀 차이

우에 원시 생식기는 그 피질이 발달하여 태생난소가 되지만 이것은 아무것도 분비하지 않는다.

그 때문에 남성과는 반대로 Wolffian duct가 없어지고 Müllerian duct가 난관과 자궁, 질의 2/3가 된다. 이상을 정리하면 **그림 10-3**과 같다.

 남성 생식선

1) 남성 생식선

남성 생식선이란 고환을 말한다. 고환의 역할은 정자의 형성과 남성호르몬인 테스토스테론의 분비이다. 정자는 정세관 속의 Sertoli 세포가, 뇌하수체에서 분비되는 호르몬인 난포자극호르몬(FSH)과 고환 자신으로부터 분비되는 테스토스테론의 자극을 받아 형성된다. 테스토스테론은 고환의 사이질에 있는 Leydig cell이 같은 뇌하수체로부터 분비되는 황체형성 호르몬(LH)의 자극을 받아 분비된다.

2) 테스토스테론

Leydig cell로부터 분비되는 테스토스테론(testosterone)은 가장 강한 남성호르몬이다.

3) 테스토스테론의 생합성

테스토스테론은 부신의 스테로이드(steroid) 합성계와 유사한 경로에 의해 콜레스테롤에서 만들어진다. 단 고환에는 21β-hydroxylase나 11β-hydroxylase 등은 존재하지 않기 때문에 코르티솔이나 DOC 등은 만들어지지 않는다**(그림 10-4)**.

테스토스테론은 표적기관에서 5α-reductase에 의해 생리활성을 갖는 dehydro-testosterone이 되어야 작용할 수 있다.

4) 테스토스테론의 분비조절

뇌하수체에서 분비되는 황체형성호르몬(LH)에 의해 테스토스테론의 분비가 촉진된다.

5) 테스토스테론의 작용

① 남성 생식기의 발달

태생기에 부고환, 수정관, 정낭, 전립선, 음경 등의 발달에 관여한다.

② 남성 2차 성징의 발달

외생식기에 대해서는 음경을 굵게 만들고, 음낭에 색소를 침착시키며, 주름이 많아지도록 한다. 또 내생식기에 대해서는 정낭의 크기를 증대시켜 과당의 생산을 촉진한다. 그리고 전립선과 구요도선/망울요도샘을 크게 만들어 분비기능을 촉진시킨다.

사춘기가 되면 변성기를 맞게 되는데 이것은 테스토스테론이 후두를 크게 하여 성대의 길이와 두께를 증가시키도록 작용하기 때문이다. 또한 테스토스테론은 털의 성장을 촉진시켜

X

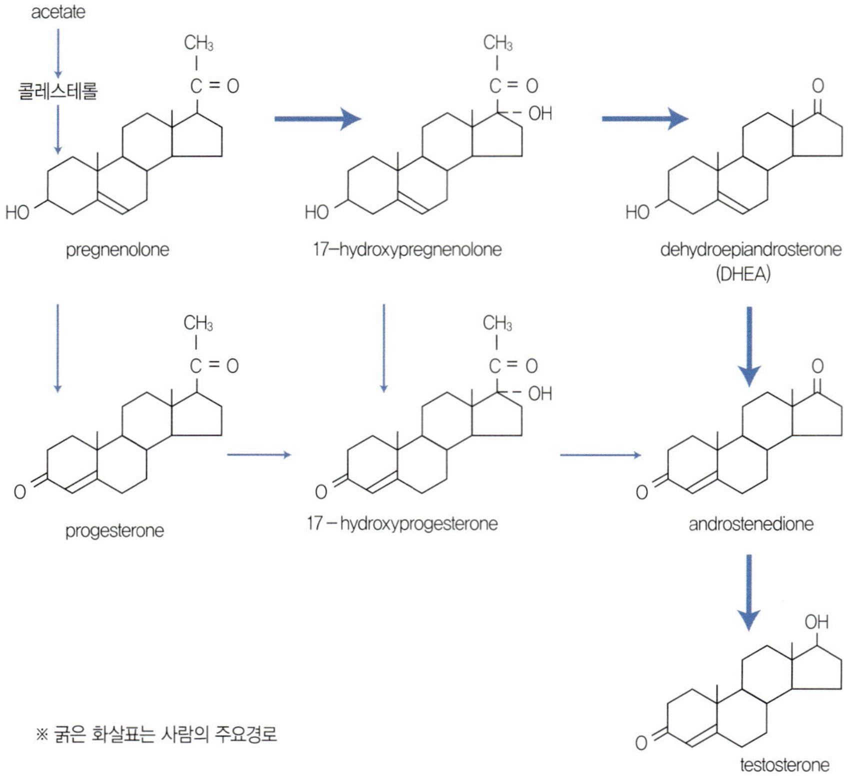
acetate
콜레스테롤
CH_3
C = O
HO
pregnenolone
CH_3
C = O
- OH
HO
17-hydroxypregnenolone
O
HO
dehydroepiandrosterone
(DHEA)
CH_3
C = O
O
progesterone
CH_3
C = O
- OH
O
17-hydroxyprogesterone
O
O
androstenedione
OH
O
testosterone
※ 굵은 화살표는 사람의 주요경로

[그림 10-4] 테스토스테론의 생합성

수염이 나기 시작하며 남성형 음모가 생긴다. 겨드랑이 부분, 가슴부분, 항문주변에 털이 나기 시작하여 몸 전체로 퍼진다. 정신적 활동도, 보다 공격적이고 활동적인 행동으로 바뀌며 이성에 대한 흥미를 갖게 된다. 신체의 외형도 어깨폭이 넓어지고 근육이 발달하여 우람한 체형이 된다.

③ 생식세포(gamete)의 형성

정자의 조성에서 테스토스테론은 중요한 역할을 한다.

④ 단백질동화 촉진작용

단백질의 합성을 증가시켜 분해를 감소시키고, 성장속도를 높이는 작용이 있다. 2차 성징에 동반해서 나타나는 신장의 증가는 이러한 테스토스테론의 작용에 의한 것이다. 그런데 성조숙증이라 하여 2차 성징이 정상보다 빨리 나타나는 이상 증상이 있다(여성은 8세 미만, 남성은 10세 미만에서 2차 성징이 나타난다). 이러한 이상 증상에서는 소아기에 급격한 신장 증가가 나타난다. 그러나 너무 일찍 키가 커버리면 장관골의 성장판이 빨리 폐쇄되기 때문에 사춘기 이후에는 오히려 저신장이 된다.

⑤ 뇌하수체로부터 LH 분비의 억제

LH는 테스토스테론의 분비를 촉진하므로 그 음성되먹임(negative feedback)으로 생각된다.

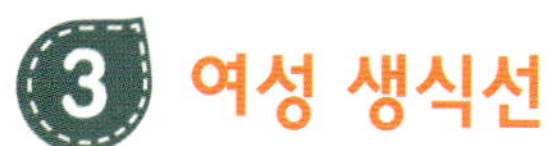

3 여성 생식선

1) 개념

여성 생식선은 난소를 말한다. 난소는 매우 복잡한 체계로 조절을 받고 있는데, 여기에는 난소주기라는 것이 있다. 난소에 대한 LH, FSH의 작용은 이전에 뇌하수체의 항목에서 설명하였으므로, 여기에서는 간단히 살펴보겠다(**그림 10-5**).

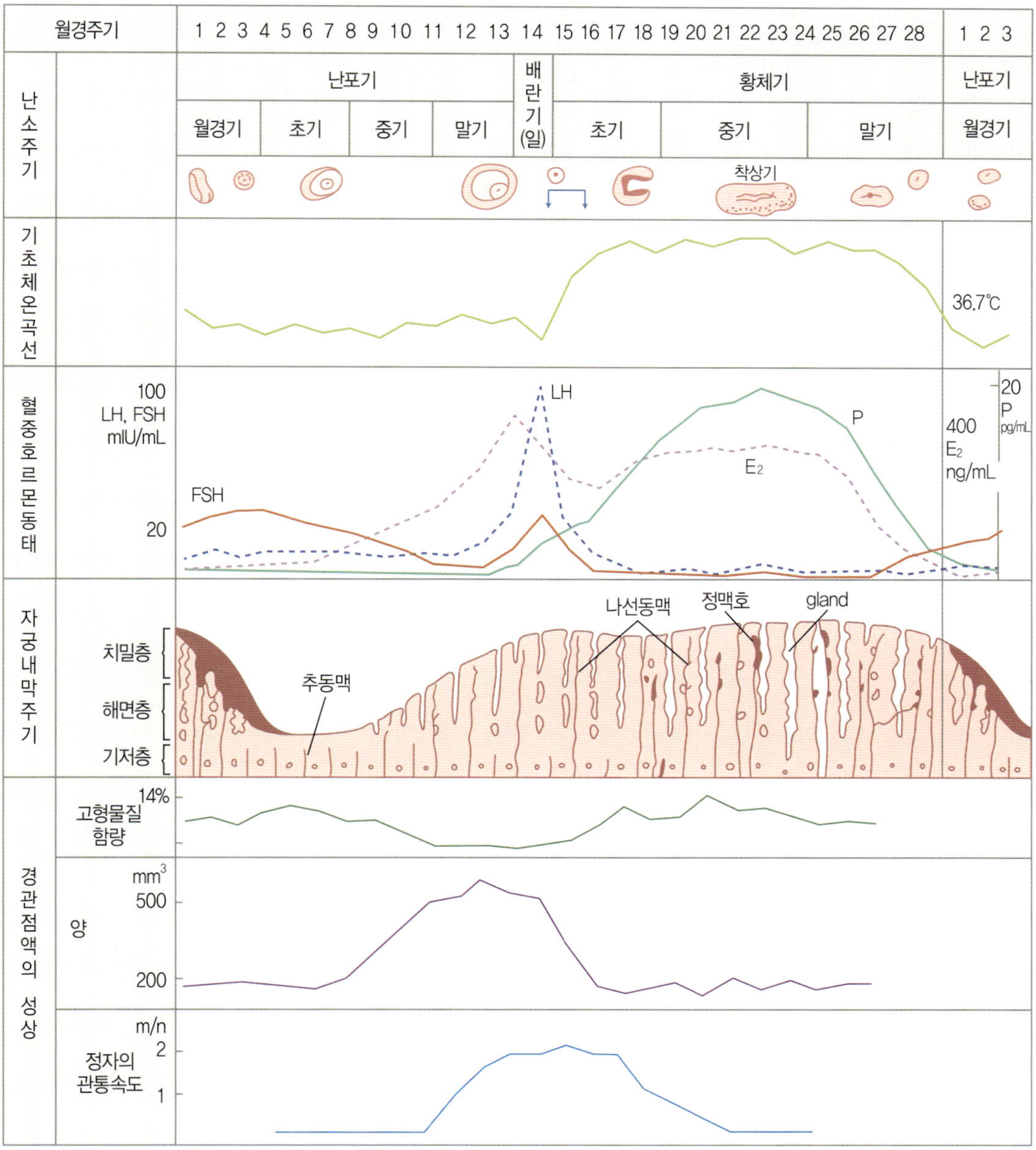

월경주기	1 2 3 4 5 6 7 8 9 10 11 12 13	14	15 16 17 18 19 20 21 22 23 24 25 26 27 28	1 2 3
난소주기	난포기 (월경기, 초기, 중기, 말기)	배란기(일)	황체기 (초기, 중기, 말기)	난포기 (월경기)

착상기

기초체온곡선

36.7℃

혈중호르몬동태

100
LH, FSH
mIU/mL
20

FSH
LH
E2
P

400
E2
ng/mL

20
P
pg/mL

자궁내막주기

치밀층
해면층
기저층
추동맥
나선동맥
정맥호
gland

경관점액의 성상

고형물질 함량 14%

양 mm³ 500 200

정자의 관통속도 m/n 2 1

[그림 10-5] 난소주기

뇌하수체로부터 분비된 FSH에 의해 원시난포 몇 개가 성숙되기 시작한다. 그 다음에는 LH에 의해 그 중의 하나가 완전히 성숙한 상태로 발전하고, 나머지는 폐쇄난포가 된다. 성숙해지면 에스트로겐을 분비하게 되고, 그 분비가 어느 정도 선을 넘으면 뇌하수체에 양성되먹임(positive feedback)이 걸린다. 이로 인해 LH가 급격하게 분비되고(LH-surge) 배란(ovulation)이 일어난다. 난포의 나머지 부분은 황체(corpus luteum)가 되고, LH의 작용으로 에스트로겐(estrogen)과 프로게스테론(progesterone)을 분비한다. 그리고 배란으로부터 2주일이 경과하면 황체가 퇴화되어(퇴화의 이유에 대해서는 아직 알려져 있지 않다) 에스트로겐과 프로게스테론이 감소하며, 뇌하수체에 대한 음성되먹임(negative feedback)이 풀리고 LH, FSH의 상승이 재개되어 다음 주기에 들어간다. 황체가 퇴화됨에 따라 자궁내막을 유지하는 호르몬이 감소하여 내막이 허혈상태가 되고, 괴사를 일으켜 출혈과 함께 탈락되는 것이 월경이다.

2) 에스트로겐 Estrogen

난포의 내협막세포, 과립막세포황체, 태반으로부터 분비되는 성호르몬이다.

3) 에스트로겐의 생합성

그림 10-6에 나와 있듯이 에스트로겐에는 estrone(E_1), estradiol(E_2), estriol(E_3) 등의 종류가 있는데, E_2의 작용이 가장 강하다.

4) 에스트로겐의 작용

① 여성 생식기에 대한 작용

- 난포의 성장을 촉진한다.
- 난관의 운동을 촉진한다.
- 자궁내막의 증식과 분비를 유지한다.
- 자궁경부의 점막을 얇게 하며 알칼리성을 높인다.
- 질 상피의 각질화를 촉진한다.
- 자궁의 혈류량을 증가시킨다.
- 자궁근육이 발달되어 흥분성이 커진다.

② 행동에 대한 작용

성욕을 증가시키는 작용을 한다.

③ 유선/젖샘에 대한 작용

유선 속 유선관의 성장을 촉진한다. 젖꽃판의 색소침착을 촉진한다.

④ 여성 2차 성징에 대한 작용

에스트로겐이 분비되고 테스토스테론이 분비되지 않음으로써 2차 성징이 나타난다. 여성의 2차 성징은 다음과 같이 나타난다.

- 유방, 자궁, 질이 비대해진다.
- 어깨폭이 좁아지고 골반이 넓어진다.
- 가슴과 엉덩이에 여성형 지방분포가 나타난다.
- 후두는 변화하지 않고 음성이 고음이 된다.
- 체모는 일반적으로 적어지고, 반대로 두발이 많아진다.
- 음모는 위쪽이 수평인 역삼각형 모양이 된다.

⑤ **기타**

- 소금과 염분의 저장을 늘린다.
- 피지선의 분비액을 묽게 한다.
- 혈중 콜레스테롤을 저하시킨다.
- PTH를 억제한다.

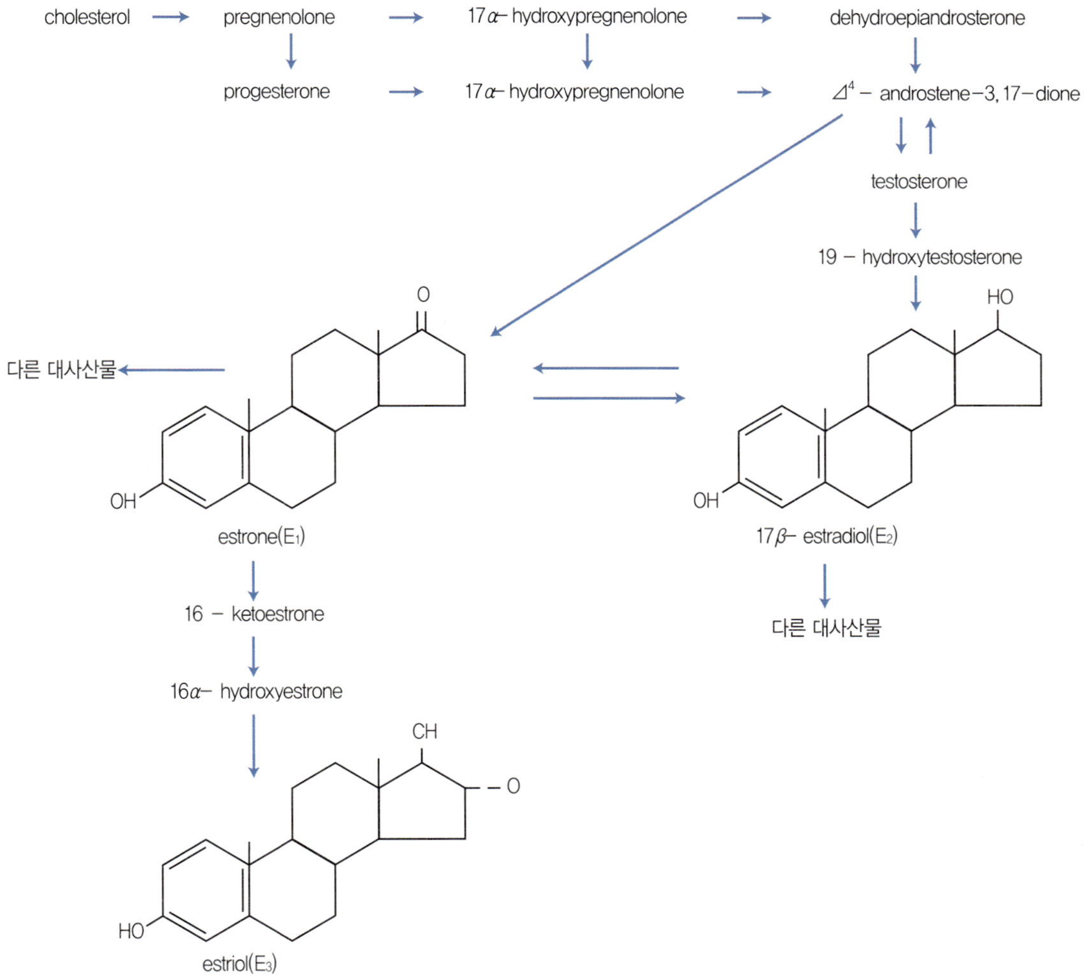

[그림 10-6] **에스트로겐의 생합성**

5) 프로게스테론 progesterone 이란?

황체나 태반에서 분비되는 성호르몬을 말한다.

6) 프로게스테론의 생합성

그림 10-4를 참고한다.

7) 프로게스테론의 작용

- 자궁내막에 임신 전 변화를 일으킨다.
- 자궁경부의 점액을 진하게 한다.
- 질에서 진한 점액이 분비되고 상피세포가 증식한다.
- 자궁근육의 흥분성을 저하시킨다.
- 유선의 선소엽/샘소엽과 선포/샘꽈리의 발달을 자극한다.
- 열생산 작용이 있다.
- 호흡중추를 자극한다.

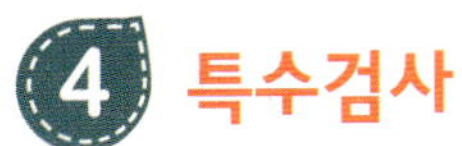

4 특수검사

1. 남성 생식선

1) 이학적 소견

고환의 크기, 경도 등을 조사한다. 또한 2차 성징의 유무(수염, 음낭의 주름, 색 등)도 본다.

2) 고환기능 검사

① 정액 검사

정자의 수 · 운동성 등을 본다.

② 고환 생검(biopsy)

Sertoli cell, Leydig cell 등을 본다.

③ 호르몬 검사

a. 기초값

테스토스테론은 연령에 따라 변동이 상당히 크다.

- 소아 3~10(ng/dL)
- 사춘기 30~400
- 성인 350~1,200

b. 분비자극시험

- Clomiphene 시험
- HCG 시험

Clomiphene 시험은 테스토스테론에 의한 뇌하수체로의 음성되먹임(negative feedback)을 제거하기 때문에 LH의 분비가 촉진되는 결과 테스토스테론의 분비가 자극된다.

HCG 시험은 LH와 같은 작용을 갖기 때문에 테스토스테론의 분비가 촉진된다.

c. 분비억제시험

- 안드로겐(androgen) 부하시험

Fluoxymesterone 등의 안드로겐을 투여하면 뇌하수체에 대해 음성되먹임이 작용하여 LH가 저하되고 테스토스테론도 저하된다.

2. 여성 생식선

1) 이학적 소견

- 난소의 성상을 촉진(touch)하는 것은 익숙하지 않으면 상당히 까다롭다.
- 2차 성징(체형, 유방, 음모 등)이 있는지의 여부를 조사한다.
- 월경에 대해서도 조사한다.

X

2) 난소기능 검사

① 기초체온 측정(basal body temperature : BBT)

프로게스테론에 열량 생산작용이 있으므로 정상이라면 **그림 10-5**와 같이 변화한다.

② 경관 점액검사

자궁경부의 점액은 에스트로겐에 의해 분비량이 증가하고 점조도가 저하되며 견사성(spinnbarkeit)이 증가하는 것에 비해, 프로게스테론에서는 점조도가 높아지므로 그것을 조사하면 대략적인 호르몬의 동태를 알 수 있다.

③ 질세포 도말표본검사

질의 상피는 표층에서부터 각화상피세포(=표피세포), 중층세포, 방기저세포(parabasal cell), 기저세포로 구성되어 있지만 에스트로겐의 작용으로 각화상피세포가 증가하고, 프로게스테론의 작용으로 방기저세포가 증가한다. 각화상피세포는 세포가 큰 데 비해서 핵이 작고 세포질은 파파니콜로(Papanicolaou) 염색에 의해 붉게 염색되기(= eosinophilic) 때문에 질세포 도말표본으로 호르몬의 동태를 알 수 있다. 방기저세포는 핵이 크고 세포질은 파랗게 염색된다.

④ 자궁내막 조직검사

자궁내막은 에스트로겐에 의해 증식되고 여기에 프로게스테론이 가세하여 분비성 변화를 나타내므로 내막을 보아도 호르몬의 동태를 알 수 있다.

⑤ 호르몬검사

a. 혈장 에스트로겐

- 연령이나 월경주기에 의해 차이가 있다.
- 소아 : 0~4(ng/dL)
- 난포기 : 2~15
- 황체기 : 5~30
- 폐경기 : 11
- 임신 : 400~900(임신 주수가 늘어남에 따라 증가한다)

b. 혈장 프로게스테론

- 소아 0~0.05(μg/dL)
- 난포기 0.002~0.09
- 황체기 0.60~3.0
- 폐경기 0.003~0.03
- 임신 2~20(임신 주수가 늘어남에 따라 증가한다)

(남성 : 0.01~0.03)

c. 분비자극시험

- Clomiphene 시험
- Gonadotropin 부하시험
- 부신억제 · 난소자극시험

Clomiphene 시험은 고환의 경우와 마찬가지이다. Gonadotropin 부하시험은 LH 대신에 HCG를 사용하고 FSH 대신에 hMG를 사용하여 난소를 자극한다.

부신억제 · 난소자극시험은 안드로겐이 과잉으로 분비되는 경우, 그 분비원을 조사하기 위해 dexamethasone을 투여해 부신의 작용을 중단시킨 다음 거기에 HCG를 투여해서 난소를 자극하는 시험이다.

염색체 이상에 의한 생식선 분화의 이상

1) 원인

성숙한 정자나 난자가 형성될 때의 감수분열 과정에서 둘로 나누어져야 할 성염색체가 어느 한쪽의 세포에 들어가 버리는 것을 성염색체의 불분리라고 한다. 그러한 성염색체의 불분리를 일으킨 비정상적인 정자나 난자가 그대로 수정되면, 46XY, 46XX 이외의 핵형태가 되어 생식선의 분화에 이상이 발생한다.

2) 클라인펠터 Klinefelter 증후군

① 핵형

전형적인 예에서는 XXY를 보이지만 다양한 염색체 이상이 나타난다. 발생률은 약 1/500~1000이다.

② 증상

사춘기까지는 정상이지만 사춘기를 지나도 고환은 커지지 않고 더욱 단단해진다.

- 2차 성징 발현 장애를 받는다.
- 유환관증/고자닮은증(eunuchoidism) 체형
  키가 크고 사지의 끝으로 갈수록 길며 상반신에 비해 다리의 발육이 현저한 체형이 된다.
- 여성형 유방
- 지능저하
- 무정자증 → 불임, 성욕감퇴
- 내외의 생식기는 남성이지만(정상), 기능저하를 일으킨다.
- 안드로겐 결핍으로 인한 성격 이상

③ 검사소견

- 테스토스테론의 낮은 수치
- Estradiol의 높은 수치
- HCG 시험에 무반응
- 혈중 LH, FSH의 높은 수치
- 요중 17-KS는 정상 또는 약간 낮은 수치

④ 치료

- 안드로겐 보충

3) 터너 Turner 증후군

① 핵형

전형적인 예는 45X이며(표현형은 여성), 다양한 염색체 이상이 나타난다. 발생률은 약

1/2500이다.

② 증상

- 저신장(140cm 이하)
- 성기의 발육부전
  외음부 · 자궁 등은 정상이지만 소아와 유사하다. 난소는 streak ovary라고 하는 흔적형이다.
- 2차 성징 없음
- 원발성 무월경
- 다양한 신체 기형
  변형된 귀, 물고기 모양의 입, 양쪽 눈의 격리, 외반주/바깥굽은팔꿈(cubitus valgus), 익상경(webbing of neck), 방패모양(scutiform)가슴
- 흔히 선천성 심장병이 동반되며(30%), 그 외에 만성 갑상선염(Hashimoto병), Graves병이 동반되는 경우도 있다.

③ 검사소견

- 혈중 LH, FSH의 상승
- 에스트로겐의 낮은 수치
- GH, somatomedin level은 정상
- FSH · LH 높은 수치, estradiol의 낮은 수치

④ 치료

- 에스트로겐 보충
- 호르몬 치료(불임 치료는 불가)

4) 진성 반음양 True hermaphroditism

XX/XY라는 모자이크 핵형을 갖기 때문에 난소와 고환 양쪽을 모두 가지고 있어 외음부로는 성별 판정이 불가능하다.

5) 혼합성 생식선 형성장애

한쪽은 고환과 정관, 또 다른 한쪽은 미분화 생식선과 난관을 갖는 경우이다. 자궁과 질도 있다. X/XY, X/XXY 등의 핵형을 갖는다.

6) 순생식선 형성장애

생식선이 발육되지 않고 성의 성숙도 보이지 않지만, 표현형은 여성이고 키도 정상이다. XX, XY, 다양한 모자이크 핵형을 나타낸다.

7) 기타

- XXX, XXXX (super female)
  외음부는 여성형이지만 월경이 없다.
- XYY, XXYY (YY syndrome)
  표현형은 남성이지만, 성기는 발육부전 상태이다.
- XX (XX male syndrome)
  XX이지만 표현형은 남성이다.

6 반음양 Hermaphroditism

생식선의 성(난소 및 고환)과 외성기의 성(음경 및 음순)의 표현형이 불일치하는 것을 말한다. 진성 반음양과 가성 반음양이 있고 가성 반음양은 다시 남성 가성반음양과 여성 가성반음양으로 나눈다.

1. 진성 반음양 True hermaphroditism

한 사람이 난소와 고환을 동시에 가지며 외성기 또한 양쪽 모두의 형태를 가진 병태이다. 이 병태의 원인 가운데에는 XX/XY라는 성염색체 모자이크가 있는데, 본래 2개의 개체가 되어야 할 수정란이 융합된 것이다. 임상적으로는 외음부의 이상이 주요소견이고 음경 발육부전, 음핵 비대 등이 나타나며 사춘기에 여성화 유방이 나타나기도 한다.

X

2. 남성 가성 반음양 Male pseudohermaphroditism

1) 개념

유전적으로는 남성(44+XY)이지만 외성기가 여성화된 병태이다. 고환은 있지만 내외 성기에 여성으로서의 특징도 있다.

2) 원인

안드로겐 합성장애를 초래하는 부신피질 과형성의 17α - hydroxylase/17α - lyase 결손증, 3β - HSD II결손증, CLAH 등을 원인으로 들 수 있다.

또한 테스토스테론을 활성형 DHT로 변환하는 5α 환원효소의 결손증과, 안드로겐 수용체 이상으로 발생하는 정소성 여성화증도 원인이 된다.

3) 분류

다음과 같은 이유로 테스토스테론이 결핍되어 발생한다.

① 테스토스테론 생합성의 효소장애

a. 콜레스테롤 측쇄절단효소 결손증

고환과 부신의 양쪽에서 발생한다. 내생식기는 남성이지만 외음부는 여성형이다.

b. 3β-hydroxysteroid oxidoreductase 결손증

고환과 부신 양쪽에서 발생하고, 외음부는 불완전한 남성형이다.

c. 17, 20-desmolase 결손증

d. 17β-hydroxysteroid oxidoreductase 결손증

불완전하게 남성화된다.

② 테스토스테론의 활성형으로의 전환장애

테스토스테론은 표적세포 내의 5α-reductase에 의해 dehydrotestosterone이 되어야 비로소 작용을 나타내지만, 5α-reductase가 결손되어도 불완전하게 남성화가 된다.

③ 고환성 여성화 증후군(고환 여성증)

핵형은 XY로 정상이고 복강 내 또는 서혜부에 고환을 가지고 있으며, 테스토스테론의 분비나 dehydrotestosterone으로의 전환에도 이상은 없다. 하지만 작용기전에 이상이 있어 발생하는 질환이다. Dehydrotestosterone의 세포질 수용체의 결손으로 남성호르몬에 대해 반응이 저하되는 것이 원인이다.

- 체형, 체격은 여성
- 자궁이 없고 질이 얕으며 끝이 막혀 있다.
- 원발성 무월경
- 음모의 결여

3. 여성 가성 반음양 Female pseudohermaphroditism

1) 개념

유전적으로는 여성(44+XX)이지만 외성기가 남성화한 병태로, 난소, Müllerian duct의 발육은 정상이지만 외음부에서 음핵 비대 등의 남성화가 나타난다.

2) 원인

태아의 발육과정에서 안드로겐이 작용함으로써 발생한다. 외성기의 분화는 태생 12주 무렵에 발생하는데 이때 대량의 안드로겐이 작용하면 생식 융기는 남성으로 분화한다. 이 병태의

원인으로는 부신피질 과형성(부신성기 증후군)의 21-hydroxylase 결손증과 11β-hydroxylase 결손증이 있다.

3) 분류

① 남성화형 선천성 부신과잉증식
21-hydroxylase 결손증, 11β-hydroxylase 결손증으로 발생한다.
② 모체에 대한 남성호르몬 투여

4. 정소성 여성화증 Testicular feminization

1) 개념

남성 가성 반음양의 한 종류로, 유전적으로는 남성(44+XY)으로 정소를 가지고 있지만 안드로겐 수용체의 이상으로 인해 그 작용을 하지 못하는 질환이다. 외성기는 테스토스테론의 자극이 없어 여성의 형태를 띤다. 외성기에서 요도하열/요도밑열림을 동반하는 불완전형이 되는 경우를 라이펜스타인 증후군(Reifenstein syndrome)이라고 한다.

2) 증상

외성기는 여성이며 에스트로겐 수용체 또한 정상이므로, 테스토스테론에서 변환된 에스트로겐의 작용으로 유방이 발육하는 등 여성으로서의 이차성징이 나타나지만, 월경이 없으며, 안드로겐 수용체가 기능하지 않기 때문에 음모 및 액모가 나타나지 않는다.

질 아래의 1/3이 존재하므로 남성과의 성교도 가능하지만 난소나 자궁이 없으며, 질의 끝이 막혀 있다. 유전적으로는 남성이므로 정소가 존재하지만 대부분 잠복고환이 되어, 서혜부에서 덩어리의 형태로 촉지되는 경우가 있다.

3) 진단

수용체가 기능하지 않으므로 이에 대한 보상으로 테스토스테론 분비가 증가되며, 그 활성도 항진된다. 원래 테스토스테론이 항진되면 LH에 음성되먹임(negative feedback)이 걸리는데, LH 분비세포의 안드로겐 수용체도 작용하지 않으므로 음성되먹임이 걸리지 않아 LH의 분비도 항진한다. FSH는 LH 분비 항진으로 인해 상승 경향을 보인다. 혈중 에스트로겐 수치는 원칙적으로 정상이다.

4) 치료

생식선종양이 생길 수 있으므로 수술을 통해 생식선을 제거하거나 고환적출, 호르몬 치료 등을 실시한다.

7 생식선저하증 Hypogonadism

1. 남성 생식선저하증 Male hypogonadism

1) 분류

표 10-1과 같이 크게 세 가지로 분류된다.

① 저생식선자극호르몬 생식선저하증 (hypogonadotropic hypogonadism)

뇌하수체로부터 LH, FSH의 분비가 저하됨으로써 발생한다.

② 고생식선자극호르몬 생식선저하증 (hypergonadotropic hypogonadism)

고환에 원발성 이상이 있기 때문에 음성되먹임(negative feedback)에 의해 LH, FSH의 분비가 증가하여 발생한다.

③ 정상 생식선자극호르몬 생식선저하증 (normal gonadotropic hypogonadism)

원인불명이다.

A. 저생식선자극호르몬 생식선저하증
1. 생식선자극호르몬 단독 결핍증
(hypogonadotropic eunuchoidism)
완전형
LH 단독 결손증, FSH 단독 결손증
2. 다종 뇌하수체호르몬 결손증
사춘기 전 발병
사춘기 후 발병
B. 고생식선자극호르몬 생식선저하증
1. 선천성
Klinefelter's syndrome
기타 염색체 이상
양측 무고환증
Reifenstein syndrome
Noonan's syndrome
Sertoli – cell – only syndrome
Leydig cell aplasia
2. 후천성 또는 성인형
Testitis
방사선 조사(irradiation)
Myotonic dystrophy
Werner's syndrome
Trauma
남성 갱년기장애
거세
C. 정상 생식선자극호르몬 생식선저하증
남성 불임증

[표 10-1] 남성 생식선저하증

2) 정의

LH, FSH의 분비가 함께 장애를 받은 것이다.

3) 원인

시상하부 장애에 의한 황체형성호르몬 방출호르몬(LHRH)의 저하 또는 작용 부족이 원인이다. X연쇄형 유전형식을 나타내며, 후각 이상을 동반하는 경우 Kallmann 증후군이라고 한다. 이것은 KAL-1 유전자 이상으로 발생하며, 상염색체 열성인 것은 LHRH 수용체 이상에 의한 것으로 알려져 있다.

4) 증상

- 유환관증/고자닮은증(eunuchoidism) 체형
- 고환은 사춘기 전의 크기이며 부드럽다.
- 음경 발육이 불량하다.

- 목소리가 높다.
- 수염과 음모 이외의 체모는 적다.
- 후각장애(Kallmann 증후군)

5) 검사소견

- 테스토스테론의 낮은 수치
- 요중 17-KS는 부신에서 유래하는 것이므로 반드시 저하되지는 않는다.
- 혈중 LH, FSH의 낮은 수치
- HCG 시험에서 테스토스테론의 상승

2. 여성 생식선저하증 Female hypogonadism

1) 분류

① 시상하부 장애 : 신경성 식욕부진증 등

② 뇌하수체성 장애 : 뇌하수체종양, Sheehan 증후군

③ 난소성 장애 : 호르몬생산종양, 생식선형성부전 증후군(Turner증후군)

④ 기타 : 다낭포난소증후군, 갑상선계, 부신계의 장애

X

(1) 호르몬 생산종양

① 에스트로겐 생산종양

- 과립막세포종과 협막세포종을 들 수 있다.
- 어느 시기의 무월경에 이어서 자궁출혈이 초래된다.
- 혈중 에스트로겐의 상승, 요중 17-KS, 17-OHCS의 상승
- FSH, LH의 저하

② 안드로겐 생산종양

- 남성화 배세포종, 부신유사종양, 난소문 세포종이 안드로겐을 분비한다.
- 탈여성, 남성화
- 무배란, 무월경
- 유방퇴축, 다모, 음성의 변화, 음핵비대
- 테스토스테론 상승

(2) 다낭포난소 증후군 (polycystic ovary syndrome : PCOS) Stein-Leventhal syndrome

① 정의

양쪽의 다낭포 난소를 동반하는 무월경증

② 원인

부신의 안드로겐 과다생성, 비만에 의해 유발된다. 정확한 원인은 밝혀지지 않았으나 남성호르몬이 분비되기 때문에 성 호르몬 합성효소에 이상이 생기는 것으로 보인다.

③ 증상

- 이차성 무월경, 불임
- 남성화, 다모증(안드로겐 과잉 증상은 초경 직후에 나타남)
- 비만

④ 검사소견

- LH는 높은 수치, FSH는 정상 또는 낮은 수치
- 부신억제 · 난소자극시험에서 에스트로겐(estrogen), 테스토스테론(testosterone)의 높은 수치
- 혈중 테스토스테론의 높은 수치
- 요중 17-KS의 높은 수치

⑤ 치료

경구피임약 등으로 난소의 안드로겐 분비를 낮추고, 체중 감량으로 말초(지방조직)의 에스트로겐 형성을 저하시킨다.

호르몬 치료가 효과가 없다면 복강경을 통한 난소 구멍 뚫기(ovarian drilling)를 고려한다.

2) 무월경을 초래하는 질환

- 뇌하수체 기능저하증
- Sheehan 증후군, 뇌하수체선종
- 성장호르몬 분비부전성 저신장증
- 말단비대증(acromegaly)

  뇌하수체 기능저하증, Sheehan 증후군, 뇌하수체선종은 모두 뇌하수체 기능저하증을 일으켜 LH, FSH가 감소한다.
- 고프로락틴혈증(hyperprolactinemia)을 일으키는 질환
- 시상하부 장애

  때때로 비만을 동반하는 것과 신경성 식욕부진증(anorexia nervosa)이 있다.
- 갑상선 기능항진증
- Grave병
- Cushing 증후군
- Addison병
- 21 - hydroxylase 결손증
- 11β - hydroxylase 결손증

- 17α – hydroxylase 결손증
- 3β – hydroxysteroid dehydrogenase 결손증
- 콜레스테롤 측쇄절단효소 결손증
- Turner 증후군
- Superfemale 증후군
- 고환여성화 증후군
- 여성 생식선저하증
- Stein–Leventhal 증후군

유환관증/고자닮은증 Eunuchoidism

1. 개념

사춘기가 되어도 고환이 기능하지 못해 고자증상을 동반하는 상태로, 환관과 유사한 체형이 되는 데에서 유환관증이라고도 한다.

2. 원인

선천적으로 고환의 발육이 나빠 남성호르몬이 부족하기 때문에 외성기 발육이 불량하다. 고환에 원인이 있는 경우에는 테스토스테론 분비 저하를 타개하기 위해 LH의 분비가 사춘기 이전에 항진하고, 정자를 생산하기 위해 FSH의 분비도 항진한다. 이를 고생식선자극호르몬 생식선저하증이라 한다. 외과적 거세, 정소 방사선조사, 클라인펠터 증후군, 부신과형성의 일부 등이 이 유형의 예이다.

하수체에서 LH 및 FSH가 분비되지 않는 경우와 시상하부에서 LHRH가 분비되지 않는 경우에는 저생식선자극호르몬 생식선저하증이 된다. LH 단독 결손증, Kallmann 증후군, Laurence–Moon–Biedl 증후군 등이 그 예이다.

3. 증상

사춘기에 테스토스테론이 충분히 분비되지 않아 이차성징이 부족하다. 성욕이 일어나지 않으며 변성기가 없고 외성기의 발육이 나쁘다. 음모 및 액모도 드물다. 사춘기가 지나도 키가 자라고 팔다리는 길어지지만 근육과 어깨폭의 발달은 불량하다.

4. 치료

남성호르몬이나 생식선자극호르몬을 주사하면 성기는 어느 정도 발육되지만, 정자가 없기 때문에 불임을 치유할 수는 없다.

 성조숙증 Precocious puberty

태생기에 남성에서는 테스토스테론이 분비되어 외성기를 형성하는데 그 후 분비를 멈췄다가 사춘기에 이르러 다시 분비되기 시작한다. 이로써 고환, 음경, 음낭, 음모 및 액모의 발육, 변성기 등이 나타난다.

여성의 난소에서는 아무것도 분비되지 않지만 사춘기가 되면 에스트로겐의 분비가 시작되어 유방, 음모 및 액모 발육, 초경이 일어난다.

이러한 성적 발달이 사춘기 발현의 한계인 9세가 되기 전에 일어나는 것을 성조숙증이라 하며 진성 성조숙증과 가성 성조숙증으로 나뉜다.

1. 진성 성조숙증 True precocious puberty

생식선자극호르몬의 분비가 항진함으로써 발생하는 성조숙증으로, 원인으로는 다음과 같은 것들이 있다.

① 체질성 성조숙증

특별한 이유 없이 성조숙이 일어나는 것으로, 가장 많은 원인을 차지한다.

② 시상하부 장애

시상하부에는 사춘기까지 생식선자극호르몬의 분비를 억제하는 기전이 있는 것으로 추측된다. 이 억제 기전이 사라짐으로써 성조숙이 일어나는데, 그 예로 시상하부를 침범하는 뇌종양(두개인두종, 신경교종 등), 뇌염 후유증, 두개방사선조사, 외상 등을 들 수 있다.

③ McCune–Albright 증후군

미국의 McCune 박사와 Albright 박사에 의해 밝혀진 질환으로, 다발성 뼈섬유형성이상, 피부의 색소침착(밀크커피색 반점), 성조숙증을 3징후로 한다. 이외에도 여러 내분비선의 과형성이나 선종을 동반하기도 한다. 두개골은 비후되고 귓구멍이 폐쇄되기 때문에 귀머거리가 되는 경우도 있다.

시상하부-뇌하수체계의 이상에 의해 성조숙증이 나타나는 것으로 보이며 5~10세 무렵에 사춘기가 시작된다. 조기에 뼈끝선이 폐쇄되기 때문에 저신장이 되며, 또한 갑상선기능항진을 합병하는 경우가 1/3의 증례에서 보인다.

2. 가성 성조숙증 Precocious pseudopuberty

성조숙증 가운데서도 시상하부-뇌하수체, 생식선이 활성화되지 않는 경우를 가성 성조숙증이라 한다. 안드로겐 및 에스트로겐 분비가 항진되거나 과잉투여되어 이차성징이 일어난 경우에는 성기가 성숙하지 않고, 또한 생식선자극호르몬은 음성되먹임(negative feedback)에 의해 억제된다. 그 예로는 안드로겐 생산종양, 에스트로겐 생산종양, 부신성기증후군의 일부 등이 있다.

X

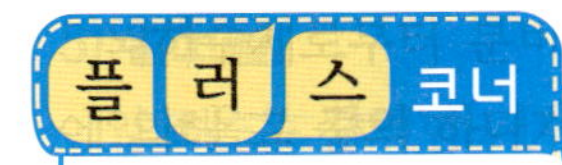

1. 저생식선자극호르몬 생식선저하증

Hypogonadotropic hypogonadism

생식선저하증은 고환이나 난소와 같은 생식선의 기능이 감소하여 성호르몬의 합성이 감소하고 생식세포의 기능에 장애가 발생하는 병태이다.

저생식선자극호르몬 생식선저하증은 뇌의 시상하부나 뇌하수체 이상으로 생식선자극호르몬이 제대로 분비되지 못하므로 생식선기능이 저하되고 이차성징이 나타나지 않는다. 원인으로는 생식선자극호르몬 단독 결핍증, 칼만(Kallman) 증후군, 프레더-윌리(Prader-Willi) 증후군, Bardet-Biedel 증후군, Laurence-Moon 증후군, 선천성 뇌하수체 기능저하증, 종양이나 조직구증, 방사선 치료 후의 후천적 중추신경계 이상 등이 있다.

1) Kallman 증후군

① 원인

다양한 단일유전자의 특성으로 유전되는 유전질환으로, 여성을 포함한 다른 가족에서도 나타날 수 있다.

② 증상

GnRH 합성장애로 생식선자극호르몬(LH, FSH) 단독 결핍이 일어나며, 안드로겐 감소로 이차성징이 발현되지 않는다. 수염, 액모 및 음모의 소실, 작은음경증, 잠복고환증 등이 나타난다. 또한 kallman 증후군에서는 후각장애를 동반하는 것이 특징이다.

③ 검사소견

혈청 테스토스테론, LH · FSH가 저하되지만, 다른 뇌하수체전엽호르몬은 정상이다.

④ 치료

남성화를 위한 치료에는 테스토스테론을 보충하며, 남성화와 정자형성을 동시에 치료하기 위해서는 GnRH pulsatile therapy, 생식선자극호르몬을 투여한다.

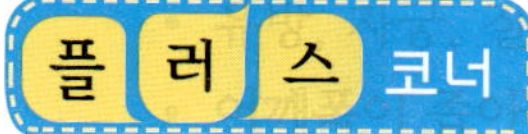

2. 고생식선자극호르몬 생식선저하증

Hypergonadotropic hypogonadism

고생식선자극호르몬 생식선저하증은 생식선자극호르몬은 정상적으로 분비되나 이에 반응해야 하는 난소나 정소 등의 자체의 이상으로 발생하는 경우로, 원인으로는 터너증후군과 같은 생식선발생이상증, 클라인펠터증후군, 화학요법이나 방사선 조사로 인한 생식선 손상이다.

여성에게는 터너증후군, Fragile X 증후군과 같은 생식선발생이상증, 방사선 조사 및 화학요법 후, 바이러스성 난소염, 자가면역성 난소염, 생식선자극호르몬 저항성, 기능성 난소부전증 등이 원인이며, 남성에게는 클라인펠터증후군, 누난(Noonan)증후군, 이하선염성 고환염/볼거리고환염, 무고환증, 생식선발생이상증, 방사선 치료 및 화학요법 후 등에서 관찰된다. 남성의 일차성 생식선저하증은 선천적인 이상이나 후천적 질병이 원인이며, 원인이 불분명한 것도 많다. 대표적인 선천성 이상으로는 클라인펠터증후군, 잠복고환증, 무고환증/고환없음증, 누난증후군이 있으며 후천적인 것으로는 바이러스에 의한 이하선염성 고환염/볼거리고환염, 방사선치료 및 화학요법 후, 외상 등이 있다.

X

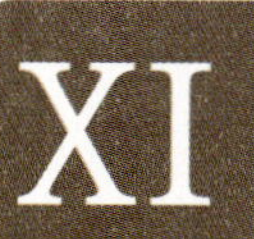

XI 단백질 및 아미노산 대사이상

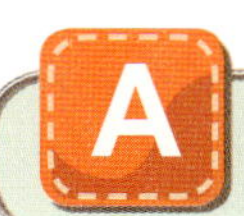

A 총론

1. 단백질의 구조와 기능

단백질은 세포 건조 중량의 약 50%를 차지하는 중요 성분이며, 다양한 생명현상의 발현에 매우 중요한 역할을 한다. 단백질은 유전자가 가지는 정보에 의해 결정된 순서로 다수의 아미노산이 펩티드 결합으로 중합된 폴리펩티드로 총칭되는 고분자물질로, 고유의 입체구조와 기능을 가지고 있다.

단백질을 구성하는 아미노산의 배열을 단백질의 1차 구조라고 한다. 아미노산의 서열을 이루는 구조로서 폴리펩티드의 공간적 배열을 단백질의 2차 구조라고 한다. 나선모양의 α-helix 또는 병풍모양으로 접힌 β-sheet 구조가 가장 흔하다. 그리고 측쇄(곁사슬)를 포함한 전체 폴리펩티드의 3차원적인 구조를 단백질의 3차 구조라고 하며, 3차 구조에 의해 단백질의 기능이 발현된다. 4차 구조는 두 개 이상의 폴리펩티드들이 모여 형성하는 복합체로서의 구조를 말한다.

근육의 주성분인 단백질은 생체의 구조를 보존 및 유지하고 있다. 또한 단백질을 태우면 에너지를 획득할 수 있어 에너지원으로도 쓰인다. 단백질의 구조는 상호작용하는 다른 분자들과 환경에 의해서 바뀔 수 있다. 이러한 구조의 변형은 단백질의 생물학적 기능인 촉매 작용(효소 작용), 다른 분자와의 결합 등에 매우 중요한 역할을 한다.

XI

2. 단백질 대사

체내로 흡수된 아미노산은 체단백질로 합성되기도 하고, 에너지 공급이 충분하지 않을 때에는 체단백질이 아미노산으로 분해되어 에너지원으로 쓰이기도 한다. 아미노산에는 아미노기($-NH_2$)가 있기 때문에 분해나 탈아미노화가 되면 암모니아가 생긴다. 암모니아는 독성이 있으므로, 간에 있는 요소회로(urea cycle)에서 요소가 되며 이는 신장으로 보내져 소변에 의해 배설된다.

사람의 체내에 있는 질소는 대부분이 단백질에서 유래한다. 따라서 음식으로 섭취한 단백질의 질소량과 소변으로 배설된 질소량을 비교하면 체내 단백질 대사 모습을 짐작할 수 있다. 질소의 섭취량과 배설량은 동일한데, 이를 **질소평형**(nitrogen balance)이 유지된다고 한다. 즉 대량의 단백질을 섭취해도 여분의 아미노산은 분해되어 소변으로 배설되는 것이다.

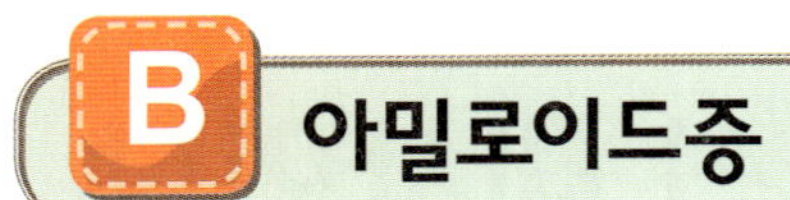

B 아밀로이드증 Amyloidosis

1. 개념

아밀로이드(amyloid)는 본래 생체에는 없는 당단백질의 일종으로 섬유 구조를 가지는 특수한 단백질이다. 아밀로이드증은 아밀로이드가 여러 조직이나 장기에 침착하는 병이다. 아밀로이드에는 그 전구체의 단백질이 존재하는데, 이것이 대사되어 발생한다.

2. 분류

아밀로이드증은 발현부위가 전신성인 경우(전신형)와 국소성인 경우(국소형)로 나뉘게 된다. 전신형 아밀로이드증에는 명백한 원인없이 일어나는 원발성 아밀로이드증과 만성 화농성 염증이나 결핵 등 소모성 질환에서 찾아볼 수 있는 속발성 아밀로이드증이 있다. 국소형 아밀로이드증으로는 중추신경에 아밀로이드가 침착되는 알츠하이머병(뇌의 노인반)이나 다운증후군, 갑상선에 침착되는 갑상선수질암 등이 있다.

1) 전신형 아밀로이드증

① 원발성 및 골수종에 합병되는 아밀로이드증

이 아밀로이드는 면역글로불린의 L사슬(경쇄)의 대사산물로, AL아밀로이드증이라고 한다. 골수종은 형질세포(plasma cell)가 종양성 증식을 초래한 질환으로, 종양세포가 비정상적인 면역글로불린을 생산하는 것이 원인이 된다.

② 속발성 아밀로이드증

만성 류마티스 관절염, 전신홍반루푸스 등의 결합조직질환, 결핵 등의 만성 염증, 악성 종양 등의 질환이 있으면, 간은 염증성 단백질 생산을 증가시킨다. 이로 인해 이러한 질환들에서는 염증성 단백질이 아밀로이드로 대사되어 침착되는데, 이것을 AA아밀로이드증이라고 한다.

③ 가족성 아밀로이드 다발신경병증(familial amyloid polyneuropathy : FAP)

아밀로이드가 주로 말초 신경조직에 침착되는 상염색체 우성유전질환이다. 하나의 전구체 단백질이 축적되면 말초성 신경병증 또는 자율신경계 기능이상을 초래하게 되는데 이러한 단백질에는 transthyretin(가장 흔함), apolipoprotein A1, gelsolin 등이 있다.

④ 투석 관련 아밀로이드증

장기간 혈액 투석을 해 온 환자에게는 수근관/손목굴증후군, 관절통, 병적 골절을 일으키는 아밀로이드증이 나타난다. 이는 체내에 축적된 β_2마이크로글로불린(β_2MG)이 대사되어 아밀로이드가 되기 때문이다.

3. 증상

아밀로이드증에 따라 증상은 조금씩 다른데, 여기서는 원발성 아밀로이드증의 증상을 위주로 설명하겠다.

아밀로이드증의 증상은 아밀로이드가 침착된 장기에 장애를 일으키기 때문에 생긴다. 아밀로이드가 광범위한 장기에 침착되므로, 그 증상도 다양하다. **심장**에 침착되면 **혈압 저하, 부정맥**을 초래해 결국 **심부전**에 빠진다. 간에 침착되면 간비대를 초래하게 되는데 심각한 기능장애를 초래하는 경우는 드물다. **혀**에 **침착되면 대설증**/큰혀증을 **초래하고 갑상선에 침착되면 갑상선종**을 **일으킨다. 신장**에 침착되면 **신증후군**을 초래해 **신장기능장애**가 일어난다. **말초신경**에 침착되면 **다발신경병증**이나 **수근관증후군**을 일으키며, **소화관**에 침착되면 **식욕 부진, 설사, 구토, 흡수장애** 등을 일으킨다. **피부**에 침착되면 **구진**을 초래하며 **혈관벽**에 침착되면 **출혈경향**을 일으킨다.

4. 검사

확정진단을 내리기 위해서는 장기에 침착된 아밀로이드를 증명해야 하므로 생검을 실시한다. 아밀로이드증에서는 출혈경향이 있기 때문에 생검 시 주의해야 한다. 아밀로이드는 **콩고레드(Congo red)** 염색을 하면 적자색으로 염색되는데 이것을 **편광현미경**으로 보아 **녹색 이중굴절상**이 보이면 확정진단한다. 그러나 가능하면 **전자현미경**으로 **섬유구조의 단백질**을 증명하는 것이 좋다.

5. 치료 및 예후

일단 침착된 아밀로이드는 제거할 방법이 없기 때문에 치료가 매우 힘들다. 더욱이 진행성으로 경과되므로 예후가 좋지 않다.

C 아미노산 대사이상

1. 개념

아미노산 대사효소의 종류는 매우 많으며, 그 효소이상으로 인한 질환도 30종류가 넘는다. 선천성 대사이상의 대부분은 **상염색체 열성유전**이다. 또 알캅톤뇨증 등의 일부를 제외하고는, 치료하지 않고 경과했을 경우 **지능장애**를 유발한다. 한편, 적절한 치료에 의해 정상적인 발육이 가능한 질환으로는 페닐케톤뇨증, 단풍시럽뇨병, 호모시스틴뇨증 등이 알려져 있으며 이들에 대해서는 **신생아 집단검사**를 실시하고 있다.

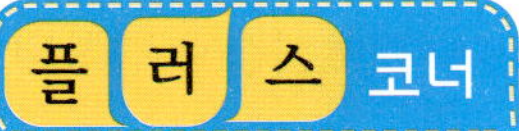

1. 신생아 집단검사(선천대사이상 검사)

생후 3~7일 이내의 신생아에 대해서 실시하는데 페닐케톤뇨증, 갑상선 기능저하증, 호모시스틴뇨증, 단풍시럽뇨병, 갈락토스혈증, 선천부신과다형성증에 대해 실시한다.

질환명	주요 증상
페닐케톤뇨증	▪ 습진이 심하고 피부가 하얗게 된다. ▪ 머리카락이 노란색 또는 담갈색으로 변한다. ▪ 땀이나 소변에서 곰팡이나 쥐오줌 냄새가 난다. ▪ 경련을 나타내며, 자폐아나 정신지체아가 된다.
갑상선 기능저하증	▪ 신생아 황달이 오래 지속된다. ▪ 입은 항상 벌린 채 두터운 혀를 내밀고 있다. ▪ 피부는 건조하며 차고 두텁다. ▪ 머리카락은 거칠고 부스러지기 쉽다. ▪ 체온이 낮으며 맥박이 늦고 심장이 크다. ▪ 배꼽 탈장이 흔히 나타난다. ▪ 근육긴장이 저하되어 있다. ▪ 키가 자라지 않고 치아발육이 늦다.
갈락토스혈증	▪ 수유 1~2주 후 식욕부진, 구토를 보이며 발육장애가 나타난다. ▪ 간비대, 황달을 동반하며 대개는 패혈증으로 사망한다.
단풍시럽뇨병	▪ 소변과 땀에서 단풍나무시럽 냄새가 난다. ▪ 경련, 경직, 전반적인 근육이완, 혼수상태가 나타난다. ▪ 치료하지 않으면 생후 2개월 이내에 심한 산혈증(acidemia)으로 사망한다.
호모시스틴뇨증	▪ 지능장애, 경련, 보행장애 등의 증상이 나타난다. ▪ 수정체 탈구, 시력장애, 근시 등 눈과 관련된 증상이 나타난다.
선천부신과다형성증	▪ 여아 : 남성화 현상으로 이차성징이 없으며 불임이 발생할 수 있다. ▪ 남아 : 성장판의 급격한 진행으로 또래보다 키가 크지만 성인키는 작아지게 된다.

[표 A] 신생아 집단검사 대상질환

2. 페닐케톤뇨증 Phenylketonuria (PKU)

1) 개념

이 질환을 가진 환자들은 페닐알라닌(Phe)을 티로신(Tyr)으로 변환하는 페닐알라닌수산화효소(phenylalanine hydroxylase : PAH)가 결손되어 있다. 페닐알라닌의 1/4은 그대로 단백질 합성에 사용되지만, 나머지 3/4은 티로신이 되어 대사된다. PAH 결손시에는 티로신으로 변환되지 않는 페닐알라닌이 혈중에 많아져 고페닐알라닌혈증을 일으킨다. 혈중의 많은 페닐알라닌은 정상에서는 나타나지 않는 페닐프로피온산, 페닐초산, 페닐유산 등의 물질에 대사되어 배설된다.

2) 증상

현재는 신생아기에 진단 및 치료가 되기 때문에 전형적인 증상을 볼 수 없다. 출생 시에는 이상이 없지만, 방치했을 경우에는 생후 6개월 무렵부터 급속히 지능이 저하하기 시작하고 잦은 경련을 동반한다. 페닐케톤뇨증에 의해 중추신경증상이 발생하는 이유는 정확히 밝혀지지 않았지만, 고페닐알라닌혈증 자체가 중추신경에 장애가 되는 것으로 추측된다. 또한 멜라닌은 티로신으로부터 합성되는데, 이 질환에서는 티로신이 생산되지 않기 때문에 멜라닌 색소가 결핍된다. 이로 인해 담갈색 모발과 흰 피부가 특징적으로 나타난다. 또한 땀과 소변에서 쥐 소변 냄새가 나는데, 이것은 페닐초산의 냄새이다. 심각한 습진 역시 페닐초산이나 페닐유산의 영향 때문이다.

3) 진단

신생아 집단검사의 대상 질환으로, 여과지혈액을 시료로 해서 Gutirie법으로 검사한다. 이것은 미국의 미생물학자인 Guthrie 박사가 개발한 방법으로, 페닐알라닌을 필수 영양소로 하는 고초균 변이주가 얼마나 발육할 수 있을지를 조사하는 것이다. 환자의 혈액 중에는 대량의 페닐알라닌이 존재하므로, 고초균은 매우 왕성하게 발육한다. 세균을 바꿈으로써 페닐케톤뇨증(PKU) 이외의 대사이상도 검출할 수 있다. Gutirie법에서 양성으로 나타났다고 해도 이것은 고페닐알라닌혈증을 의미할 뿐이므로 확정진단하려면 PAH의 효소활성 검사가 필요하다.

4) 치료

가능한 한 빠른 시기(Guthrie 검사로 양성이 된 시점)에 저페닐알라닌 식단으로 전환한다. 또 이 질환에서는 티로신이 결핍되므로 보충이 필요하다. 이 목적으로 페닐알라닌 제한 티로신 첨가 분유가 시판되고 있으며, 모유 섭취는 금지된다.

중요한 것은 이유기 이후의 식사요법인데 페닐알라닌은 여러 음식에 포함되어 있으므로 음식 선택에 주의해야 한다. 환자의 최종 지능지수와 혈중 페닐알라닌 수치는 반비례하므로 식이조절을 하지 않으면 지능장애가 남게 되므로, 평생 페닐알라닌 섭취제한에 대한 조절이 필요하다.

3. 고티로신혈증 Hypertyrosinemia

1) 개념

고티로신혈증에는 푸마릴아세트초산 분해효소(FAH : fumarylacetoacetate hydrolaqse)가 결손되는 I형, 티로신아미노전달효소(TAT : tyrosine aminotransferase)가 결손되는 II형, 4－히드록시페닐피르빈산 산화효소(HPD : 4－hydroxyphenylpyruvic acid dioxygenase)가 결손되는 III형의 세 가지 유형이 알려져 있는데, 이 중에서 가장 심각한 증상을 나타내는 것은 I형이다.

2) 증상

I형에서는 FAH가 결손되기 때문에, 그 전구체인 푸마릴아세트초산이 축적된다. 푸마릴아세트초산과 그 대사산물로 인해 간과 신장(특히 근위요세관)이 장애를 받는다. 따라서 신생아기부터 간기능장애가 시작되어 결국 간경변에 이른다. 3세 이후 높은 비율로 간암이 발생한다. 또 근위요세관이 장애를 받기 때문에 Fanconi 증후군이 발생하여, 저인혈성 구루병(rickets)을 초래한다.

FAH의 결손으로 고티로신혈증을 나타내는 것은 FAH 활성의 저하가 HPD의 저하를 초래하기 때문이라고 추측된다. 예후는 좋지 않고 특별한 치료법도 없어서 대부분 유아기에 사망한다.

II형에서는 TAT가 결손되기 때문에 그 전구체인 티로신이 축적된다. 티로신은 물에 잘 용해되지 않기 때문에 점막이나 피부에 침착되어 미란을 일으킨다. 정신발달지체도 절반 정도에서 나타나는데 특별한 치료법이 없다.

III형은 HPD가 결손되기 때문에 그 전구체인 4－히드록시페닐피루빈산과 티로신이 축적되는데 티로신의 축적은 II형에 비하면 가볍다. 각막 및 피부증상은 나타나지 않지만, 정신발달지체, 경련, 운동실조 등이 나타난다. III형 또한 특별한 치료법이 없다.

4. 단풍시럽뇨병 Maple syrup urine disease (MSUD)

1) 개념

상염색체 열성유전으로 선천적으로 분지쇄 α케톤산 탈수소효소 복합체(branched chain α－ketoacid dehydrogenase complex : BCKAD 복합체)의 이상으로 발생하며 50,000명당 1명꼴의 발생률을 보인다. 소변이나 땀에서 단풍나무시럽 냄새가 난다고 해서 단풍시럽뇨병으로 명명되었다. 이 냄새는 병태가 악화됨에 따라 심해진다.

류신, 이소류신, 발린 등의 분지쇄 아미노산에서 아미노기를 제거하면 α케톤산이 되는데 이것이 BCKAD 복합체에 의해 대사되어, 아세틸 CoA나 succinyl CoA가 되어 TCA사이클에 들어가 이화되거나 지방이나 당질에 동화된다. 그러나 BCKAD에 이상이 있는 이 질환에서는 그 전구체인 α케톤산이나 분지쇄 아미노산이 축적됨으로써 병태를 나타낸다.

여러 선천대사이상증 중에서도 특히 위중한 질환 중 하나이다. 발병 경과가 빨라 조기에 발견해서 치료하지 않으면 대부분 생후 수개월 이내에 사망한다.

2) 분류 및 증상

단풍시럽뇨병은 다음의 네 가지 형으로 분류된다.

① MSUD – I (classic type)

생후 수일에 α케토산의 축적에 의한 케토산증(ketoacidosis)이 발생해 포유곤란, 구토, 근긴장 저하, 경련, 의식장애 등의 증상을 일으킨다. 거스리검사(Guthrie test)는 모유 수유 개시 후 5일째 무렵에 실시하므로, 소변에서 단풍나무시럽 냄새가 나는 등 증상이 나타나면 요중 α케톤산을 증명하는 디니트로페닐히드라진(dinitrophenylhydrazine : DNPH) 반응이 도움이 된다. 급성기 증상에 대해서 적절한 치료를 실시하지 않으면 수 주 이내에 사망한다.

② MSUD – II (intermittent type)

간헐기에는 정상이고 발작시에는 케토산증을 나타낸다. 경련, 의식장애 등 급성 증상을 반복하지만, 간헐기에는 거의 무증상이다. 검사 시 상태에 따라서는 혈중 류신 수치가 그다지 높지 않기 때문에, 신생아 집단검사에서 거짓음성으로 나타나는 경우도 자주 있다.

③ MSUD–III(mild form)

MSUD – I의 경증형으로 지능장애, 경련, 운동장애 등이 나타난다.

④ MSUD – IV (thiamine respnsive type)

티아민 투여에 의해 개선되는 유형이다.

XI

3) 치료

급성기 증상은 케토산증에 의해 나타나는 것이므로, 전신관리와 함께 탈수나 산증(acidosis)에 대한 일반적인 치료를 실시한다. 축적된 α케토산(keto acid)을 동화되게 하고 그 혈중농도를 저하시키기 위해 인슐린을 투여한다. 심각한 경우에는 혈액 투석도 실시한다.

급성기에서 벗어나면 평생 식이요법으로 분지쇄아미노산(발린, 류신, 이소류신)을 제한해야 한다. 하지만 식사를 아무리 제한한다고 해도 단백질이 이화되면 분지쇄 아미노산은 혈중에 퍼지므로, 감염증이나 스트레스를 피하고 충분한 칼로리를 섭취하는 것이 중요하다. 이러한 치료를 계속하면 예후는 비교적 양호하지만, 페닐케톤뇨증(PKU)과 비교하면 MSUD – I에서 지능지수가 낮아지는 경향이 있다. 치료보다 임상증상이 선행하기 쉬운 점, 식이요법만으로 조절할 수 없는 점 등이 영향을 미치는 것으로 생각된다.

MSUD – IV는 티아민을 대량 투여해야 하는데 지능장애의 방지는 어렵다.

조기에 발견하여 충분한 치료를 실시하지 않으면 예후가 불량하다.

5. 호모시스틴뇨증 Homocystinuria

1) 개념

대량의 호모시스틴(homocystine)이 소변으로 배설되는 질환을 통틀어 호모시스틴뇨증이라고 한다. 대부분 시스타티오닌 β합성효소(cystathionine beta－synthase, CBS)의 결손으로 인해 발생한다. CBS는 호모시스테인(homocysteine)을 시스타티오닌으로 바꾸는 효소로, 비타민 B_6를 보조효소로 필요로 한다. 이 질환에서는 전구체인 호모시스테인은 많지만, 이것이 다시 메틸화되어 Methionine(Met)이 되기 때문에 고메티오닌혈증을 일으킨다. 반면, 호모시스테인은 호모시스틴이 되어 소변으로 배설된다.

신생아 집단검사 대상 질환으로, 거스리 검사(Guthrie test)를 실시하여 혈중 메티오닌(methionine) 수치를 조사한다. 거스리 검사에서 양성이라도 그 시점에서는 고메티오닌혈증이 의심되는 단계이므로 확실히 진단하려면 효소활성을 검사해야 한다.

2) 증상

이 질환을 치료하지 않으면 수정체탈구, 골격이상(고신장, 거미모양 손가락〈arachnodactyly〉 등), 혈전증, 지능장애 등을 초래한다. 수정체탈구 및 골격이상은 호모시스테인 과잉에 의해서 정상 섬유소(fibrin) 구조가 파괴되기 때문에 발생한다.

3) 치료

저메티오닌 식이요법으로 시스틴(cystin)을 첨가함으로써 호모시스테인의 축적을 막을 수 있다. 평생 식이요법을 해야 하지만, 메티오닌(methionine)은 많은 음식에 포함되어 있기 때문에 엄격한 식이요법이 매우 힘들다. 또한 환자의 일부는 보조효소인 비타민 B_6에 반응하므로, 시기를 가늠해 비타민 B_6 대량요법도 시도해 본다. 그러나 신생아기에 실시하면 원인불명의 호흡장애와 간기능장애를 일으켜 위험하다. 또 호모시스테인을 메티오닌으로 전환시키기 위해 베타인(Betain)을 투여하기도 한다.

6. 알캅톤뇨증 Alkaptonuria

알캅톤뇨증은 티로신의 분해에 결함이 생겨 알캅톤(alkapton)이라고 불리는 호모겐티스산(homogentisic acid)과 그 산화물이 소변으로 대량 배설되는 유전성 질환이다. 이는 **호모겐티스산 산화효소가 결손되어** 호모겐티스산을 말레일아세토아세트산(maleylacetoacetic acid)으로 바꿀 수 없기 때문에 발생하게 된다.

이 질환에서는 고티로신혈증을 일으키지 않기 때문에 **지능은 정상**이다. 대부분 10세 이후에 발병하며, 호모겐티스산이 연골이나 그 외의 결합조직에 침착되어 **관절염**이나 **피부색소침착**이 주로 발생한다. **환자의 소변을 공기 중에 놓아 두거나, 알칼리를 첨가하면 검게 변하기 때문에** 발견된다. 효과적인 치료법은 없지만 예후는 양호하다.

7. 히스티딘혈증 Histidinemia

드문 상염색체 열성유전질환으로, 히스티딘을 분해하는 **히스티다제(histidase)**의 결손으로 혈중 히스티딘 수치가 상승하여 요중 히스티딘과 그 대사산물의 배설이 증가하는 질환이다.

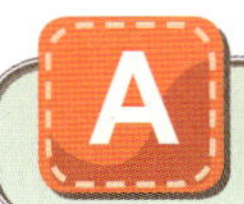

지질대사이상

A 지질 총론

1. 지질의 종류와 역할

지질은 생체구조나 에너지대사에서 생명유지에 필수적인 역할을 한다.

지방산은 세포 내의 미토콘드리아에서 β산화되어 에너지를 생산한다.

인지질은 인산기를 가지고 유리콜레스테롤은 수산기를 가지기 때문에 어느 정도 물에 녹는다.

1) 콜레스테롤의 역할

콜레스테롤은 주로 간에서 합성되며, 체내에서는 생체막의 구성성분이나 스테로이드호르몬(부신피질호르몬, 성호르몬)의 전구체로서 이용된다.

또 담즙산의 원료가 되기도 하고 그 유화작용, 미포(micelle)형성 작용으로 지방의 흡수를 돕는 등 체내에서 중요한 역할을 한다.

담즙산으로 배설된 콜레스테롤은 대부분 회장/돌창자 말단에서 재흡수되어 문맥을 거쳐 간으로 돌아와 재이용된다.

2) 인지질의 역할

인지질은 인산기를 포함하고 있기 때문에 극성을 가지고 있어서 안정된 생체막을 형성할 수 있다. 또 콜레스테롤도 마찬가지로 극성을 가지고 있어 생체막의 일부로 이용된다.

3) 트리글리세리드의 역할

트리글리세리드(TG)는 간이나 지방세포에 축적되었다가 에너지가 부족할 때 리파아제에 의해 글리세롤과 유리지방산(FFA)으로 분해된다.

글리세롤은 간을 중심으로 흡수되며 당신생에 의해 글루코오스로 변환되어 에너지로 이용된다. 유리지방산은 세포 내의 미토콘드리아에서 β산화되어 에너지로 이용된다.

2. 지질단백질의 종류와 역할

지질은 전혀 물에 녹지 않는 비극성 지질과 물에 친화성을 보이는 극성 지질로 분류할 수 있다. 극성이란 분자의 전하가 한쪽으로 치우친 것을 말하는데 극성을 가진(극성이 큰 것) 물질의 대표적인 예는 물이다. 반면, 극성이 없는(극성이 작은 것) 물질의 대표적인 예는 기름이다. 극성이 유사한 것끼리는 쉽게 녹고, 극성이 다른 것끼리는 녹지 않는다. 비극성 지질은 물(혈액)에 그대로 녹지 않고 아포단백질이나 극성 지질로 둘러싸인 형태로 혈중에 존재하는데 이 결합체를 지질단백질이라고 한다.

아포단백질은 지질단백질의 구성성분으로 물에도 지방에도 친화성을 보이기 때문에 지질단백질의 형성과 안정화에 크게 관여한다. 그 밖에 지질대사에 관련된 효소를 활성화시키는 중요한 역할을 한다.

1) 지질단백질의 종류

혈중 지질단백질의 분류방법에는 초원심분리법과 전기영동법이 있다.

① 초원심분리법에 의한 분류

지질단백질은 지질의 조성, 함유량 및 아포단백질의 종류에 따라 CM, VLDL, IDL, LDL, HDL의 다섯 가지로 분류된다.

② 전기영동법에 의한 분류

지질단백질의 분획은 전기영동을 이용해서 할 수도 있다.

폴리아크릴아마이드겔(PAG)은 초원심분리의 순열과 대응한다. 우무겔(agarose gel)은 VLDL과 LDL의 위치가 PAG와 교체된다.

IDL은 VLDL과 LDL의 중간에 미량으로 존재한다.

2) 지질단백질의 역할

비중이 가벼울수록 트리글리세리드가 차지하는 비율이 많아진다.

3. 지질대사

지질대사(지질단백질대사)에는 크게 외인성 경로, 내인성 경로, 콜레스테롤역전송계의 세 가지 경로가 있다.

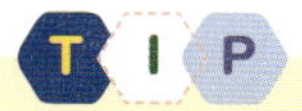

LDL과 HDL

LDL에 들어있는 콜레스테롤(LDL콜레스테롤)은 "나쁜 콜레스테롤", HDL에 들어있는 콜레스테롤(HDL콜레스테롤)은 "좋은 콜레스테롤"이라고 한다.

LDL콜레스테롤이 상승하거나 HDL콜레스테롤이 저하되면 동맥경화가 진행된다.

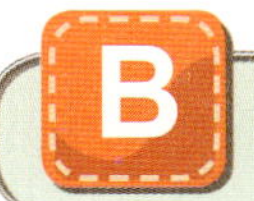

지질이상증 / 고지질혈증

1. 개념

혈청 콜레스테롤이나 혈청 트리글리세리드가 비정상적인 높은 수치를 나타내는 고지질혈증과 HDL콜레스테롤이 비정상적으로 낮은 수치를 나타내는 병태를 총칭해서 지질이상증이라 한다. 어느 병태도 동맥경화성 질환의 위험인자이기 때문에 조기발견 및 조기치료가 중요하다.

지질이상증은 자각증상이 거의 없다. 하지만 방치하면 전신혈관에 동맥경화가 서서히 진행되면서 심근경색, 뇌경색 등의 중대한 합병증이 나타난다.

따라서 동맥경화의 예방, 진행의 저지, 퇴축을 주요 목표로 치료가 이루어진다.

조기발견이 중요함과 동시에 평소에 생활습관이나 약물사용에 주의하고, 지질이상증이 발병하지 않도록 예방할 필요가 있다.

극도의 고트리글리세리드 혈증은 췌장염의 위험인자가 되기도 한다.

2. 진단기준

LDL콜레스테롤 수치는 Friedewald의 식으로 계산한다(TG값이 400mg/dL 미만인 경우).

TG값이 400mg/dL 이상이거나 식후에 채혈한 경우에는 non-HDL-C를 사용하고 그 기준은 [LDL-C]+30mg/dL으로 한다(**표 12-1**).

LDL 콜레스테롤	140mg/dL 이상	고LDL콜레스테롤혈증
	120~139mg/dL	경계역 고LDL콜레스테롤혈증**
HDL 콜레스테롤	40mg/dL 미만	저HDL콜레스테롤혈증
트리글리세리드	150mg/dL 이상	고트리글리세리드혈증

* 10~12시간 이상의 절식을 '공복시'라고 한다. 다만 물이나 차 등 칼로리가 없는 수분의 섭취는 가능하다.

** 스크리닝에서 경계역 고LDL콜레스테롤혈증을 보인 경우에는 고위험 병태가 없는지 검토하여 치료의 필요성을 생각한다.

[표 12-1] 진단기준(공복시 채혈*)

3. 지질이상증의 분류방법

지질이상증의 진단은 혈청 LDL콜레스테롤, HDL콜레스테롤 및 혈청 트리글리세리드 수치를 계산해서 실시한다. 하지만 경과를 파악하여 치료법을 선택하기 위해서는 이들의 이상치를 유발한 병태를 토대로 다시 분류해야 한다. 이 분류방법은 다음과 같다.

① 원인을 토대로 분류하는 방법
② 원인을 고려하지 않고 증가한 지질단백질의 종류(표현형)에 따라 분류하는 방법

①의 원인에 의한 분류에서는 지질이상증을 일으킨 원인에 따라 원발성과 이차성으로 분류한다. 그 감별에는 문진을 통해 가족력, 생활습관, 약 복용력, 관상동맥질환의 과거병력 등을 청취하는 것이 중요하다.

②의 표현형에 의한 분류는 Fredrickson의 표현형을 기본으로 하는 WHO분류가 널리 이용되고 있는데, I~V형으로 구분된다.

1) 원인에 의한 분류

지질이상증을 일으키는 원인은 다양하다. 주로 유전인자에 의한 것을 원발성 지질이상증(고지질혈증), 생활습관이나 그 밖의 다양한 원인에 의한 것을 이차성 지질이상증(고지질혈증)이라고 한다.

2) 원발성 고지질혈증의 분류

원발성(유전성) 고지질혈증은 다음과 같은 질환군으로 분류된다(**표 12-2**). 그러나 현시점에서는 각 질환단위의 원인이 명확하지 않은 것도 많기 때문에 이 분류는 잠정적인 것이다.

분류		빈도	표현형
원발성 고킬로미크론혈증	가족성 지질단백질 리파아제(LPL)결손증	호모형 1/100만	I형
	아포C-II결손증	매우 드물다.	V형(간혹 I형)
	원발성 V형 고지질혈증	불명	V형
	기타 고킬로미크론혈증	불명	I형 또는 V형
원발성 고콜레스테롤혈증	가족성 고콜레스테롤혈증(FH)	호모형 1/100만 헤테로형 1/500	IIa형(간혹 IIb형)
	가족성 복합고지질혈증(FCHL)	1/100	IIb형(간혹 IIa형, IV형)
	특발성 고콜레스테롤혈증	불명	IIa형, IIb형
내인성 고트리글리세리드혈증	가족성 IV형 고지질혈증	1~%*	IV형
	특발성 고트리글리세리드혈증	불명	IV형
가족성 III형 고지질혈증		1/5000~1/3만	III형

* 진단기준이 명확하지 않기 때문에 정확한 수치는 밝혀지지 않았다.

[표 12-2] 원발성 고지질혈증의 분류

가족성 고콜레스테롤혈증(FH)과 가족성 복합고지질혈증(FCHL)은 모두 빈도가 높아 동맥경화가 진행되는 중증 질환이다.

3) 이차성 고지질혈증

이차성 고지질혈증은 고지질혈증 전체의 약 40%를 차지하며, 특히 당뇨병, 약제투여, 간·담도계/쓸개계통 질환, 갑상선 기능저하증, 신장질환에 속발하는 경우가 많다.

4) 고LDL－C혈증과 저HDL－C혈증

고LDL-C혈증과 저HDL-C혈증은 동맥경화의 강력한 위험인자(risk factor)로 알려져 있다.

5) 고트리글리세리드혈증

고트리글리세리드(TG)혈증도 동맥경화의 독립된 위험인자라고 알려져 있다.

고LDL-C혈증, 저HDL-C혈증에 비해 동맥경화성 질환과의 관련성은 강하지 않지만, 대사증후군(metabolic syndrome)의 병태로 존재하는 경우가 많아 주의가 필요하다. 또 잔유물 지질단백질의 증가도 반영되는 경우가 있다.

6) 동맥경화

LDL, IDL(VLDL잔유물)은 콜레스테롤을 많이 함유하는 지질단백질로, 이들이 증가하는 고지질혈증(II형, III형)에서는 콜레스테롤의 과잉침착에 의한 죽상동맥경화가 진행되기 쉽다.

또 콜레스테롤뿐만 아니라 트리글리세리드의 증가도 동맥경화를 일으키는 위험인자가 되는 것으로 밝혀지고 있다.

동맥경화의 호발부위로는 관상동맥, 대동맥, 경동맥, 사지동맥, 뇌혈관 등을 들 수 있다. 지질이상증에서는 관상동맥경화에 의한 심근경색, 협심증이 많이 발병하여 가장 중요한 예후규정인자가 된다.

동맥경화에 동반되는 증상으로는 그 밖에 허혈성 장염이 있다. 허혈성 장염은 장관에 영양을 공급하는 동맥의 경화에 의해 장관이 허혈상태가 되어 발생한다. 비장의 만곡부에서 하행결장/내림잘록창자에 걸쳐 많이 발생하고 LDL이나 IDL의 증가로 발병한다.

7) 췌장염 및 간비장비대

췌장염 및 간비장비대는 원칙적으로 혈중 트리글리세리드 농도의 상승이 원인으로 일어난다. 고킬로미크론 혈증(I형, V형)에서 많이 발생하는 증상이다.

① 췌장염

혈중에 킬로미크론(암죽미립, chylomicron)이 증가하고 혈중 트리글리세리드 수치가 뚜렷하게 상승(공복 시에 1,000mg/dL 이상)하는 증례에서 발병하기 쉽다. 고킬로미크론혈증(hyperchylomicronema)에서 가장 중증의 증상이며 빈도도 높다. 구체적인 발병 원인은 밝혀지지 않았다.

XII

② **간비장비대**

킬로미크론이 간이나 비장의 망상내피계/그물내피계통(reticuloendothelial system)에 울체되거나 축적됨에 따라 나타나는 것으로 추측된다. 압통을 많이 동반한다.

4. 치료방침

생활습관의 개선은 혈청지질뿐만 아니라 동맥경화의 위험인자인 내장지방축적, 내당능이상, 고혈압에 대한 대응도 고려해서 다음을 중심으로 실시한다.

- 금연
- 식생활의 개선
- 적정한 체중유지와 내장지방 감소
- 신체활동 증가

5. 식사요법

2단계의 식사요법이 권장된다. 제 1단계의 식사요법을 3개월 실시해도 개선되지 않는 경우에는 제 2단계로 지질이상증의 병형에 맞게 식사요법을 실시한다.

6. 운동요법

운동은 혈청지질 수치의 개선 및 혈압저하, 인슐린저항성의 개선 등을 나타내 동맥경화성 질환이나 대사증후군의 예방 및 치료효과가 있다.

운동할 때는 근골격계의 장애, 돌연사나 심근경색이 발생(특히 심혈관계 질환을 가진 환자)하지 않도록 충분히 배려한다. 식사 직후의 운동은 피하며, 또 중증의 심장질환이나 조절하기 어려운 당뇨병 등에서도 운동요법은 금기이다.

7. 지질강하제

지질이상증의 약물치료는 콜레스테롤이 증가하는 유형과 트리글리세리드가 증가하는 유형에서 이용하는 약제가 다르다.

경우에 따라서는 많은 다제병용요법도 실시되지만 신장기능장애에서 스타틴과 피브레이트계 약제를 병용하면 횡문근융해증을 유발하기 쉬우므로 원칙적으로 금기이다.

또 프로부콜(probucol) 이외의 약제는 HDL콜레스테롤 증가작용도 한다.

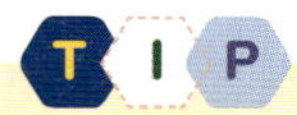

횡문근융해증

지질이상증 치료제의 주의해야 할 부작용으로는 횡문근(가로무늬근)융해증이 있다.

특히 신장기능장애가 있는 환자에게 스타틴이나 피브레이트계 약제를 투여한 경우에 일어나기 쉽다.

골격근세포의 융해 및 괴사에 의해 근육통이나 탈력, CK상승, 적갈색 소변(미오글로빈뇨) 등이 나타난다. 발견이 늦어지면 신부전으로 이행되는 경우도 있다.

XII

지질이상증(고지혈증) 핵심정리

병태생리로 보는 지질이상증(고지혈증)

혈청 콜레스테롤이나 혈청 트리글리세리드가 비정상적인 높은 수치를 나타내는 고지질혈증과 HDL콜레스테롤이 비정상적으로 낮은 수치를 나타내는 병태를 총칭해서 지질이상증이라고 한다.

병 인	• 고LDL콜레스테롤혈증 • 저HDL콜레스테롤 혈증 • 고트리글리세리드 혈증 • 원발성(유전자 이상, 원인불명, 가족력) • 불규칙한 생활습관(과식, 운동부족, 흡연) • 기초질환(당뇨병 등)
병 태	• 자각증상이 없으나 방치하면 전신혈관에 동맥경화가 진행됨 • 심근경색, 뇌경색 등의 합병증이 나타남 • 당뇨병, 간, 담도계 질환, 갑상선기능저하증, 신장질환에 속발함 • 고LDL-C 혈증과 저HDL-C혈증 : 동맥경화의 위험인자
증 상	• 동맥경화성 질환 : 협심증, 심근경색 등 • 췌장염 및 간비장비대
진 단 및 검 사	**진단** • LDL 콜레스테롤 수치(Friedewald식) • 지질이상증의 진단(혈청 중 수치계산) **검사** • 채혈(혈중지질농도 측정, 아밀라아제 측정 등)

치 료	**일반요법** • 금연 • 식생활의 개선 • 적정한 체중유지와 내장지방 감소 • 신체활동 증가 **운동요법** • 근골격계의 장애나 심근경색이 발생하지 않도록 배려한다. **일반요법(지질강하제의 사용)** • 콜레스테롤을 낮추는 약제(HMG-CoA환원 효소저해제 등) • 트리글리세리드를 낮추는 약제(피브레이트계 약제 등)

C 가족성 고콜레스테롤혈증 Familial hypercholesterolemia:FH

1. 개요

LDL 수용체의 이상으로 고LDL콜레스테롤혈증을 나타내는 상염색체 우성유전성 질환이다.

호모형은 양쪽 유전자에 이상이 있는 경우로 LDL-C값이 500~900mg/dL, 총 콜레스테롤(TC)값이 600mg/dL 이상이고, 헤테로형은 어느 한쪽 유전자에 이상이 있는 경우로 LDL-C값이 150~420mg/dL, TC값이 230~500mg/dL이다.

이 질환은 중증의 동맥경화를 일으키기 때문에 조기발견 및 조기치료가 중요하다.

2. 증상

소아기에서 성인기에 걸쳐 IIa 또는 IIb형의 고콜레스테롤혈증(혈중 LDL-C고치, 혈중 TC고치), 건황색종(아킬레스건의 비대), 피부결절성 황색종, 청년성 각막륜 등의 증상, 또는 흉통 등 연소성 관상동맥질환이 의심되는 증상이 나타난다. 부모가 청년성 관상동맥질환의 과거병력이 있고, LDL-C고치, FH로 진단되는 등의 가족력을 보이면 가족성 고콜레스테롤혈증(FH)을 고려한다.

LDL 수용체의 활성저하나 유전자 변이에 따라 진단하는 경우도 있다.

1) FH에 특이적인 증상

① 건황색종

FH에 특이적인 증상으로 콜레스테롤이 높은 상태가 오랫동안 지속되면 힘줄에 변성 LDL을 탐식해 포말화된 대식세포(포말세포)가 집적하여 황색종을 형성한다.

아킬레스힘줄, 손가락의 신근건/폄근힘줄에 많이 발생한다. 피부표면은 정상이고 황색으로 보이지 않으며 힘줄이 비대해진다.

② 결절성 황색종

황색 또는 담홍색의 결절로 팔꿈치 · 무릎관절의 펴지는 쪽, 손등, 발바닥, 볼기부분에 많이 발생한다. 중증의 FH에 특징적이다.

③ 안검황색종과 각막륜

안검황색종은 황색으로 편평하게 융기된 상안검의 안쪽에 발생한다. 고지질혈증에 반드시 나타나는 증상은 아니다.

각막륜은 각막에 콜레스테롤이 침착되어서 나타나는데, 백색륜(백색~회청색)을 띤다. FH에 특이적인 증상이라고는 할 수 없다(노인에게 보이는 각막륜은 노인환).

3. 병태생리

가족성 고콜레스테롤혈증(FH)에서는 혈청 LDL콜레스테롤이 뚜렷하게 증가하여 급격하게 동맥경화가 진행된다. 정상에서는 LDL이 LDL수용체를 통해 간이나 말초세포로 흡수되어 혈중 LDL이 정상을 나타내지만, FH에서는 LDL수용체의 이상이나 결손으로 LDL이 간이나 말초세포 내로 흡수되지 못해 혈액 속에서 증가하여 혈중 LDL이 상승하게 된다(IIa형).

4. 영상검사

X-선 사진(측면상)에서 아킬레스힘줄의 두께가 9mm 이상(정상은 7mm)인 경우는 FH를 의심해야 한다.

5. 치료

연령이나 위험에 따라 식사요법(저지방식)과 함께 다음과 같은 치료를 실시한다.

① 헤테로형 : HMG-CoA 환원효소저해제(스타틴)가 제1선택약이다.
경우에 따라 에제티미브(ezetimibe), 음이온교환수지(resin) 등을 병용한다.

② 호모형 : LDL 아페레시스(apheresis), 에제티미브(ezetimibe) 등 (LDL수용체가 거의 없기 때문에 스타틴〈statin〉 등 약제의 효과는 적다)

6. 예후

가족성 고콜레스테롤혈증(FH)은 혈중 LDL콜레스테롤(LDL-C)이 높아 젊어서 동맥경화질환을 합병한다. 호모형과 헤테로형의 유전형이 있는데, 증상이나 예후가 다르다.

호모형은 신생아기부터 뚜렷한 고콜레스테롤혈증을 보이고 연소성 관상동맥질환(심근경색)을 합병한다(평균 37세에 사망).

헤테로형은 호모형만큼 중증은 아니지만 정상인에 비해 동맥경화성 병변의 발병률이 매우 높다(약 70%가 65세 전에 사망).

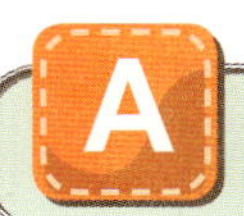

XIII 요산대사이상

A 요산대사 총론

1) 퓨린체 Purine body

퓨린(purine)체란 퓨린 고리를 가진 물질의 총칭으로 생물이 존재하기 위해 필수적인 에너지(ATP, GTP 등)나 핵산(DNA, RNA)의 원료가 된다. 핵산을 구성하는 물질에는 퓨린체 외에 피리미딘고리를 가진 피리미딘체가 있다.

2) 퓨린체와 요산

퓨린체의 대사경로는 간에서의 생합성, 식사를 통한 섭취, 두 가지가 있다.

퓨린체의 최종대사산물은 요산이며 퓨린체는 요산의 형태로 체외로 배설된다.

3) 요산의 특징

요산은 산성 물질로 체액 속에서는 요산염으로 존재한다. 혈청 속 농도가 7.0mg/dL을 초과하면 결정으로 석출되기 쉬운 상태(과포화)가 된다.

과포화 상태에서 온도 저하나 pH 저하(산성화)가 일어나면 요산용해도가 저하되어 석출된다.

4) 퓨린체의 대사

퓨린체에는 퓨린뉴클레오티드, 퓨린뉴클레오시드, 퓨린염기 등이 있다. **그림 13-1**은 생체에 특히 중요한 퓨린뉴클레오티드를 합성하기 위한 경로를 나타낸 것이다. 최종 대사산물은 요산이 되어 체외로 배출된다.

리보오스 5-인산에서 퓨린뉴클레오티드(IMP)가 합성되는 경로를 de novo경로라고 하고, 퓨린염기에서 퓨린뉴클레오티드(AMP, IMP, GMP)가 합성되는 경로를 재이용 경로(salvage pathway)라고 한다.

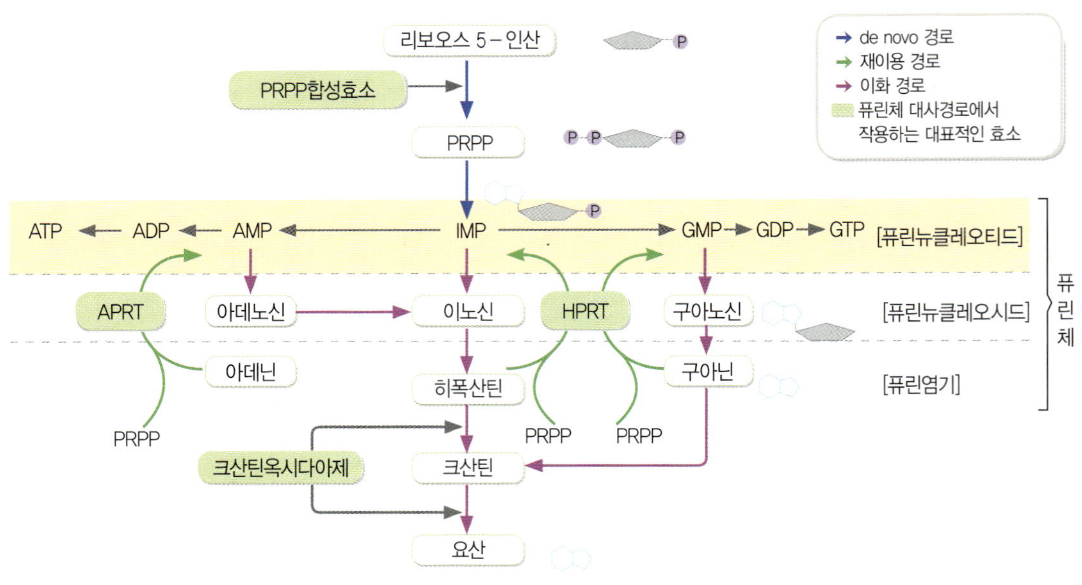

[그림 13-1] **퓨린체의 대사**

5) 재이용 경로

세포 내의 퓨린뉴클레오티드 농도가 충분한 경우 퓨린체는 요산까지 분해되어 신장에서 배설된다. 그러나 세포내의 퓨린뉴클레오티드 농도가 불충분한 경우, 퓨린체는 요산까지 분해되지 않고 퓨린염기에서 퓨린뉴클레오 티드가 재합성된다(재이용 경로).

6) 신장에서의 요산배설

요산은 신장에서 소변으로 배설된다.

근위요세관에서의 재흡수 및 분비를 거쳐 소변으로 배설되는 양은 사구체에서 여과된 후 6～10% 정도이다. 대량의 요산이 배설되면 요로 속에 요산결정이 석출되고 결석이 형성된다.

사구체에서 여과된 요산의 재흡수에는 요산수송체인 URAT1이, 분비에는 ABC수송체인 ABCG2가 주로 관여한다. ABCG2 유전자는 통풍의 주요 병인 유전자로 그 변이는 많은 통풍 환자에게서 나타난다. ABCG2의 기능이 1/4 이하가 되는 변이에서는 통풍의 발병위험이 약 26배 상승한다.

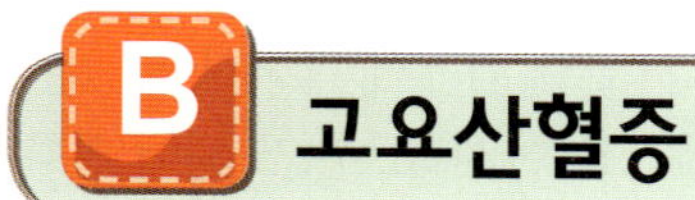

B 고요산혈증

1. 개념

성별, 연령을 불문하고 혈청 속의 요산용해농도인 7.0mg/dL를 정상 상한으로 하고, 이를 초과하는 것을 고요산혈증이라 한다.

2. 병형분류

1) 병형분류 I

고요산혈증은 요산생산과잉형(요산생산량의 증가), 요산배설저하형(요중 요산배설량의 저하), 이 두 가지가 혼재된 혼합형으로 분류된다.

병형분류는 고퓨린식을 제한한 상태에서 E_{UA}(uric acid excretion), C_{UA}(uric acid clearance)의 값을 바탕으로 실시한다(즉, 식사에서 유래하는 퓨린체를 고려하지 않는다). 실제 병태에는 생활습관(식사)도 크게 관여한다.

2) 병형분류 II

대부분의 고요산혈증은 기초질환이 없는 원발성이지만 기초질환에서 속발하는 것도 있다.

따라서 요산생산과잉형, 요산배설저하형, 혼합형을 원발성과 이차성으로 분류한다.

고요산혈증의 진단에서는 반드시 이차성의 가능성을 검토하는 것이 중요하다.

3) 고요산혈증과 생활습관병

고요산혈증의 발병에는 유전적 인자 외에 환경인자도 강하게 영향을 미친다.

고혈압, 지질이상증, 당뇨병, 비만증 등의 생활습관병이 합병하는 경우가 많아, 허혈성 심장질환이나 뇌혈관장애의 발병률을 높이는 것으로 생각된다.

혈청요산치가 7.0mg/dL 이하라도 상승하면 생활습관병의 위험도 높아진다. 특이 여성은 혈청요산치가 낮은 단계에서 그 경향이 뚜렷하게 나타나므로 주의가 필요하다.

최근 고요산혈증은 대사증후군의 지표로서 주목을 받고 있다.

4) 고요산혈증을 촉진시키는 식품

퓨린체를 다량 함유하는 식품에는 동물의 내장, 말린 어류, 건어물 등이 있다.

알코올은 체내에서의 퓨린체 분해를 촉진하여 요산을 증가시키고, 알코올의 분해에 따라 생산되는 젖산이 요산의 배설을 방해한다.

특히 맥주는 알코올뿐만 아니라 퓨린체도 다량 함유하고 있어 요산을 쉽게 증가시킨다.

알코올은 아세트알데히드를 거쳐 아세트산으로 변환되고 다음으로 아세틸CoA가 되어 분해된다. 이때 환원형 니코틴아미드아데닌뉴클레오티드(reduced form of nicotinamide adenine dinucleotide : NADH)가 증가되며, 또 그로 인해 젖산 생산이 증가된다.

5) 고요산혈증에 대한 생활지도

환경인자를 개선하면 고요산혈증의 발병이 억제될 수 있으므로 고요산혈증에 대해서는 생활지도가 중요하다. 생활지도의 내용으로는 식사요법, 음주제한, 운동요법이 중심이 된다.

내장지방의 축적은 요산생산 과잉을 통해 요산수치를 상승시키기 때문에 생활개선(식사·운동요법)으로 비만이 해소되면 혈청요산수치도 저하되는 경우가 많다.

단, 급격한 체중감소나 과도한 운동은 통풍을 유발시킬 가능성이 있으므로 신중하게 실시해야 한다. 생활개선을 해도 요산수치가 저하되지 않는 경우에는 약물치료를 고려한다.

충분한 수분섭취와 소변을 알칼리화하는 식품을 섭취하면 소변에 요산이 용해되기 쉬운 상태를 만들어 요로결석의 발생을 예방할 수 있다.

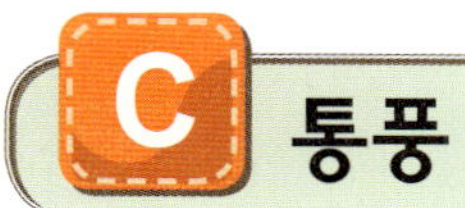

통풍

1. 개요

요산염 결정이 관절 내에 석출됨으로써 발생한다. 격렬한 통증을 동반하는 급성 관절염발작을 주요 증상으로 하는 증후군이다. 요산대사 이상에 의한 고요산혈증이 근저에 있고 진행되면 피하결절이나 신장기능장애를 일으킨다. 30~50대의 남성에게 발병하는 경우가 많다.

과거에 고요산혈증(혈청요산치 > 7.0mg/dL)을 진단받은 적이 있고, 영양가 높은 식사를 하는 비만 성인 남성에게서 많이 발생한다.

2. 증상

다리관절(특히 제1중족지절 관절부)에 격렬한 통증, 발적, 종창이 나타난다.

요산염 결정이 석출되는 부위에 따라 증상이 다르게 나타난다(**표 13-1**). 가장 많은 것은 관절액 속에 석출되는 통풍발작(급성 관절염)이다. 급성 관절염 이외에는 통풍의 만성 증상이 나타난다.

결정의 석출 부위	증상
전신의 피하조직	• 통풍결절
신장	• 통풍신장
요로	• 요로결석
전신의 관절(특히 하지)	• 급성 관절염 • 관절파괴

[표 13-1] 결정의 석출 부위에 따른 증상

1) 통풍결절

통풍결절은 통풍의 만성 증상으로 요산염 결정이 연골, 힘줄, 피하조직 등에 만성적으로 석출되고 그 주위를 육아조직이 둘러싼 것이다. 무통성의 결절로 혈류가 적어 쉽게 차가워지는 부위에 석출되기 때문에 발가락, 발등, 손가락, 팔꿈치관절, 귓바퀴 등에 많이 발생한다.

통풍결절은 혈청요산수치를 6.0mg/dL 미만으로 유지하면 축소되거나 소실된다.

감염이나 신경의 압박을 동반하는 경우에는 외과적 적출술이 고려된다.

관절주위의 뼈조직에 발생하면 X-선 사진에서 뼈의 위축이나 도려낸 병변(punched out lesion)이 보이기도 하는데, 중증이 되면 관절변형이 발생하기도 한다.

2) 통풍신장

중증의 통풍 만성 합병증이다. 과거 통풍신장에 대한 정의는 신장수질 내 요산염 결정침착에 의해 발생하는 요세관간질 병변을 나타낸 경우에만 해당되었다(협의의 통풍신장).

그러나 최근에는 임상적 입장을 중시한 관점에서 통풍에 높은 비율로 합병하는 고혈압, 당 · 지질대사이상에 의한 신장장애도 포함해 통풍신장으로 총칭되고 있다(광의의 통풍신장).

XIII

3. 통풍발작의 발병과 경과

통풍발작은 관절 내에 석출된 요산염 결정이 일으키는 급성 관절염이다.

많은 증례에서 유전적으로 요산배설이 저하된 사람에게 다양한 환경인자(과식, 대량음주, 비만, 스트레스, 격렬한 운동 등)가 관여해 고요산혈증이 되고, 통풍발작을 일으킨다.

제1중족지절관절(엄지발가락의 뿌리)에 심한 통증이 나타난다.

통풍발작은 하나의 관절만을 침해하는 단일관절염으로, 수일에서 1주일 정도면 진정되는 경우가 많다. 치료하지 않은 상태로 방치하면 발작의 빈도가 증가해 몇 년에 한 번 일어나던 발작이 일년에 몇 번씩 일어나고 엄지발가락 이외의 관절에도 발작이 일어난다.

4. 통풍발작의 호발부위와 발생기전

1) 호발부위

처음 통풍발작의 약 70%는 제1중족지절관절에서 발생한다.

요산은 저온, 저pH의 상황에서 결정이 석출되기 쉽다. 따라서 혈류가 부족하고(차가워지기 쉽고 산소가 도달하기 힘들다) 운동량이 많은(pH가 저하되기 쉽다) 족지부가 호발부위가 된다.

2) 발생기전

관절강에 석출되거나 유리된 요산염 결정에 대한 생체방어반응으로 통풍발작이 발생한다.

5. 치료 및 간호

통풍 치료는 크게 통풍발작에 대한 치료와 발작이 없는 시기(간헐기)의 고요산혈증에 대한 치료가 있다. 먼저 통풍발작에 대한 치료를 하고, 발작이 충분히 진정된 후에 고요산혈증의 병형이나 합병증에 맞게 요산강하제를 선택한다.

요산강하제는 소량으로 시작하여 혈청요산치를 측정하면서 3~6개월에 걸쳐 유지량을 결정한다. 비만이나 생활습관병이 합병되어 나타난 경우에는 먼저 생활지도를 실시한다. 개선되지 않는 경우에는 약물치료로 이행한다.

생활습관병이 합병되지 않은 경우에는 처음부터 가이드라인에 따라 약물치료를 실시한다.

요산치가 저하된 후에도 관절 내에 요산염 결정이 존재하면 통풍발작이 일어나는 경우가 있다.

1) 통풍발작 시의 약물치료

NSAIDs 투여가 금기인 경우(아스피린 천식이나 신장장애 등), 또는 효과가 없는 경우에는 스테로이드제를 투여한다.

발작 중에 요산강하제를 투여하면 급격하게 요산수치가 저하되고 관절내의 요산염 결정의 석출 및 유리가 촉진되어 증상이 악화되기 때문에 사용하면 안 된다.

진통 목적으로 투여하는 아스피린은 혈청 요산수치를 저하시키기 때문에 발작 중에는 사용하지 않는다. 발작 시에는 가능하면 환부를 안정시키고 냉각시키며 금주하게 한다.

2) 간헐기의 약물치료

요산생산 과잉형에는 요산생성억제제(알로푸리놀〈alldpurinol〉, 페북소스타트〈febuxostat〉)를 사용하고, 요산배설 저하형에는 요산배설촉진제(벤즈브로마론〈benzbromarone〉, 프로베네시드〈probenecid〉)를 사용한다.

요로결석, 신장장애가 있는 경우에는 요산생성억제제가 적용된다.

요로결석에서는 요산배설촉진제를 사용하지 않는다.

통풍 핵심정리

병태생리로 보는 통풍

통풍은 요산염 결정이 관절 내에 석출됨으로써 발생하며 격렬한 통증을 동반하는 급성 관절염발작을 주요증상으로 하는 증후군이다. 성별, 연령을 불문하고 혈청 속의 요산용해농도인 7.0mg/dL를 정상 상한으로 하고, 이를 초과하는 것을 고요산혈증이라 하는데, 고요산혈증은 통풍의 유발인자가 된다.

병 인	• 퓨린 대사 장애 • 요산 생산의 과잉(요산염이 관절 내에 석출됨)

병 태	• 30~50대 비만 남성에게서 발병 • 요산대사 이상에 의한 고요산혈증 • 피하결절이나 신장장애 • 전신의 피하조직 : 통풍결절 • 신장 : 통풍 신장(요세관간질 병변) • 요로 : 요로결석 • 전신의 관절 : 급성 관절염, 관절 파괴

증 상	• 다리 관절(특히 제1중족지절 관절부)에 격렬한 통증, 발적, 종창(급성 관절염 발작) • 통풍결절(tophi) : 만성 증상 • 만성 진행 시 조조강직 • 엄지발가락, 발등, 손가락, 팔꿈치관절, 귓바퀴 등에 많이 발생(무통성의 결절) • 무증상성 고요산혈증

진 단 및 검 사	**검사** • X-선 검사(관절 부위 뼈조직 검사)

치료	• 통풍 결절은 혈청요산수치가 6.0mg/dL 미만이 되면 축소, 소실된다. • 식이요법 : 퓨린 함유가 적은 음식 섭취(고퓨린식 제한), 충분한 수분 섭취, 알칼리성 식품 섭취, 알코올 제한 • 외과적 수술(감염이나 압박의 경우에는 외과적 적출 수술을 한다.) • 약물 요법 : 콜히친(통증 완화 및 요산축적 억제), 코르티코스테로이드, 프로베네시드(요산 배설 촉진), 알로퓨리놀(요산 생성 억제), NSAIDs 등 투여 *요산강하제 및 아스피린은 사용 금지

XIII

XIV 비만

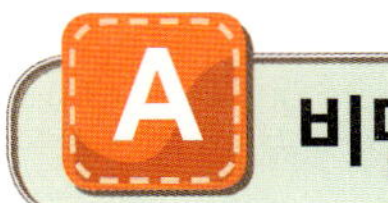

비만증

1. 개념

비만이란 체내의 지방조직이 과잉 축적된 상태를 말한다. 비만을 체지방의 분포에 따라 분류하면 내장지방형 비만과 피하지방형 비만으로 나눌 수 있다.

내장지방형 비만은 최근 당뇨병, 지질이상증, 고혈압과 같은 생활습관병으로 동맥경화질환의 조기 발병을 유발한다. 한편 피하지방형 비만은 이러한 위험이 높지 않은 것으로 밝혀졌다. 따라서 비만이라고 해서 반드시 감량을 중심으로 한 치료가 필요한 것은 아니며 의학적으로 건강장애를 일으킬 수 있는 비만(비만증)을 판별해서 이것을 하나의 질환으로 파악하여 개선시켜 가는 것이 중요하다.

2. 비만의 기전

건강한 성인에서는 섭취 에너지와 소비에너지가 균형을 이루어 체중이 일정하게 유지된다.

그러나 과식으로 섭취에너지가 과잉되거나 운동부족에 의해 소비에너지가 적어지면 상대적으로 에너지가 과잉되어 저장에너지가 늘어난다.

섭취에너지가 과잉이 되는 가장 큰 요인은 식욕의 항진이다. 식욕의 항진에는 유전인자, 환경인자, 신경내분비인자가 크게 관여한다.

소비에너지가 저하되는 요인은 주로 자동차를 타고 다니는 환경요인의 영향이 크지만 체내의 에너지소비량, 즉 대사요인도 관여한다.

여분의 에너지는 먼저 글리코겐으로 간에 축적되었다가 중성지방(트리글리세리드〈TG〉)으로서 지방세포에 저장되어 비만이 나타나게 된다.

3. 비만의 판정

비만(지방조직이 과잉 축적된 상태)을 정확하게 측정하려면 체지방량을 엄밀하게 측정할 필요가 있다. 하지만 현재 임상현장에서는 유용하면서 정확하고 간편한 방법은 확립되지 않았다.

신체에 대한 체중의 비율은 체지방량과 관련되어 있으므로 이 비율을 나타내는 BMI를 이용해서 비만판정을 하는 것이 일반적이다.

다만, 비만(BMI≧25)이라고 해서 바로 의학적 치료를 시작할 필요는 없다. 비만증으로 진단이 내려지면 치료를 시작하도록 한다.

1) 신체비만지수(body mass index : BMI) 구하는 방법

BMI = 체중(kg)/(신장[m])^2

(= 체중[kg]÷신장[m]÷신장[m])

※우리나라는 BMI 25.0 이상을 비만으로 판정한다.

2) 비만도의 분류(표 14-1)

BMI	판정	WHO 기준
<18.5	저체중	Underweight
18.5≦ ~ <25	보통 체중	Normal range
25≦ ~ <30	비만(1도)	Preobese
30≦ ~ <35	비만(2도)	Obese class I
35≦ ~ <40	비만(3도)	Obese class II
40≦	비만(4도)	Obese class III

※ BMI≧35를 고도비만으로 정의한다.

[표 14-1] 비만도 분류

4. 비만의 분류

대부분(95%)의 비만은 생활습관이 가장 큰 원인이다.

기초질환이 존재하고 이것으로 비만이 발생하는 경우를 이차성 비만이라고 하는데, 대표적인 예로 쿠싱(Cushing)증후군을 들 수 있다.

비만은 지방이 축적되는 부위(허리, 엉덩이)와 내장지방이라는 두 가지 관점에서 분류한다.

1. 체형에 의한 분류

- 상반신 비만(중심형 비만)
- 하반신 비만(말초형 비만)

2. 내장지방에 의한 분류

- 내장지방형 비만
- 피하지방형 비만

1) 체형에 의한 분류

지방축적부위(허리)를 측정해서 분류한다.

① 상반신 비만(중심형 비만)

복부형 비만 또는 사과형 비만이라고 한다.

허리둘레 : 남성 ≧ 85cm
여성 ≧ 90cm

② 하반신 비만(말초형 비만)

둔부형 비만 또는 서양배형 비만이라고 한다.

허리둘레 : 남성 < 85cm
여성 < 90cm

2) 내장지방에 의한 분류

복부 CT검사에 의해 내장지방 면적을 측정해서 분류한다.

① 내장지방형 비만

복강 전체에 지방이 축적되어 있으며 피하지방이 얇다.

내장지방 면적 : ≧ $100cm^2$

② 피하지방형 비만

복벽의 피하부분에 두꺼운 지방층이 보이며 창자 주위에는 내장지방이 적다.

내장지방 면적 : < $100cm^2$

5. 비만증의 진단

비만증이란 비만에 기인하거나 또는 비만에 관련된 건강장애를 합병하거나 그 합병이 예측되는 경우에 의학적으로 감량을 필요로 하는 병태를 말하며 질환단위로 취급한다.

6. 비만증의 치료

비만증의 주된 치료법은 식사 · 운동 · 행동요법이며 경우에 따라 약물요법을 검토한다.

① 식사요법

필요한 영양소를 확보하면서 총 에너지량을 줄인다.

② 운동요법

유산소운동을 통해 효율적으로 체지방을 감소시킨다.

운동은 기초대사의 증가, 인슐린 감수성의 향상, 지방합성 효소의 억제, HDL 증가 등 비만을 억제하는 대사상태를 만드는 데 효과적이다.

③ 행동요법

일상생활에서 비만으로 연결되는 행동(폭식, 일을 하면서 먹기, 습관적으로 먹기, 빨리 먹기 등)을 억제한다.

비만 핵심정리

병태생리로 보는 비만

비만이란 체내의 지방조직이 과잉 축적된 상태를 말한다. 비만을 체지방의 분포에 따라 분류하면 내장지방형 비만과 피하지방형 비만으로 나눌 수 있다.

병 인	• 과식(섭취에너지 과잉) • 운동부족(소비에너지 과소) • 식욕의 항진(유전인자, 환경인자, 신경내분비인자가 크게 관여함)

병 태	• 내장지방형비만은 동맥경화질환 유발(당뇨병, 지질이상증, 고혈압과 같은 생활 습관병) • 여분의 에너지 → 글리코겐으로 간에 축적 → 중성지방(트리글리세리드〈TG〉)으로서 지방세포에 저장 → 비만 증상

증 상	**지방세포의 질적이상** • 내당능장애 • 지질이상증 • 고혈압 • 관상동맥질환 • 뇌경색 • 지방간 **지방세포의 양적이상** • 정형외과적 질환(변형관절염, 요통증) • 수면시 무호흡증후군(SAS)

진 단 및 검 사	**비만의 판정** • BMI≧25 는 비만으로 판정 * **BMI :** 신체비만지수(body mass index)
치 료	**식사요법** • 영양소 확보, 에너지량 감소 **행동요법** • 폭식, 빨리 먹기 등의 억제 **운동요법(유산소운동 등)** • 기초대사의 증가 • 인슐린 감수성의 향상 • 지방합성 효소의 억제 • HDL 증가

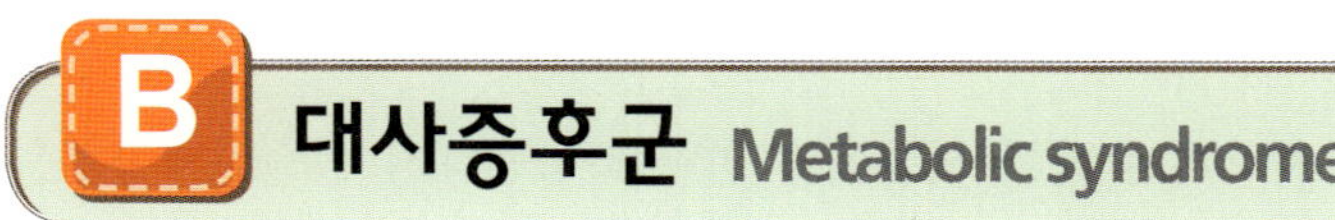

B 대사증후군 Metabolic syndrome

1. 내장지방

1) 지방세포

지방세포의 주요 역할은 에너지의 저장과 공급이다. 그런데 이 지방세포 하나하나가 비대해지거나 그 수가 늘어나면 비만이 된다. 일반적인 비만(성인의 경도~중등도의 비만)에서는 지방세포 비대형의 비만이 나타난다.

에너지 과잉상태에서는 중성지방은 에너지원으로 이용되지 않고 지방세포에 흡수되어 저장된다.

중성지방이 축적되면 지방세포는 커지고, 소비에너지가 섭취에너지보다 크면 중성지방이 소비되어 지방세포가 작아진다.

2) 내장지방과 피하지방의 차이

내장지방과 피하지방은 같은 지방세포라도 분포의 차이에 따라 대조적인 성질을 보인다.

내장지방의 합성과 분해가 생활습관병으로 이어진다.

3) 지방세포와 아디포사이토카인 Adipocytokine

지방세포는 에너지원으로서의 중성지방의 저장고로 이용되는 반면, 내분비세포로서도 작용하여 생리활성물질인 아디포사이토카인을 분비한다. 아디포사이토카인에는 당뇨병, 지질이상증, 고혈압이라는 생활습관병이나 동맥경화를 촉진시키는 나쁜 물질과 반대로 이런 작용을 억제하는 좋은 물질이 있다. "나쁜" 물질과 "좋은" 물질이 분비되는 방식도 내장지방과 피하지방은 다르다. 내장지방이 축적될 때는 동맥경화나 생활습관병으로 이어지는 "나쁜" 물질이 많이 분비되는 반면, "좋은" 물질인 아디포넥틴(adiponectin)의 분비는 저하된다. "좋은" 아디포사이토카인에는 아디포넥틴과 렙틴 외에도 MCP-1, RBP-4, IL-6 등이 있다.

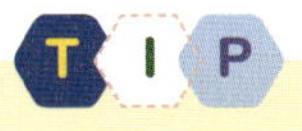

섬유소용해계

비활성형인 플라스미노겐은 플라스미노겐 활성인자(plasminogen activator)에 의해 섬유소용해 활성이 있는 플라스민으로 변환된다.

지방세포에서 분비된 PAI-1은 플라스미노겐 활성인자를 저해함으로써 플라스미노겐에서 플라스민으로의 변환을 저해한다.

(1) TNF-α

TNF-α는 지방세포, 특히 내장지방에서 많이 생산되며 비만에 동반해서 인슐린저항성을 촉진시키는 특성을 가지고 있다. 비만 시의 지방세포가 생산한 TNF-α는 자가분비(autocrine)로 지방세포 자신에 작용하고, 주변분비(paracrine)로 주변의 근육세포에 작용해서 인슐린저항성을 유발한다.

TNF-α의 작용은 다양하여 인슐린저항성의 유도 외에 혈관내피세포의 장애(동맥경화촉진), PAI-1생산촉진에 의한 섬유소용해계 억제(혈전형성 경향의 증가) 등에도 관여한다.

(2) PAI-1

PAI - 1는 혈액 속에서 혈전을 용해시키는 섬유소용해계를 저해하기 때문에 PAI-1이 과잉으로 분비되면 혈전이 용해되지 않게 된다.

PAI-1은 간, 평활근, 내피, 태반뿐만 아니라 내장지방에서도 풍부하게 생산된다.

(3) 렙틴 Leptin

렙틴은 지방세포에 특이적인 분비단백질로 지방축적과 함께 지방세포에서 분비된다.

렙틴은 주로 시상하부 식욕중추에 작용해 식욕의 억제작용과 에너지소비 증가작용을 통해 체지방을 감소시킨다.

비만인 경우, 렙틴의 분비가 저하되어 있는 것처럼 생각되지만 실제로는 오히려 과잉분비된다. 그러나 비만인 사람은 정상인에 비해 혈중 렙틴 농도가 높음에도 불구하고 렙틴의 작용이 나타나지 않는다. 따라서 비만상태에서는 렙틴 저항성(렙틴이 효과를 보이지 않는 상태)이 발생한다.

(4) 아디포넥틴 Adiponectin

아디포넥틴은 지방세포에 특이적인 분비단백질로 항염증작용, 항동맥경화작용, 항당뇨병작용을 가지고 있다. 내장지방형 비만에서는 아디포넥틴의 혈중농도는 저하되고 항염증작용, 항동맥경화작용은 나타나지 않는다.

아디포넥틴은 근육에서 지방산의 산화를 촉진하고 당의 흡수를 촉진시키는 작용을 한다. 즉, 아디포넥틴은 인슐린감수성을 상승시키는 호르몬이기 때문에, 분비가 저하되면 인슐린저항성 발현에 관여한다. 이러한 점에서 TNF-α는 아디포넥틴과 반대 작용을 한다.

아디포넥틴과 TNF-α는 국소지방조직에서 상호간의 생산을 억제하고, 그것이 작용하는 장기인 근육에서 상호간의 작용을 서로 억제하는 것으로 생각된다.

2. 대사증후군 Metabolic syndrome

1) 개념

비만(내장지방형 비만), 지질대사이상, 내당능이상, 고혈압 등, 동맥경화의 위험인자를 많이 가지고 있는 환자는 설령 각각의 증상이 경도라도 위험인자의 수가 늘어날 때마다 가속도적으로 동맥경화질환, 특히 허혈성 심장질환이 발병할 확률이 높아진다.

이러한 병태에 대해 임상검사상의 대사이상에 주목한 개념으로 'syndrome X(증후군 X)', 상반신비만이나 당뇨병, 고지질혈증 등의 대사성 질환의 존재를 중시한 'deadly quartet(죽음의 사중주)', 병태생리를 중시한 '내장지방증후군', '인슐린저항성증후군' 등 각각의 관점에서 연구가 이루어져 왔다. 이들을 총괄한 병태개념을 대사증후군(metabolic syndrome)이라고 한다.

2) 병태('내장지방증후군' 중심으로)

비만, 지질이상증, 내당능이상, 고혈압이라는 위험인자는 우연히 중복되어 나타나는 것이 아니다. 주로 과식이나 운동부족과 같은 생활습관에 의해 발생하는 내장지방의 축적이 기반이 되어 필연적으로 나타난다. 이러한 기전은 동맥경화질환 발병의 커다란 원인 중 하나가 된다.

내장지방의 축적을 대사적 측면에서 보면, 분해산물인 유리지방산(FFA)과 글리세롤이 문맥을 통해 간으로 고농도로 유입되는데 이로 인해 지질이상증이나 인슐린저항성, 고혈당이 유발된다.

내분비적 측면(아디포사이토카인 분비이상)에서 보면 내장지방의 축적으로 '좋은 아디포사이토카인'인 아디포넥틴이 저하됨과 동시에 '나쁜' TNF-α나 PAI-1, 안지오텐시노겐(angiotensinogen)이 증가함으로써 인슐린저항성, 혈전형성, 혈압상승 등이 유발된다. 이와 같은 아디포사이토카인 분비이상을 일으키는 요인 중 하나로 산화스트레스를 들 수 있다.

또 TNF-α나 PAI-1의 분비증가와 아디포넥틴의 분비저하는 직접적으로 동맥경화를 촉진시키는데 이러한 직접적인 기전은 대사증후군에서 큰 비율을 차지한다.

따라서 가장 근본적인 원인인 내장지방에 대해 생활습관의 개선을 중심으로 치료를 하는 것이 많은 인자를 동시에 해소, 경감시킬 수 있는 최상의 치료이다.

XIV

XV 기타 대사이상

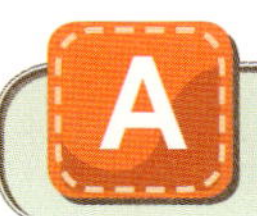

선천대사이상

생체 내에서 생화학반응을 촉매하는 효소 등의 이상으로 대사물질의 축적이나 결핍이 일어나 다양한 장기에 장애(기능적, 형태적인 이상)가 발생한 상태를 대사이상이라고 한다.

이 중에서 유전자 이상이 원인인 것을 선천대사이상이라고 하는데 여기에는 수백 종의 질환이 있다.

어떤 반응경로 중에서 관여하는 효소에 결손이 있으면 그 이후의 반응은 진행되지 않아 최종 대사산물이 결핍된다. 반면, 효소결손 전단계의 중간대사산물은 축적된다.

1. 선천대사이상증의 종류

선천대사이상증은 생체 내에서 축적되거나 결핍되는 물질의 종류나 그 요인에 따라 분류된다. 이 장에서는 **선천대사이상증**의 대표적인 질환에 대해 살펴보기로 한다.

2. 검사 및 진단

선천대사이상증의 증상은 비특이적인 것이 많고, 발병 시기나 증상의 정도는 질환에 따라 다양하다. 조기에 진단, 치료를 하지 않으면 중대한 장애를 일으킬 가능성이 있다.

선천대사이상증 중 4개의 질환(페닐케톤뇨증, 단풍시럽뇨병, 갈락토오스혈증, 호모시스틴뇨증)은 신생아 집단선별검사의 대상 질환이다.

일반 임상검사에서 진단할 수 있는 질환이나 소변냄새, 체취, 소변색 등의 특징적인 소견을 보이는 질환도 있다.

특히 유아기 초기에 다음과 같은 증상이 보이는 경우에는 이 질환을 의심하고 검사를 실시해야 한다.

1) 선천대사이상증이 의심되는 증상 및 징후

① 비특이적인 증상

- 중추신경장애 : 중추신경계는 대사이상에 의한 장애를 받기 쉽다.
- 정신운동발달지체, 신경퇴행
- 경련, 의식장애
- 발육장애
- 구토, 설사, 포유곤란
- 간비대
- 근육이나 골격의 이상

② 특이적인 증상

- 특징적인 소변냄새, 체취, 소변색(기저귀의 착색)
- 특이한 얼굴모양
- 피부 및 모발이상 등

2) 일반임상검사

① 혈액 및 소변 검사

- 혈당
- 암모니아
- 혈액가스(산증)
- 전해질, 음이온차이(Anion Gap)
- 젖산, 피루빈산
- 간기능
- 혈중 및 요중케톤체

② 영상검사

- 뼈의 방사선영상 등

3) 확정진단을 위한 검사

① 특이적 생화학 검사

- 아미노산 분석
- Tandem mass법
- 유기산 분석(GC/MS)
- 요중 무코다당 분석

② 효소활성측정

③ 유전자 진단 등

3. 치료

선천대사이상증의 치료법은 크게 **표 15-1**과 같이 분류할 수 있다.

	물질 수준에서의 치료	효소 수준에서의 치료	근치적인 치료
종류	• 물질의 축적방지(식사제한, 생활지도 등) • 축적물질의 제거(혈액투석 등)	• 효소 보충요법 • 비타민 대량투여	• 골수 및 말초혈줄기세포이식 • 간이식 • 유전자 치료

[표 15-1] 선천대사이상증의 치료

요소회로이상증

체내에서 발생한 암모니아는 중추신경독성이 강하고 인체에 유독한 물질로 주로 간의 요소회로에 의해 요소로 변환되어 무독화된다.

이 요소회로의 효소에 결손이 있어 고암모니아혈증을 띠는 질환군을 요소회로이상증이라고 한다. 요소회로에는 다섯 종류의 효소가 존재하며 각각의 선천성 효소결손증이 알려져 있다. 이중에서 가장 빈도가 높은(8만 명에 1명) 것은 오르니틴트랜스카르바밀라제(ornithine transcarbamylase : OTC)결손증인데 OTC결손증에서는 암모니아를 요소로 변환할 수 없기 때문에 카르바밀인산이나 암모니아가 축적된다.

유기산대사이상증

아미노산 중간대사과정의 이상(효소결손)으로 유기산(카르본산)이 체내에 축적되는 질환이다. 대표질환에 메틸마론산혈증, 프로피온산혈증 등이 있다. 두 질환은 이소류신, 발린 등의 대사경로에서 효소결손으로 발병한다.

유기산의 축적에 의한 증상 외에 에너지 부족으로 발생하는 증상이 있다.

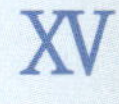

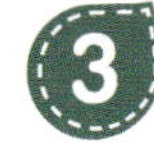

지방산대사이상증

뇌는 저혈당 상태에서 글루코오스(포도당)를 대신해서 지방산의 β산화에 의해 생산되는 케톤체를 에너지에 이용할 수 있다.

지방산대사이상증이란 미토콘드리아에서의 지방산 β산화장애 등이 원인이 되어 저혈당상태가 되어 케톤체를 이용할 수 없는 질환군이다.

장시간의 공복, 발열, 감염 등에 의한 저혈당 상태가 원인이 되어 급성 발작의 형태로 의식장애 등을 발병한다.

 라이소좀병

라이소좀(lysosome)은 세포소기관의 하나로 세포 내 소화에 관여한다. 수십 종류의 가수분해 효소를 가지고 있어 세포 밖에서 흡수한 물질이나 불필요해진 화합물을 분해하거나 소화한다.

라이소좀병은 이들 효소의 저하나 결손, 활성화 인자의 결손 등으로 인해 세포 안에 다양한 물질이 분해되지 못하고 축적되어 세포기능장애로 인해 전신에서 장기장애가 발생하는 질환이다. 현재 약 50종류가 알려져 있으며 축적된 물질에 따라 주로 지질증(lipidosis), 무코다당증 등으로 분류된다.

1. 지질증/지질축적증 Lipidosis

스핑고지질(sphingolipid, 세포막 등의 구성성분)을 분해하는 라이소좀 가수분해 효소활성의 저하 및 결손 등에 의해 신경계나 망내계 등 다양한 장기에 스핑고지질이 축적되는 질환이다.

치료로는 대증요법이나 골수이식 이외에 효소보충요법 등이 있다(Gaucher병 등에서 이루어진다).

2. 무코다당증 Mucopolysaccharidosis : MPS

무코다당은 피부, 뼈, 연골, 인대 등의 결합조직의 구성성분으로 글리코사미노글리칸(glycosaminoglycan : GAG)이라고도 불린다.

무코다당증(MPS)은 무코다당을 분해하는 라이소좀 가수분해 효소의 활성이 저하되거나 결손되기 때문에 무코다당의 조직 내 침착과 소변으로의 대량배설을 나타내는 질환군이다(MPS Ⅰ - Ⅸ의 9형으로 분류된다).

전신의 여러 장기에 진행성 장애가 발생해 다양한 증상이 나타나는 난치병으로, 사춘기 이후에 사망하는 경우가 많다.

1) 증상

돌출된 얼굴, 낮은 콧대, 넓은 콧방울, 두꺼운 입술, 거대 혀 등의 특징적인 얼굴모양을 나타낸다(gargoylism). 주요증상은 다음과 같다.

- 뼈변형
- 저신장
- 간비장비대
- 관절구축
- 특징적인 얼굴모양
- 배꼽, 서혜부탈장(대퇴부헤르니아)
- 각막혼탁
- 심장판막장애
- 재발성 이비인후감염, 난청
- 지능장애

2) 치료

- 효소보충요법(I형 : 라로니다아제, II형 : 이두설파제[idursulfase])
- 골수이식
- 대증요법

당질대사이상증

1) 당원병의 개념

글리코겐은 많은 글루코오스(포도당)가 결합(중합)된 다당류로 주로 간이나 근육에서 합성된다. 에너지를 저장하는 역할을 하며 에너지가 필요해지면 글루코오스로 분해된다.

당원병은 글리코겐 대사에 관여하는 효소가 결손되어 글리코겐의 이상축적에 의한 장기장애나 글루코오스 부족에 의한 저혈당을 나타내는 질환군이다.

2) 당원병의 병형 분류

글리코겐의 합성 및 분해에는 간이나 근육에 존재하는 다양한 효소가 관여한다.

당원병은 I~VIII형, O형 등의 병형으로 분류되고 있는데 주로 글리코겐이 축적되는 부위에 따라 간형(I, III, IV, VI, VIII), 근형(V, VII형), 전신형(II형)으로 구분된다.

단, III형의 일부나 IV형에서는 근육에도 글리코겐이 축적된다.

I형에는 G6Pase가 결손되어 있는 Ia형 외에 소포체 수송계 효소가 결손된 Ib형이 있다.

II형은 라이소좀병으로 분류되는데, 라이소좀 내 산성 α-글루코시다아제의 결손이 원인으로 주로 골격근/뼈대근육, 심근/심장근육, 평활근/민무늬근육 등이 장애를 받는다.

III형은 글리코겐의 분지를 분해하는 효소의 결손, IV형은 분지를 생성하는 효소의 결손이다.

IV형에서는 불용성의 이상 글리코겐이 축적된다.

XV

간형 당원병은 간에서 글리코겐 대사가 장애를 받기 때문에 당신생이나 지방분해에 의해 에너지 부족을 보충하려고 한다. 이들 경로가 항진된 결과, 고요산혈증이나 고젖산혈증(젖산산증), 지질이상증 등이 발생한다.

3) 당원병의 증상 및 치료

간형 당원병에서는 주로 간비대, 저혈당, 젖산산증 등이 나타나고, 근육형 당원병에서는 근력저하나 근육통, 높은 수치의 CK 등의 소견이 나타난다.

4) 갈락토오스혈증 Galactosemia

갈락토오스는 젖당(글루코오스 + 갈락토오스)의 성분으로 우유나 모유 속에 다량 함유되어 있는 당이다.

갈락토오스혈증은 갈락토오스 대사경로의 효소 결손에 의해 혈중 갈락토오스가 높은 수치를 나타내는 병태이다. 그러나 효소 결손 이외에 문맥형성 이상으로 고갈락토오스혈증을 일으키는 경우도 많다. 따라서 효소 활성이 정상인 경우에는 초음파 검사 등 영상진단을 실시한다. 대부분 신생아 집단선별검사에서 발견된다.

갈락토오스혈증은 결손 효소에 의해 다음의 3가지 병형(I~III형)으로 분류된다.

- I형 : GALT(galactose1 - phosphate uridyltransferase)의 결손
- II형 : GALK(galactokinase)의 결손
- III형 : GALE(UDP - galactose - 4 - epime rase)의 활성저하

6 금속대사이상증

선천금속대사이상증의 대표질환에는 윌슨병(Wilson's disease), 멘케스병(Menkes' disease), 유전성 혈색소증(hemochromatosis) 등이 있다.

1. 윌슨병 Wilson's disease

1) 개념

구리는 다양한 효소의 구성요소로, 생명유지에 없어서는 안 되는 필수적인 미량원소이다.

윌슨병은 이러한 구리의 대사이상에 의해 발생하는 질환으로, 대략 3~4만 명에 1명꼴로 발병한다.

간세포의 구리수송단백(ATP7B)의 결손으로 구리가 담즙 속으로 배설되거나 Cp와의 결합에 장애를 받아 간세포 안에 구리가 지나치게 축적되어 간세포가 괴사됨으로써 간장애가 일어난다.

한편, 간세포 괴사에 따라 혈중으로 방출된 구리는 Alb과 결합해서 전신조직으로 운반되어 뇌나 각막 등에도 침착해 조직장애를 일으킨다. 또 구리의 요중 배설이 증가하고 요세관으로 축적됨으로써 신장장애가 발생한다.

2) 증상

전신조직으로 과도하게 구리가 축적됨으로써 간, 중추신경, 눈, 신장 등에 다양한 증상이 나타난다. 소아기(3~15세)에는 원인불명의 간장애(간염, 간경변)로 발견되는 경우가 많고**, 사춘기 이후에는 떨림이나 발음장애 등 중추신경증상이 초발증상인 경우가 많다.

**소아기의 만성 간질환으로는 가장 빈도가 높으므로 소아의 원인불명의 간장애에 대해서는 윌슨병을 의심할 필요가 있다.

카이저 – 플라이셔 고리(Kayser – Fleischer ring)

각막의 descemet 막에 띠모양으로 나타나는 구리 침착을 카이저–플라이셔 고리(Kayser–Fleischer ring)라고 한다.

각막 주변이 녹갈색 또는 황금색을 띠며, 윌슨병에 특징적인 임상소견으로 진단가치가 높다.

최근에는 조기치료가 이루어져 전형적인 카이저–플라이셔 고리(Kayser–Fleischer ring)의 발생이 감소하고 있다.

3) 검사 및 진단

① 혈액검사 : 혈청구리 저하, 혈청 Cp 저하

② 대소변검사 : 소변으로 구리배설 증가, 대변으로 구리배설 감소

③ 확정진단 : 간 등의 조직 중 구리 증가, 유전자 진단

4) 치료

- 구리 킬레이트제(페니실라민, 염산트리엔틴)
- 아연제제
- 구리 제한식(조개, 갑각류, 간, 버섯, 초콜릿 등을 피한다)

조기에 치료를 시작하면 예후는 양호하다.

그러나 극증 간기능상실에서 발병한 경우는 예후가 불량하다.

2. 멘케스병 Menkes' disease

1) 개념

멘케스(Menkes)병은 간 이외의 조직에 구리수송단백질(ATP 7A)이 결손됨으로써 구리결핍이 발생해 중추신경장애나 결합조직장애 등을유발하는 질환이다.

장관상피세포의 ATP 7A가 결손되면 구리흡수가 저해되어 체내에는 중증의 구리결핍이 초래된다. 구리결핍으로 구리효소(치토크롬C옥시다아제 등)의 활성이 저하되고 다양한 장애를 일으킨다.

멘케스병의 특징적인 증상

신생아기부터 **두발이상(붉은머리, 곱슬머리, 탈모)**, 저체온 등이 나타난다.
3개월경부터는 중추신경증상(정신발달지체), 뼈엉성증, 혈관벽장애 등이 나타난다.

2) 검사 및 진단

① 혈액검사 : 혈청구리 저하, 혈청 Cp 저하
② 소변검사 : 소변으로 구리 배설이 감소
③ 확정진단 : 유전자 진단

3) 치료

구리의 비경구투여(히스티딘 구리의 피하주사)를 실시한다.
예후가 불량하여 소아기에 사망하는 경우가 많다.

3. 혈색소증 Hemochromatosis

1) 개념

철 대사를 조절하는 인자의 이상으로 장관에서의 철흡수나 망내계에서의 철공급이 증가하여 혈청철(트랜스페린과 결합한 철)이 증가함으로써, 간, 췌장, 심장, 피부 등으로 혈철소(hemosiderin)가 과잉 침착하여 장기장애를 일으키는 병태이다.

유전성과 이차성으로 분류되는데, 유전성 혈색소증은 철 대사에 관여하는 각종 유전자의 이상이 원인이 되며, 40세 이후에 발병하는 경우가 많고 남성에게 압도적으로 많다.

이차성 혈색소증은 철적혈모구빈혈, 재생불량빈혈, 지중해빈혈(thalassemia) 등으로 인해 장기적이고 잦은 수혈을 받거나, 철제를 투여받는 경우에 많이 발생한다.

2) 증상

3대 징후로 피부색소침착, 간경변, 당뇨병이 발생하며, 그 외에 심부전이 나타난다.

3) 합병증

- 내분비 기능저하
- 고환위축
- 성욕감퇴
- 유통성 관절증
- 간세포암

4) 치료

사혈(phlebotomy) 및 철 킬레이트제를 이용해 철을 제거한다.

당뇨병의 경우 인슐린으로 혈당을 조절한다.

7 핵산대사이상증

퓨린체의 대사경로가 장애를 받는 질환으로 대표질환에는 레쉬니한(Lesch – Nyhan)증후군, 아데노신데아미나제(adenosine deaminase : ADA)결손증 등이 있다.

1. 레쉬니한증후군 Lesch-Nyhan syndrome

1) 개념

레쉬니한(Lesch–Nyhan)증후군은 퓨린체 대사의 재이용 경로(salvage pathway)에서 작용하는 효소 중 HPRT가 완전히 결손되어 요산이 체내의 각 장기에 축적되는 질환으로 예후가 불량하다.

2) 증상

영아기부터 정신운동발달지체, 불수의운동(춤 등), 추체로 징후가 나타나고 유아기부터는 자해행위, 고요산혈증(요로결석, 신장장애 등)이 나타난다.

3) 치료

- 고요산혈증 : 알로푸리놀(allopurinol) 처방
- 불수의운동 : 약물치료
- 자상행위 : 마우스가드, 프로텍터

2. ADA결손증

1) 개념

아데노신을 이노신으로 대사하는 효소(ADA)의 결손으로 일어나는 질환이다. 축적된 아데노신이 세포독성을 발휘하고 림프구(T세포와 B세포)가 뚜렷하게 감소하기 때문에 면역결핍증상이 발생한다.

2) 증상

중증의 반복감염(폐렴, 중이염, 아구창 등), 난치성 설사, 체중증가 불량 등이 나타난다.

3) 치료

효소보충요법, 조혈간세포이식, 유전자치료 등을 실시한다.

 색소대사이상증

주요 색소대사이상증에는 포르피린증과 유전성 빌리루빈대사이상증(Crigler-Najjar 증후군, Gilbert 증후군) 등이 있다.

1. 포르피린증

포르피린증은 헴 합성경로에서 작용하는 효소의 활성저하 및 결손에 의해 포르피린이나 그 전구물질이 체내에 축적되는 질환군이다.

이 질환에는 8개의 병형이 알려져 있다. 이들은 임상적으로 급성 발작(복통, 정신 및 신경증상 등)을 주요 증상으로 하는 급성 포르피린증과 광선과민성 피부염을 주요 증상으로 하는 피부 포르피린증으로 분류된다.

1) 급성 간헐성 포르피린증 AIP : acute intermittent porphyria

유전자 이상(PBGD의 활성저하)을 기초로 약제(바르비톨산계, 경구피임제), 스트레스, 기아, 감염, 알코올 등의 요인이 추가되어 급성 복증, 신경증상(이완성 사지마비), 정신증상, 빈맥 등을 나타낸다.

ALA나 PBG의 축적이나 치토크롬P-450의 기능저하 등에 의해 신경증상이 발생한다.

2) 만발성 피부포르피린증 PCT : porphyria cutanea tarda

장기간의 대량 음주에 의한 간장애, 에스트로겐, 철제 과잉섭취 등의 요인이 발병에 관여한다. 간에서 피부로 이동하여 축적된 우로포르피린(UP)은 햇빛에 노출되면 세포독성을 발휘해 피부증상을 초래한다.

XV

XVI 영양이상

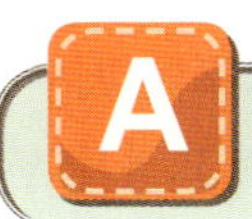

비타민의 결핍증 및 과잉증

1) 주요 비타민의 종류와 작용(표 16-1)

비타민은 생체 내의 다양한 생화학반응에 필요한 미량영양소로, 대부분의 비타민은 생체 내에서는 합성되지 않기 때문에 식사를 통해 섭취해야 한다.

2) 비타민 결핍상태

비타민 결핍증은 빠르게 발병하지는 않는다. 조직수준, 혈액수준, 세포수준으로 서서히 비타민이 부족해지면 잠재성 결핍상태에서 임상적 결핍증으로 진행한다.

<table>
<tr><th></th><th colspan="2">명칭</th><th colspan="2">주요 활동과 특징</th></tr>
<tr><td rowspan="4">지용성 비타민</td><td colspan="2">비타민 A</td><td>• 시각, 상피조직의 기능유지 등</td><td rowspan="4">지용성 비타민은 과잉 섭취하면 체내에 축적되기 때문에 과잉증이 나타나기 쉽다.</td></tr>
<tr><td colspan="2">비타민 D</td><td>• Ca, P의 흡수증가
• 부갑상선호르몬(PTH) 분비억제</td></tr>
<tr><td colspan="2">비타민 E</td><td>• 항산화작용</td></tr>
<tr><td colspan="2">비타민 K</td><td>• 혈액응고인자의 생합성</td></tr>
<tr><td rowspan="9">수용성 비타민</td><td rowspan="8">비타민 B군</td><td>비타민 B_1</td><td>• 당질대사
• 신경세포의 정상적인 활동</td><td rowspan="9">수용성 비타민은 과잉섭취해도 대부분 소변으로 배설되기 때문에 과잉증이 발생하는 경우는 드물다.</td></tr>
<tr><td>비타민 B_2</td><td>• 지질, 단백질, 당질 대사</td></tr>
<tr><td>나이아신</td><td>• 당질 · 지질대사</td></tr>
<tr><td>비타민 B_6</td><td>• 단백질대사</td></tr>
<tr><td>비타민 B_{12}</td><td>• 적혈구 생성
• 핵산 합성</td></tr>
<tr><td>판토텐산</td><td>• 당질, 지질, 단백질의 대사에 관여하는 보효소 구성</td></tr>
<tr><td>엽산</td><td>• 적혈구 생성
• 핵산 합성</td></tr>
<tr><td>비오틴</td><td>• 당질 · 지질 · 단백질대사</td></tr>
<tr><td colspan="2">비타민 C</td><td>• 콜라겐의 생합성
• 항산화작용</td></tr>
</table>

[표 16-1] 비타민의 종류와 작용

초기에는 증상이 없지만 비타민 부족이 진행됨에 따라 부정수소, 현성 결핍증과 같은 증상이 나타나게 된다.

예전에 비해 임상적 결핍증은 적어졌지만 잠재적 결핍상태는 많이 존재하는 것으로 추정된다.

1. 비타민 A(표 16-2)

비타민 A는 눈이나 상피조직에 작용하는 비타민으로 레티놀이나 카로틴이 대표적이다. 레티놀은 그대로 비타민 A로서 작용하지만 카로틴은 체내에서 필요한 양만큼만 비타민 A로 변환되고 나머지는 카로티노이드로서 항산화작용을 한다.

레티놀, 레티노인산은 동물성 식품에 다량 함유되어 있는데 지용성이기 때문에 지나치게 많이 섭취하면 과잉증을 일으키기 쉽다.

카로티노이드는 녹황색 야채에 다량 함유되어 있는 색소로 항산화작용이 강하고 암의 예방효과가 있다. 카로틴은 카로티노이드의 일종으로 α-카로틴, β-카로틴 등이 있는데 필요에 따라 비타민 A로 변환되기 때문에 비타민 A 과잉증을 일으키지 않는다. 따라서 일반적으로 카로틴의 형태로 비타민 A를 섭취하는 것이 바람직하다.

카로티노이드에는 카로틴 외에 리코핀이나 루테인 등이 있으며 체내에서 강한 항산화작용을 한다.

최근에는 비타민 A의 핵내 수용체가 발견되어 호르몬의 일종으로 생각하게 되었다.

<table>
<tr><th>작용</th><th>결핍원인</th><th>결핍증상</th></tr>
<tr><td>망막에서 광수용반응의 유지
(망막 속의 시각물질 로돕신의 구성성분)</td><td rowspan="3">• 식사성
• 흡수장애
• 수요량 증가(감염증 등)</td><td>야맹증</td></tr>
<tr><td>상피조직(피부와 결막)의 분화와 기능유지</td><td>• 안구건조(Bitot반*)
• 피부건조
• 피부 및 점막의 각화
• 모공각화
• 다수의 여드름
• 성장정지
• 태아기형</td></tr>
<tr><td>면역기전의 유지</td><td>감염성 증가</td></tr>
</table>

* 각막상피세포가 각화되어 발생한 백색반으로, 방치하면 각막궤양으로 천공을 유발해 실명에 이르는 경우도 있다.

[표 16-2] 비타민 A의 작용 및 결핍증

2. 비타민 D(표 16-3)

비타민 D는 햇빛을 쪼이면 체내에서도 합성되는 비타민이다. 간이나 신장에서 활성화되어 칼슘이나 인을 조절한다. 결핍되면 구루병이나 골연화증, 골다공증, 저칼슘혈증이 발생하고 과잉되면 결석, 고칼슘혈증 등이 발생한다.

비타민 D는 모유나 우유에 함유되어 있지 않기 때문에 영유아기에 적절한 일광욕은 중요한 의미를 가진다. 그 외에 비타민 D는 골다공증의 치료에 사용된다.

최근에는 비타민 D의 핵내 수용체가 발견되어 호르몬의 일종으로 생각하게 되었다.

작용	결핍원인	결핍증상
• 신뇨세관에서의 칼슘, 인의 재흡수 증가 • 소장에서의 칼슘, 인의 흡수 증가 • 부갑상선에 작용해 PTH 분비 억제	• 일광부족 • 식사성 • 흡수장애 • 간 및 신장에서의 활성화 장애	• 구루병(소아) • 골연화증(성인) • 골다공증 • 저칼슘혈증

[표 16-3] 비타민 D의 작용 및 결핍증

3. 비타민 E

비타민 E는 항산화작용이 강하고 말초혈관의 확장에도 관여한다.

지용성 비타민으로는 예외적으로 결핍증이나 과잉증은 일어나지 않는다(표 16-4).

작용	결핍원인 (결핍은 잘 일어나지 않는다)	결핍증상
• 항산화작용 – 활성산소 제거 – 과산화지질 생성방지 • 막안정화 작용	• 미숙아 • 흡수장애 • 불포화지방산 과잉투여	• 용혈빈혈 • 미숙아에서 지루성 피부염 (부종, 피부건조, 낙설, 탈모, 머리지루)

[표 16-4] 비타민 E의 작용 및 결핍증

4. 비타민 K

비타민 K는 체내의 장내세균총에서 생성되며, 혈액응고인자의 생합성이나 칼슘 대사에 관여한다.

비타민 K가 결핍되면 출혈경향을 보이는데 신생아의 경우는 특히 주의해야 한다.

신생아는 장내세균총이 미숙하기 때문에 비타민 K를 체내에서 합성할 수 없다. 특발성 영아 비타민 K 결핍성 출혈증은 모유 영양아에게 많이 발생하는데, 모유 속 비타민 K 함유량 부족이 원인이라는 설이 있다(**표 16-5**). 현재 신생아에게는 비타민 K_2 시럽이 투여된다.

응고인자인 II, VII, IX, X은 비타민 K 의존성이다.

와파린을 투여할 때 비타민 K를 섭취하면 와파린 작용을 약화시키므로 주의한다.

비타민 K_2는 칼슘이 부족할 때 뼈흡수를 억제하기 때문에 골다공증 치료에 사용된다.

5. 비타민 B_1 티아민

비타민 B_1에는 탄수화물을 에너지로 변환하는 반응의 보효소로서의 작용과 신경기능을 정상적으로 유지하는 작용이 있다. 결핍되면 각기병, 베르니케(Wernicke)뇌증이 발생한다(**표 16-6**).

작용	결핍원인	결핍증상
• 간에서의 혈액응고인자 생합성 • 뼈흡수 억제작용	• 흡수장애 • 활성화장애(간장애 등) • 항균제 등에 의한 장내세균의 비타민 K 합성저하 • 신생아(장내세균총 미숙) • 비타민K 길항물질 투여 (와파린 등)	• 출혈경향 • 프로트롬빈시간 연장 • 특발성 영아비타민 K결핍성 출혈증 (두개내 출혈) • 신생아흑색변(melena neonatorum, 생후 1주일 이내에 일어나는 소화관 출혈)

[표 16-5] 비타민 K의 작용 및 결핍증

작용	결핍원인	결핍증상
• 당질대사계 효소의 보효소 • 신경흥분성 막의 한 성분	• 식사성 • 수요량 증대(당질과잉섭취, 중노동 등) • 흡수장애(알코올 등) • 활성화장애(간장애 등) • 고칼로리수액	• 각기병(말초신경증상) • 베르니케뇌증(중추신경증상)

[표 16-6] 비타민 B_1의 작용 및 결핍증

1) 각기병 Beriberi

각기병은 다발성 말초신경장애가 강한 건성 각기병과 부종을 동반하는 심부전의 소견이 강한 습성 각기병으로 분류할 수 있는데 대개는 양측이 혼합된 형태를 보인다.

편식, 과로, 습관성 음주가 3대 원인이다.

2) 베르니케뇌증 Wernicke encephalopathy

만성 알코올 중독 등에 기인하는 비타민 B_1 결핍으로 발생하며, 안구운동장애, 실조성 보행, 정신증상을 일으킨다.

베르니케뇌증에 기억장애나 작화(confabulation)증상이 추가된 것을 베르니케-코르사코프 증후군(Wernicke-Korsakoff)증후군이라고 한다.

6. 비타민 B_2 리보플라빈

비타민 B_2는 산화환원반응에 관여하는 플라빈효소의 보효소로서 작용한다(표 16-7).

7. 나이아신 니코틴산, 니코틴산아미드

나이아신은 니코틴산이나 니코틴산아미드의 총칭이다.

생체 내 모든 산화환원반응의 보효소로서 중요하며, 당질이나 지질, 단백질 등의 에너지 대사나 그 밖의 대사에 크게 영향을 미친다(표 16-8).

나이아신이 결핍되면 펠라그라를 일으킨다.

작용	결핍원인	결핍증상
• 플라빈 효소의 보효소 · 지질, 단백질, 당질대사 · 호흡쇄에 의한 에너지 생산	① 식사성 ② 흡수장애 ③ 활성화 장애(간장애, 갑상선 기능저하 등) ④ 장내세균합성 억제(항균제 투여 등) ⑤ 수요량 증가	• 구내염, 구각염, 구순염, 설염 • 눈부심, 눈물흘림, 각막의 표재성 혈관신생 • 지루성 피부염 등

[표 16-7] 비타민 B_2의 작용 및 결핍증

작용	결핍원인	결핍증상
• 산화환원반응의 보효소	• 식사성 • 흡수장애(알코올, 편식)	펠라그라 • 피부증상 (햇빛 노출부에 홍반, 색소침착) • 소화기 증상(설사) • 정신 및 신경증상 (인지증, 우울감, 경련)

[표 16-8] 나이아신의 작용 및 결핍증

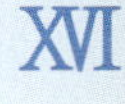

펠라그라(pellagra)

나이아신의 결핍을 원인으로 하는 다양한 전신증상을 나타내는 질환이다.
편식이나 알코올 다량 섭취가 원인인 경우가 많다.
나타나는 증상은 "3D"로 기억하면 좋다.
① 피부염(dermatitis)
② 설사(diarrhea)
③ 치매(dementia)

8. 비타민 B_6 피리독신

비타민 B_6는 아미노산 대사에 관여하는 효소의 보효소로 중요하다(**표 16-9**).

항결핵제인 이소니아지드(INH)는 비타민 B_6의 대사를 저하시키기 때문에 INH를 투여할 때는 비타민 B_6를 병용해서 투여한다.

단백질을 대량으로 섭취하면 비타민 B_6의 필요량이 증가한다.

9. 비타민 B_{12} 코발라민

비타민 B_{12}는 적혈구의 생성이나 신경기능의 유지 등에 폭넓게 작용한다(**표 16-10**).

보통, 약 2mg의 비타민 B_{12}(코발라민)가 간에 저장되고, 다시 2mg이 그 외의 부분에 저장된다.

역할	결핍 원인	결핍증상
• 단백질대사효소의 보효소	• 식사성 • 흡수장애 • 활성화장애(INH, 페니실라민 등) • 장내세균 합성억제(항균제 투여 등) • 수요량 증가(임신 등) • 혈액투석	• 구내염, 구각염 • 지루성 피부염 • 다발성 말초신경염
• 호모시스테인을 시스테인으로 변환		동맥경화의 위험 상승
• 헴(heme) 전구물질의 합성		저색소성 소구성 빈혈

[표 16-9] 비타민 B_6의 작용 및 결핍증

작용	결핍원인	결핍증상
핵산대사, 메틸기 전이반응에 관여 • 조혈작용 • 핵산합성 • 신경전달물질 합성 • 엽산이 호모시스테인을 메티오닌으로 변환할 때 보조	• 흡수장애 (내인자 생산 불충분, 위절제술 후 등) • 수요량 증대(임신 등) • 활성화장애(간장애 등) • 식사성(채식주의 등)	• 거대적혈모구빈혈(악성 빈혈) • 점막장애(Hunter설염) • 신경증상 (아급성 연합성 척수변성증) • 동맥경화의 위험 상승

[표 16-10] 비타민 B_{12}의 작용 및 결핍증

따라서 흡수가 갑자기 정지된 경우라도 코발라민 결핍상태에 이를 때까지는 보통 3~6년이 소요된다.

비타민 B_{12}는 위의 벽세포에서 분비되는 내인자와 결합하고 돌창자 말단의 수용체를 통해 흡수된다. 위의 벽세포가 소실되어 내인자가 분비되지 않으면 악성 빈혈이 발생하기 쉬워진다. 흡수장애에 의한 결핍은 시아노코발라민(cyanocobalamin) 주사로 보충한다.

1) 비타민 B_{12}와 엽산의 대사

비타민 B_{12}와 엽산의 대사는 DNA 합성에 관여한다. 따라서 이들이 결핍되면 DNA 합성장애가 일어난다. 그 결과 세포분열은 느려지고 세포질의 발달은 빠르게 진행되기 때문에 적혈모구가 거대(거대적혈모구빈혈)해진다.

10. 판토텐산 Pantothenic acid

판토텐산은 당질, 단백질, 지질대사에 관여하는 보효소(코엔자임)A를 구성한다.

다양한 식품에 함유되어 있으므로 결핍증상은 거의 일어나지 않는다(**표 16-11**).

작용	결핍원인	결핍증상
• 보효소(코엔자임)A를 구성	(결핍은 잘 일어나지 않는다.)	• 발의 작열감, 팔다리 저림 • 심박수 증가 • 기립성 저혈압

[표 16-11] 판토텐산의 작용 및 결핍증

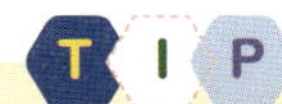

엽산, 비타민 B_{12}, B_6의 결핍과 동맥경화의 관계

비타민 B_{12}, 엽산이 부족하면 호모시스테인에서 메티오닌으로 변환되는 과정이 저해되어 호모시스테인은 과잉이 된다. 또 비타민 B_6가 결핍되면 호모시스테인에서 시스테인으로의 변환이 저해되어 호모시스테인이 과잉된다.

혈중 호모시스테인의 농도가 상승하면 호모시스테인은 LDL 콜레스테롤과 결합해 대식세포(macrophage)에 흡수되어 혈관벽에 부착된다. 이로 인해 동맥경화의 위험이 상승한다.

11. 엽산 Folic acid

엽산은 다양한 효소의 보효소로서 주로 핵산합성과 관련된 비타민이다(**표 16-12**). 엽산 결핍에 의한 거대적혈모구빈혈은 비타민 B_{12} 결핍과 비슷한 증상을 초래하지만, 비타민 B_{12} 결핍에서 보이는 신경증상은 없다. 임신 초기에 엽산이 결핍되면 신생아의 신경관장애를 일으킬 가능성이 있으므로 임신을 희망하는 모든 여성에게 엽산섭취(400ug/일)는 적극적으로 권장된다.

12. 비오틴 Biotin

비오틴은 카르복실라아제의 보효소로, 당질, 지질, 단백질의 대사에 관여한다.

사람의 비오틴 요구량의 대부분은 장내세균에 의한 합성으로 대응할 수 있으므로 결핍은 잘 일어나지 않는다.

계란 흰자위에 다량 함유되어 있는 아비딘(avidin)은 비오틴과 강하게 결합해 장관에서의 흡수를 막기 때문에, 총에너지의 30%에 해당하는 날계란의 흰자위를 섭취하면 비오틴 결핍이 일어난다. 아비딘은 열에 불안정하기 때문에 가열하면 문제는 없다.

13. 비타민 C 아스코르빈산

비타민 C는 체내의 산화환원효소 반응에 관여하는 비타민으로 그 생리작용기전이 다양하다(**표 16-13**). 영장류는 체내에서 비타민 C를 생합성할 수 없다.

작용	결핍원인	결핍증상
핵산합성	• 식사성 • 수요량 증대(임신 등) • 흡수장애(알코올 등) • 엽산길항물질	• 신경관폐쇄장애(이분척추, 무뇌증) • 점막 재생 불량(설사, 혀염 등) • 거대적혈모구빈혈
호모시스테인의 메티오닌으로의 변환 보조		동맥경화의 위험 상승

[표 16-12] 엽산의 작용 및 결핍증

작용	결핍원인	결핍증상
• 콜라겐의 생합성 • 항산화 작용 • 니트로소아민 생성저지	• 식사성 • 수요량 증가(흡연, 심한 운동, 감염증, 임신, 스트레스)	• 괴혈병 • 동맥경화의 위험 상승 • 발암인자

[표 16-13] 비타민 C의 작용 및 결핍증

1) 괴혈병

비타민 C가 극도로 부족하면 콜라겐의 생합성이 장애를 받아 괴혈병이 되어, 전신권태감, 피하출혈, 피부건조, 잇몸종창, 모낭각화 등의 증상이 나타나며 죽음에 이르는 경우도 있다. 과거에는 원양어선을 타는 뱃사람이 걸리는 병으로 유명했다.

소아에서 괴혈병과 함께 뼈의 발달장애가 나타나는 병태를 묄러-발로(Möller-Barlow)병이라고 한다.

14. 비타민 과잉증

지용성 비타민은 체내에서 축적되기 쉬워 과잉섭취하면 과잉증이 일어난다(**표 16-14**).

지용성 비타민 중에서도 비타민 E는 예외적으로 과잉증을 일으키지 않는다.

비타민 A의 과잉섭취는 기형아를 출산할 가능성이 있으므로(두개골, 안면골 이상 등) 임부에게는 동물 간의 대량 섭취 등을 삼가도록 지도한다.

	명칭	증상
지용성 비타민	비타민 A	• 급성 증상 : 두개내압항진 증상(두통, 구토 등, 소아에서는 대천문/앞숫구멍 팽창) • 만성 증상 – 뼈병변(사지의 통증성 종창 등) – 탈모 – 간비대 등
	비타민 D	• 소화기 증상(복통, 설사 등) • 요세관장애에 의한 다뇨(신부전을 일으키는 경우도 있다.)
	비타민 K	• 용혈빈혈 • 고빌리루빈혈증(신생아에서는 핵황달)
수용성 비타민	비타민 B_6	• 말초신경장애를 동반하는 감각장애 • 뼈통증 • 근육취약 • 고환위축, 정자 수 감소
	나이아신	• 혈관확장에 의한 안면홍조 • 간기능 장애

[표 16-14] 비타민 과잉증상

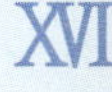

찾아보기